◎王付 编著

王付方剂学讲稿

（第2版）

融媒体版

河南科学技术出版社

· 郑州 ·

U0293352

内容提要

本讲稿是在全国著名经方大师王付教授在中医本科班讲课录制的视频基础上整理完成的，相关视频在录制上传后的 4 年内点击播放达 400 余万次，目前逾 2000 万次。本次修订整理，仍保留课堂授课生动活泼的特点，书中观点新颖，言辞幽默，读来流畅痛快，宛若在课堂上亲耳聆听，使人受益匪浅。本书适合高等中医药院校本专科学生及自学中医人员学习方剂学之用，也可作为中医研究生班、乡村医生培训班、中西医结合班等学生的参考用书。

图书在版编目（CIP）数据

王付方剂学讲稿：融媒体版 / 王付编著. —2版. —郑州：河南科学技术出版社，2020.10

ISBN 978-7-5725-0164-7

Ⅰ.①王…　Ⅱ.①王…　Ⅲ.①方剂学—研究　Ⅳ.①R289

中国版本图书馆CIP数据核字(2020)第164536号

出版发行：河南科学技术出版社

地址：郑州市郑东新区祥盛街27号　　邮编：450016

电话：（0371）65737028　65788629

网址：www.hnstp.cn

策划编辑：邓　为

责任编辑：邓　为　杨　莉

责任校对：曹雅坤　张艳华

封面设计：中文天地

责任印制：朱　飞

印　　刷：河南新华印刷集团有限公司

经　　销：全国新华书店

开　　本：720 mm×1 020 mm　1/16　　印张：31.5　　字数：493千字

版　　次：2020年10月第2版　　2020年10月第1次印刷

定　　价：88.00元

如发现印、装质量问题，影响阅读，请与出版社联系并调换。

第 2 版前言

《王付方剂学讲稿》自 2015 年出版以来，多次重印，深受广大读者喜爱，为了进一步提高该书在理论和临床上的指导作用，结合笔者多年临床治病用方经验体会，此次做了四个方面的重点修订。

一是对长期以来《方剂学》教材等书籍中错误地运用《神农本草经》和《黄帝内经》"君臣佐使"理论解读方剂配伍关系加以纠正。《神农本草经》阐述君臣佐使中君药是无毒性的补益药，臣药是毒性比较小的药，佐使药是毒性比较大的药，治病组方用药通常情况下以 8 味到 13 味之间比较合适，论述组方用药治病以毒性药为主。《黄帝内经》阐述君臣佐使中君药是针对疾病主要矛盾方面的用药，臣药协助君药，佐使药协助臣药，治病组方用药通常情况下是 3 味到 13 味之间比较合理，论述组方用药治病以臣佐使药为主，这显然不符合临床治病需要。同时，笔者指出当今《方剂学》教材等书籍中运用君臣佐使解读《伤寒杂病论》等书籍中的方剂具有明显的随意性、主观性、片面性和模糊性，对临床治病缺乏有效的指导性和实用性。二是增加方剂歌诀，主要是为了更好地牢记方中用药组成，便于临床使用和操作，为进一步学好方剂奠定扎实的理论基本功。三是增加方剂组成和用药用量，在牢记方药组成基础之上能够进一步对用药用量深入了解和全面掌握。四是增加导读，以启迪灵感，拓展思维，开阔思路。以学习方剂基本功为切入点，以拓展应用思维为突破点，以娴熟地运用方剂治病为制高点，让读者通过对讲稿内容的全面学习、系统掌握、融会贯通，运用方剂治病时能够胸有成竹，得心应手，实现治病救人的崇高理想。

本次修订再版，既感谢责任编辑邓为老师对本书的支持和关心，又感谢广大读者对本书的青睐和厚爱，同时为本书特有的理论、治病思维及方法能给读者提供有益的学用技巧、技能、技术及方法而高兴。本讲稿视频，可以登录"优酷网"观看，也可以通过扫描封底的二维码观看。因时间有限，书中可能存在不少不足，恳请读者对再版书稿提出宝贵意见，以便今后再次修订及提高。

王 付

2020 年 2 月

第 1 版前言

　　教师无论在授课前撰写的讲稿是多么的完美无缺，只要完全恪守讲稿内容去授课，在诸多情况下都会变成死板教条、缺乏趣味的教学，学生听课枯燥乏味，很难达到预期教学效果与目的。

　　课堂讲稿有别于会议发言稿，会议发言稿是事前写好然后按其内容进行宣读的发言稿，讲稿是凝练数十年教学经验并结合临床实践经验形成的具有学术性和趣味性的文件。课堂使用讲稿授课，要求既要遵从讲稿基本内容，又要结合教学实际情况。同时，还要根据课堂教学需要，充实临床案例进行融会贯通地讲解，使课堂既有学术性又有趣味性，使学生全神贯注地接受知识，最终达到预期教学效果与目的。

　　怎样使讲稿较为完善？一是在授课之前仔细琢磨及反复推敲讲课内容，二是在课堂上将讲稿书面语言转变为课堂通俗易懂的语言，三是在课堂上根据教学实际需要及时更新讲课内容。本讲稿历经三次录制整理，内容经过酌情加工编辑，体现了数年教学经验的积累，又历经数年临床经验验证。讲课视频历经三年的录制，尤其是第三次录制内容是在前两次录制基础上进行反复琢磨及推敲并结合临床典型案例而完成的，既突出理论学习的基础性，又突出临床运用的实践性，更突出临床实践可操作性与理论可指导性之间的相融性。本讲稿的视频内容，目前在优酷网上，读者可以在线观看。

王　付

2015 年 4 月 13 日

目 录
CONTENTS

下篇　各　论

上篇　总论

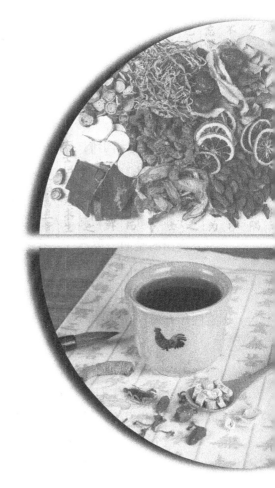

概　说

现在上课，这一堂我们学习《方剂学》，什么叫方剂？什么叫方剂学？我想同学们对于方剂和方剂学应该有一个比较明确的认识。现在，我要问同学们，你们说什么叫方剂？什么叫方剂学呢？方剂和方剂学区别在哪一点？我想同学们肯定思考过这个问题的。

方剂，简单地说就是人们通常所说的处方，同学们都见过处方，处方上主要突出的是两个要点，一个是药，一个是量，达到的目的就是要治病。这相当于我们去门诊，看到大夫在开方，他（她）都是开什么？药、量。有没有好的治疗作用，我们暂且不说，我们看到了处方——从我们学习这个角度就叫作方剂。

我们学习方剂学，研究的内容是什么呢？主要涉及八个方面的内容。

第一个方面，与我们刚才所说的方剂是一样的，方剂是什么？药物的组成、药和量。我想同学们也是非常清楚的，药和量哪一个最重要？同样重要。说明同学们学习我们《方剂学》，已经抓住了问题的本质。

第二个方面，就是方剂用法。在通常情况下，主要包括两个内容，一个是煎药的方法，一个是服药的方法。哪一个最重要？同学们说都重要，是对的。比如说在煎煮方面，该先煎的没有先煎，该后下的没有后下，必定影响疗效。假如，在服用方面，对胃有刺激性的药饭前吃了，同学们就意识到病人吃药会不舒服，说明方剂的用法非常重要。

第三个方面，就是方剂的功用。功用告诉我们所学的这个方剂是干什么的，它具备了哪些基本功用。我举个例子，有这样一个方，方中既有大黄又有附子，在认识它的功用的时候，一定要结合用量。大黄大于附子，这个功用是什么？附子大于大黄，它的功用是什么？大黄和附子用量相等，它的功用又是什么？

刚才所说的话，就是告诉同学们在认识功用的时候，不能简单地局限在药，还要结合用量。

第四个方面，是我们学习方剂不可忽视的一个方面，就是药理作用。比如中医说的发汗，从今天来看，药理作用就是调节汗腺分泌；今天所说的活血，在某种程度上相当于改善微循环。我们今天学习补益方，相当于调节免疫能力、调节神经系统、调节内分泌，等等。这样对我们扩大思路，进一步学好方用好方，都是至关重要的。

第五个方面，就是中医证型，这是我们中医的一个优势。同样是一个慢性胃炎，西医治疗，在很大程度上用药有一定的固定性，而我们中医在认识慢性胃炎的时候，就认识到慢性胃炎有热证、有寒证，这说明我们中医认识疾病具有一定的特殊性和一定的针对性。

第六个方面，要重视西医的疾病。随着社会的发展，人们在认识疾病的时候，仅仅停留在中医的证型是远远不能满足临床治病需要的。如学习理中丸，可以治疗哪些西医疾病？慢性胃炎可以治疗，冠心病呢？也是可以的，其他方面呢？也是（有可能）可以的。我们今天在治病的时候，从临床实际看，一个重要方面就是辨西医的病结合中医的证，两个方面结合，治疗效果会更好一些。

第七个方面，就是方证分析，就是说症状表现与所学的方之间有什么关系。举一个例子，我们学习麻黄汤，可以治疗太阳伤寒证，它的用药与太阳伤寒证之间的关系是什么？它们之间是相互的关系，还是间接的关系，还是直接的关系？它们突出的是三个方面都有，是相互的，也即这样的证要用这样的方，既是直接的又是间接的。为何说又是间接的呢？换一句话说，我们认识麻黄汤，不能把它局限在太阳伤寒证，还可以治疗其他方面的病证，这是方证分析。

第八个方面，就是临床应用。包括几个方面的知识呢？七大方面，即方剂的组成、用法、功用、药理、证型、疾病、方证分析，然后思考，接着开方，最后达到预期治疗目的。这是我们要知道学习方剂的任务，就是开个方定个量。我们学习方剂学涉及的内容是比较多的，从我的认识来看，方剂学、方剂的发展最早来源于经方，所以我们对张仲景的方要高度重视。

第一章　方剂学发展概要

下面我们学习第一章《方剂学发展概要》。

方剂学发展概要，我们要从三大阶段来认识这个问题。第一个大的阶段，方剂在发展的过程中一开始治病就是一个方，还是一开始用的是单味药？同学们说是单味药，同学们说的就是事实，古人在治病时先用单味药。比如说，古人在夏天受热出现了腹泻，有的人吃了黄连觉得这个药有止泻的作用；有的人吃了黄芩发现黄芩有止泻的作用；还有一个人既没有见过黄芩，也没有见过黄连，而见过的是黄柏，它也能治疗夏天受热引起的腹泻。人们在相互交流的时候，他们可能这样说，夏天受热了引起的腹泻，用黄连效果比较好；另外一个人怎样说呢？应该是黄芩。各说各有理，谁也不会放弃谁实践的真理。到第二年夏天的时候，又受热了，又出现腹泻了，他一想，别人说的说不定有一定道理，原来吃的是黄连，又加上了黄芩，一吃，发现原来吃的黄连需要一星期达到治疗目的，加上黄芩，三天就达到了治疗目的。他觉得效果明显提高了，这就是方剂在发展过程中的第一个阶段——由单味用药到配伍用药。换一句话说，配伍用药在某种程度上是对单味用药的进一步完善，使方在治病方面取得的疗效会更好一些，这是我们学习方剂发展的第一个阶段。

第二个阶段，就是由经验认识到理论总结。怎样叫作经验认识呢？我们刚才说了，黄连、黄芩可以治疗腹泻，已经配成方了！假如说夏天受热了，腹泻，吃了黄连、黄芩有止泻的作用，古人在总结的时候，没有说是夏天受热了，就知道腹泻用黄连、黄芩。昨天夜里冷不冷？冷吧！冷，没有盖被子，衣服让别人穿走了，有没有可能也出现拉肚子呢？有。拉肚子了，也吃黄连、黄芩，一吃本来是止泻的，这一下腹泻怎样？更重。早上要吃饭，在吃饭的时候，家里种的姜大丰收。早上想想，就吃点姜，一吃姜，发现起了个什么作用？止泻。这样，由经验认识到了理论认识阶段。怎样认识？这些药是治疗寒引起的腹泻，那些药是治疗其他方面的。在认识问题的时候是不断地在总结经验，在经验认识的基础之上不断地向纵深思考，思考的过程中就形成了理论，理论是需要来总结的。我们学习方剂，学第一遍是一种认识，学第二遍是一种认识，学习到一百遍，认识在理论方面就进一步升华。大家将来到临床上第一次用半夏泻心汤治病的体会，到五年以后用半夏泻心汤的体会，在治病方面、疗效方面，都会有很大的变化。这是第二个阶段。

第三个阶段，就是辨证用方到用方辨证。怎样叫作辨证用方？就是说人们在通常情况下治病的时候是先有证后用方，也就是说根据病人的病证表现，进行归纳、分析、判断为某一个证型，得出一个证型之后，选用一个比较理想的有针对性的方，这就是辨证用方。

怎样叫作用方辨证呢？我们根据所学习的方，比如说有一个方叫肾气丸，同学们应该是非常熟悉的，肾气丸治疗的病证并不局限在一个方面，可以治疗虚劳腰痛、消渴、转胞、痰饮、脚气，等等。为何可以治疗这么多的病？因为这些病有一个共同点——病变证机都是阴阳俱虚。我们学习用方辨证，是提高认识思维，使学习由一点向一个面发展。辨证用方指的就是有什么样的病证，用什么样的方，而用方辨证告诉人们，所学的任何一个方，治疗中医的证型都不局限在一个方面，可以有很大的差距。比如说有一个方叫桂枝汤，桂枝汤既可以治疗在表的风寒表虚证，又可以治疗在里的脾胃虚弱证。表与里的症状表现有很大的差别，但是它们的病变证机有相同的。从大的方面考虑，它们的病变证机应该有两个是相同的，一个是寒，一个是虚。当然我们在辨证的时候，要重视相对的针对性，这是学习用方辨证的思路，是思维的扩大。当然，辨证用方是基本理论知识，是基础。

我们学习方剂学的发展概要有几个方面要注意。

第一个方面就是最古老的方书。最古老的方书就是《五十二病方》。这本书是 1973 年在长沙市马王堆 3 号汉墓中发现的，发现得比较晚，成书的时间比较早。这里面就出现了一个问题，收载的方基本上不是药不全就是量缺少，或者是一个方少写几味药，这对于我们今天的应用，带来了很多不方便。虽然它很古老，但是它的使用价值并不高，人们今天要想用困难重重。它仅仅是标志着在遥远的古代就有了方书。

第二个方面就是方剂理论萌芽。在春秋战国时代，有一本书叫作《黄帝内经》。同学们，根据我们以前所学习的知识，这本书主要论述的是中医的理论基本知识，还是论述中医的治疗方药？是理论基本知识，它仅仅记载了13个方，13个方标志着方剂的理论在萌芽时期，逐渐要成长。另外这13个方在临床实际中，即便是有治疗作用，也是非常弱的。换一句话说，我们同学们到了临床中，用《黄帝内经》13首方去治病，可以说基本上都是达不到预期治疗目的的。因为这本书，它不是重点论述方的，而是论述方剂的基本理论知识，它仅仅告诉人们，方是可以治病的。

第三个方面就是理法方药具备。理法方药具备是在两汉时期，在东汉时期，张仲景在治病的过程中，总结形成了一本书叫《伤寒杂病论》，后人把它分为两本书，一本《伤寒杂病论》，一本《金匮要略》。经过我们在临床中的应用，以及总结古人的临床应用，发现《伤寒杂病论》的方有几个特点：一个是组方严谨，第二个是主次分明，第三个是效宏药少，第四个是有的放矢，第五个是变化巧妙，第六个是易于应用。由于它具备了六个特点，所以人们把张仲景的方称为经方，也称为"方书之祖"。《伤寒杂病论》记载的方有多少？同学们说有260个方。在《伤寒杂病论》中有115个方，在《金匮要略》中有184个方，这两本书重复的方、异名的方去掉，就是260个方，也可以说重复的方、异名的方有39个方。同学们在条件允许的情况下，数一数《伤寒杂病论》这本书有多少方。长期以来，都是说112个或者说113个。而我们经过一数，既不是112个，也不是113个，而是115个。《金匮要略》有的说是205个，有的说是262个，我们一数是184个。为何会出现这样大的差距呢？关键就是《金匮要略》这本书中，后人在整理的时候，把《千金》的方、《肘后》的方、《外台》的方，收录了一些，人们在数的时候很容易把这些方计算到里边。我们在总结认识的时候，要有一个明确而准确的概念。

第四个方面就是随着社会的发展，由国家政府组织编写颁布的一本书，说明社会进步了。具有代表性的一本书叫作《太平惠民和剂局方》。这本书它主要就是标志着国家发展进步，由政府组织编写颁布。

　　第五个方面就是研究方剂的理论。人们在认识方剂的时候，在成无己之前，仅仅是认识这个方，比如说麻黄、桂枝、杏仁、甘草，就是一个麻黄汤。到了成无己，在认识方剂的时候发生了变化，认为麻黄和桂枝是什么关系？麻黄和杏仁是什么关系，麻黄与甘草是什么关系？在探讨的时候，就探讨它们是亲戚关系，还是同学关系，还是夫妻关系，还是上下关系，还是左右关系？成无己在认识方面发生变化了。我们今天在研究方剂的时候，就是从不同的角度认识问题。

　　第六个方面就是要知道最大的方剂全书是什么。这本书叫《普济方》，它标志着在古代方剂的发展速度是很快的，已经发展了多少方？六万多方。人们在总结的时候，总是能进一步在总结出古人方的基础上更完善一些。不过，到了今天，有一个书也是比较大的，就是新中国成立之后，有一本书叫《中医方剂大辞典》。它收载有九万六千多个方，这说明方的发展速度还是在进一步发展的。到了今天，方剂有没有可能超过十万首？已经远远超过了。

　　最后一个方面就是方剂配伍方法。我们认识方剂，从我的认识，方剂的配伍方法是很重要的，什么叫作配伍方法？就是告诉人们在组方的时候，它有没有规律可循，有没有技巧要掌握。我认为不一定就局限在认识药物与药物之间的关系，更重要的是要认识到病证与用药之间的关系，比如说，我们在认识问题的时候，一个大热证，在研究配伍方法的时候应该用什么药？大热证，应该用清热的药。根据配伍的方法，应该再稍用一点辛热的药，它有利于热向外透达。这是学习方剂配伍方法，提高临床组方用方不可忽视的一个方面。

第二章 治法与方剂

第一节 治法概述

现在上课，这一节我们学习第二章《治法与方剂》。

治法与方剂涉及内容是比较多的，也可以说这一章所涉及的内容概括了我们所学的所有的方。首先，我们要知道一个概念，什么叫作治法？就是治疗疾病的具体方法或者说是法则。什么叫方剂？方剂简单地说就是处方。在治病的过程中，治法的前提是什么？治法的前提是辨证。关于辨证，我想问同学们一个问题，在临床实际中，辨证是难还是不难？会者不难，难者不会。这就概括了不存在难和易这个问题。

现在我们要认识到这样一个问题——辨证不要把问题考虑得太复杂。在辨证的时候，尽可能是哪一个方面能切中问题的要害就从哪个角度考虑。比如说咳嗽多不多？一句话基本上就能把咳嗽的大方向搞清楚，那就是痰：白痰、黄痰。如果说病人没有痰，一句话问与天气变化有没有关系。这样来看辨证难还是不难？就是同学们所说的会者不难，难者不会。对于我们来说，不存在难这个问题。再举一个例子，慢性胃炎也是比较多的，辨证难度有多大？很难说清楚，但是我们都知道要问病人一句话，平时爱吃热的还是凉的。一句话基本上就把病寒热搞清楚了，这就是治法与辨证之间的关系。

在确立治法之前，必须知道先辨证，换一句话说，在辨证之前，一定要认识这个人是什么病，应该知道西医的病，应该知道中医的证，然后就可以确立治法，刚才我们说咳嗽、胃痛，这些都是症状，仅仅根据咳嗽、胃痛很难辨清楚它是什么证型，经过问病人的痰与天气的变化，或者对饮食冷热的感受，就可以确立用散寒的药、用清热的药。因为我们在学习中药的时候，它主要就是两大类，一大类就是偏于热，一大类就是偏于寒。

辨证与治法，不管怎样说都是先辨证后确立治法。同学们现在把书往后翻一下，看任何一个方，都没有提到治法，现在我们要知道，治法与功用之间的关系，治法针对的是什么？是辨证。功用针对的是什么？针对的是方剂。现在我们思考一个问题，这一学期学习方剂学首先研究的是病证还是方剂的组成？应该是方剂的组成。如果我们先针对方剂的组成，从方剂的组成入手，应该研究的是功用。换一句话说，研究治法与功用针对的方面不同，得出的结论是相同的。举一个例子，肺寒证，辨证确立治法，就是散寒，选用代表方就是小青龙汤。这样我们可以看出来，辨证、治法、方剂。而我们学习方剂是把它颠倒过来了，先学习小青龙汤，归纳小青龙汤的功用是散寒，治疗的病证是肺寒。又可以看出来，方剂与方剂是相等的，病证与病证是相等的，中间治法与功用在特定的情况下也是相等的。只不过是说，先说辨证，后边不能说功用，只能说治法。如果先说方剂，最好说是功用，一般不说治法，但是它们所包含的内容基本上是一样的。这是治法与功用之间的关系。

治法与功用，从治法的角度就是辨证→治法→方剂；从功用的角度就是方剂→功用→证型。

再一个方面就是治法与方剂。治法与方剂之间，治法应该是在前，方剂在后，它们之间在一般情况下不能先考虑方剂再考虑治法。比如说，考虑这个方确立一个治法，它是要针对一个病的，人们不这样说，而是怎样说？治法之后是选方，不说选方之后是治法，这种说法听起来比较别扭，不顺耳。

再一个，方剂与功用：方剂与功用，这样听起来也不舒服。学什么方，有什么样的功用，听起来比较顺耳，比较符合人们的习惯用语。

治法在确立的时候有几个方面，我们要引起重视，一种情况是根据病人的体质、病位、病性而确立治法。根据一个人病位在上和在下，治疗的方法就会有差异。比如说，一个人的病变部位在表和病变部位在里，治疗有没有差异？确立的治法是不完全一样的。再一种情况是根据六淫或是七情，六淫在通常情况下说是外感，七情是内伤。在确立治法的时候，也是不完全一样的。比如说六淫，我们在确立治法的时候主要是什么？主要是祛邪，六淫是邪，把邪祛除出去。七情呢，或者说内伤呢？要重视调理，最起码组方的时候，应该考虑既要调节人体的内在变化，又要考虑到祛除邪气，这是确立治法的一个方面。再一个方面，是根据五脏的生理特性确立治法，人们认为肝的生理特性是什么？心的生理特性是什么？脾胃的生理特性是什么？要重视针对脏腑的生理特性而选用药物。再一个方面，是根据脏腑之间的关系而确立治法。脏腑之间是什么样的关系？心和肾是什么关系？是相交的关系。肺与肝是什么关系？是升降的关系。肝和肾是什么关系？是相互滋生的关系。古人有一句话：肾精不泄，归藏于肝而为清血，血不耗归精于肾而为肾精。说明精和血的关系是互化互补的。脏腑之间有这样的关系，要想一想人在社会之中有没有有些人与有些人之间的关系是偏于"泻"呢？有没有有些人与有些人之间的关系是偏于"补"呢？也就是说在社会之中，有些人总是想说有些人的坏话，有些人总是听某些人好听的话，有没有呢？有。组方也是这样的。

第二节　常用治法

下面我们学习方剂常用治法。人们在总结的时候，把治疗的方法归为八大方面，用八个字来概括，叫作汗、吐、下、和、清、温、消、补。八个字概括，实际上在好多方面也没有概括。我给同学们举一个例子，比如说止血剂，汗、吐、和、下、清、温、消、补，属于哪一个？一个出血还有好多方面，要真正把它归纳在哪一个方面呢，也不太好说。当然，不管怎样说，古人从大的方面给我们进行了归纳。

第一个方面就是汗法，汗法就相当于我们学习中药时候的解表药。根据我们学习的解表药，我们知道它的治疗作用不局限在一个方面，根据解表药作用的共同点，把解表药的作用称为汗法。汗法治疗的病证除了表证之外，还可以治疗疮疡，还可以治疗水肿，还可以治疗麻疹初期，等等。下面说一个就是疮疡。对于疮疡，我们不要把它局限在初期，在任何一个阶段，在治病求本的同时，都可以适当地加上发汗的药。比如说，在临床实际中治疗顽固性的疮疡，要加上发汗的药，发汗的药在某种程度上，也能促进血液的循环、腺体的分泌。举一个例子，我在门诊上班，遇到一个男同志，他是结肠癌。手术一年了，伤口就是不愈合，用西药、中药都没有达到预期治疗目的。我在治疗的时候，就是在辨证求本的同时，加上发汗的药，最后达到了预期治疗目的。当时我给他开了一个什么方？就是张仲景的一个方叫王不留行散，再加上发汗的药。张仲景说："病金疮，王不留行散主之。"我想张仲景说不定也当过外科大夫，说不定在当外科大夫的时候做了手术，也有疮口不愈合的，用了王不留行散达到了预期治疗目的。

再一个方面，就是汗法可以治疗水肿。水肿，根据古人的论述：腰以上肿，当发其汗；腰以下肿，当利其小便。我在临床中治病的时候，经过临床治病的体会总结，得出了"腰以上肿，当发其汗，酌情配伍利小便药；腰以下肿，当利小便，酌情配伍发汗药"的经验。我在门诊上班，经常遇到一些病人是西医诊断的心衰，心衰出现面部肿，也会出现下肢肿，尤其是一有面肿的时候，在治病求本的同时，应该以发汗为主。我在临床中酌情配伍利小便的药，取得了良好的治疗效果。比如说治疗肾病性水肿，有的人下肢肿比较明显，我在治病求本的同时，既用利小便的药又用发汗的药，治疗的效果总是得到病人的满意，病人总是说我开的方效果好一些。再一个方面就是治疗麻疹初期，汗法只能治疗麻疹初期，在恢复期就不能用了。汗法，我们在学习中药的时候，有辛温药，有辛凉药，针对的病证就是寒证、热证。

下面我们就学习第二个法，叫吐法。吐法所针对的病证和汗法不一样。汗法所针对的病证是在肌表。吐法所针对的病证主要是在上、中二焦，病变的部位主要有三个方面：一个是咽喉，一个是胸膈，一个是胃脘。针对的病邪也是三个方面：一个是饮食积滞，一个是毒物，一个是痰。饮食积滞的人在治疗的时候，多采用泻下的方法还是多采用吐的方法？人们宁可拉下去，也不愿意把它吐出来。今天除非是饮食太过，胃要爆炸了，没有办法才采用吐的方法，一般是不用的。第二个就是毒物，毒物这是必须要用吐的，现在西医都是要洗胃的，西医的洗胃在某个程度上就是对我们中医的吐法进行了改进，治疗的效果应该更好、更快些。第三种是痰。这是西医没有办法来完善的，举一个例子，在门诊上班，遇到一个女同志，不到30岁，她直接告诉我，她是抑郁症，她说她整天感到胸中闷，感觉有一个东西在堵塞，什么东西她说不知道，她又说了一句话，总是觉得听到别人说话要把她憋死。憋在咽喉部，她说好像是痰但是

11

没有吐出来。看她的舌苔是厚腻的。在这种情况下，我一看其他大夫治疗的方法，都是化痰、祛痰、宽胸、理气。她说吃药有作用，但是作用总是达不到控制症状的效果。当时我给她开了四味药，其中一味药是瓜蒂，一味药是赤小豆，一味药是人参，一味药是藜芦，也是一种中药。当我摸脉象的时候，在一般情况下，郁证应该脉象弦，但是我摸她脉象的时候，脉象比较弱，我给她加了一个人参。用了瓜蒂是涌吐药，用了藜芦是涌吐药，她没有吐。她就是感到胸中一块东西被解除了，咽喉舒服了。大概前前后后治了有四个多月，病人像正常人一样。这样的病治疗的难度比较大，我们最好让病人坚持再服一段时间，我让她把药打成粉剂来巩固治疗。

第三个方面就是下法，下法就是我们学习的泻下药。针对的病证是燥屎、痰饮、瘀血、水肿、虫证，等等。这里我们要说一个问题，痰饮既可以用吐法又可以用下法。病在下焦用下法，病在上焦不一定都用吐法，可以用下法。一个要点：凡是在胸中中医辨为痰饮，并以满、闷、胀为主，用吐法；凡是以疼痛为主，用下法。痰饮在下焦用下法，不用吐法；在上焦可以用吐法，也可以用下法，因为病人的病证表现不完全相同。

第四个方面是和法，这个"和"的概念是很难说清楚的。为何说很难说清楚呢？汗法就是解表药，吐法就是涌吐药，下法就是泻下药，"和"法呢？最起码应该不少于两个方面的用药。说一个人存在不存在"和"？要想"和"，最起码得要几个人？两个人。这个"和"法不是单一的，而是多向的，这个概念是不容易搞清楚的。比如说，有一个大家都非常熟悉的方，叫麻黄汤。麻黄汤有四味药，治里的药有两味，解表的药有两味，它算"和"还是解表？很难辨别清楚。不过，人们无论从哪个角度去解释，都能解释通。比如说麻黄汤，说它是解表方，它就是解表方；说它是治里方，它就是治里；说它既治表又治里，它就是既治表又治里。能不能这样说呢？麻黄汤能不能解表？能不能治里？有一点感冒，能不能治？有时真正要把这个概念搞清楚，是不容易的。为何不容易呢？任何一个方用的药都不局限在一个方面，尤其是"和"才不局限。再一个方面，涉及的面比较广，不容易搞清楚，但是所选的方都是好方。

第五个方面就是清法。我们要知道，清法涉及的范围比较大，一切热证都可以用清，换一句话说，西药的消炎药绝大部分都属于我们中医的清法。再问大家一个问题，清法针对的病证，西医所说的是炎症，用西药消炎药有没有治疗作用？应该比中药见效还要快一些。在临床实际中，为何用了西药在治疗有些炎症（属于我们中医的热证）时效果不够理想，用了我们的中药效果会好一些呢？关键是什么？中医在用清法的时候，考虑到热伤津，热伤气，也就是说，我们中医突出清法的时候，重视配伍益气药、生津药，这是我们中医的优势。

第六个方面就是温法。清法可以治疗西医所说的炎症，温法也可以治疗西医所说的炎症。都是慢性胃炎，有的人就是爱吃热的，说明这个胃炎是寒证；有的人是胃炎，舌质红、舌苔黄，辨为热证，就是要用清热的方。中医治疗西医所说的炎症，用温法的时候，绝大多数情况下都属于慢性炎症。慢性炎症，突出我们中医的优势，应该加点补的药，因为病时间久了，就伤人的正气，要重视用补益的药。这又是突出我们中医一个优势所在。西医在认识炎症的时候，就没有辨寒热。如果西医在治疗炎症的时候分寒热，它的针对性会更强。如果分了寒热，说明那是我们中医，这说明我们中医是有优势的。

第七个方面是什么法？消法。消法使用的概念是比较大的，消就是慢慢地消，缓缓地消，不要急于求成，重点是解除病人的痛苦、消除病情，涉及哪些方面？消法就是以理气的药、活血的药、祛湿的药、化痰的药、消食的药、利水的药、驱虫的药为主组成的方剂来起作用的。治疗的病证，中医都把它归在消法这个范畴，如气郁、血瘀、湿、痰，等等，这样的病治疗难度会大一些，增加治疗难度，就要慢慢地把病证消除，我们学习消法不要急于求成，但是有一个，中医治病效果也是比较快的，如下法，人吃了下法的药，会起到立竿见影的效果。治疗的病在于急在于重，在于取得近期效果；而消法是慢慢来，也就是人们所说的好事多磨，磨就是慢慢来。

第八个方面是什么呢？就是补法。补，也是我们中医的优势，为何说也是我们中医的优势？相对而言，病人治病在绝大多数情况下，首先想到用西药，用西药疗效不明显或者是没有疗效的时候，这样的病人想到吃中药。中医在辨证求本的同时应该考虑到补。补，是任何人（正常的人及病人）都追求的一个目标。病人虚了想补，一个人没有病，没有虚，想不想补？换一句话说，今天的保健药，大部分都含有什么？补。这说明人是追求补的。没有一个人保健的时候天天吃点大黄。但是在补的时候，人是怎样想呢？要提高自己的生活质量，更好地为人民服务。为何要为人民服务呢？首先要有好的身体才能实现为人民服务的愿望。这是我们认识到，补是我们中医的特色。

八法体现在我们以后学习的各个章节之中，我们对八法做一个简单的认识就行。再一个方面，古人总结说："一法之中，八法备焉；八法之中，百法备焉。"这一句话就是告诉人们，在临床实际中，仅仅用一个法根本达不到最佳治疗目的，要想达到预期治疗目的，必须最少两种法或者是三种法以上，也不要八种都结合。一般情况下，三个法比较理想，两个有点少，四个不能说多。这样的几种法结合在一起，在临床中治疗效果会更好一些。我们在临床中治病，追求的是疗效，取得最佳疗效要重视几种法结合在一起。

第三章　方剂的分类

现在上课，这一节我们学习第三章《方剂的分类》。方剂分类，我们学习主要了解五方面的内容。

第一个方面是病证分类。所谓病证分类就是根据病证表现而归纳一类的方剂。比如说，我们所学习的中医内科学，它就属于方剂学范畴的病证分类。通常情况下，人们认为中医内科学应该是内科治病的。我们想一个问题，我们学习方剂学，是不是也是治病呢？我们现在还没有去见习，当你去见习的时候，医院的大夫通常情况下，他不这样问你在学校背了多少证型，他说你背多少方，为何他要问我们背多少方？这说明我们的方就是内科学，就是治病的。只不过人们把中医内科学说是内科，方剂学说是方剂而已。它们目的都是治病的。也可以这样说，中医内科学在治病的时候是先辨证后用方，把人们的认识局限在某某证用某某方，某某方治疗某某证。而我们学习方剂的时候，是把人的思路扩大到任何一个方治疗的病证都不局限在一个方面，这为我们临床中见到诸多疾病可以用一个方，一个方可以治疗诸多疾病提供了依据。

方剂学的发展历经了三个阶段，最后一个阶段，辨证用方相当于我们今天所学习的中医内科学，而用方辨证相当于我们今天所学习的方剂学，包括内科、妇科、儿科、外科，等等。比如说，有一个方叫温经汤，长期以来把它局限在妇科，我们学习的时候就不把它局限在妇科，可以治疗诸多方面病证，只要病人具备了寒瘀都就行。

《伤寒杂病论》是一本什么书？它就是内科、妇科、外科的一个综合体，得出一个结论：张仲景不仅仅是一个内科大夫，还是一个外科大夫。为何说是外科呢？我们上一次学习的时候就提到，张仲景说：病金疮，王不留行散主之。

这说明张仲景可能当过外科大夫。再一个方面，张仲景还可能当过妇科大夫，专门在《伤寒杂病论》中用了大量的篇幅阐述妇科的几大病，如经、带、胎、产、杂病五个方面，这里病证分类是先说病证，后说方。

第二个方面就是功用分类。功用分类是先说功用后说方。我们在上一节学习的时候，先说方后说功用。现在怎么又先说功用，后说方呢？现在所说的不是指的某一个方，而是进行归类，归到如解表方、泻下方、止咳方、止血方、止汗方，就把病证放到后边了。方放到哪儿？放到前边了，就是先说方的功用，然后再说主治的病证，这就叫作功用分类。我们今天学习的《中药学》，就是按功用来分类的。我们学习的方剂学，一部分方剂是按功用分类的，我们现在所选用的《方剂学》，不是单一的功用分类，而是综合分类。

第三个方面就是综合分类。综合分类就是在临床用方的时候，它是错综复杂的，在归类的时候，有从功用分类，有时也不容易分类，所以又采用了另外一种方式，叫作综合分类。该用功用用功用，该用病证用病证，该用什么方法用什么方法，也就是说这个更具人性化。再换一句话说，更具有灵活性和变化性。

第四个方面和第五个方面是有很大欠缺的，如祖方分类，怎样叫作祖方呢？它就是以最小的方分类为基础。说最小的方它是不是就是祖方？它在归类方面出现一个弊端，假如说，在清朝组了一个方，它的药味比较少，是一个基础方，在明朝的时候就有一个方，这个方中就包括了清朝这个方的所有的药。你说谁算祖呢？是清朝算祖，还是明朝算祖呢？谁应该放在前面呢？清朝这个方，它是明朝的祖方，还是明朝的减味方呢？这个问题不好搞清楚。人们有这种说法，就是祖方就是基础方，或者是主要的。这个分类，从今天来看，分类的方法是不太科学的。

第五个方面也是不太科学的，叫作七方分类。七方分类，就是七个字，大、小、缓、急、奇、偶、复。说大方，怎样叫大方？它的概念是两个，一个大方，说的是药味多，另外一个方面是说药量大，都叫大方。小方，也有两个概念，一个就是药量少，再一个就是药味少。它正好和大方重复了，大方里面的药味多叫大方，小方里面药味多，量小也叫小方。概念重复，不好分类。怎样叫作偶？偶就是对，对里边有没有大方？这个就不好分，它就分不成。可以这样说，

《黄帝内经》提出来的这七个字，成无己对这七个字说了好多好多话，但是在应用的时候没有实用价值，仅仅知道这七个字就行。这是我们学习第三章方剂的分类，做一个简单的认识就行。

第四章 方剂的组成与变化

今天我们学习第四章《方剂的组成与变化》，这是我们学习方剂的一个重中之重。

我们在认识的时候，要认识到方剂学所选的方剂，其组成都是不变的，而临床中应用方剂治病的时候变不变？在临床中运用方剂治病的时候一定要变的。学的方是固定的，用的方是固定的，在通常情况下，能不能达到预期治疗目的？难度很大。为何这样说呢？因为在临床实际中，病都是在变化的，病因是不一样的。昨天夜里还是比较冷的，有五个人夜里睡不着，到我们学校前边一个湖里边去洗澡。五个人有没有一个人洗了澡，什么事也没有？有没有有些人洗了澡，出现了咳嗽？有没有有些人洗了澡，出现了腹泻？都是在冷水里洗，为何不都是腹泻？为何不都是咳嗽？为何要有不同？说明人都有个体差异性。同样是肠炎，有的人肠炎特点是大便干结，有的人肠炎特点是腹泻，有的人肠炎特点是先硬后溏，有的人肠炎特点是先溏后硬，有的人肠炎特点就是解大便不爽。怎样叫不爽？解完大便用纸来擦，擦了还有，有了再擦，擦了还有，还要继续擦，解大便就是不爽快。同样的病，病证表现不同，这就决定了我们所学的方剂虽然都是固定的，但治疗的病都是变化的。我们学习的方的固定性，对于我们学习固定的方是非常重要的，而临床中治病，用变化的方取得疗效是重要的。

我总结为两个要点：一个要点是要充分认识方剂组成固定不变的重要性，无固定性，则无法学习方剂的共性，我们在学方的时候，没有固定的方，怎样学都无从下手。再一个方面，要充分认识方剂应用的变化性，无变化性则无法应用方剂的个性。研究方剂组成固定性与应用变化性是治病用方的核心。有这样一种说法，西医在治病的时候，具有重复性；中医在治病的时候，重复性比例偏低，这就造成了一种错误的认识，中医治病和西医治病有一定的差距：西医治病经得起检验，中医治病一经检验没效。这又是为什么？这就是西医在治病的时候，针对的是共性，而我们中医在治病的时候，针对的是个性。我们可以思考一个问题，我们学校新校区在校的同学们，注意观察一下，这一万多人，从总体上来看是几个人？一个人，都是人。仔细一分，是几个人？是两个人。实际上仔细又一看，是一万多人，这说明我们要抓什么？个性是中医的特点，我们学校有一万多人，也不能算少，有没有两个人看上去非常像呢？是非常少的。即便是两个人非常像，两个有没有不同？这说明我们中医针对的都是个性，也就是说中医针对的个性是区别大夫水平高与低的一个核心标准。为何这样说呢？同样是一个胃炎病人，有的人胃炎就是热证，有的人胃炎就是寒证，有的人胃炎寒证就是要夹瘀血，有的人胃寒就是要夹气郁，有的人胃炎寒证就是要夹痰。有的人胃炎属于寒证，并没有吃得多，说不定比别人吃得还少，总是从胃里上来一股气，是不消化食物的气味，没有吃多，中医把它辨为什么？寒夹饮食积滞，实际上没有吃得多。中医有中医的优势，西医有西医的优势。我们中医的优势重点在哪一点？个性。个性是针对具体的某一个人，刚才说西医具有共性，比如说西医只要是认为是炎症，就用消炎的药。大部分人有效。治疗没有效的人，为何照样开炎症药？而我们中医在治疗炎症的时候，一会儿用活血的药，一会儿用理气的药，一会儿用化痰的药，一会儿用清热的药，一会儿用补的药，一会儿用温里的药，等等。就是说变化性很大。

我们中医特别重视临床变化，有没有这种情况：有的人昨天吐的是白痰，到了今天变成黄痰了，黄痰说明这个病由昨天的寒变成什么啦？热。这说明人在变病在变，疾病本身的性质也在变。在临床中经常听到有的人这样说，以前气管炎一吃西药效果特别好，把这一味药牢牢记在心中，只要是气管炎就买这一味药，最近咳嗽喘发作了，一吃这样的药，不仅没有治疗作用，反而喘咳更重。假如问了西医的大夫，西医大夫说病重了应加大量，一加大用量就起不来床。从我们中医这个角度是什么道理？原来是热证，变成寒证。寒证，又加大用量，就更加重寒证，自然而然就起不来床了。中医有中医的好处，西医有西医的好处，一定要抓住我们学方的固定性和用方的变化性。固定性是我们学习的着落点，变化性是我们提高疗效的变化点。

第一节　方剂配伍原则

下面我们要学习第一节的内容，就是方剂组成里的配伍原则。配伍原则，我们重点学习下面几个方面的内容。

一个方面就是针对病变证机选用方药：怎样叫作针对病变证机选用方药？就是说寒证应该选什么药？散寒的药；应该选什么方？散寒的方。比如说，感冒受凉了，应该选用辛温的药。说到这里，是不是我们只要把中药学好，就不需要学方剂了？受凉感冒，把辛温的药都开上有没有治疗作用，如果没有治疗作用，说不定这些药都是假的，应该有治疗作用。这样就不用学习方剂了？但在治病的过程中，从临床实际来看，有很多中医的大夫，把在学校学习的方忘得虽然不敢说一干二净，也可以说是二净一干，多少还记几个，只要是感冒，感冒的药都上去，只要是咳嗽，咳嗽的药都上去，有没有治疗作用？它有。说没有都是假的。但是要认识到有没有弊端，它有点太专一。我们在前面说古人总结了这样一句话：一法之中，八法备焉；八法之中，百法备焉。这就是说要想取得疗效，必须要重视什么？两种法，或两种以上的法结合在一起，才能取得好的疗效。这使我们要认识到，仅仅停留在学中药这个水平上，只能当一般的大夫。要想把我们的临床水平提高，达到病人满意，必须学好方剂。刚才说，受凉感冒了，应该用辛温解表药，仅仅局限在用辛温解表药，有很大的局限性。我们也经常说一个方，叫麻黄汤。麻黄汤有四味药，解表的药两味，治里的药两味，这就是配伍突出针对病变证机而用药的。在临床实际中，不仅仅有单一的寒证、热证，单一的虚证、实证，在诸多情况下，是寒证夹热，虚证夹实。

在休息的时候，有一个同学问我一个问题，我们的教材在诸多方剂的章节之后，有一个病例，这个病例都不像我们学习方的时候，寒证就是寒证，热证就是热证。这些病例，大部分是什么，寒还有点热？告诉我们一个什么问题？在临床实际中，单一的寒证偏少，单一的热证偏少，单一的虚证、实证都是偏少的，相互夹杂的病证才是偏多的。举一个例子，一个人头痛，西医说是神经性头痛，总是一遇到凉就加重，是寒吧？但是我一看，舌质有点红，舌苔有点黄。一问他，他又说了一句话：天天感到口是非常干的。接着他又说了一句话：总是不想喝水。这说明他是以什么为主？以寒为主，夹有什么？夹热。如果是以热为主，应该是想喝水的，这就是我们认识问题，病变涉及的问题不局限在一个方面，有热在组方的时候要用清热的；有寒要用什么？有什么样的病证，就要用什么样的药。这就是针对病变证机。换一句话说，西医在治疗疾病方面，就是针对病变证机的。为何说针对病变证机？西医只要是细菌，就用抗菌的药；只要是病毒，就用抗病毒药；只要是过敏，就用抗过敏药；只要是支原体（感染），就抗支原体治疗。

我们中医的优势在哪儿？中医的优势就是突出在其中的第二个配伍原则，针对脏腑生理特性而选方用药。中医在认识问题的时候，有肺热证、肺寒证、心热证、心寒证。现在我要问同学们一个问题，遇到一个病人是肺寒证，能不能用干姜？可以用。是胃寒证，能不能用干姜？能，都是可以用的。用了干姜就是针对病变证机而用药的。中医在治病的时候，为何在治疗内科病方面，尤其是慢性病效果要比西药显著？中医突出的优势就在于针对脏腑的生理特性而用药。治疗肺寒证可以用干姜，一定要考虑到肺的生理特性是宣发肃降，在治疗肺寒证的时候，应该考虑到选用宣肺的药、降肺的药，再用上散寒的药，这是我们中医独有的优势。如果西医在治病的时候，既针对病变证机，又针对脏腑的生理特性，我们中医优越性就突出不出来了。如果西医考虑到这个方面，说明它已经不完全是西医，而是中西医结合了，既考虑到这个方面，又考虑到那个方面。

有一个同学跟我说，我们以后当大夫，不要把西药和中药截然分开，在治病的时候，我们虽然以中医为主，但是要知道该用西药用西药，该用中药用中药，该用西药结合中药，或者说该用中药结合西药，都是有必要的。接着他又问，我们怎样突出我们中医的优势？我说在一般情况下，治疗慢性病，中医是具备优势的。你让病人吃西药，他不一定吃。他怎样说呢？他说吃西药已吃了好长时间，一开始有效果，吃着吃着不仅没有效果，他说把脸吃胖了、肚也吃胖了，这个名词我还真不知道用什么来表达比较恰当，希望同学们用个名词来表达。又比如说，有的人说本来是头痛，吃吃西药，最后把胃也吃痛了。就是昨天还遇到一个病人，他怎样说呢？本来是糖尿病，吃药最后又吃成肝损伤、肝硬化，他终于体会到吃中药的重要性。他说他要吃我们开的中药，吃了好长好长一段时间，最起码吃了半年吧，他觉得肝恢复了，糖尿病（指标）降到正常了。这是因为我们中医有我们中医的优势，中医开方的优势主要在哪儿？针对脏腑的生理特性。比如说，同样是一个热，如果是在肝，因为肝的生理特性主疏泄条达，应该用疏肝的药；如果是热在心，我们应该用安神的药；如果是病在肾，我们要用固精的药，因为肾主藏精。这是我们学习时千万不可忽视的。以后要想把中医的疗效提高，要想使中医治病效果更好，我们应该突出针对脏腑生理特性而用药。

这一节，我们接着上一节所学习的内容，学习第三个方面，就是针对方药组成而用药，也可以说针对方药弊端而选用方药。我想问同学们一个问题，中药毒性大还是西药毒性大呢？都有毒性，相对而言，哪一个毒性（副作用）大一些？应该是西药。相对而言，中药治病见效快，还是西药治病见效快？西药。现在，我和同学们有一个共同的认识，就是西药毒性大，西药治病见效快，这是我们共同的认识。得出一个结论，就是毒性大，见效快。根据我们学习中药的知识，中药有没有毒性大的药？有。作用应该不应该明显。应该明显！

我们再思考一个问题，在通常情况下说中药的毒性也有大的，但是配在方中它的毒性是小的，在一个方中作用也是明显的。举一个例子，我们在学习中药的时候，大戟、甘遂、芫花这三味药有没有毒性？有。作用是一般还是峻猛？它们毒性大且峻猛。在元月份的时候，有一个男同志，三十多岁，在我们省人民医院明确诊断为脑囊虫病。他的主要症状就是头痛，经过检查确诊，西医主张做手术，由于他的病变部位是多发性的，再加上本人其他原因，不愿意做手术。我们中医学院有一位老师，和这个人是同乡，他带着人来找我给他看病。我给他开的方就是大戟、甘遂、芫花，当然也用大枣，相当于张仲景的一个方叫十枣汤。我又给他加甘草，还加海藻，当时还加了一个有毒性的药，叫鸦胆子。我给他开这个方，相对而言有没有毒性？应该有。他吃药大概是第二天还是第三天，就给我打了一个电话，说头不痛了，吃了将近 6 个月。这六个月期间，没有出现头痛。他问我需要多长时间再检查。我跟他说，6 个月以后。不到 6 个月，他就着急检查，一检查囊虫没有了。医院找了几个专家，都觉得不可思议。原来脑囊虫经过治疗，应该有个钙化点。检查结果钙化点也没有，什么都是正常，他们觉得奇怪。我们觉得符合我们中医道理，从我们中医角度达到了预期治疗目的。最后一次，我说你吃了这么长时间的药，可以做一个血常规检查，做一个肝功检查。看看对血有没有影响，对肝有没有影响？经过检查，各项指标都是正常的。

刚才所举的例子，就是告诉同学们中药是有毒性的，见效也是显著的。为何我们开的中药处方，用到病人的身上没有毒性？关键就是我们在开方的时候，既开有毒性的药，又开纠正方药弊端的药。长期以来，认为大戟、甘遂、芫花、海藻与甘草是不能配伍的。我认为甘草是甜的，甜是糖，糖进入肝转化为葡萄糖醛酸，葡萄糖醛酸就是解毒的。我在临床中经常这样开方，常常取得显著治疗效果。再举一个例子，有一个男同志，八十岁了，他是下肢深度静脉血栓，到什么程度？西医已经不能再给他用溶栓的药，说如果用很有可能引起血栓，引起脑和心的病症，危及生命。西医在这种情况下，给他下肢用了一个网，只要血栓不再侵犯上移到心脏、大脑就行。这个人主要有两个痛苦，八十岁，腿沉重得抬不起来，这是一个痛苦；第二个痛苦，就是下肢水肿。我给他开了一个方，是张仲景的大黄甘遂汤。我给他开大黄，其中甘遂用到了 6g，因为张仲景用的是二两，开了阿胶，我又给他加了一个甘草，又加了一个海藻来软坚。这个人吃了两个月左右，走路恢复到正常，下肢水肿消退，像正常人一样。我们要认识到绝大多数中药是有毒性还是没毒性？毒性是偏小的，作用是一般的。我们中医要想提高疗效，其中一个核心的问题，就是要重视选用有毒性的药。当然，我们在用有毒性药的时候，一定不能引起病人中毒。一定要开纠正毒性的药。这是我们在临床中开方必须重视的问题。

第二节　方剂配伍方法

我们学习方剂组成，包括方剂的配伍方法、方剂的配伍目的、方剂的配伍结构、方剂的配伍变化。下面我们就学习方剂的配伍方法，配伍方法主要有以下四个方面的内容。

第一个方面是相须配伍。什么叫作相须配伍？相须指的是两种或者是两种以上的药，它们的作用基本上是相同的。凡是作用基本相同的药物，它们的疗效应该相互促进。比如说，我们在学习中药的时候，麻黄是解表药，桂枝也是解表药，它们两个配伍在一起增强了什么作用？发汗解表。我们在学习中药的时候，补益药人参、白术，这两个药配伍在一起，主要增强了什么作用？主要增强了补气的作用。这都叫相须。

第二个方面叫作相使配伍。怎样叫作相使配伍？指的就是两种或者是两种以上的药物，它们具有相同作用和不完全相同作用。这就是说，在配方的时候，针对的病证和相须配伍针对的病证是不完全一样的。相须配伍针对的病证是一个方面，而相使配伍所针对的病证，现在我要问同学们一下，在临床实际中，遇到的病人在绝大多数情况下，病是单一的多还是复杂的多？复杂得多。病变都是主要矛盾方面？有主要方面，有次要方面。我们在治病的时候，用了相须的药，应该是怎样？是治病的主要矛盾方面。相使配伍针对的是什么？一个针对的是主要方面，一个针对的是次要方面。相使配伍就告诉人们，治病的时候不要仅仅局限在某一个方面，尽可能照顾到病人的主次方面。当然在用药的时候，应该用的偏多还是偏少呢？我们在认识相使的时候，可以这样想一个问题，有一个方叫作麻子仁丸，治疗的病的主要矛盾是热，应该泻热，（用）大黄。同时还要知道，病人有气机壅滞，也要配伍行气的药。相使、相须它们是不能截然分开的，应该是在一个方中，既有这样的药，又有那样的药。

第三个方面是相畏、相杀。怎样叫作相畏、相杀？指的就是一种药物能消除另一种药物的弊端。相当于我们在学习方剂配伍原则的时候，所说的纠正方药弊端而选用药物。我们平时吃饭的时候，吃的姜，偏多还是偏少？有没有可能天天吃姜？人为何要天天吃姜？姜有一个什么好处？它其中有个作用就是偏于解很多药的毒性。我们开方，常常要开川乌、开半夏，等等，这些药我们要知道或多或少是有毒性的，用什么药来解它的毒？要用生姜。相畏、相杀配伍对于我们治病提高疗效，降低不良反应，具有重要的指导意义。相畏、相杀只不过就是轻、重之分，不是截然不同的，它们属于一类的配伍方法。

第四个方面是相反配伍。相反配伍的概念应该有两个，一个就是人们所说的"十八反"。"十八反"属于不属于临床当中治病的配伍方法？我认为它还真是属于配伍方法的。我结合多年临床治病体会，发现"十八反"没有一个相反的。下面举两个例子，第一个，要从理论上去认识，我做了两个方面的研究，一个把"十八反"其中一个就是将乌头（乌头又叫川乌、草乌）的化学成分总结一下，再把半夏的化学成分总结一下，可以发现，它们有些化学成分就是相同的，它们的化学成分不属于配伍禁忌，这是从现代研究来看。第二个方面从中医角度研究乌头、半夏都是辛的，都是苦的，都是热性的，它们共同点一样不一样？也是相同的。说明它们也是不反的，这是从理论上认识。接着就要从临床中认识，直接在人身上用总是觉得心中有点不太踏实，我做了两个研究：一个是动物实验，老鼠喝半夏与乌头配方如赤丸3个月，然后化验血常规基本上是正常，再把它的脏腑做病理切片，基本上也是接近正常。又做了一个甘遂与甘草配方如甘遂半夏汤的实验，结果都是一样的，在老鼠身上是没有产生毒性的，在人身上用了以后，效果是非常显著的。曾经治疗过一个女同志，二十三岁，喝了大半瓶"敌敌畏"。经过抢救，全身僵硬，四肢也是僵硬的。我当时根据她的脉象、舌质、舌苔来开方。摸脉象的时候，一摸她的手偏凉，给她开什么药呢？开甘草藜芦汤、芍药甘草汤与大乌头煎合方加味，有生川乌、生半夏、人参、白芍、藜芦、海藻、甘草等。这些药我们都是非常熟悉的。她第一次来的时候，是一个人把她抱进来的。第二次她来的时候，她是被另外一个人扶进来的。后来，病情逐渐好转。这说明"十八反"能不能用？是可以用的。

另外一个反，叫作什么呢？寒热药配合在一起，叫不叫反？补泻配合在一起，叫不叫反？都叫吧？这是我们在临床中应用非常多的一个方面。可以这样说，在临床实际中既有热证又有寒证，既有虚证又有实证，这就需要用多种相反的药，作用不完全一样，或者是作用相反，一个是清热，一个是散寒，这样才能达到良好的治疗效果。

第三节　方剂配伍目的

下面我们学习第三个方面即方剂配伍目的，方剂配伍目的中第一个方面主要就是为了增强疗效。没有一个大夫开方的时候，想把疗效降到最低。凡是大夫都想使自己开的方优于别人开的方，使自己开的方在疗效方面，让病人一吃就能明显减轻痛苦，这就是开方的一个目的，增强疗效。

第二个方面，就是要重视改变方药的部分功用，怎样改变方药的部分作用？比如说，我们学一个方叫大黄附子汤，这个方名第一味药是大黄，大黄是什么性？寒性，作用是什么？泻下。大黄附子汤应该是泻热还是温中？它应该是温中。这样我们就知道，大黄附子汤，用大黄仅仅用它泻下的作用。要想改变它的泻热作用，必须做到用热的药量要大，制约大黄泻热的弊端。在临床实际中，治疗错综复杂的病证，在绝大多数情况下，需要用上改变方药部分作用的药。还有一个方，叫作麻杏石甘汤，这个方治疗的病证是肺热证，第一味药用的是麻黄，为何不用其他药，为何要用麻黄？并且作为方名的第一味药，就是说肺热证应该清泻肺热。肺的生理特性是主气的，气是得温而行的。治病的时候，清泻肺热是非常正确的，寒凉的药则不利于肺气，所以必须要用温性的药。再一个方面，肺的生理特性是宣发肃降的，寒凉的药，它没有温热的药宣发作用明显。要用麻黄，但是麻黄有没有弊端？有。病人本身就是热证，用了麻黄，会更热。在这种情况下，要重用石膏制约、改变麻黄的温热之性。利用它的温性，让气机畅通，利用它来宣发，这是配伍的第二个方面。

第三个方面就是控制、消除药物的毒性等不良反应，这个方面就是我们学习配伍原则里第三个方面的内容，针对方药的弊端而选用药物。

第四节　方剂结构形式

何谓君药、何谓臣药、何谓佐使药，其基本概念主要有两个：一是《神农本草经》中的阐述组方用药基本结构形式，只要组方中用无毒并具有补益作用的药即君药，毒性小的药即臣药，毒性比较大的药即佐使药。《黄帝内经》中阐述组方用药基本结构形式，凡是针对主要病变的药为君药，协助君药为臣药，协助臣药的为佐使药。结合临床治病组方用药需要，究竟《神农本草经》和《黄帝内经》阐述君臣佐使的基本原意是什么，古今历代医家对此都没有给出合理解释，再结合《方剂学》等书籍中运用君臣佐使解读《伤寒杂病论》等医学著作中方剂有何理论意义及临床价值，对此至今仍没有深入研究与探讨。这里重点从以下四个方面与大家一起研究与探讨。

第一个方面，《神农本草经》是怎样阐述君臣佐使药的？《神农本草经》中说："上药，一百二十种，为君，主养命以应天，无毒。多服、久服不伤人。欲轻身益气，不老延年者，本上经。中药，一百二十种，为臣，主养性以应人，无毒有毒，斟酌其宜，欲遏病，补虚羸者，本中经。下药，一百二十五种，为佐使，主治病以应地，多毒，不可久服，欲除寒热邪气，破积聚，愈疾者，本下经。药有君臣佐使，以相宣摄。合和者，宜用一君二臣五佐，又可一君三臣九佐使也。"《神农本草经》阐述组方用药结构是，首先考虑选用 1 味无毒并具有补益作用的药，用补益药调动人的积极因素，增强正气抗病能力，然后选用 2 味或 3 味毒性比较小对人体无伤害的药，最后选用 5 味或 9 味有毒性药或毒性比较大的药。组方用药在通常情况下用 8 味到 13 味药之间比较合适。另外，凡是毒性比较大的药治病作用都是比较明显的，凡是毒性比较小的药治病作用都是比较弱的，凡是无毒性的补益药其作用基本上都是用于保健养生或作为辅助治疗用药。《神农本草经》论述组方用药结构形式的目的有三个，第一个是阐述在治病的同时必须重视选用补益药，只有合理地选用补益药，才能更好地增强人体抗病能力，这就是君药；第二个是阐述组方用药最好选用既能协助君药扶助正气，又能祛除邪气，用药毒性比较小，这就是臣药；第三个是组方用药的重点是治病，治病就必须选用具有毒性的药，只有合理地选择毒性药才能更好地取得治疗效果，这就是佐使药。可见，《神农本草经》论述君臣佐使就是为了突出治病组方用药的基本结构形式。

　　第二个方面，《黄帝内经》是怎样阐述君臣佐使药的？《素问·至真要大论篇》中提到："帝曰：善，方制君臣，何谓也？岐伯曰：主病之谓君，佐君之谓臣，应臣之为使，非上中下三品之谓也。大要也，君一臣二，奇之制也；君二臣四，偶之制也；君二臣三，奇之制也；君二臣六，偶之制也。岐伯曰：君一臣二，制之小也；君一臣三佐五，制之中也；君一臣三佐九，制之大也。"《黄帝内经》阐述了组方用药的基本结构形式，第一是小方，一般是 3 味或 5 味药左右，如"君一臣二"或"君二臣三"。第二是中等方，一般是 6 味或 8 味药左右，如"君二臣四"或"君二臣六"。第三是大方，一般是 9 味或 13 味药左右，如"君一臣三佐五"，或"君一臣三佐九"。可见，组方用药在通常情况下用药在 3 味到 13 味药之间比较合理。《黄帝内经》阐述君药是针对疾病主要方面用药，臣药是协助君药发挥治疗作用的药，佐使药是协助臣药发挥治疗作用的药。

《黄帝内经》阐述组方用药的基本结构形式，从表面上看似有一定道理，但结合临床治病需要，再仔细研究分析之后，则发现《黄帝内经》阐述组方用药结构形式有很大的欠缺，即针对疾病病变主要方面用药最少，针对病变次要方面用药比较多，针对病变更次要方面用药最多，这样的组方用药结构形式显然不符合临床治病需要，在临床治病过程中只有针对病变主要矛盾方面重点用药才是取得预期治疗效果的最佳选择。

《神农本草经》阐述君臣佐使中君药是无毒性的补益药，臣药是毒性比较小的药，佐使药是毒性比较大的药，论述组方用药治病以毒性药为主，即治病必须做到用药对人体无伤害才能称之为君药。《黄帝内经》阐述君臣佐使中君药是针对疾病主要矛盾方面用药，臣药是协助君药，佐使药是协助臣药，治病无论是毒性药还是无毒性药，无论是寒证、热证还是虚证、实证，只要用药是针对病变主要矛盾方面即可称之为君药，亦即补药可作为君药，泻药可作为君药，寒药可作为君药，热药可作为君药，但同时又发现《黄帝内经》论述针对疾病主要矛盾方面用药最少，用药治病的重点不是治病变的主要矛盾方面而是针对病变的次要方面。这就是《神农本草经》与《黄帝内经》在论述君臣佐使药在结构形式上的最大差别。

第三个方面，成无己《伤寒明理药方论》等是怎样运用君臣佐使的？庞安时是研究《伤寒杂病论》比较早的医学家，其在解读《伤寒杂病论》的专著《伤寒总病论》（1100年）中没有用君臣佐使理论解读方剂，庞安时之后朱肱的《类证活人书》（1108年）在解读《伤寒杂病论》中方剂时也没有用君臣佐使理论。成无己的《伤寒明理药方论》（1156年）在解读《伤寒杂病论》方剂时用了君臣佐使，成无己在解读抵当汤时说："水蛭味咸、苦，微寒，《内经》曰，咸胜血，血蓄于下。胜血者，必以咸为主，故以水蛭为君。虻虫味苦，微寒，苦走血，血结不行，破血者必以苦为助，是以虻虫为臣。桃仁味苦，甘平，肝者血之源，血聚则肝气燥，肝苦急，急食甘以缓之，散血缓急，是以桃仁为佐。大黄味苦，寒，湿气在下，以苦泄之，血亦湿频也，荡血逐热，是以大黄为使。四物相合而方剂成，病与药对，药与病宜，虽苛毒重疾，必获全济之功矣。"成无己在认识水蛭作用时没有阐述水蛭破血作用，在解读虻虫作用则用"破血"二字，从字面上可以看出"破血"作用是比较明显的，比较明显的药应该是君药，成无己则解读为臣药。可见，成无己在研究运用君臣佐使时未能从本质上真正了解《神农本草经》和《黄帝内经》中君臣佐使的真正含义。再如，元代王好古在《医垒元戎》（1297年）中解读肾气丸用药时说："熟地黄，补肾水真血。肉桂，补肾水真火。牡丹皮，补神志不足。附子，能行诸经而不止，兼益火。白茯苓，能伐肾邪湿滞。泽泻，去胞中留垢及遗溺。山茱萸，治精滑不禁。干山药，能治毛中燥酸涩。右八味，皆君主之药。"王好古突出方中用药"皆君主之药"。清代莫枚士在《经方例释》（1884年）中说："《本草》干地黄甘寒，主伤中，逐血痹，填骨髓，长肌肉。作汤除寒热积聚，除痹，所主皆血虚而痹之病，故《别录》谓其通血脉。溺血同类溺之涩，血之虚也，故以为君。……桂、附并辛温除寒，附生发炮补，此方用炮者，桂逐寒，附补虚，合用为行阳之法，故以之为使，此方君一臣二佐使五，大制也。"莫枚士重点解读干地黄是君药，附子、桂枝则是使药。总之，运用君臣佐使解读方中用药，始于成无己止于1949年，历代医家在解读方中用药时很大程度上都具有主观性、随意性、盲目性和模糊性。

第四个方面，以《方剂学》等为代表的诸多著作是怎样认识君臣佐使的？《方剂学》等为代表的诸多著作中在解读《伤寒杂病论》等诸多著作中的方剂时，运用君臣佐使理论解读方中用药之间的关系，既没有遵守《神农本草经》论述君臣佐使理论解读方剂结构形式，又没有遵循《黄帝内经》君臣佐使理论解读方剂结构形式，而是避开《神农本草经》和《黄帝内经》论述君臣佐使的结构形式，运用君臣佐使理论解读方中用药之间相互作用关系的合理性，特别是解读方中用药何药为君、何药为臣、何药为佐使时，各言其是，使学者莫衷一是，使用者置若罔闻。以肾气丸为例，有的《方剂学》认为君药是附子、桂枝，有的《方剂学》认为君药是干地黄，有的《方剂学》认为是干地黄和附子、桂枝。再如解读炙甘草汤中君药，有的书籍中解读君药是炙甘草，有的书籍中解读君药是生地黄，有的书籍中解读君药是人参等，目前对于肾气丸或炙甘草汤中何药为君，仍然没有统一答案，各执其说，各言其是，特别是解读方剂中臣药及佐使药时更是随心所欲、杂乱无章。其实，对于肾气丸或炙甘草汤中究竟哪味药是君药、哪些药是臣药佐使药并不重要，重要的是要能够全面地深入地研究肾气丸或炙甘草汤中用药及用量，并深入地仔细和综合性分析，即可明白用肾气丸或炙甘草汤组方治病在临床中的重要指导作用及理论应用价值。

《神农本草经》阐述君臣佐使组方用药基本结构形式，是强调在治病过程中必须首先考虑选用补益药，但在治病过程中还必须重视选用祛除邪气药即毒性药为主要用药；《黄帝内经》阐述君臣佐使组方用药基本结构形式，既突出君药在治病过程中起主导作用，又突出臣药及佐使药在针对疾病次要方面用得最多；《方剂学》等书籍中运用君臣佐使理论解释方药之间关系主要弊端有三个，一是对方剂中组方用药命名君臣佐使有很大的片面性、主观性、盲目性、模糊性和随意性，确立君药、臣药、佐使药既没有客观评价标准，又没有统一衡量标准。二是运用君臣佐使理论解说方剂用药的基本作用，无论怎样解读方中用药的君臣佐使，但最终得出的结论是方中用药都是正确的，药与药之间的配伍关系都是合情合理的，这样研究的结果对学习方剂治病是没有任何临床指导意义的。三是运用君臣佐使理论解读方中用药，根本无法发现方中用药在治病过程中的局限性和不完整性，未能从发现问题中完善组方用药，所以《方剂学》等书籍中运用君臣佐使理论只能培养出教条僵化、不切合临床治病思维模式的学生，更不能培养出中医药临床高级实用人才，可见，抛弃《方剂学》等书籍中运用君臣佐使解读方中用药之间关系的片面性、主观性、模糊性和盲目性问题迫在眉睫。

结合数十年理论研究和临床应用体会，我认为研究方剂组成结构形式，了解《神农本草经》和《黄帝内经》阐述的基本含义即可。方中用药之间的关系，只有从三个方面深入研究，才能完善方剂治病用药定量，更加切合临床实际：一是针对病变证机选用方药，即寒证用热药、寒热夹杂并用寒热药等。二是针对脏腑生理特性选用方药，即治肺必用宣降肺气、治肝必用调理气机。三是针对方药弊端选用方药，即选用毒性药必用纠正毒性药，以此组方用药就能在临床治病中不断完善组方，更好地治病，并且能够更有效地针对变化的病变证机组方用药取得最佳疗效。

同学们可以认真学习一下我上面的讲法，在学习方剂中，不要被教材中讲到的君臣佐使等理论所束缚和局限。

第五节 方剂变化形式

第五个方面是方剂配伍的变化，我们认识问题的时候，已经认识到学习古人的方都是固定的方，今天治疗的病都是变化的病。这就要求我们在临床中，要取得更好的治疗效果，必须重视变化。变化主要有几个方面，其中一个方面就是药味加减变化。我们学习一个方叫麻黄汤，麻黄汤这个方是治疗风寒表实证又叫太阳伤寒证，或者治疗风寒犯肺证。有没有这种可能性：一个人感冒了，属于我们中医的太阳伤寒证，这个人就有恶心、想吐。在这种情况下，单用麻黄汤有没有局限性？需要不需要加药？可以加。恶心、想吐，加点生姜是可以的，陈皮也是可以；假如说一个人是风寒犯肺，应该用麻黄汤，风寒犯肺会不会也出现恶心、想吐？也会的。需要不需要加药？像半夏、陈皮、生姜能不能加？都是可以加的。这就是说，我们学习古人的方第一个概念，就是古人的方是一个基础方，让我们学的时候有规律性，但是在临床中应用的时候，一定要重视加减变化用药，根据病人的具体情况而加减用药，从而达到提高治疗效果的目的。一个方既可以加也可以减，比如说，我们学习古人的一个方叫大承气汤，大承气汤用了一个大字，我们在认识的时候要知道它治疗的病证应该是偏重还是偏轻？偏重！病有没有这种可能性，病也不太重，但是就是久而不愈？有。刚才我们说了，病不太重就是顽固，我们可以把大字给它改成小字，叫小承气汤，就是在大承气汤基础之上可以去药的，学习古人的方是既可以加，也可以减。再比如说，有一个方叫小青龙汤，假如说，这个人他出现口干舌燥，有没有必要把温燥化湿的药适当去除，或者说适当减少一点？都是可以的。

药味加减，我们还要考虑到一个方，它是既可以加，也可以减的，同时可以怎样？既加又减的。比如说，张仲景一个方叫麻黄汤，一加一减，变成了麻杏石甘汤，即减了一个桂枝，加了一个石膏；还可以加减变化成麻杏薏甘汤，把桂枝去掉，加了一个薏苡仁，既加又减它就是使一个方在治疗病证的时候，更加符合某一个证型。

加减变化用药，相对来说，是比较容易掌握的。哪一个有一定难度？药量加减变化。开一个方怎样知道用量大治什么病，用量小治什么病呢？第一个方面是要借鉴古人的认识。第二个方面，我们在认识的时候要密切结合临床是如何用方定量的。有一个方叫桂枝汤，桂枝汤用的量，桂、芍、姜各三两，大枣十二枚，甘草二两。它治疗的病证是太阳中风证或者说是风寒表虚证，如果我们把桂枝汤中桂枝的量加大，治疗的病证就发生变化了，方的名字也改了，加大二两，叫什么方呢？叫桂枝加桂汤。张仲景在《伤寒杂病论》第117条中说："烧针令其汗，针处被寒，核起而赤者，必发奔豚，气从少腹上冲心者，灸其核上各一壮，与桂枝加桂汤，更加桂二两。"张仲景又说："所以加桂者，以泄奔豚气也。"刚才我在说张仲景原话的时候，专门提到了气上冲，张仲景说"气从少腹上冲心"之前，我们先说一个气上冲，就是说张仲景用桂枝加桂汤，用的桂枝，桂枝应该是辛散的，气上冲是不利于用的，气上冲了再用散的药，它更上冲了。但是我们要知道，用量变化导致什么？治疗变化。由原来桂枝的辛散变成什么了？张仲景说的"泄奔豚气也"，是量的变化，可以使这个方治病由原来治疗的风寒表虚证变成了奔豚。

再一个方面，桂枝汤加大芍药的用量，它就成了桂枝加芍药汤。张仲景在《伤寒杂病论》中第279条中说："因而腹满时痛者，属太阴也，桂枝加芍药汤主之。"这样我们就知道，一个方调整用量，可以改变这个方治疗的证型。一个方中加减用药，也可能改变这个方治疗的证型，也可能不改变这个方治疗的证型，突出了要治疗病在病变过程中出现的一个主要症状，需要我们在治疗的时候，同时给予解决。

药味加减变化重要，药量加减变化同样重要，不过量的变化不容易掌握。举一个例子，我们在临床中用柴胡这一味药，在通常情况下，3g左右，它是以升举为主；10g左右，它以解表疏肝为主；20g以上，它以清热为主。下面给同学们留一道思考题：张仲景用桂枝用什么量是以通阳为主？用什么量是以解表止痛为主？用什么量是以降逆为主？同样是一味药，因为用量不同，决定了它发挥作用的时候不尽相同，量变导致质变。我们天天学习，都是在发生量的变化，量发生到一定变化，由我们今天的学生变成了大夫，或者变成了老师。这都是什么在积累？量在积累。

第五章　剂型

确定剂型根据是什么？剂型的变化根据是什么？确定剂型条件主要有两个大的方面：一个是根据病人的病情而决定剂型，第二个方面根据药物的特性而决定剂型。比如说，病比较重，多用汤剂；病比较轻，慢性病，多用散剂、丸剂，等等，剂型变化条件由我们刚才所说的两个所决定的。有一味药叫朱砂。就不主张煎煮，要煎煮不仅达不到治疗作用，反而还会出现弊端，这是根据药物的特性而决定剂型的。

我们学习剂型重点要学一个汤剂，汤剂是我们中医发挥优势的一个重要的方面。汤剂有什么好处？汤剂量大，吸收快，见效快，还有一个最大的优势，就是灵活性强。根据病人的病情，可以加减用药，可以调整用量，当然，汤剂有没有不足？肯定有。有什么不足？不能大规模生产，相对来说，浪费药材。汤剂是我们中医发挥优势一个重中之重，我希望同学们以后走入临床，多开汤剂。开汤剂的好处就在于我们在较短的时间内，能把病人的病情控制，使病人感到吃中药取得显著疗效。这是我们讲的汤剂的特点。

散剂呢？散剂还具备不具备这些优点呢？不明显。汤剂量大，散剂呢？汤剂一次能不能喝一大包草药？差不多。散剂能不能喝这样大的半包？没有。量小了，变化性小了，吸收得怎样？也慢了，见效也慢了。它有没有好处？它的好处是携带方便，可以大规模生产，但是有一个最大的弊端，就是灵活性没有了。散剂有它的优势，也有它的不足。

丸剂在某种程度上和散剂差不多，都是可以大规模生产，携带比较方便，服用也比较方便。但是，它吸收慢一些，药量小一些，灵活性不具备。假如说，一个人正在吃这个丸药，突然又出现某一个症状，往这个丸剂里再加一味药，不是那么容易的。这是我们认识丸剂和散剂有共同的好处，也有不足。不过，今天丸剂多不多？丸剂比较多，有蜜丸，有水丸，有浓缩丸。我们今天认识到哪一个丸药有点补？蜜丸有点补。哪个丸药吸收得比较快？相对来说，吸收得快一些，容易溶解，叫作水丸。

再一个是膏剂，膏剂有两个膏剂，一个是内服膏，一个是外用膏。内服膏，它的弊端和丸剂、散剂差不多，它的优点也和丸剂、散剂差不多。外用膏有两个膏，一个是硬膏，一个是软膏。这就是膏剂。

另外，还有酒剂、片剂都是临床中可以应用的，我们重点要掌握好汤剂，把汤剂应用好，这是非常重要的一个方面。

第六章　煎药法、服药法

第一节　煎药法

下面我们学习第六章《煎药法、服药法》。其中第一个内容就是煎服法。煎服法，实际上就是指汤剂的煎服方法。

煎药的方法，我们思考一下，有没有考虑煎药的用具？用什么锅最好？砂锅。什么锅不能用？铁锅不能用，铜锅家里也不多，锡锅家里我估计基本上都没有。现在家里铁锅还是有的，铁锅是炒菜用的，一般都不是用来煎药的。

煎药一般情况下都是用砂锅，当然有的家用金属锅也是可以的。锅，砂锅就行，铝锅也行，当然，同学们说高压锅行不行？现在药房、有些药店用的煎药锅，那算是什么锅？跟高压锅差不多。

煎药的用水，什么水最好？不污染的水都行。究竟取自来水好，还是泉水好？还是黄河水好，还是长江水好？有时很难界定。当然有些特殊的水，叫作酸浆水、甘澜水，对这些特殊用水也要有一定了解。

煎药的火候重要不重要？是非常重要的。大火、小火怎样计算时间？在煎药的时候应该是这样煎的，先在水里最少泡上 30 分钟。大火是不计算时间的，即把药放到火上，把水烧开了，这个时间段要用大火。药水一烧开，变成小火，这才计算时间的。在通常情况下，煎药泡水半个小时，大火烧开，小火煎煮时间各不相等。在通常情况下是半个小时，为何说各不相等？根据张仲景的论述，在一个方中如大承气汤，主张芒硝煎煮的时间为两三秒钟；张仲景另一个方叫泽漆汤，泽漆煎煮的时间约三个小时，也就是说一个方煎煮时间的长短与药物特性发生作用有一定的关系。煎药有先煎，有后下。先煎在通常情况下有矿石类的，还有毒性的、动物类的、贝壳类的。后下的就是芳香类的，大黄是一个特殊的药，不后下和后下发挥作用不完全一样，我们在学习中药的时候都有明确的认识。

另外，还有包煎，还有烊化，还有单煎，等等，对此都要有一定的认识与了解。

第二节　服药法

下面是服药法，我这样概括一下，凡是对胃有刺激性的，通通饭后还是饭前？饭后。凡是对胃没有刺激性的，通通饭前服。我主张在绝大多数情况下，应该是在饭前服，有利于药物更好地吸收以发挥治疗作用。对于有些药可以是特殊的服药方法，比如说有些特殊的病，在病发作之前增加一次服药。有的病就是吃药之后大概多长时间再服一次药。如大黄附子汤，对此也要一定了解。服药，还要重视什么？叫作反佐服药。比如说热证比较重，用寒凉的药，要注意是怎样服药的。再一个我们在认识的时候，还要重视有毒性的药，怎样用？一开始量应该小一些，然后慢慢加大用量。服药，也是关系到疗效的不可忽视的一个方面。

附：方药古今剂量换算

我们学习张仲景的方和后人的方，在用量方面是不完全一样的。凡是张仲景的方，我们在应用的时候，把它的一两都作为多少呢？作为3g。凡是不是张仲景方，我们在用量方面，怎样定量？一两按30g计算，这用量也是非常重要的。刚才我们说了，凡是张仲景的方，一两按3g计算，这里还存在一个问题，就是时代的变化，如一个朝代和一个朝代用量能不能断定得非常清楚？它是不容易的。以张仲景方为代表的，一两是3g，在这个时间段，《千金要方》我们也把它一两作为多少的呢？3g。《外台秘要》呢？也可作为3g。因为它们这个时间段在交叉时期，会出现一些有相同的方面。除了这个时代之外，一两都按30g计算。当然，有的人主张张仲景的方一两按15g计算。我认为他考证即使理论非常充足，但是不符合临床实际，所以对今天的应用没有指导意义。目前有好多研究者，主张一两是15g。他在文章写的时候说张仲景的一两是15g，但是他的临床报道，用张仲景的一两仍然是3g。这说明他在理论上和他的实践上是不一样的。我认为今天学习张仲景的方，到用张仲景的方，都必须是理论和临床相一致，理论指导临床，临床反过来要验证理论的重要性，这是用量不可忽视的一个方面。这是我们对用量一个简单的认识，希望同学们以后到临床中治病，对于用量要引起高度的重视。只有高度的重视，才能使开方取得显著的疗效。

下篇 各论

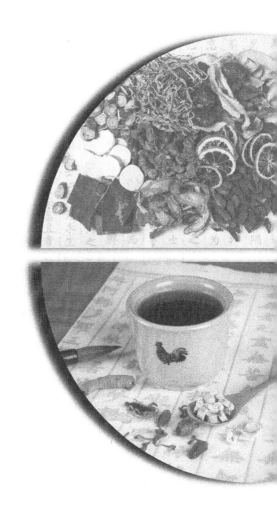

第一章　解表剂

第一节　辛温解表

麻黄汤

【歌诀】麻黄汤中用桂枝，杏仁甘草四般施，

发热恶寒头项痛，各科杂病因人宜。

【组成】麻黄去节，三两（9g）　桂枝二两（6g）　杏仁去皮尖，七十个（12g）
甘草炙，一两（3g）

【用法】上四味，以水九升，先煮麻黄减二升，去上沫，内诸药，煮取
二升半，去滓。温服八合，覆取微似汗，不需啜粥，余如桂枝法将息。

【导读】学好用活麻黄汤的第一步是辨清麻黄汤是由哪些基础方和药物
组成的。麻黄汤由 4 个基础方和 4 组药组成，基础方之一是甘草麻黄汤，
之二是桂枝甘草汤，之三是杏子汤，之四是甘草汤；第 1 组是既治表又治
里的药即麻黄、桂枝，第 2 组是宣降肺气药即麻黄、杏仁，第 3 组是治里
药即杏仁、甘草，第 4 组是益气药即甘草。4 个基础方都不是用于治表证的
发汗方药，甘草麻黄汤是辨治里水证的基本代表方，桂枝甘草汤是治心阳
虚证的基本代表方，杏子汤是辨治里水气证基本代表方，甘草汤是辨治气
虚夹热的代表方。必须注意，甘草汤用的是生甘草，麻黄汤用的是炙甘草，
生甘草与炙甘草都有益气生津作用，不同的是生甘草偏于泻火，炙甘草偏
于温中。从 4 个基础方和 4 组用药分析麻黄汤的基本作用是以治里证为主，
用量调配又决定麻黄汤既是治表方又是治里方。

现在上课，这一节我们学习一个方叫麻黄汤。麻黄汤这个方，我们在学习中药的时候，对麻黄汤就有一个比较深的认识，同时也知道麻黄汤由几味药组成，有麻黄、桂枝、杏仁、甘草。我们想一个问题，在学习中药的时候，说麻黄汤，说不说麻黄汤用量？没有说。我们中医，人们常常怎样说呢？中医之秘不在药而在量。学习麻黄汤要知道麻黄汤是张仲景在《伤寒杂病论》中一个著名的方。我们要想把它用好用活，其中一个方面就是用量的问题。麻黄三两，桂枝二两，杏仁七十个，甘草一两。同学们都知道一两为多少？为3g。三两就是9g，今天开方可以开成10g。通常一两按3g计算。

麻黄汤这个方在用法方面，在通常情况下要先煎麻黄。从今天临床中应用，我没有让病人先煎，而是让病人煎药的时候，时间偏长一点。我们思考一下，麻黄汤这个方煎煮的时间大概是多长？35分钟左右。方的组成决定方的功用是发汗解表、宣肺平喘。根据方的功用，我们可以看出来麻黄汤功用最少涉及几个方面？最少应该是两个方面，一个是发汗解表，一个是宣肺平喘。它的药理作用是不是这样呢？其中一个作用就是增强汗腺分泌。人们有没有这样一种说法：经常感冒就会说什么低了？免疫力低了，需要调整机体免疫力。根据麻黄汤其中一个作用，中医说是宣肺平喘，今天的药理作用即解除支气管平滑肌痉挛。只要是平滑肌痉挛，就会出现咳喘。学习麻黄汤这个方治疗中医的证，应该是风寒表实证。张仲景把它论述是太阳伤寒证。张仲景在《伤寒杂病论》第3条说："太阳病，或已发热，或未发热，必恶寒，体痛，呕逆，脉阴阳俱紧者，名为伤寒。"在第35条又说："太阳病，头痛，发热，身痛，腰痛，骨节疼痛，恶风，无汗而喘者，麻黄汤主之。"

我们思考一个问题，人感冒了，在绝大多数情况下，会不会出现发热、怕冷？它为何会出现发热？中医是怎样认识问题？人在肌表有一个气，叫营卫之气。营卫之气受谁领导？想一个问题，营卫之气在某种程度上，可以说相当于国家的边防部队。边防部队受谁领导？中央军委。这营卫之气受谁领导？受太阳领导。现在想一个问题，邪侵犯到营卫，是营卫考虑的问题多，还是太阳考虑的问题多？应该是太阳。敌人侵犯营卫的时候，想不想把手机这个通信给你切断？切断了，就是经气不通。经气不通会出现什么？头痛、身痛、腰痛、骨节疼痛。这就是敌人要破坏的一个什么？交通、通信。我们中医说是邪会壅滞经气，阻塞经气。壅滞阻塞不通，不通则痛。

我们学习麻黄汤一定要认识到，在临床中假如说一个人感冒了，头痛，在绝大多数情况下，考虑问题是首先吃中药，还是首先不考虑吃中药？再一个方面，吃点西药，或者吃一点中成药，它好了。我们今天用麻黄汤，真正去治疗感冒是偏少的。我在门诊上班，来了一个病人，他说头痛，又一问他感冒了没有？他说没有。他接着说了一句话：头痛是神经性头痛。一说神经性头痛，我们想到属于外感病还是内伤病呢？它应该属于内伤。内伤头痛，即神经性头痛，能不能用麻黄汤来治疗？能，是真能。

举一个例子，在门诊上班，有一个女同志，她说神经性头痛。我们在通常情况下，要问她头痛怕不怕风。她怎样说呢？她说怕风不很明显，怕冷不明显。就是头痛。在这种情况下，我们在辨证的时候，要重视抓几方面的信息。第一个信息，麻黄汤治疗的是实证，要问一下平时出汗不出汗。说的是平时，不是跑上楼了，也不是吃饭了，引起的有没有汗出。我一问她，她说即便是夏天也没有别人出汗多。一个概念，出汗少吧？她出汗少是什么时间？是夏天，如果不是夏天，就是不出汗，这是一个要点了；再一个我们在问诊的时候，一定要问一问，相对而言哪一个时间段头痛比较明显？我一问她，她说到了中午这个时间头痛比较明显。中午，从张仲景的论述属于太阳，张仲景说是从巳至未上，从时间段辨识。再一个呢，要问一下平时想不想喝水。看一下舌质、舌苔。这样的病人在绝大多数情况下，脉象没有多大变化。我刚才所说的话，同学们辨证能不能想到我们学习的麻黄汤？一个太阳所主的时间，一个无汗，一个舌淡、苔白、不想喝水。把它向哪儿靠拢了？向寒证靠拢。

在临床中对于这样的病证，在通常情况下，我会这样开方的：开麻黄汤觉得力量有点小，后边有一个方，是张仲景的一个方叫四逆汤，合在一起，再往后还有一个方叫川芎茶调散。在临床实际中就用一个麻黄汤总是觉得药味少，力量有点单薄。我们治病的目的是什么？使病人在较短的时间内解除痛苦。说到这里，我又想到一个问题，也就是说感冒了，会不会出现鼻子不通？会。我们再想一个问题，没有感冒，会不会引起鼻子不通？也会。这叫什么病？这叫鼻炎。鼻炎在一般情况下，头痛不痛？在一般情况下不痛。在"二般"情况下，会不会痛？会痛。如果会痛，这个鼻炎还叫什么名字？叫鼻窦炎了，用一个鼻炎就概括不了了。想一个问题，鼻炎在绝大多数情况下，夏天加重的多，还是冬天？应该是冬天。如果这个人是鼻炎、鼻窦炎，冬天加重，我们首先也要问汗出不汗出，还要问平时想不想喝水，紧接着看一看舌质、舌苔，就可以用什么方？麻黄汤。

再举一个例子，在门诊上班，遇到一个男同志，我问他哪儿不舒服？他说肾虚，我又一问他，你多大了？他说 19 了。我又一问他肾虚多长时间了？他说加重 6 年了，在加重之前那差不多有十来年了。有的同学说，可能是先天不足？他说他大概在十来岁的时候，有一天突然出现腰痛，痛得床都起不来，也不能上学。他父母亲把他带到了医院。是找中医还是找西医？找西医。西医给他化验、检查、拍片子，腰一点儿问题也没有。吃点药，他会不会轻？会轻的。有时这个病疼痛非常明显，会不会自我缓解呢？也会的，吃点药还可以。他说大概过了一星期多又痛了。从此反反复复，经常找西医，西医总是让他拍片子。在治疗的过程中病总是反反复复。西医大夫怎样说？这小孩子是肾虚，吃中药是可以的，吃西药是不够理想的。这种情况下他父母亲忽然醒悟过来要找中医大夫。中医大夫最起码要问小孩子腰痛多长时间了，也会问吃过西药没有。他父母亲异口同声说吃过西药，西医大夫说小孩子肾虚，应该吃中药。他这样一说，我去摸他脉象了，一摸脉象不虚，说不定还有点浮。肾虚会不会出现浮脉？肾虚出现脉象浮，应该是浮而无力。张仲景在《伤寒杂病论》中明确提出脉浮，腰痛，不能行。但是我一摸他脉象，是浮而有力。我又问他，你平时出汗不出？他说很少出汗。如果他是肾虚，应该不应该出汗？应该出汗，不出汗，脉象浮而有力，一看舌质偏淡、舌苔偏白。

我在思考一个问题，在座的同学们最起码有三分之一的感冒过，感冒了，是不是把所有的症状都表现出来呢？不是的。有没有有时是以头痛为主，有时以怕冷为主？我想他每次感冒，他都是腰痛，给他开了一个麻黄汤，他一看，他说这个方不治肾虚。我说你怎样知道不治肾虚呢？他说他见到中医大夫给他开的方大部分都是杜仲、续断、牛膝，等等。说到这里我们要思考一个问题，就是说病人吃中药的时间比较长了，如果是肾虚，如果吃了补肾的药，应该逐渐地好转，即便是先天的不足，也应该在好转。他说吃中药也没有多大作用，就是经常腰痛。我跟他说肾虚分老年人肾虚、中年人肾虚，还分你这个年龄段的肾虚。如果你是其他年龄段的肾虚，你刚才说的药一吃效果明显。我给你开的方针对的病证就是年轻人的。他听听我说的，或多或少有点道理。当时我想他是感冒，我给他开了好像就是三剂药，吃完。到了1周以后，他又来了，他说腰不痛了，多少年来没有这样轻松过。我说你看看年轻人肾虚和老年人肾虚，用药一样不一样？他说不一样。接着我跟他怎么说呢？我说你的腰痛，就不是肾虚。他问我是什么？我说是感冒，他说不是感冒。我说你现在不管是感冒还是肾虚，达到预期治疗目的就行。他说他还想再补一补，巩固治疗。他说他是真不想吃了，他母亲听说他一吃感到全身轻松，感到舒服，他母亲非让他再来找我开个方。这个有没有必要巩固？没有。我说你再过一段时间需要巩固，过上一个月我再给你开个方。他说那现在呢，我说不需要。过了一个月，他也没有来。

过了很长时间，他又带来一个病人。什么病？他直接跟我说肾虚，当然在说肾虚之前，他首先介绍一下病人原来的基本情况，然后他说这个病人是肾虚。我仔细一问，这个人是腰椎间盘突出，这个好治不好治？这个难度就大得多了。即便是肾虚，治疗的难度也大。他跟我怎样说呢？他说给病人推荐一个方，一吃结果不行，他说这不行还得来找我。我说你怎么还想给人治病呢？他说他当时还动了一点脑子，还真把这些药名记住了，他在购药发票后边写了这个药和量，因为他当时觉得我开的方是非常便宜的。

这是我们学习麻黄汤，治疗真正的感冒是非常少的，但是他是感冒不是发热怕冷，是以腰痛为主，人们常常容易忽视。可以这样说，今天人们一见到腰痛，大部分都想到了肾虚。到了这一学期，我在门诊上班，有一个男同学找我。我问他哪儿不舒服？他说肾虚，接着他说经常感到腰酸、腰困、腰痛。我说你吃过什么药？他说补肾的这个药、那个药。我说吃吃怎样？他说没有体会出来。我一摸脉象，浮而不虚。又一问，我说应该用你学习的麻黄汤，大概吃了有两周左右，达到了预期治疗目的。

我们今天学习麻黄汤，首先要知道麻黄汤是治什么的？治疗感冒的。感冒，辨的证型是什么？太阳伤寒证。今天在用麻黄汤治疗太阳伤寒证是比较少的，只要病人的症状表现符合麻黄汤治疗太阳伤寒证的症状表现，经过辨证符合我们中医的证型，都可以用麻黄汤，都能取得良好的治疗效果。有一个人，他说是风湿性关节炎，他又说一摸凉水就疼痛，我们也可以想到什么方？麻黄汤。单用麻黄汤也有一定的局限性，应该和其他方合在一起。

我们要了解麻黄汤的功用，一个作用是发汗解表，第二个作用是宣肺平喘。这是我们学习应用麻黄汤一个非常重要的方面。不要把麻黄汤治疗的作用局限在太阳伤寒证。一个非常重要的方面，就是风寒犯肺证。风寒犯肺证的主要症状表现就是咳嗽、喘、痰，痰应该是什么颜色？是白的；口淡不渴，舌淡苔白，脉浮或是没有太大的变化。我们学习麻黄汤，要认识到它既是治疗太阳伤寒证的基础方，又是治疗风寒犯肺证的重要代表基础方。这个方我们在应用的时候，它治疗西医的病是比较多的。

方中用药，证与方之间的关系，现在我们要认识到一个什么关系？认识到麻黄起什么作用？发汗解表，达到的目的就是疏散风寒。桂枝是怎样？也是辛温解表的药，可以增强麻黄发汗的作用。我们要认识到麻黄和桂枝用量的比例关系是3：2。如果在应用的时候，麻黄和桂枝用量是1：1，病人很有可能出汗偏多，用量要引起重视。

第二个方面，我们要认识到方中用的杏仁。同学们吃过杏仁没有？杏仁是什么味？你吃的是什么味？吃的是没有味，焦香。我们说这个杏仁应该是苦的。你吃的是经过加工的。杏仁，古人在认识的时候，它有两个味，一个是辛，一个是苦，以苦为主要方面。它既然有辛，辛在某种程度上，有没有可能协助麻黄、桂枝发汗？有这种可能性，但是我们还要知道，它有个主要作用是降的。现在我们要发现桂枝和麻黄用量加在一起是15g，杏仁是12g。杏仁在某种程度上有没有能力制约麻黄、桂枝发汗太过？虽然桂枝和麻黄加在一起比杏仁的量大，但是它们分开没有杏仁的量大。就是说麻黄、桂枝如果发汗的力量不足，杏仁再助它一把力气，如果它两个出汗要想偏多，杏仁又起到什么作用？降泻一下。

再一个方面，我们还要认识到方中用的甘草，它所起到的作用是什么？它一个方面要适当地补气。为何要补气？发散的药、降泻的药，在某种程度上它都会伤气。当然这个甘草用量不能大，量大了有留恋邪气的弊端。这是我们学习的麻黄汤治疗太阳伤寒证。

从另外一个角度，麻黄汤中麻黄的一个主要作用就是平喘，它的发汗作用就是有表解表，没有表就干什么？宣肺平喘。再一个方面，我们还要认识到桂枝这一味药，有没有治疗咳嗽作用？是有的，如《神农本草经》在认识桂枝的时候，其中一个作用是主上气咳逆，这就是咳嗽气喘。杏仁其中一个作用就是降肺、止咳、平喘。在这种情况下，麻黄和杏仁构成了一对药对，宣降肺气之药对，麻黄宣，杏仁降，一宣一降，正好起到调理肺气的宣发肃降。甘草本身就可以益肺气，也可以协助麻黄、桂枝、杏仁祛痰。

现在有一个药和西药配合在一起，一改进叫作复方甘草片，治疗咳喘。这是我们学习麻黄汤，这个方发汗是恰到好处，既不太过也无不及。为何没有太过？杏仁的降泻。为何没有不及？杏仁的协助，这是在发汗方面。在治疗肺的方面，肺的生理特性是宣发肃降，这个方正好是宣发肃降。我们学习麻黄汤也可以把它作为治疗肺寒证的重要的一个基础方。所谓基础方，就是说在临床中应用的时候，一定还要在这个方的基础之上加减变化用药。

桂枝汤

【歌诀】太阳中风桂枝汤，芍药甘草姜枣同，
　　　　解肌发表调营卫，内外兼治有奇功。

【组成】桂枝三两（9g）　芍药三两（9g）　甘草炙，二两（6g）　生姜切，三两（9g）　大枣擘，十二枚

【用法】上五味，㕮咀三味，以水七升，微火煮取三升，去滓。适寒温，服一升。服已须臾，啜热稀粥一升余，以助药力。温服令一时许，遍身漐漐微似有汗者益佳，不可令如水流漓，病必不除。若一服汗出病差，停后服，不必尽剂。若不汗，更服依前法。又不汗，后服小促其间，半日许令三服尽。若病重者，一日一夜服，周时观之。服一剂尽，病证犹在者，更作服。若不汗出，乃服至二三剂。禁生冷、黏滑、肉面、五辛、酒酪、臭恶等。

【导读】学好用活桂枝汤的第一步是辨清桂枝汤由哪些基础方和药物组成。桂枝汤由3个基础方和4组药组成，基础方之一是芍药甘草汤，之二

是桂枝甘草汤，之三是甘草汤；第1组是既治表又治里药即桂枝、生姜，第2组是治里药即芍药、大枣、甘草，第3组是补血敛阴药即芍药，第4组是益气药即大枣、甘草。3个基础方都不是用于治表证的发汗方药，芍药甘草汤是辨治气血虚证的基本代表方，桂枝甘草汤是辨治阳虚证的基本代表方，甘草汤是辨治气虚夹热证的代表方。必须注意，甘草汤用的是生甘草，桂枝汤用的是炙甘草，生甘草与炙甘草均有益气生津作用，不同的是生甘草偏于泻火，炙甘草偏于温中。从3个基础方和4组用药分析桂枝汤的基本作用是以治里证为主，用量调配又决定桂枝汤具有良好的治表作用，可以知道桂枝汤既是治表方又是治里方。

现在上课，这一节我们学一个方，就是张仲景的桂枝汤。这个方是《伤寒杂病论》中一个非常好的方，在临床中常常能够取得显著疗效。桂枝汤的组成，同学们已经知道由桂枝、芍药、生姜、大枣、甘草组成。当然我们学习张仲景的方，为了把方学好用活，一定要重视用量。

桂枝汤在用法方面，是以水七升，煮取三升。与麻黄汤相比，桂枝汤煎煮的时间应该是偏短一些。桂枝汤的功用，在通常情况下是解肌发汗、调和营卫。药理作用主要有对于体温、汗腺、肠胃呈双向调节。所谓双向调节，比如说体温高了，可以怎样？降。如果是怕冷呢？能让人的体温升高一点；它还有抗菌、抗炎，对气管的作用，对心脏的作用，它的药理作用是比较多的。

桂枝汤治疗中医的证，其中一个方面就是风寒表虚证。风寒表虚证，张仲景又把它叫作太阳中风证。张仲景在《伤寒杂病论》第2条说：太阳病，发热，汗出，恶风，脉缓者，名为中风。在第12条说：太阳中风，阳浮而阴弱，阳浮者，热自发，阴弱者，汗自出，啬啬恶寒，淅淅恶风，翕翕发热，鼻鸣干呕者，桂枝汤主之。桂枝汤治疗的病证是太阳中风证。治疗的病证表现，我们可以这样理解，凡是麻黄汤能治疗的病证，桂枝汤都可以治。换一句话说，麻黄汤、桂枝汤都可以治疗发热、怕冷、头痛、身痛、腰痛、骨节疼痛、咳嗽、气喘、恶心、鼻子不通。说到这里，我们还要考虑一个问题，在应用桂枝汤的时候，辨证的要点变了没有？变了。太阳伤寒证辨证的要点是无汗，桂枝汤治疗的病证是什么？是汗出。无汗，古人在认识它的病机的时候，是卫闭营郁，郁而不通，表现是什么？是无汗的。认识桂枝汤的病变证机是什么？卫强营弱，张仲景在《伤寒杂病论》第95条说："太阳病，发热，汗出者，此为荣弱卫强，故使汗出，欲救邪风者，宜桂枝汤。"他说的"荣弱卫强"，荣实际上就是营。我们思考一个问题，从桂枝汤用药来看，这个方治疗的病证是真虚还是假虚？从用药来看，用了五味药，补的药占几味？芍药应该是补，甘草、大枣应该是补，刚才有一个同学说四味，我也是赞同的，四舍五入。怎样四舍五入？其中一个药叫桂枝，桂枝的味辛散甘补，各占百分之五十。四舍五入，最起码来说这个方应该有三味半是补，一味半在发，加起来这个整方是五味药。一个整数就相当于是五分制满分。这个卫强，它是真强还是假强？相对而言，中医在认识问题的时候，营和卫都是行于肌表的。行于肌表都有保卫的意思。

有一个人叫黄元御，黄元御在认识营卫的时候，给营卫做了一个比方，他把营卫作为妻夫的关系。营卫妻夫，有的同学说妻夫不好听，应该怎样说？应该说夫妻，营卫一般不说卫营。在特定的情况下，把女同志放在前面，在这种情况下，把男同志放在前面。这样听起来好听，怎样好听？注重阴阳的平衡。假如说营卫都是虚弱，相对而言，谁受邪会明显一些？应该是营还是卫？应该是卫吧！营卫受邪，卫受邪相对来说明显。相对而言，营卫谁抗邪应该明显一些呢？应该是卫，就是说卫强，指的是卫气与营气相比较，卫气受邪比较明显，卫气抗邪比较明显。这个强指的就是受邪比较明显，抗邪明显。究其本质仍然是营卫虚弱。比如说一个家庭，男同志、女同志都是比较虚弱。假如说来了一个小偷，一般情况下，有没有这种可能性，男同志把女同志往前一推，你抗邪我保存实力？假如在这种情况下，如果男同志把女同志一推，女同志拉着小偷的手，走。这一下子怎样？更虚了，走了，东西也偷走了。一偷走，出现一个什么症状？小偷，就是偷什么？肯定不是偷卫的。肯定偷什么？偷营的，认识问题就是要认识到问题的本质。荣弱卫强，实际上就是营卫之气虚弱。其中在我写的《〈伤寒杂病论〉大辞典》中，对荣弱卫强做了一个比较详细的解释：营卫虚弱抗邪，正邪斗争会发热。相对而言，麻黄汤治疗的发热明显，还是桂枝汤治疗的发热明显？应该是麻黄汤。为何呢？从我们中医这个角度，营卫虚弱，虽然抗邪，但是它没有不虚弱抗邪明显，说明正邪斗争有点弱了。

再一个方面，桂枝汤治疗的病证，本身有汗出。病人经常汗出，他的发热能不能热得高？相当于蒸馒头的时候，馒头不熟，一会儿把笼子掀开了，一会儿掀开了，这个馒头蒸的时间要长，热气都不会太热，就是这样一个道理。

我们接下来学习桂枝汤治疗的病证。在门诊上班，来了一个病人，我问他是什么病，他说神经性头痛；又一问他，他说经常出虚汗。还用不用麻黄汤了？不用了。用什么？桂枝汤。在临床中遇到一个病人，我一问他，他说鼻窦炎；又一问他，他说经常出虚汗，还用不用麻黄汤？不用了。相对而言，麻黄汤在临床中治疗感冒多还是桂枝汤治疗感冒多？应该是桂枝汤。为何这样说呢？我们在上一次学习麻黄汤的时候，说人感冒了，吃中药相对来说比较少一些。但是有没有这种可能性：有的人经常感冒，反反复复，久而不愈，吃西药没有多大作用，会不会考虑到来吃中药呢？有没有考虑要坚持一段时间吃中药呢？都有这种可能。现在我们刚才所说的前提，是感冒的时间比较长，用今天的话，有的人说抵抗力差，有的人说免疫力差，经常容易感冒。在临床实际中，不管病人出汗不出汗，摸脉象比较重要。怎样说呢？出汗了就是表虚证。刚才说了，摸脉象比较重要，假如说这个人经常不出汗，摸脉象是虚弱，我们不用麻黄汤，而用桂枝汤。换一句话说，用麻黄汤加补益药，不如用桂枝汤。从学习《伤寒杂病论》这个角度看，如果这个人是经常感冒，久而不愈，用什么方？以无汗为主，用桂枝麻黄各半汤。如果一个人久而不愈，经常汗出，用桂枝二麻黄一汤，这是我们要认识的。为何久而不愈、无汗用桂枝麻黄各半汤？桂枝麻黄各半汤就是用桂枝汤、麻黄汤用量的各三分之一，相重复的药量是相加的。病久了不出汗应该发，久了正气虚应该适当地补，桂枝汤补。如果这个人久而不愈，汗出应该用桂枝二麻黄一汤。桂枝二麻黄一汤，就是用桂枝汤的近似五分之二，麻黄汤的近似五分之一。从今天来看，我们开方，直接可以开什么？桂枝汤。也可以和麻黄汤合在一起。当然，量应该进行调整。同学们说久而不愈、汗出，为何还要用麻黄汤？关键就是从我们中医这个角度看是邪郁在营卫，不易驱除，要用麻黄汤来发，但是用麻黄汤的量一定要小。治病一定要有主次之分。我们在临床中，相对而言用桂枝汤的机会多一些，桂枝汤治疗的病是非常多的。

下面我们学习桂枝汤方药与证之间的关系，我们要认识到桂枝的作用是什么？解肌发汗，为何没有说是解表发汗呢？为何要说它是解肌发汗呢？这个肌在某种程度上，它与表有多大差距？在某种程度上，它与表就没有区别。麻黄汤解表，桂枝汤也是解表。因为它也是风寒侵袭营卫了。现在我们要思考一个问题，麻黄汤治疗的病证，病人是无汗，就是发。桂枝汤治疗的病证，本身有出汗，想一个问题：发汗，本身出汗，能不能把邪气带出去？本身出汗，不能。本身出汗是邪气引起的出汗，越出汗正气越伤。发汗是怎样？是药物助正气驱除邪气，发汗能驱除邪气。再想一个问题，发汗在某种程度上，伤不伤人的阴津？伤。一定要配伍什么？芍药，芍药是益营敛汗。芍药和桂枝的用量是相等的。麻黄汤中麻黄和桂枝的用量是什么？一个大，一个小。它们两个的作用，基本上是差不多，集中力量发汗的。现在桂枝汤中芍药和桂枝用量必须是相等的。相等达到的目的就是什么：发汗之中要止汗，止汗之中要发汗，达到的目的就是发汗不伤人的阴津，敛汗不留恋邪气。也就是说，发的是邪汗，止的是阴津，这两味药用量相等，在某种程度上，它会出现你不干活，我也不干活，也就是说发，发不出去，止，止不住，需要别人来协助。谁来协助？生姜。生姜这一味药，我想在座的同学们应该吃过姜。吃的姜辣不辣？辣。姜在某种程度上有辛，助桂枝发汗。同时我们还要知道，这个姜我们平时经常吃，吃姜是为了什么？是为了饭香！同学们说调味，比我说的要好听。我说的香有点太土了，同学们说调味上档次了，就是这样。在语言表达方面，它可以反映一个人说的话，要代表的是什么含义。姜，调理脾胃，它发汗是不是非常峻猛？它不是的，它就是协助桂枝发汗。现在还要看到，大枣、甘草是补的，芍药是补的。再进一步认识问题，补的力量大了，还是发的力量小了？应该是发的力量有点小了，补的力量有点大了。在这种情况下，能不能把汗发出去？同学们说可以，是真的可以。方中用大枣、甘草，它在这个属性方面有点变化。

现在我们考虑个问题，桂枝应该属于阳药，芍药应该属于什么药？阴药。姜也属于阳药，大枣、甘草属于补药，它属于阳属于阴？应该属于阳。这就出现了一个问题，它在功用方面，大枣、甘草是协助芍药的，都是补。从阴阳的属性上来看，大枣、甘草要协助桂枝、姜的。中医有这样一个认识，把桂枝、生姜认为是辛，大枣、甘草认为是甘，辛甘化阳而补益卫气，使卫气极力驱除邪气。中医又怎样认为？芍药、大枣、甘草，是酸甘化阴而补营，补营就是要收敛营气，防止汗出外泄。大枣、甘草有一个什么作用？既可以协助发，也可以协助止。社会现象有没有这种可能性？当然我是想当然地说，看看同学们有没有这种可能性。有没有一个小孩子办了一件错事，他的母亲会不会这样说？办了错事，看你父亲敢不敢打你？他父亲正好坐在旁边。他父亲是不是这样说？我是不会打的，他父亲说不定起来打他。他父亲将要打他，他母亲又说了一句话，怎么还不赶紧跑！这说明这个女同志扮演了一个什么样的角色？扮演了大枣、甘草这个作用，协助桂枝、生姜发。意思就是敢打你了，肯定打你。这个男同志一想，人家都说我敢打，我怎么不起来打呢？起来显示一下威风。但是女同志接着把话又改了，你还不赶紧跑，告诉以后怎样做事就行了。这说明这个药物，它会出现一种什么状态呢？它随着病的病证表现，发挥不同的治疗作用，这是我们学习桂枝汤方与证之间的关系。

我们还要认识到桂枝、芍药，主要针对的是什么证？卫强营弱。强了，发一下，弱了，补一下。在通常情况下，针对卫强营弱的药对是桂枝、芍药。我们学习桂枝汤还要有一个重要的认识，就是桂枝汤在服药方面有一些注意事项。我们先考虑一个问题，假如说病比较重，用的药是常规的用量，就是病重药轻，怎样在服药方面提高疗效？根据张仲景的论述，可以缩短服药时间。也就是说，在通常情况下，一天一剂药，现在可以半天一剂药，一天就是两剂药，这叫作缩短服药时间。第二种情况，可以加大用量，把两剂合在一起，这是第二种服药方法。第三种服药的方法，就是张仲景在《伤寒杂病论》第54条说的：病人脏不他病，时发热自汗出而不愈者，此卫气不和也，先其时发汗则愈，宜桂枝汤。用了"先其时发汗则愈"，这一句话就是告诉我们，在临床实际中，治疗一些特殊的病，所谓特殊的病，就是指病证发作有规律性，应该在发作之前增加一次服药。

再举个例子，上半年，在门诊上班，有一个女同志，她说最近几年来经常低热，在一般情况下，发热最高不超过37.5℃，大部分在37.2℃左右。她同时又说，发热时间都是在中午十点左右。她这样一说，我们有一种什么认识？发作有一个固定的时间，时间又在太阳主时。我在给她开方的时候，除了开桂枝汤用药、用量准确之外，还要重视一个什么？刚才我说了，是在什么时候发作？十点。我跟她说你最好在九点半左右吃药，在这个时间吃药，相当于抓小偷一样，假如说小偷来了把东西偷走了，抓起来难度就怎样？比较大。我跟她说常规吃药是早上吃、中午吃、下午吃，在什么时间吃药？应在病证发作之前。她问了一个问题，她说早上吃药大部分时间都到八点左右了，说不定她一吃药，小偷来的时候，药力怎样？又弱了。我跟她怎样说呢？把吃药的时间提前一下，提前到六点左右，再在九点半之前增加一次。有的同学们说干脆让她九点半吃一次，三点多、四点多吃一次，到晚上九点多再吃一次。这样吃行不行呢？我是这样想的，为何叫她这个时间再吃一次呢？增强她的抗病能力。在这个时间既增强抗病能力，又增强补益正气，驱除邪气的能力。

在用桂枝汤的时候，根据张仲景的论述"先其时发汗则愈"，根据这一句话，我在临床中用所有方的时候得出一个结论：凡是疾病只要它的病证表现有规律性，最好都要在发作之前增加一次服药。再举一个例子，在门诊上班，也是上半年，遇到一个人。他说他每天夜里到了十点左右总是咳嗽、吐痰，西医说是慢性支气管炎，根据是咳嗽、吐痰、痰多清稀色白。晚上十点，不是上午的十点，这个时间，和白天相比，相对来说哪个时间会冷一些？晚上。我跟他说在病证发作之前，增加一次服药。按照我说的，一吃药，第二次他说吃我开的方，效果会明显一些。这是我们学习根据张仲景的一句话，推断所有的疾病，只要病证表现有规律性都应该怎样服药？增加一次。再一个方面，桂枝汤本身就有汗出，吃药以后，怎样知道它发挥治疗作用呢？古人总结了一下，如果是药后出的汗是热乎乎的，说明是药物达到了治疗目的。如果吃了药，病人出的汗仍然是凉飕飕的，说明是病重药轻。病人出的汗，不是药物的汗出，而是病汗。要注意这些相关内容。

小青龙汤

【歌诀】小青龙汤治寒饮，风寒咳嗽皆可医，

　　　　桂姜麻黄芍药甘，细辛半夏兼五味。

【组成】麻黄去节，三两（9g）　芍药三两（9g）　细辛三两（9g）　干姜三两（9g）　甘草炙，三两（9g）　桂枝去皮，三两（9g）　五味子半升（12g）　半夏洗，半升（12g）

【用法】上八味，以水一斗，先煮麻黄，减二升，去上沫，内诸药，煮

取三升，去滓。温服一升。若渴，去半夏，加瓜蒌根三两；若微利，去麻黄，加荛花，如一鸡子，熬令赤色；若噎者，去麻黄，加附子一枚，炮；若小便不利，少腹满者，去麻黄，加茯苓四两；若喘，去麻黄，加杏仁半升，去皮尖。且荛花不治利，麻黄主喘，今此语反之，疑非仲景意（编者注：后20字恐是叔和按语混入正文，当删）。

【导读】学好用活小青龙汤的第一步是辨清小青龙汤由哪些基础方和药物组成。小青龙汤由7个基础方、2个变化方和7组药组成，基础方之一是甘草干姜汤，之二是芍药甘草汤，之三是桂枝甘草汤，之四是甘草麻黄汤，之五是半夏干姜散，之六是半夏麻黄丸，之七是甘草汤，变化方之一是麻黄汤，之二是桂枝汤。第1组是既治表又治里药即麻黄、桂枝、细辛，第2组是治里药即五味子、芍药、干姜、半夏、甘草，第3组是益气收敛药即五味子，第4组是药补血敛阴药即芍药，第5组是燥湿化痰药即半夏，第6组是温里药即干姜，第7组是益气药即甘草。7个基础方和2个变化方辨治病证涉及诸多方面，基础方甘草干姜汤是辨治肺胃寒证的基本代表方，芍药甘草汤是辨治气血虚证的基本代表方，桂枝甘草汤是辨治心胃阳虚证的基本代表方，甘草麻黄汤是辨治里水证的基本代表方，半夏干姜散是辨治脾胃寒饮证的基本代表方，半夏麻黄丸是辨治寒饮阳郁证的基本代表方，甘草汤是辨治咽痛热证的代表方，变化方麻黄汤是辨治表里夹杂实寒证的基本方，桂枝汤是辨治表里夹杂虚寒证的基本方。从7个基础方、2个变化方和7组用药分析小青龙汤的基本作用是以治里证为主，用量调配又决定小青龙汤既是治表方又是治里方，治里以辨肺病证、脾胃病证、心病证及水气、寒夹气血虚等。

我们上课，学习小青龙汤。小青龙汤是张仲景《伤寒杂病论》一个重要方，方的组成有麻黄三两，桂枝三两，细辛、芍药、干姜都是三两，半夏半升，五味子半升，甘草三两。我们学习小青龙汤，一方面要学好小青龙汤方的组成，另外一个方面要重视用量。小青龙汤是临床中非常常用的一个方，很多中医大夫都会用，但没有好的疗效，这是为什么？其中一个主要方面就是用量。下面举一个用量与治病的关系，在门诊上班，遇到一个女同志，我问她病多长时间了。同学们说，怎么没有问哪儿不舒服呢？我们在辨证的时候，首先要问一句哪儿不舒服吧？我没有问她哪儿不舒服。我先问她病多长时间了，为何没有问哪儿不舒服？因为病人往这个地方一坐，我发现她两个症状，一个是咳嗽，一个是喘。我没有再问她什么病，我问她多长时间了，她说十七年了。我问她你多大了？她说十七岁了。我说你的记忆力相当好。她怎样说呢？她说听她母亲说她三个月的时候感冒了，出现咳嗽、喘，住院了。出院以后经常咳嗽、喘，住院，出院，住院，出院……随着年龄的变化，到了两岁左右，没有再继续住医院。后来又一咳一喘，上不来气，没有办法只好住医院。在这种情况下，我一摸她的脉象，一看她的舌质、舌苔，开方，第一味药写麻黄，接着桂枝、细辛，第四味药没有写出来，病人说话了，你开小青龙汤。我问她你是学中医的？她没有说话摇摇头。我说你是学西医的？她说不是。我说你学什么的？她说上三年级就都不上了。为何不上了？咳嗽、喘。在这种情况下，她说小青龙汤是不行的，没有太大的作用，找你给我开一个好方。我说我给你开的就是好方。她说经常吃小青龙汤，我说你怎样知道是小青龙汤呢？她说发现中医大夫都是开这些药，她问了一下实习生，实习生说开的是小青龙汤。我问她你知道不知道小青龙汤的组成呢？她说知道，她专门问问实习生，实习生跟她说了，她还背一背，就这几味药。她说绝大部分大夫在这个方的基础之上开方。我说你会不会开？她说不会开。我说你找不找西医大夫？她说现在就不找西医大夫。西医大夫要开什么药就知道开什么药，到药店买就行。我说你到药店买中药，她说不行。说明我们中医开药没有西药开起来容易。

有这样一句话，久病成名医，久病成大夫。在这种情况下，我是继续开还是换个方呢？继续开。开完了，她说这个方不行。我当时给她开麻黄10g、桂枝10g、细辛10g，凡是三两我都给开成什么呢？10g。小青龙汤这个方用的量，就是两个计量单位，一个是三两，一个是半升。半升就是12g，三两9g，9g和10g差不多，我开方大部分把三两都开成10g。这里有一个药，叫细辛。在学习中药的时候，人们对细辛是怎样认识？细辛不过钱。一钱相当于3g，过钱不安全。细辛有没有毒？那是真有毒的。如果细辛没有毒，说明这个细辛是假的。我给她开10g。方开好以后给她了。我说我开的方和别人开的方有多大区别？

她看看，她说药味没有别的大夫开得多。我说用量呢？她说不知道。我说今天我们要发现问题，是量的不同。在这种情况下，我把抽屉拉开，我说我定的量和书上定的量没有区别。她一看我开的方和书上定的量差不多，她把书合上给我了。当时是我写了一本书，不是我们这个教材。她一看，她说这个方是你的方。我没有说那样多，我说这是一个治病的好方，关键是用量。第二次来了，她说怪不得呢，别人开的方效果不明显。我说你吃吃感觉怎样呢？她说和别人开的效果就是不一样。这一次我跟她说，这个方不是我的方，就是古代张仲景的方。她说你开的方，为何和别的人开的方治疗效果不一样呢？我说关键是我开的方用的量，很多中医大夫，在开小青龙汤的时候，用细辛的量偏小了，小了影响治疗效果。刚才说这样多的话要达到一个什么目的？希望同学们开小青龙汤，要开名副其实的小青龙汤。

上学期开学，星期天，我们中医学院有一个男同学去我家。他说他们村庄有一个人是支气管哮喘，过春节期间就计划在医院过。他去看望病人，病人非让他开方不行。他给我打了一个电话，他说开什么方？我说小青龙汤。他问我怎样定量。我们中医学院经常有同学给我打电话，说我们在家遇到了什么什么病，怎样开方？我说用某某方。紧接着同学们要问一个什么？怎样定量？我说照书上抄。他说加药不加？我说因为我没有见到病人，你根据病人的症状表现可以加。他说加哪些？我说病人主要症状是什么？他说主要就是喘、痰多、咳嗽。我说可以用原方。麻黄、桂枝、细辛、芍药、干姜、半夏、五味子、甘草，按照我们刚才说的量开。一开，病人家属去取药了，发现细辛用量怎样？有点大。我在门诊上班，凡是开细辛 10g 的时候，在细辛的上面都要再签上一个名字。当时药房不取药，大夫还说这个大夫属于野大夫，他说我（本人）是名副其实的中医学院的。他说他听我（本人）说的，这个医院的大夫还真知道我（本人）的名字。他说不相信，打个电话。吃了三天，这个人不在医院过年了，要回去，最后病情控制得相当不错。同学到我家说他们村庄的人都说他水平高，都说医院的大夫和他们村庄的大夫开的方，没有他开的方效果明显。他说我（他本人）真找到学中医的感觉了。没有治病你不知道，当你一治病，你真会体会到治病的好处。他说他终生难忘，一直跟我谈治病的体会。

举了两个例子，强调一个目的，什么问题？量的问题。小青龙汤的用法和我们前面学习的麻黄汤差不多，都是水煎服。小青龙汤的功用是发汗解表、温肺化饮。现在我们思考一个问题，我们学习麻黄汤最少主治的病证有几个方面？两个方面，一个是太阳伤寒证，一个是风寒犯肺证。桂枝汤最少有两个方面，一个是太阳中风证，一个是脾胃虚弱证。小青龙汤根据它的功用，发汗解表，温肺化饮，它最少应该治疗几个病？不低于两个病。发汗解表说明它有什么作用？治疗什么病证？解表，治疗表证；温肺化饮，可以治疗肺的病证，从今天来看，小青龙汤主要有平喘、抗过敏、解除支气管平滑肌痉挛等方面的作用。

下面我们重点学习小青龙汤治疗的病证，我们先不说第一方面，先说第二个方面，是太阳伤寒证与寒饮郁肺证相兼。太阳伤寒证有哪些病证表现？张仲景在《伤寒杂病论》中第 3 条说："太阳病，或已发热，或未发热，必恶寒，体痛，呕逆，脉阴阳俱紧者，名曰伤寒。"也就是说太阳伤寒证应该有什么？发热、无汗、头痛、身痛、腰痛、骨节疼痛，无汗是辨证要点，一个人感冒了，是不是把所有的症状都表现出来？不一定，但是有一个是必须要有的，即无汗是必须要有的。如果汗出了，就不是太阳伤寒证，就变成了太阳中风证。寒饮郁肺证有哪些病证表现？寒饮郁肺证主要矛盾有几个方面？有寒，有饮，寒邪侵犯到肺，影响肺的肃降功能，肺气不降而上逆，它会出现咳嗽、气喘，轻的是咳嗽，重的是喘，再重的是不能平卧。喘的人，喘的话，如果重，躺在床上，病人常常说要把他憋死，是非常痛苦的。饮，特点是什么？痰多、清稀、色白。这水饮之邪为何病在肺，为何会出现饮、痰呢？中医是怎样认识呢？

中医在认识问题的时候，认识到肺主通调水道，肺为水之上源，寒邪侵犯到肺，肺气被寒邪所扰，不能通调水道，水不得下行，留于肺中，水与寒相互搏结，变生为痰，随着肺气上逆，痰多清稀，咯出来了，这是一种情况。第二种情况，肺不能通调水道，水溢于肌肤，会出现肢体浮肿。肢体浮肿相当于今天所说的肺源性心脏病。肺源性心脏病要用什么方呢？小青龙汤。舌淡、苔薄白，脉浮或是紧，这是我们认识小青龙汤治疗的病证，是太阳伤寒证与寒饮郁肺证相兼。在通常情况下，人们说是表寒里饮证。想一个问题，假如说一个人是慢性支气管炎，或者说是慢性阻塞性肺疾病，或者说是支气管哮喘，这样的病人相对而言，容易不容易感冒？这样的人既有肺的病证，又感冒了，用什么方？小青龙汤。小青龙汤既可以解表，又可以温肺化饮，这样的病相对来说多不多？尤其是冬天，肺的病证，最容易感冒。我们学习小青龙汤，要知道第一个方面可以治疗太阳伤寒证与寒饮郁肺证相兼。

第二个方面，可以治疗寒饮郁肺证。张仲景说"咳逆倚息，不得卧者，小青龙汤主之"就是告诉人们慢性阻塞性肺疾病、慢性支气管炎、支气管哮喘，这样的病人没有感冒，能不能用？照样可以用，这是我们学习小青龙汤治疗的第二个方面。

第三个方面，小青龙汤可以治疗溢饮寒证。溢饮指的是什么？肿了。在通常情况下，人们认识肿即肢体浮肿，或者说肢体水肿。心脏病可以引起水肿，那肾脏病呢？可以。内分泌失调呢？找不到原因呢？有没有找不到原因呢？还真有。举一个例子。去年上半年，我在一个班上课，有一个女同学把她母亲带来看病。她说她母亲没有心脏病，没有肾脏病，内分泌失调也可以引起水肿，但是她没有任何内分泌失调的症状，就是两只脚、两只手背肿，其他地方不肿。脚的上面叫什么？叫脚背，叫脚面呢？脚面。脚的上面叫什么？再往上就是踝关节，就是肿，肿得影响走路，影响穿鞋。在这种情况下，她是经过多方面的检查，没有发现什么器质性的病变。多少年过去了，吃吃中药，吃吃西药，效果总是不明显。我们怎样辨证？我在辨证的时候，那就相当于是什么证呢？溢饮。一看舌质偏淡，一看舌苔偏白。我问她平时出汗不出，她说即使在夏天，也没有别的人出汗多。她出汗多还是少？少。前提是什么？是夏天。不是夏天她出汗不出？她不出。开小青龙汤。她说你为何要开小青龙汤？我说，我们在学习小青龙汤的时候，小青龙汤其中就可以治疗一个什么证？就是溢饮寒证。溢饮，饮在哪儿？全身各处都可以有。为何把它辨为寒证？根据舌质、舌苔。吃了大概有两个月左右，她的肿完全消了。这是我们学习小青龙汤治疗中医的证、治疗西医的病，主要就是肺的病证，如肺源性心脏病。

说到这里，我又想到一个问题，我们学习小青龙汤可以治疗几大病证？三大病证。一个是什么？寒饮郁肺证。一个是溢饮寒证，一个是太阳伤寒证与寒饮郁肺证相兼。还想到一个什么问题呢？想到有没有鼻炎。有吧？有没有鼻窦炎？鼻炎、鼻窦炎的症状表现是什么？就是鼻子不通、头痛、流鼻涕。我们到临床中，怎样能想到小青龙汤呢？因为太阳伤寒证，人感冒了会不会鼻子不通？会吧？假如说病位在肺，它应该是吐痰。鼻子流的鼻涕算不算痰？算。有的人鼻窦炎，流的鼻涕是清稀的，还是比较多的。我们可以开什么方？小青龙汤。

小青龙汤，配伍麻黄起什么作用？发汗解表，宣肺平喘。桂枝呢？协助麻黄发汗，温肺化饮。细辛呢？是不是协助麻黄发汗呢，温肺化饮呢？那干姜呢？温中散寒，温肺化饮。那半夏呢？降肺燥湿，温肺化饮。五味子呢？收敛肺气，补益肺气。芍药呢？既敛阴又防温热药伤阴。甘草呢？补益肺气，调和药性。现在我们知道，麻黄、桂枝、细辛这三味药都是干什么的？都是发汗的。可以治疗表证吧？再想一个问题，假如说病人没有表证，那麻黄、桂枝、细辛干什么呢？如果有表证，麻黄、桂枝、细辛，它就发汗；如果没有表证，它就宣肺、温肺、平喘、化饮。干姜温中散寒，温肺化饮。在通常情况下，人们认识小青龙汤的时候，细辛、干姜是温肺化饮的一个主要的药对。那半夏是什么？是降肺的。半夏降肺，那麻黄是什么？是宣肺。麻黄和半夏配合在一起是什么？一宣一降，宣降肺气。看看麻黄、桂枝、细辛、干姜、半夏，它们都是辛散的。五味子是什么？五味子是收敛的，防止辛散的药伤人的阴津。芍药一方面协助五味子敛阴，另一个方面，芍药它是防止温热的药，伤什么？伤人的阴津。相对而言，小青龙汤用的甘草量大还是量小？和麻黄汤相比，量大吧？为何要用量大？原因有几个方面，其中一个方面，方中用辛散的药，多还是少？比较多吧？辛散的药多，伤不伤气？伤气。再一个方面，小青龙汤治疗的咳嗽与麻黄汤治疗的咳嗽，哪一个方治疗的咳嗽时间会长一些？小青龙汤吧？小青龙汤治疗的病，大部分是慢性病。慢性病在慢的过程中，有没有正气受到损伤？正气受到损伤应该不应该补气？比如说，我们学习麻黄汤，用的甘草，如果你也用了9g，很有可能留恋邪气，因为病人本身不虚。小青龙汤治疗的病证，病人有没有虚？时间久了，有气虚。甘草要补吧？五味子既是敛阴的药，它是酸，它又是补气的药。《神农本草经》在认识五味子的时候，说补中益气，五味子有补气的作用。气虚有没有可能有血虚呢？芍药有没有补血呢？它除了敛阴之外，如果病人有血虚，它就干什么？它就补血。我们在认识的时候，还要认识到一个问题，芍药还有一个什么作用呢？寒饮在肺，用了温热的药，是不是就能达到散寒化饮的作用？它是不一定的。

举一个例子，假如说，一个房间里面坐的人都是小偷。来了好多警察，站在门的外边，敲敲门，说："小偷啊小偷，你们出来，把手铐给你们戴上去。"那小偷是怎样想的？机会终于到了呀，戴上手铐以后不再偷了呀。是不是这样想的？我估计小偷在里边还是这样喊的，说公安进来，进来进来。公安也是怎样喊？出来戴手铐。小偷是怎样喊？进来进来，里面有凳子往头上放的。处于一个什么状态？僵持状态。也就说，热的药与寒饮相格拒。假如说一个房间都是小偷，外边一个人敲门，是小偷在敲。小偷怎样说呢？小偷见到小偷，怎样说？他说战友们，最近效益怎样？开开门我请客了。这个门开不开？开。一开，相当于是芍药。寒饮，芍药是什么性？麻黄是温性吧。桂枝是什么性？温性。干姜是什么性？温性。半夏呢？五味子呢？甘草是炙的，什么性？温性吧。这样我们就知道芍药在某种程度上，起个什么作用？有引经的作用。

学习小青龙汤，这个方我们认识麻黄、桂枝、细辛，它虽然是解表的药，但是我们也要认识到一个什么问题呢？没有表证它就不发挥解表的作用，就相当于跟我们的口一样。我们的口，叫它唱歌它唱歌，叫它吃饭它就吃饭，你叫它干什么它就干什么。药物它在发挥作用的时候，常常是随着病情而发挥治疗作用。这就是我们对麻黄、桂枝、细辛解表作用的认识。

在第二节课的时候，我们就提到一个问题，药物因什么而发挥作用？假如说，一个人有炎症了，吃阿莫西林，在通常情况下，消不消炎？假如说没有炎症，就吃了四粒阿莫西林，它有多大的危害？它在体内起到啥作用？它啥作用都没有起。最后怎样？排泄出来了。如果有炎症，就起到消炎的作用。比如说，人吃了西药消炎的药，这个地方烂了，这个地方受伤了、感染了，有炎症，吃的药它是不是都到这个地方了？它来不来这个地方？来吧！这些药到了这些地方，它起什么作用？到这个地方，发现有炎症就消炎。麻黄、桂枝、细辛，它们在发挥作用的时候，也是根据这个人是哮喘病，麻黄就起什么作用？温肺宣肺，止咳平喘。如果这个哮喘病人在咳嗽、喘的同时，还有感冒，它发挥什么作用？一方面温肺、宣肺、降肺、止咳、平喘；另外一个方面怎样？辛温、解表、散寒。

我们在学习麻黄汤的时候，就考虑到一个什么问题呢？麻黄与谁配合在一起？杏仁。治疗肺一定要考虑到肺的生理特性是什么？肺的生理特性是宣发肃降。凡是治疗肺的病证，都应该宣发肃降。现在我们想一个问题，如果我们学习麻黄汤，那就是麻黄与杏仁是宣降肺气的药对。我们学习小青龙汤，麻黄和半夏就是宣降肺气的药对。同学们还要思考一个问题，麻黄汤为何用杏仁？小青龙汤在多数情况下，为何不用杏仁呢？就是同学们所说的小青龙汤治疗的病证是痰多、清稀、色白。在认识它的病变证机的时候，不仅仅是寒，还有个什么？饮。饮，杏仁化不化饮？杏仁不化饮。杏仁化痰不化？杏仁化痰。痰和饮怎样区分？从理论上说，痰是稠的，饮是稀的。杏仁化痰吧？想一个问题，人痰多清稀色白，这是饮还是痰？饮是稀的，痰多清稀色白，是饮还是痰？是痰饮。痰和饮从理论上是能区分开的，在临床实际中，是不容易区分开的。杏仁化痰化饮，可以这样说吧。现在我们要考虑到一个问题，小青龙汤突出的是一个饮，说明痰多不多？痰多。杏仁和半夏相比，都是降的。张仲景在选药的时候，相对而言，半夏化饮作用明显，还是杏仁化饮作用明显？应该是半夏。为何这样说呢？杏仁还有这样一个作用：润；半夏是什么？是燥。相对而言，半夏的作用应该怎样？比杏仁的作用明显一些。杏仁在治疗的时候，有痰，痰多还是痰少？应该是没有半夏治疗的痰多。古人在组方用药的时候，是有区别的。

我们在认识小青龙汤的时候，还要认识到用药的要点，宣散之中有收敛。宣散是解表不伤肺气，收敛不留邪气。这是我们学习小青龙汤配伍用药的一个要点。上一节下课的时候，我们就提到一个什么问题呢？芍药起到一个什么作用？两大作用，既引经又敛阴。敛阴实际上它包含一个什么作用？防止温热的药伤人的阴津。芍药在特定的情况下，我们可以说它是一个引经药。用药要点第二个方面是化饮之中有生津。饮多了，有没有必要生津？从理论上说是没有的，从实际中应该是有的。为何说应该有？现在我们看一个问题，麻黄，学习麻黄的时候，麻黄化饮说不说？不说。麻黄有利水，利水实际上就是什么？可以化饮。桂枝温化饮邪。干姜、细辛、半夏都有。在化饮的时候，有没有可能伤人的阴津？伤人的阴津要化饮，化饮之中要生津，化饮不伤人的阴津，哪个药？芍药、五味子有生津的作用吧？生津助不助痰？津助不助痰？它助痰。用芍药、五味子，如果用量没有恰到好处，它会伤什么？它不是伤，芍药、五味子用量没有恰到好处，它会助长歪风邪气，是不是又留痰呢？这样我们要知道方的配伍对肺气具有宣发肃降的作用。

我们学习小青龙汤用方的要点：咳嗽、喘、痰多清稀色白。这是什么证？这就是寒饮郁肺证。如果这个人又感受了外邪，就是什么证？太阳伤寒证与寒饮郁肺证相兼。口不渴，这是我们用方的要点。

小青龙汤适应的证，我们要知道适应哪些病证呢？寒饮郁肺证是小青龙汤主治的基本适应证，而太阳伤寒证与寒饮郁肺证相兼，溢饮寒证是小青龙汤主治的扩大应用，对此要有一定的认识与理解。通过学习小青龙汤，小青龙汤与麻黄汤、桂枝汤，它们之间有什么相同，有什么不同？现在我们思考一下，辛温解表一个方是麻黄汤，麻黄汤所主治的病证是两个大的方面。我们在临床中应用麻黄汤，主要治疗哪一个病证偏多一些？风寒犯肺证。辨证的要点是什么？是无汗的。假如说见到一个病人，是一个神经性头痛，神经性头痛不是感冒，算内伤杂病。内伤杂病，能不能用麻黄汤？

我再举个例子，我在门诊上班，有一个女同志来看病，这个人有四十来岁，她说神经性头痛，最少二十年了。西医把她诊断为神经性头痛，给她开什么药？止痛的药，营养神经的药，没有多大作用。我在辨证的时候，给她开了一个麻黄汤。为何开了一个麻黄汤？辨证要点有几个方面，张仲景在论述太阳所主的时间，从上午九点到下午三点这个时间段，属于太阳所主时间。张仲景的原话是这样说的"太阳病欲解时，从巳至未上"，巳就是始于上午的九点，未就是止于下午的三点。张仲景说的是病轻了还是病重了？张仲景说的是"太阳病欲解时"，病轻了重了？轻了。我们在临床中应用的时候，是这样应用的，轻了说明正气比较强，邪气比较弱。正气强邪气弱，到了太阳所主的时间。人有没有有时精力旺盛，有时精力不太旺盛呢？精力旺盛就是所处的旺盛的时期。病怎样呢？正气盛，邪气弱，又遇到自己的好机会，病是不是向好的方面转化呢？假如说邪气比较重，正气也是强的，两个斗争明显，到了太阳所主的时间，正气更盛，邪气不弱。邪气不弱，正气强盛，正气斗争明显还是不明显？明显。我们到临床中在特定的情况下，对很多疾病在辨证的时候，可以参照从时间辨证。

我在临床中，遇到一些特殊的病人，我常常从时间辨证。少阳所主的时间是什么？早上三点到九点，阳明所主的时间是下午三点到九点，太阳所主的时间是从上午九点到下午三点。它们所处的时间都是几个小时？六个小时。这一个要点，我把它辨为太阳了吧？紧接着我要问她出汗不出？想想这个人神经性头痛出汗不出？不出吧？假如这个人她说经常出虚汗，用什么方？用桂枝汤。这里它们所处的时间是相同的，太阳中风证、太阳伤寒证都是太阳病，时间相同吧？辨证的要点相同不同？不同。如果是无汗，我们通常情况下选麻黄汤。如果是汗出，我们选桂枝汤。当然我们在辨证的时候，还要重视看舌质、舌苔，舌质淡、舌苔白。通过我们的辨证，通过开方，达到了预期治疗目的。有没有慢性鼻炎？如果慢性鼻炎没有流鼻涕，或者说鼻涕比较少，我们可以选。麻黄汤能不能治疗鼻塞呢？可以吧？桂枝汤能不能呢？可以的。鼻鸣干呕者，要用我们学习的桂枝汤，辨证的要点是什么？汗出不汗出，是时间上辨证的要点。

在服药方面，小青龙汤、麻黄汤、桂枝汤，吃完麻黄汤，需要不需要再喝点热粥？张仲景说了没有？需要不需要？不需要。小青龙汤需要不需要用热粥？说了没有？没有说。桂枝汤，张仲景说了没有？说了。为何张仲景在桂枝汤后边要说喝稀粥呢？现在我们考虑一个问题，桂枝汤，桂枝发汗作用是不是非常明显？不是吧？平时是不是经常吃点生姜？吃生姜是不是就出汗了？没有吧。再加上桂枝汤用的芍药是敛汗的，大枣、甘草不是发汗的。用桂枝汤在通常情况下，喝的药是热还是温？如果喝的热，它会出现大汗出伤人的津液。这种情况下，应该是温。麻黄汤是不是温服？是的。小青龙汤是不是温服？都是温服。在这种情况下，用桂枝汤能不能达到发汗的目的，能不能使病人出汗？不一定。一定要让病人再喝点什么？热稀粥。热稀粥，看看桂枝汤，张仲景说是热粥还是温粥？热粥是不是药？它不是药。假如说药是热的，它会引起大汗出，如果喝的稀粥是热的，很有可能不是大汗出。当然喝的速度很快，会不会汗出？也会汗出。在喝热粥协助桂枝汤发汗的时候，也要注意速度不能太快。用桂枝汤有这样一种说法，如果病比较重，用了桂枝汤，前提是什么？病是重的，用桂枝汤的量是常规的用量，能不能达到治疗目的？不能吧？怎样治疗？根据张仲景的论述，有两个含义，一个缩短服药时间，也就是说半天吃一剂药，后半天再吃一剂。这样可以吧？刚才有的同学说，加大剂量，加大剂量实际上就是把两剂药合在一起，这也是完全可以的。一种就是加大用量，一种就是缩短服药时间，目的都是为了达到预期治疗效果。

针对桂枝汤，一种情况是缩短服药时间，一种情况是加大用量。假如说治疗太阳伤寒证，在特定的情况下，在服药的时候，病重药轻了，能不能适当地缩短服药时间？也是可以的。能不能适当地加大药量？也是可以的。我们学习通过方的用法，举一反 X，不要局限在一个方面。

下面我再举一个例子，在门诊上班，来了一个女同志。我问她主要是哪儿不舒服？她说更年期。现在书上还说不说更年期呢？现在书上把它叫作围绝经期综合征。不过，长期以来，人们都习惯称为更年期。更年期症状多不多？它是非常多的。她说她每天大概就是一点（13 点）左右，感到面部发热，她说热到什么程度？相当于把脸放在电炉上。她形容的就是脸非常热的，她说大概热二十分钟左右，忽然间全身出汗，头部的汗像流水一样，摇摇头能把汗摇下来；头部汗多，身上其他地方也有汗，少一些，出汗大概出到二十分钟左右，不出了。出完汗，她什么感觉？猜猜，热，出汗，她说全身酸困没有一点力气，想睡觉，还真就睡了。一睡，睡到下午六点才起来。一起来好好的，啥事没有，不影响看电视，不影响做饭，正常人。她说下午是不能工作的，不能干任何事情。大夫都是说是更年期，就是吃药没有多大作用。张仲景在《伤寒杂病论》中第 54 条是这样说"脏无他病"的，更年期脏腑有没有病呢？没有病吧？张仲景说是"脏无他病，时发热自汗出而不愈者，此卫气不和也"。就是卫气不调和了。张仲景说了关键性的一句话，猜猜说一句什么话？说了这样一句话"先其时发汗则愈，宜桂枝汤"。当时我给她开了一个桂枝汤，开完桂枝汤，我跟她怎样说呢？在病证发作之前服一次药。相当于什么？假如说小偷要来偷东西，是等小偷把东西偷走了再抓他，还是小偷来之前就抓他？如果是社会现象，小偷来偷之前抓他，人家说侵犯人权，我没有偷。如果是治病，在小偷要偷之前怎样呢？先抓住它，先其时，在病证发作之前先服药。一服药，把人的正气怎样？抵抗力增强了吧？先其时发汗则愈。到了第二周，她怎样说呢？她说面部基本上不热了，不热了出汗还多不多呢？不多了。吃了第三周，病证就完全解除了。当然由于她几年的痛苦，她要巩固治疗，需要不需要呢？也是可以的。

说到这里，要给同学们补充一个问题，假如说我们用麻黄汤，用桂枝汤治疗感冒，病人一吃药感冒好了，有没有必要巩固治疗？没有。为何没有？感冒是根本不需要巩固治疗的。假如说我们用麻黄汤、桂枝汤治疗的病证不是感冒，病好了有没有必要巩固一下？是完全需要的。这是我们学习麻黄汤、桂枝汤，治疗的诸多病证是相同的，不同的是什么？一个是汗出，一个是无汗。小青龙汤，这个方和麻黄汤、桂枝汤有一个显著的不同，哪一点有显著的不同？突出了一个什么？其中是一个饮。

再一个方面，我们学习小青龙汤，虽然在认识的时候，把小青龙汤放在解表剂，但在临床实际中，我们可以把小青龙汤作为治疗肺寒证的基础方。为何这样说？相对而言，肺寒证是偏多的，肺寒证首先选什么方？选小青龙汤。小青龙汤其中突出一个什么字呢？"饮"。现在我们把这个"饮"字给它擦掉。假如说我们遇到一个肺寒证，病人没有吐痰，就是咳嗽、喘，能不能用小青龙汤？是完全可以用的。千万不能把小青龙汤作用局限在化饮。我们应用小青龙汤要知道，有饮化饮，没有饮就干什么？温肺、降肺、宣肺、敛肺。补不补？适当地补不补？它是补的。

我们要认识到麻黄汤治疗的里证偏于哪儿？偏于肺。桂枝汤治疗的里证偏于哪儿？偏于脾胃。小青龙汤治疗的里证，应该是偏于肺。我们把它的药物再进行归纳一下，相对而言，小青龙汤用的药是偏于治里了，还是偏于治表了？它用的药是偏于治里了。这就是我们所说的可以在某种程度上，把小青龙汤作为温里剂的一个重要基础方。应用小青龙汤，它是无汗。在临床实际中有没有这种可能？素体有肺的病证，又感冒了，病人经常出汗，能不能用小青龙汤呢？不恰当，怎么办？能不能加？是完全可以的。应该加什么？有的同学说芍药量加大，是可以吧？五味子怎样？加大。能不能起到敛的作用？也是可以的。如果病的症状表现发生变化了，我们用量应该调整。调整的同时，我们再想一个问题，在一般情况下，提到汗出一定要重视什么？重视补。补，可以加上黄芪，白术能不能加？人参能不能加？都是可以的。我们通过学习小青龙汤，要把我们前面学习的麻黄汤做一个总结，桂枝汤做一个总结，有没有区别？是有的。小青龙汤既可以治疗表是实证，又可以治疗是虚证。如果是治疗虚证，必须重视什么？调整用量。从张仲景的角度是治什么的？是治实证的。我们到临床中是可以变化的，我们变化可以治疗什么？虚证。学一个方关键是什么？灵活性。如果我们掌握了灵活性，什么问题都解决了。我们今天主要学了几个方？三个方。这三个方，希望同学们课后最起码把方的组成背会，功用也要背。

第二节 辛凉解表

银翘散（葛根升麻汤、桑菊饮）

【歌诀】银翘散主热夹寒，竹叶荆牛豉薄荷，

甘桔芦根兼补益，清中有温效果好。

【组成】连翘一两（30g） 金银花一两（30g） 苦桔梗六钱（18g） 薄荷六钱（18g） 竹叶四钱（12g） 生甘草五钱（15g） 荆芥穗四钱（12g） 淡豆豉五钱（15g） 牛蒡子六钱（18g）

【用法】共杵为散，每服六钱（18g），鲜苇根（30g）汤煎，香气大出，即取服，勿过煮。肺药取轻清，过煮则味厚而入中焦也。病重者约二时一服，日三服，夜一服；轻者三时一服，日二服，夜一服；病不解者，作再服（现代用法：水煎服）。

【导读】学好用活银翘散的第一步是辨清银翘散由哪些基础方和药物组成。银翘散有1个基础方和5组用药，基础方即桔梗汤；第1组是清热解毒药即金银花、连翘、竹叶、芦根，第2组是辛温解表药即荆芥、淡豆豉，第3组是辛凉解表药即薄荷、牛蒡子，第4组是利咽宣肺药即桔梗、薄荷、牛蒡子，第5组是和缓益气药即甘草。这5组用药中清热泻火解毒药用药最多、用量最大，突出清热解毒；辛凉解表药用量略大于辛温解表药，辛温解表药旨在疏散风寒，辛凉解表药旨在透热于外，宣肺利咽药旨在疏利气机。从1个基础方和5组用药分析可以看出银翘散既可辨治表证又可辨治里证，辨治病变的主要矛盾方面是以里热为主。

同学们好，今天我们学习银翘散。在学习银翘散之前，我们学了麻黄汤、桂枝汤、小青龙汤，这些方都具有一定的代表性质。银翘散和我们前面学的方是不完全一样的。相同的地方都是解表的。不同的是它是辛温、

辛凉。银翘散属于辛凉解表。主要有哪些药？牛蒡子、薄荷、银花、连翘、竹叶、荆芥、淡豆豉、桔梗、生甘草。有一个药叫芦根，它是在用法中，这味药也是非常重要的一个药。

根据方的组成，我们看一下方的用法，银翘散这个方是散剂还是汤剂呢？这个方属于以汤煮散。说是散剂，也是汤剂。可能当时为了节省药材，有没有这种可能性呢？可能有。这个方的功用是辛凉解表、清热解毒。药理作用有解热、抗炎、抗过敏、增强机体的免疫能力。比如说感冒，有的人体质比较差，吃我们的中药，就有增强机体免疫力的作用。

银翘散这个方，对应的中医的证是风热表证，也有的认为是温病初起。首先，我们思考一个问题，感冒了应该是受凉还是受热？你们说今天冷不冷？还可以吧？你们估计一下，这个房间今天有多少度？最起码是二三十度吧？二十度到三十度之间。今天我们在教室坐着一般不会感冒。假如说这个房间零下十度，有没有可能感冒？会有吧！得出一个什么结论呢？这个感冒是受凉还是受热？假如说今天这个房间四十度，坐了四个小时，会不会感冒？会什么？会中热。秋天还怎样中暑呢？叫中热了，热实际上就是暑，暑实际上就是热，中暑了吧。也可以这样说，风热表证是不存在的一个证型，但是我们学习的时候，存在不存在呢？它还真存在。这个问题如何解决？

刚才我们提出了一些问题，第一个问题，就是说感冒是受凉了还是受热了？应该是受凉了。紧接着风热感冒应该是不存在的，这个问题怎样解决？我们再想一个问题，假如说这个房间是二三十度，外边现在是零下十度，我们这个房间偏热了，出去有没有可能受凉？这种可能性大不大？还是比较大的。得出一个结论，中医所说的风热表证，实际上就是什么证？这个问题先不说。毕竟我们简单地说没有总结，要说一个什么问题呢？风热表证的症状表现，我们可以这样归纳一下，是太阳伤寒证，我们在前面学过麻黄汤，是太阳伤寒证，又叫风寒表实证。风热表证就是太阳伤寒证加太阳中风证。思考一下，太阳伤寒证什么症状？发热、恶寒、无汗、头痛。太阳中风证什么症状？发热、恶寒、汗出、头痛。现在我们看一下，风热表证是不是这样的症状？发热、恶寒、头痛，或汗出或不汗出。是不是这样呢？再进一步认识一个问题，风寒表证辨证的时候，分虚实。在一般情况下，人受凉了应该是出汗还是应该不出汗？应该不出汗。如果受凉了，人出汗，就把它命名为虚证。

风热表证，这是人们总结出来的。风热表证，热应该不应该出汗？热应该出汗。热如果郁了营卫，营卫郁滞了，应该不应该出汗？不应该。风热表证在辨证的时候，是不辨虚实的，换一句话说，风热表证辨汗出不汗出，不是辨证的要点。我们再想一个问题，如果风热表证汗出了，在一般情况下，它的发热是高还是低？应该是偏低。如果是无汗，它的发热就偏高。现在我们认识的时候，要认识到风热表证，它就是太阳伤寒证加太阳中风证，继续加辨证的要点。假如说，加一个咳嗽，风寒会不会咳嗽？会吧？不是辨证的要点。加一个咽痛，风热表证，热咽痛多。寒，会不会咽痛？寒是凝。比如说有急性咽炎、有慢性咽炎。慢性咽炎大部分都属于我们中医的寒证，寒证、热证都可以引起咽痛，这都不是辨证的要点。风寒表证，不管是表实证，还是表虚证，它们都是口淡不渴、寒不伤人的阴津。热伤什么？热伤人的阴津。出现什么症状？口渴，这是与风寒表证一个本质的不同。第一个加口渴是辨证要点。再加一个什么呢？风寒舌质是偏淡的，苔是偏白的，而风热舌质是偏红的，舌苔是偏黄的。这样我们在辨证的时候，能不能抓住辨证的要点呢？能不能把风寒表证和风热表证区分开呢？风热表证主要辨口渴，还有舌质偏红、舌苔偏黄，这样就足够了。

有一个同学说脉象，在学习麻黄汤的时候，我们强调脉象了没有？没有。桂枝汤的时候，强调了没有？没有。为何没有强调脉象？可以这样说，风寒表证、风热表证，摸脉象不能区分寒热。出现了一个问题，按书上说太阳伤寒证，脉浮紧；太阳中风证，脉浮缓；风热表证，脉浮数。我刚才说不容易区分开，为何不容易区分开？比如说，风寒表实证有没有可能发热比较高？有吧？受凉了，发热比较高。想一个问题，脉象是快还是慢？应该是快。张仲景说："脉浮而数者，病在表，可发汗，宜麻黄汤。"这说明麻黄汤也会出现脉浮数，所以它不是辨证的要点。桂枝汤呢？张仲景是这样说的：伤寒，发汗已，半日许复烦，脉浮数者，可更发汗，宜桂枝汤。这说明桂枝汤脉浮数，麻黄汤脉浮数，银翘散脉浮数，它是不是鉴别的要点？不是。我们学习一方面要抓基本的脉证，另外一个方面要抓辨证的要点。我们再思考一个问题，辨风热表证口渴，这个口渴是里证还是表证？里证。

有一个问题没有解决。人感冒是受凉了，我们怎么形成了一个结论是风热表证呢？比如，这个房间比较热，外边比较凉，穿的衣服还是这个衣服，出去很有可能感冒。得出一个结论，风热表证实际上就是表里兼证，素体内部有热，在外受凉，因为风热表证的辨证要点是口渴、舌红、苔黄。舌红、苔黄是表证还是里证？应该向里靠拢。得出这样一个结论，风热表证实际上就是表里兼证，素体内部有热，在外部受凉。但是后人在认识的时候，就是这样认为的，不说是表里兼证，说是风热表证，当然口渴，什么占主要矛盾方面呢？里热占主要矛盾方面。现在我们不说是里热，最起码是热占主要方面吧？我们为何让同学们记症状的时候，说太阳伤寒证加太阳中风证？就是告诉同学们，到临床实际中，辨风热表证，不辨虚实，这是一个概念。第二个加口渴，加舌红、苔黄，这是热伤津液，热邪内扰。现在我们已经搞清楚这个中医证了吧？下面我们要思考一个问题，风热表证相当于今天所说的流行性感冒、上呼吸道感染、肺部的病证及麻疹这样的病证，这是我们要知道它相当于是哪方面的疾病。在通常情况下，风寒侵犯人体，它的致病力强，还是风热侵犯人体的致病力强？哪个强一些？热吧？为何热强呢？寒为何不强呢？假如说一个人站在这个地方，用了零下100℃的水往他身上一倒，是什么感觉？我估计他是冷；假如说，一个人往这个地方一站，100℃的水，往他身上一倒，是啥感觉？热。一个是冷，一个是热，有没有本质区别？哪一个需要住医院？都需要。如果都需要，哪一个花钱多一些？应该是热吧？这是我们思考的一个问题。

我们再思考一个问题，辛凉解表药，哪一个药作用明显？是辛凉还是辛温？辛温。为何这样说呢？假如说人要想发汗，是凉能把它发出来，还是温能把它发出来？应该是辛温。再想一个问题，刚才我们说热致病力明显，辛凉解表药呢，作用是明显还是不明显？辛凉解表药没有辛温解表药作用明显。病变的部位在哪儿？表里兼证。从今天起人们不说它是表里兼证，而说是什么？风热表证。风热表证，刚才同学们说表里兼证，风热表证应该首先选用辛凉解表的药。辛凉解表药是什么？牛蒡子、薄荷，热应该辛凉解表。同学们说是表里兼证，里有什么？里有热。应该不应该配伍清热解毒的药？应该吧。清热解毒的药，就是银花、连翘、竹叶，它有清热解毒的作用吧？我们在认识的时候，由于长期以来，人们都是怎样说呢？都是说风热表证。张仲景叫作什么呢？张仲景有一个叫作太阳伤寒证、太阳中风证、太阳温病证的。张仲景在《伤寒杂病论》中第6条说："太阳病，发热而渴，不恶寒者，名温病。"突出了一个辨证要点是口渴。这里的不恶寒，想想人感冒了，在一般情况下，怕冷不怕？一般情况下都是怕冷的。张仲景所说的"不"，不是"不"的意思，而是什么？

张仲景在《伤寒杂病论》中多次提到"不"是代表"轻微"的意思。这是我们认识问题，要知道辨证我们一定要重视抓什么？抓辨证的要点。既然人们习惯称为风热表证，辛凉解表药作用相对来说，作用弱一点，应该加上银花、连翘、竹叶。现在我们还发现一个问题，在用量方面，谁的量最大？是薄荷、牛蒡子，还是银花、连翘？想一个问题，银花、连翘是不是解表药？银花、连翘应该是清热解毒药，不是辛凉解表药。得出一个结论，既可以说里有热，清里热吧，也可以说辛凉解表药，辛凉的作用比较弱，用银花、连翘来协助清热。再想一个问题，这银花、连翘用的量偏大，谁说话算数，是薄荷、牛蒡子说话算数，还是银花、连翘说话算数呢？这样银花、连翘作用大，影响不影响薄荷、牛蒡子发汗？方中还有两味药，叫荆芥、淡豆豉。荆芥、淡豆豉与薄荷、牛蒡子都是辛，问过同学们，要想发汗，是辛温发汗还是辛凉发汗？应该是辛温。凉能不能把汗发出来？要想发汗，必须是辛温。这样就知道荆芥、淡豆豉起到什么作用。辛，协助薄荷、牛蒡子发汗吧？也可以这样说，在外是受凉了。不过这个人素体内部热又比较大，应该用什么发汗？应该用荆芥、淡豆豉发汗。但是人们在长期认识的时候，不说受凉了，而是说什么？而是说风热。我们认识荆芥、淡豆豉的时候，就不能说在散寒，而是说它有两个特点。一个特点是辛温协助薄荷、牛蒡子干什么？发。

第二个方面，银花、连翘、竹叶，这都是寒凉的，寒凉用的量是偏大的，量大虽然能清热，但是它也出现寒凝。凝，就是汗发不出来了。荆芥、淡豆豉是温性。是温性，能不能凝？温特点是什么？温是散，温是行。换一句话说，气得温则行，得寒则凝，这是配伍荆芥、淡豆豉起决定性的发汗作用。再一个方面，银翘散在服用的时候，是散剂还是汤剂？是以水煮散为汤剂。假如说，用银翘散，说不定都不会出汗。如果用水煮了，喝的是凉的还是温的？温热的。温热的汤有没有协助发汗？有。药物可以帮助发汗，用这个汤剂本身也协助发汗。荆芥、淡豆豉，主要两个作用，一个协助发汗，一个防止寒性药凝滞。我们在认识问题的时候，还要认识到一个本质的问题，风热表证其中一个辨证要点就是口渴。芦根有两大作用，一个作用是清热，一个作用是生津，可以治疗风热表证口渴。方中用的桔梗，这一味药相对而言，人感冒了咽喉疼痛，热证偏多还是寒证偏多？应该是热证偏多。桔梗有什么作用？清热利咽的作用。再想一个问题，薄荷、牛蒡子有没有利咽喉的作用？有。感冒了，有可能咳嗽吧？咳嗽，桔梗有没有宣利咽喉、宣利肺气的作用？如果是咽痛，止痛。如果是咳嗽，就是止咳。再想一个问题，感冒咳嗽这个症状相对来说是多一些还是少一些？不管多还是少，都会出现吧？寒证多还是热证多呢？都差不多。寒证，假如说治疗风寒表实证有没有治咳嗽的药呢？有。风寒表虚证呢？应该有。为何说应该有？桂枝汤，桂枝《神农本草经》在认识的时候，第一句话就说，桂主上气咳逆。姜治不治咳嗽？如果不治，说明这个姜是假的。方中用的甘草，是生的还是炙的？应该不是炙的，是生的。为何要用生的？甘草这一味药，生的和炙的作用不同，生则泻火，炙则温中。甘草，一方面起到清热的作用，另一方面甘草是甘的，有生津的作用。再一个，调和诸药，所谓调和诸药，就是这个药比较甜，在药里一煮，让人喝起来口感好一些。这是我们学习银翘散，方的组成、功用、药理、中医证、西医病及方证分析。

我们要有这样一个认识，辨别风热表证和风寒表证，在通常情况下，用两句话就行。一个人感冒了，第一句话先问口渴不渴。如果说口渴，不再问了，就是什么？风热表证，开银翘散。假如说病人说口不渴，（出汗不出）我没有说，同学们就说了，说明我们学的方已经学活了、会用了，达到这个目的就行，这是我们学习银翘散达到这样一个目的就行。银翘散这个方，一方面可以治疗风热表证，另外一个方面，可以治疗麻疹初起。后边有一个方，叫升麻葛根汤。银翘散、牛蒡子、薄荷都有透疹的作用，在临床实际中，建议同学们首先选用银翘散，如果学为了治病，为了提高疗效，希望同学们把两个方合在一起，既开银翘散又开升麻葛根汤。桑菊饮这个方，也是治疗风热表证的，治疗的病证比较轻。一个人感冒了，病证比较轻，吃中药的可能性大还是小？重了，想吃中药，有这种可能性吧？我们再想一个问题，今天有没有可能不吃银翘散，有个叫维C银翘片，这个方行不行？也是可以的。同学们说它是片剂，怎样能发出汗呢？因为给它加了西药发汗药。

第三节　扶正解表

败毒散（参苏饮、麻黄附子细辛汤）

【方歌】人参败毒羌独活，柴前苓芎桔梗壳，

　　　　薄荷少许生姜入，益气解表能散寒。

【组成】柴胡去苗　前胡去苗，洗　川芎　枳壳去瓤，麸炒　羌活去苗　独活去苗　茯苓去皮　桔梗　人参去芦　甘草各三十两（各900g）[汤剂可用原方1/100]

【用法】上为末，每服二钱（6g），入生姜、薄荷煎（现代用法：水煎服）。

【导读】学好用活败毒散的第一步是辨清败毒散由哪些方药组成。败毒散有6组用药，第1组是辛温解表药即羌活、独活，第2组是益气药即人参、茯苓、甘草，第3组是理气药即柴胡、枳壳，第4组是宣降祛痰药即前胡、桔梗，第5组是利湿药即茯苓，第6组是理血行气药即川芎。6组用药中治里药多于治表药，辛温解表药旨在疏散风寒，益气药旨在补益中气，理气药旨在疏理气机，宣降祛痰药旨在宣肺降肺，祛痰化痰，理血药旨在调理气血。从6组用药分析败毒散既可治表证又可治里证，辨治病变主要矛盾方面是以里证夹虚夹表为主。

我们上课，这一节我们学习败毒散。败毒散与我们前面学习的银翘散又有不同，我们是这样学习的，假如说只要是感冒，最基本的证型是几个？从我们中医这个角度，就是三个。用张仲景的话叫作太阳伤寒、太阳中风、太阳温病。用今天的话，就是风寒表实证、风寒表虚证、风热表证，就这三个证型。败毒散呢？它不属于基本证型，它和谁差不多呢？有一个非常重要的方叫小青龙汤。小青龙汤这个方，治疗的病证是外寒里饮证，换一句话说是表里兼证，表，太阳伤寒证；里，寒饮郁肺证。败毒散这个方治疗的病证不是单一的表证。

下面我们要熟悉一下方的组成，有羌活、独活、人参、柴胡、枳壳、前胡、

桔梗、茯苓、川芎、甘草。从用药来看，这个方的功用应该偏于散寒祛湿，益气解表。主要药理作用就是解热、抗病毒、抗菌、抗过敏、增强机体免疫力、解除支气管平滑肌痉挛。我们中医说是散寒、祛湿，从药理作用就是解热、抗病毒、抗过敏。我们中医的证，属于气虚风寒湿表证，换一句话就是表里兼证。表是什么？风寒湿；里是什么？气虚证。一提到风寒湿表证，我们要想一个方，就是在辛温解表剂里边的一个方，叫九味羌活汤。九味羌活汤治疗的病证也是表里兼证。表，是风寒湿；里，是里热证。我们在学习的时候，没有对九味羌活汤做重点的学习，为何没有重点学习？现在我们学习败毒散的时候，要认识到一个问题，九味羌活汤治疗的是表里兼证，在表风寒湿，和败毒散治疗的风寒湿病证表现是一样的。不同的是什么？九味羌活汤治疗的是里热证，里热证，热伤人的津液，是口渴。口苦大部分说是什么？有热了吧？口苦有热了，可能会出现口苦，也可能不出现口苦，但是口渴是必须要出现的。如果没有口渴，很有可能就不是热证。再回想一个问题，我们还学了一个方，叫银翘散。银翘散换一句话说，也可以是表里兼证，银翘散和九味羌活汤是怎样区别呢？银翘散所主的病证是以热为主导方面，也可以说是里热为主导方面，在表是有寒。有寒用什么？荆芥、淡豆豉散寒，但是人们不这样说。而九味羌活汤，治疗的病证是什么为主？以风寒为主，里热为次要方面。它仅仅用了什么药？黄芩、生地。这是它们的不同。

现在我们还要考虑到一个问题，麻黄汤祛不祛湿？同学们说祛。得出一个结论，凡是发汗的方都祛湿。败毒散治疗的表里兼证，在表是风寒表证，风寒我们一定要辨虚实。败毒散治疗的表证，在受凉了的绝大多数情况下，是出汗还是不出汗？不出汗。得出一个结论，败毒散治疗的表证，是风寒表实证。所谓表实证，就是让同学们抓住一个无汗，这是一个辨证的要点。湿，人们说是肢体酸楚沉重，项背僵硬。现在我们再想一个问题，麻黄汤、桂枝汤能不能治疗项背僵硬？也是可以的。为何这样说呢？张仲景在《伤寒杂病论》中太阳病篇第1条说："太阳之为病，脉浮，头项强痛而恶寒。"下面他说："太阳病，头痛、发热、汗出、恶风、脉缓者，名为中风。"下面又说："太阳病，或已发热，或未发热，必恶寒，体痛，呕逆，脉阴阳俱紧者，名为伤寒。"第4条、第5条，到第6条"太阳病，发热而渴，不恶寒者，名温病"。这就告诉人们，不管是太阳温病，还是太阳中风，还是太阳伤寒，都会出现头项强痛。不要把"头项强痛"局限在败毒散、九味羌活汤。这是我们辨表证分虚实的道理。

里证，想一个问题，气虚在里多不多？它是比较多的。我们学习败毒散治疗的里证，气虚之前我们给它加一个肺，即肺气虚证。表里兼证，在表是风寒湿表实证，在里是肺气虚弱。为何我们说是肺气虚弱，而没有说是心、脾胃？关键是什么？关键就是我们认识问题的时候，它有什么样的症状表现？咳嗽，病变部位在哪儿？咳嗽病变部位在肺，肺素体虚弱，相当于今天所说的什么病呢？假如说一个人是慢性支气管炎，有这种可能性吧？慢性支气管炎的人感冒了，受凉了，是什么证？表里兼证。不出汗，就是什么？风寒湿表实证。素体肺气虚弱，在外受凉了，这个凉有没有可能侵犯到肺？侵犯到肺，这个肺气虚证就偏于寒证了。偏于寒证，他的痰是稀的，颜色是白的，病变部位在肺。我们中医在认识问题的时候，还认识到一个什么问题？认为人的胸中有一个宗气。宗气，中医是这样认为的，宗气积于胸中，出于喉咙，以贯心脉而行呼吸者焉。这样我们就知道心气、肺气，合在一起就是一个宗气。为何说心气、肺气呢？积于胸中，出于喉咙，以贯心脉，行的是呼吸这个功能。呼吸是肺，心脉是心。假如说肺气虚弱，宗气是运行得快了还是不想活动了？想想，假如说今天我们力气充沛，就想活动。假如说早上没有吃饭，中午饭让别人吃了，下午让给其他人了，自己感到怎样？想动不想动？不想动就是气虚不得所行，积于胸中，留于胸中，会出现一个什么症状呢？胸膈满闷，也可以说胸膈痞闷，也可以说胸中闷塞。

现在我们再想一个问题，咳嗽、痰稀色白、胸闷，仅仅根据这三个症状，能不能辨清病人是肺气虚呢？不一定。比如说，肺实证也会出现咳嗽，也会出现痰稀。实邪阻滞胸中的气机，也可以出现胸闷。仅仅根据这三个症状，是辨不清虚实的，要想辨清虚实，摸脉象非常重要。有时摸脉象不重要，有时摸脉象重要。什么时候重要，什么时候不重要？我是这样认为的，在一般情况下，实证脉象不能说不重要，不是很重要的，虚证摸脉象是非常重要的。比如说，我在门诊上班，来了一个病人。我一问他，病人说了一句话，他说最近就是咳嗽。我问他咳嗽有多长时间了？他说咳嗽大概有十几年了，就是最近咳嗽明显了。在这种情况下，我一般不问他虚不虚，我就开始摸脉象了。只要他脉象虚，他不说虚我也把他辨为虚。如果他说虚，我摸摸脉象不虚，我也是把他向哪儿靠拢？实证靠拢。我认为摸脉象虚不虚，对于我们辨虚实最为重要。摸脉象主要是摸什么？虚不虚。一摸脉象，能摸着这个人是糖尿病，并且血糖10点多。正常是多少？5点多。一摸脉象，摸出来是10点多。又一摸一个人是乙肝大三阳，这种可能性我估计基本上都是零。我们主要辨什么？辨虚实。

想一个问题，病是不是单一的肺虚证？不是。是表里兼证，表里兼证脉象是浮的，浮是无力的，这样就抓住了辨证的要点。我们学习败毒散，治疗的病证是什么？表里兼证。表，风寒湿表实证；里，是肺气虚证。怎样知道病人是肺气虚？关键靠的是摸脉象。有时很重要，有时不是很重要，不能不摸。

下面我们学习方的配伍，就是方证分析。第一个方面，我们想病是表证，那表证，应该怎样治疗？应该解表吧？哪些药是解表药？羌活、独活，它们作用都是祛风除湿散寒。换一句话说，我们在学习中药的时候，羌活归在哪一类？归在辛温解表。独活呢？祛风湿。在学习的时候，我有这样一个印象，学羌活的时候，先说解表，后说祛风湿；学独活的时候，先说祛风湿，后说解表。说羌活偏于祛一身在上风寒湿，独活偏于祛一身在下风寒湿。这是一种理论上的区别。羌活走不走下，独活走不走上？在临床中很难区分开，仅仅是理论上的一种认识。现在我们想一个问题，麻黄有没有祛风除湿散寒作用？应该有。这是人们在认识的时候，相对而言，麻黄作用明显还是羌活作用明显？在发汗方面，应该是麻黄。解表药的时候，作用应该偏弱一点。再一个，川芎它是一个什么药？学中药的时候，它属于活血行气的药。人感冒了，会出现什么症状？身体疼痛，肢体酸困疼痛，用川芎就是活血行气。川芎这一味药，它还真是一味好药，古人是怎样总结呢？川芎上行于头，下达血海，内走脏腑，外注肢节，全身各部无处不到。它可以协助羌活、独活干什么？祛风、除湿、散寒，它也是辛的，还可以治疗症状疼痛。

我们要认识到羌活、独活、川芎这三味药主要治疗什么证？风寒湿表实证。病人有什么虚？有肺气虚，应该用人参补益肺气。我们在学习中药的时候，人参补哪里的气？我是这样认为的，人参补气是哪里需要哪里去，哪里虚它都可以补。这样同学们会问一个问题，学习中药的时候有个归经，我们认识归经的时候，就说这味药归某某经，仅仅说的是偏于走这一经，其他方面虽然没有说，照样可以用。举一个例子，我们在座的同学们，有没有有些同学毕业以后想从事呼吸疾病？有没有？想从事呼吸系统的疾病，就是从事呼吸专业。有没有同学想从事消化疾病？有没有有些同学想从事心血管疾病？假如说，毕业了，你的门诊前面挂了个牌子，你是心血管专家，但是有一个人，是你非常要好的朋友，他是消化系统的慢性胃炎，他谁都不找，非找你不行，你说开不开方？一开一吃，他果然好了。看什么专家呢？就是你归在哪一经？心血管专科。实际上，对其他方面效果也是非常好的。不要把归经就是指某一经的病证。人参，哪里需要哪里去。下面继续说气虚了，胸闷了，这说明气运行了没有？没有运行。

方中用的叫枳壳。一个果的壳，叫 qiao 还是 ke？我认为，凡是果物都应该是 ke，凡是地球应该叫地 qiao，qiao 和 ke 是不一样的，不过人们想读什么就读什么。我们在认识问题的时候，还要认识到柴胡、枳壳这两味药，柴胡我们可以说是理气药，枳壳我们也可以说它是理气药。现在要想一个问题，柴胡理气偏于什么？偏于升。枳壳呢？偏于降。柴胡、枳壳这两味药配合在一起，是不是一上一下？和人参配合在一起，起到什么作用？补气，使气既能升又能降，达到的目的是治疗什么？胸闷。我们在前面学习的时候，提到一个问题，说治疗病一方面要针对病变证机，再一个方面还要针对脏腑的生理特性。肺的生理特性是什么？宣发肃降，应该配伍前胡、桔梗。桔梗作用是偏于宣肺。前胡是偏于降肺。前胡、桔梗配合在一起，一宣一降，调理肺气，可以治疗什么？咳嗽。再想一个问题，病人有没有痰？桔梗和前胡在宣肺、降肺的时候，有没有祛痰的作用？说到这里呀，我忽然想到一个问题，人吃了药，用了祛痰的药，吐痰多是好事还是坏事？从理论上说，吐痰多是祛除病邪，是好事吧？作为一个病人，吃了药，吐痰多，他自己感觉病是轻了还是重了？他认为加重了。这个问题怎样解决？不让痰多，邪不能祛除，痰多了，病人又认为是加重了。这个问题怎样解决呢？加上一个茯苓。茯苓是什么？它是利水的，相当于人们说是疏通下水道。疏通下水道，假如说一个人痰多清稀，吃了药，让他吐痰多，他不太高兴。假如说，吃了药多去一次厕所，解了一次小便，他觉得怎样？他是不是这样想呢？怎么吃了药，多去了一次厕所？他想了没有？没有。他怎样想呢？他说吃了药，增强新陈代谢，把一些多余的东西给排出去，他觉得无所谓。

这样我们得出一个结论，在临床实际中，凡是治疗痰多，都应该用茯苓。茯苓利水，就是通调水道，使水从下去，不要停留在肺中变生为痰。甘草什么作用？其中一个作用就是补气。茯苓有没有补气呢？有。茯苓、甘草和人参配合在一起，就是补益肺气，治疗肺气虚弱。再一个方面，假如说羌活、独活发汗有点明显了，为何说有点明显了？病人本身有点虚，一发汗，有没有可能出汗多呢？那甘草它有缓急，就说羌活、独活，发汗就行了，不要出汗太多，如果出汗太多，甘草是甜的会生津液的。再一个，甘草用量小不小？实际上甘草、茯苓、人参用量是相等的。其中就是要干什么？就是要补气的。让人喝起来怎样？也好喝。这是我们学习败毒散方的配伍。

再一个方面，我们看一个方叫作参苏饮。参苏饮的组成，一看功用，益气解表，理气化痰。想一个问题，败毒散有益气的作用吧？解表吧？败毒散理气不理？化痰不化？化。从临床角度，参苏饮和败毒散治疗的病证是一模一样的，都是什么？在外风寒表实证；在里肺气虚证。为何都是肺气虚证？看看症状表现，参苏饮是不是咳嗽？也是病位在肺。从临床角度治疗表里兼证，败毒散治疗的效果比参苏饮好。但是从我们中医内科学，说不定我们下学期或者是再下学期就可能学习中医内科学。学习中医内科学的时候，它选的不是败毒散，选的是什么？参苏饮，这是人们在认识的时候有不同。我体会使用败毒散与参苏饮相比，我总是用败毒散。实际上我在临床中，我是不用败毒散的，我用过几次，我觉得比参苏饮效果好，刚才说我不用，一般我是不用的。我用什么方？我在临床中治疗这样的病，在通常情况下，为了效果显著我开的是两个方，一个就是麻黄汤，一个就是后边我们要学的人参、茯苓、甘草加上一个白术，叫作四君子汤。药味还少，疗效怎样？还显著。我们治病，开方有没有特殊性？有没有技巧？是有的。

我希望我们学习败毒散，一定要学，是一个方面的认识问题。在应用的时候，我也希望同学们怎样开方呢？开麻黄汤，开四君子汤，效果最为显著，治病应该这样考虑问题。再一个就是叫麻黄附子细辛汤，这个方治疗的病证也是表里兼证，在外是太阳伤寒证；在里是阳虚证。相对来说，这个方有局限性，要想效果好，应该与桂枝汤合在一起。也就是说麻黄附子细辛汤和桂枝汤合在一起，治疗外寒阳虚证效果好，我们从临床角度应该这样开方。

第二章 泻下剂

开始上课，这一节我们学习的内容又发生变化了，是第二章泻下剂。我们把解表剂学习完了，解表剂主要学了五个方：麻黄汤、桂枝汤、小青龙汤、银翘散、败毒散。这些方在临床中都是常用的方，疗效也是非常肯定的。我们学习泻下剂，泻下剂相当于我们在前面介绍的八法中的下法。适应证我们都学过了，不再重复了。

第一节 寒下

大承气汤（大陷胸汤）

【歌诀】大承气汤用大黄，枳实厚朴芒硝囊，

阳明热结及杂病，攻下热结力能当。

去硝名为小承气，调胃只有硝黄草。

【组成】大黄酒洗，四两（12g） 厚朴炙，去皮，半斤（24g） 枳实炙，五枚（5g） 芒硝三合（9g）

【用法】上四味，以水一斗，先煮二物，取五升，去滓，内大黄，更煮取二升，去滓。内芒硝，更上微火一两沸，分温再服。得下，余勿服。

【导读】学好用活大承气汤的第一步是辨清大承气汤由哪些基础方和药物组成。组成大承气汤有3个基础方和3组用药，基础方之一是小承气汤，之二是厚朴大黄汤，之三是厚朴三物汤；第1组是泻热药即大黄、芒硝，第2组是温中行气药即厚朴，第3组是清热行气药即枳实。3个基础方中

小承气汤是辨治阳明热结轻证的基本代表方，厚朴大黄汤（支饮，胸满者，厚朴大黄汤主之）是辨治肺支饮热证或阳明支饮热证的基本代表方，厚朴三物汤（痛而闭者，厚朴三物汤主之）是辨治热结气闭证的基本代表方。3个基础方和3组药构成大承气汤，既可辨治热结为主又可辨治气滞为主，辨治病变主要矛盾方面是以实热证或夹寒为主。

下面我们学习第一节寒下，一个方叫大承气汤，这个方是张仲景《伤寒杂病论》中一个非常重要的方。重要到什么程度？张仲景有多少个方？有260个方。猜一猜张仲景在《伤寒杂病论》中用哪一个方最多？张仲景在《伤寒杂病论》中用大承气汤次数最多，这说明大承气汤是临床中治疗诸多病的一个重要方。下面我们看一下，大承气汤方的组成有几味药？四味药：大黄、芒硝、枳实、厚朴。学这个方要重视几方面的内容：第一个方面是方的组成，第二个方面是方的用量比例关系，这直接关系到疗效。从今天来看，好多人都会用大承气汤，用了大承气汤不是太过就是不及，取得预期治疗效果总是不够理想。为什么？关键就是量的问题。量的比例关系，尤其是方中大黄、厚朴用量的比例关系。为何要强调这一点？大黄是什么性？厚朴是什么性？它们之间的用量关系是什么。方的组成和用量直接关系到疗效。想一个问题，四味药煎煮的方法有几种？四味药煎煮的方法有三种。先煎枳实、厚朴，大概煮多长时间？二十五分钟。然后加入大黄，大概煮十五分钟。猜一猜，芒硝煎煮多长时间？就是一两秒钟。这个药怎样煎煮？我们要告诉病人，药煎好了，要端下来的时候，往里边一放，估计端下来已经超过两秒钟了。当然有一个同学说，端下来还是滚的，放到里边也行。一句话，煎煮的时间一定要短！芒硝这一味药，煎煮的时间长影响疗效。现在好多大夫开芒硝的时候，干脆说不熬，冲服，这是影响疗效的。我们到临床中，应该告诉病人怎样煎煮。用大承气汤，一定要用的名副其实。

大承气汤的功用用四个字概括：峻下热结。主要药理作用有促进肠胃蠕动，调节血管通透性，增强机体免疫力，以及抗菌、抗炎等方面。不能把它局限在泻下，还有其他方面作用。大承气汤主治中医的证，阳明热结证，又加了一个重证。因为张仲景在设方的时候，它有阳明热结重证、阳明热结轻证、阳明热结缓证。有三个方：大承气汤、小承气汤、调胃承气汤。阳明热结重证，我们思考一个问题，大便不通，你们听到的一个人最长多长时间解一次大便？一天肯定不行。半个月？再继续说，一个月？再说，一个多月。我在门诊上班，遇到一个病人，我一问他，他说大便不通。我问他多长时间，他说四十五天。我问他解一次大便，还得计算一下多少天？他说他家每年要买一个挂历，他拿一个钢笔，四十五天打一个对号，四十五天打一个对号。他说到了第四十五天早上就开始做准备工作。这个病人有没有力气？他说头晕、头痛，他又说心慌，他还说咳嗽，不想吃饭，吃什么都不香，两胁疼胀，腹部胀不舒服，觉也不想睡，楼也不想下，电视也不想看。他的病大概有七八年了，找了西医，西医说肠蠕动迟缓症，找中医吃中药多少有点作用，用西药灌肠，总的来说达不到预期治疗目的。刚才我说这个病人像虚证还是实证？像虚证。我一摸他的脉象滑，不虚，在我的印象中不是虚证，一看舌质红，暗红，舌苔黄厚燥。不管其他大夫怎样辨证，我就把它辨为阳明热结重证。给他开了大承气汤，吃到第三天解大便了。让他又吃一星期，后来让他打成粉状巩固疗效。

说到这里想问同学们一个问题，大便正常能不能用大承气汤？我在门诊上班，来了一个女同志，六十多岁了。她说她每天下午大概一两点钟时，感到腹部有股气体，一两秒钟都不到，气体到了肛门，感到肛门下坠，她说往卫生间一蹲，好像有几公斤的东西向下拉，一站起来，觉得好受一点。大概八九点钟（晚上），她发现气体是兵分两路，一路气上冲，几秒钟腹部胀大如鼓，一敲是鼓音，撑胀非常难受；另一路继续往下坠，不能蹲到卫生间，她说一蹲好像是几十公斤的东西在往下拉，特别难受，一夜都不能睡觉，躺到床上，非憋死不行，只好坐在沙发上。我问她大便怎样？她说每天早上解大便，一解完大便啥事没有。在这种情况下，她吃了中药、西药，都没有取得预期治疗效果。她又告诉我，她自己摸索了一个治疗的方法，她说把手按到地上，臀部高一点，把气体放出来，这样一做觉得腹部会舒服点，经过拍打气体出来了，一切症状也就消失了。我一摸脉象不虚，舌苔黄厚燥，给她开大承气汤。她吃了一周，觉得病证基本上好得差不多了，大概吃有两三周，达到了预期治疗目的。我们刚才所举的例子，就是告诉同学们，大便通，但是她有什么？热结不通，腹部胀满，连气体都排不出去，也是不通，用大承气汤，取得了预期治疗效果。

在学习中医诊断学的时候，潮热在一般情况下，是实证多还是虚证多？虚证多。大承气汤治疗的热是什么？潮热。我在临床中做了一个小小的总结：潮热在晚上九点钟之前，实证偏多，在九点以后，虚证偏多。为何阳明病会出现潮热？阳明抗邪，靠的是气。阳明之气，中医怎样分呢？早上少阳，中午太阳，下午阳明。阳明之气，白天行于哪儿？行于肌表。到了下午，行于哪儿？行于阳明。阳明之气极力抗邪，正邪斗争，邪热不能透发于外，出现潮热。刚才我说到临床实际中，晚上九点钟之前，这个潮热大部分是实证；九点之后大部分是虚证。留一道思考题，刚才所说的九点之前是实证，九点之后是虚证，假如说九点之前是虚证，在治疗的时候有一种什么样的特殊治疗思路？在九点以后潮热是实证，在确立治疗方药的时候，有一个什么特殊的治疗方法？再说一遍，九点之前潮热是虚证，九点之后潮热是实证，在确立治疗方药的时候，要重视一个什么问题？结合我刚才所说的一句话，得出一个什么结论？如果是九点之前是虚证，我们在治虚的时候一定要泻实，九点之后是实证，在泻实的时候，一定要怎样？补虚。阳明热结重证，热结，热重不重？重，逼迫津液，它会出现手足濈然汗出。在门诊上班，有一个男同志，手汗多到什么程度？就是用手一甩，汗滴能掉到桌子上，摸一下脉象，看一下舌质、舌苔，就可以开什么方？大承气汤。这是我们学习大承气汤治疗的阳明热结重证，可以治疗大便不通，可以治疗大便通，腹大满不通，还可以治疗潮热，手足濈然汗出。

第二个方面治疗的是阳明热结旁流重证，怎样叫作阳明热结旁流重证？指的是邪热太盛，邪热与肠中的糟粕相结，邪热太盛，阻塞不通，邪热逼迫肠中的津液从旁而下。这是什么病？相当于今天所说的三个病：肠梗阻、肠套叠、肠扭转，这是西医的急腹症。急腹症，西医对这样的病就是要马上做手术的，当然，西医做手术见效是非常快的。

下面我举个例子，在门诊上班，来了一个女同志，她说她是完全性肠梗阻。她说总是想解大便，解大便仅仅解了一点水。张仲景说"自利清水，色纯青"就是泻下的是一点清水。她又说了，做过两次手术，一做通，大概半年左右病又复发了。这一次，西医不再做手术了，中医治疗配合西药灌肠，仅仅缓解一下症状表现，非常痛苦。我给她开大承气汤，最后取得了预期治疗效果。阳明热结旁流，为何要加一个"重"字？小承气汤可以治疗阳明热结旁流，调胃承气汤也可以治疗阳明热结旁流。我们在认识的时候，要知道大承气汤治疗的是重证。假如说同学们提了这样一个问题，见到一个阳明热结不是重证，我们不想用小承气汤，也不想用调胃承气汤，我们用大承气汤调整一下用量行不行？我想也是可以的。当然理论上说，从张仲景这个角度，调整大承气汤的用量不如用小承气汤、调胃承气汤。事实上在临床中应用的时候，作用怎样？差不了多少。这是我们在学的过程中，补充说明的一个问题。

在考试大承气汤的时候，有时这样考试：下列方剂通因通用的方是什么？大承气汤是通因通用。要严格地说，它通不通？说是通，实际上它是不通的。通的是什么？一点稀水。不通的仍然是不解大便，这是我们学习大承气汤治疗的第二个方面，阳明热结旁流重证。

第三个方面是阳明热结痉证。张仲景在《伤寒杂病论》中说："痉为病，胸满，口噤，卧不着席，脚挛急，必龂（xie）齿，可与大承气汤。"我们先对一个字做一个解释，"必"是一个什么字？一般情况下不学，是吧？它读什么音呢？因为我发音，同学们都知道，十个字九个字不准确，一个准确的还是蒙对了。我说话，同学们能不能听懂呢？能。非常高兴。所以同学们对于我说话，基本上适应了。什么意思？"必"，其中一个意思就是牙关紧，相当于咬牙切齿。牙关紧，如果是热结用大承气汤。再一个相当于什么呢？相当于今天所说的磨牙，我在我写的一个书《＜伤寒杂病论＞大辞典》中，在做解释的时候，做了两个方面的解释。

我在门诊上班，遇到一个女孩，今年八岁了。她母亲说，磨牙磨了五年了，整天说牙困，多方治疗没有取得预期治疗效果。我们给她开方，她不磨牙了。吃了多长时间？吃了三周不磨牙了。她母亲总是怕她再磨，现在我估计两个月过去了，她还是要来找我，她说不是天天吃，吃两三天停一天。我们再举个例子，在门诊上班遇到一个女同志。这个女同志她说在家做饭的时候，经常出现一种情况，正在炒菜，肘关节抽筋了，一抽筋不能炒菜。换一只手，说不定这个手也会抽筋。她说不做饭发作的比较少。还有一种情况，在路上骑自行车，有时骑着骑着抽筋了，在很多情况下，就不敢骑自行车，她说三四天、四五天解一次大便，没有任何痛苦，也不干。我们也可以把它辨为什么？大便不通。虽然没有困难，但是不通。再一个特点，为何辨为热呢？一炒菜，一热，抽筋

81

了。骑自行车，肘关节一活动，一热，抽筋了。我们治疗一些特殊的病，要根据我们所学的知识，就是辨证。我给她开大承气汤，达到了预期治疗目的。

第四个方面，阳明热结厥证，阳明热结厥证包括两个含义，一个热结太盛，阻遏阳气不能外达，出现手足冰凉，就是手足厥逆。虽然手足厥逆，但是面色是什么？是红的。舌是什么？是红的。仅仅就是手足厥逆。在通常情况下，考试的时候会这样出题，寒因寒用的方剂是什么？就是大承气汤。实际上是不是寒因？不是的。是热因出现了什么？寒的症状。这个寒不是寒引起来的，而是什么？热阻遏阳气，阳气不能外达引起的。这是第一个"厥"。第二个"厥"指的是神志昏厥，我们在前面说肠梗阻有没有可能痛得人休克了？这就是神志昏厥。

第五个方面，阳明热结发狂证，发狂相当于什么病？相当于今天所说的精神狂躁症。西医通常情况下说是精神分裂症。现在我要问同学们一个问题，实事求是说中药治疗精神分裂症见效快，还是西药见效快？应该是西药。现在还要问同学们一个问题，病人吃了镇静药在绝大多数情况下，大便干结还是大便溏泄？服用镇静药大部分出现大便干结。病人一吃药，镇静了，药力一过，病很容易复发。大便越干结，里热越大，大便排泄不出来。而我们中医用大承气汤，大便怎样？我举个例子，去年上半年，来了一个人，当时我正在给另一个人看病。他到这个地方，手往人家耳朵这个地方一放，他把人家的耳朵一提，他说你怎么坐到我前面了，起来。那个人一看，他气势汹汹，站起来没有说话，让给他这个地方。他往这个地方一坐，他说你知道我是干什么的吧？我是当总经理的。他母亲说，他是精神分裂症。我治疗精神病，可以说只要他是在发作期，通常情况下给他开大承气汤，原方的量乘以3，有时乘以5。这是我们中医治疗精神分裂症优于西医的一个重要方面。第二次来找我的时候，就能见到显著疗效。在临床中治疗精神病，一般情况下分三步走，第一步用大承气汤，这是我们中医治病的一个优势。根据张仲景的论述，还可以治疗什么？阳明热极证。也就是说热邪太盛，用清热的方法已经达不到预期治疗目的，怎么办？有一句话叫作釜底抽薪，要想把这个火消下去，应该用什么？大承气汤。凡是在临床中遇到高热性疾病，用清热的方法达不到预期治疗目的，不管他是大便通还是不通，都要用泻下的方法。就是同学们所说的釜底抽薪，治疗热极证，张仲景怎样说呢？"阳明病，发热，汗多者，急下之，宜大承气汤。"就是告诉我们，发热，热会不会出汗？大汗淋漓。有没有进一步伤人的阴津？为了避免病情进一步发展，必须怎样？用大承气汤。再一个方面，产后宿食瘀血证，张仲景在《伤寒杂病论》中对于产后说了这样一句话"产后三大病，病痉、郁冒、大便难"。他说的"产后大便难"，大部分是实证还是虚证？大部分是虚证。产后一般的大夫开不开大承气汤？是不开的，总是觉得虚。但是张仲景在论述的时候，就明确提出来，对于产后不大便要用大承气汤。我们在临床中怎样知道产后虚不虚，摸脉象很重要。如果病人大便干结，一摸脉象虚，即便是热结，也要在补的同时用大承气汤。如果这个人是实证，就是用大承气汤来治疗的。

我再举个例子，我们中医学院有一个老师他爱人是产后不大便。说到这里，还想问同学们一个问题，产后指的是多长时间？一年以后还叫不叫产后？不叫，叫什么？叫杂病。一般情况下，生产后的 45 天以内叫产后。不过张仲景还有一个什么名词呢？新产。新产指的是什么？15 天以内叫新产。45 天以内叫产后。过了 45 天，一般不再说产后。他说产后一个月了，两三天大便一次，非常痛苦。我说应该用大承气汤。他说敢不敢用？我说敢用，最后达到了预期治疗目的。张仲景所说的产后三大病，我估计张仲景说的大便难，人们总是想怎样？总是想补。事实上，该补就补，不该补就不补。再一个方面，吃得太多了，在一般情况下，人们是想把它吐出来，还是想把它拉下去？张仲景主张吃得多了，既可以用吐，也可以用泻下的方法。到目前为止，同学们已经发现学习大承气汤治疗的病证非常多，治疗的病证并不局限在某一个方面，它可以治疗好多病。

下面我们学习方证的配伍。大黄是干什么的？大黄是攻下热结，大黄是善于硬攻还是善于软攻？硬攻。那芒硝呢？软坚散结。大黄这一味药，要认识到是硬攻，芒硝是软坚。大黄和芒硝配合在一起，它正好是一个什么？叫作硬软兼施，这就是说大黄和芒硝配合在一起，一硬一软，达到了泄热软坚硬攻的效果。枳实什么作用？行气导滞。想一个问题，在实际中，大便不通，这里会出现一个什么情况？会不会出现气的不通呢？会。枳实与大黄、芒硝的配伍关系，攻下邪热内结，必须使气机畅通，病的主要矛盾方面，热结引起的气机不通。气机不通，完全用寒性药攻下能不能达到预期治疗目的？不一定。一定要重视气机畅通有利于什么？邪热的消退。枳实，我们学中药的时候，它是什么性？是寒性还是温性？我们学习中药学的时候，说枳实是温性，《神农本草经》认为枳实是寒性。有这样一句话，"橘生淮南则为橘，生淮北则为枳"。是不是这样呢？橘生于淮南，枳生于淮北。我们怎样认识问题呢？就是说淮南偏于热，淮北偏于凉。我们老家说，吃橘子上火，吃枳败火。我们老家的土语说是败火，就是说枳是偏于寒的，寒是去火的，橘是偏于温的，温是散寒的。我的主张枳实应该是偏于什么？按照《神农本草经》的认识偏于寒。当然我们中药学上，说它是温。根据是什么？我也不清楚。厚朴是什么性？是温性。枳实既能协助大黄、芒硝清热，又能行气。厚朴，我们说大黄与厚朴用量的比例关系，谁的量应该大？厚朴的量应该大。相对而言，厚朴的作用明显还是大黄的作用明显？大黄的作用明显。在这种情况下，为何厚朴用量偏大？一方面我们再想一个问题，枳实理气，厚朴理气，气得温则行，得寒则凝。厚朴在某种程度上，用它的温性就是告诉大黄、芒硝、枳实，清热理气，不要出现寒凝，厚朴要制约它的弊端，这是我们学习大承气汤方的配伍应该重点关注的地方。从临床实际来看，我们用这个方，有没有必要根据病人的病情，适当地加减变化用药呢？是完全有必要的。比如说，有气虚了，加点什么？热伤不伤气？它会出现什么症状？热会不会出现伤津？它都会的。

下面我们看一个方，叫大陷胸汤，这个方的组成有大黄、芒硝、甘遂。功用泻热逐水破结。治疗的病证是结胸。结胸病变的部位应该在哪儿？张仲景在论述结胸的时候，病变部位有三大方面，第一个大的方面，在胸。第二个大方面在哪儿？在胃。张仲景《伤寒杂病论》中第135条中说："伤寒六七日，结胸热实，心下痛，按之石硬者，脉沉紧、大陷胸汤主之。"病变部位在哪儿？心下痛，按之像石头一样硬。第三种情况在哪儿？在腹。张仲景在《伤寒杂病论》第137条中说："从心下至少腹，硬满而痛不可近者，大陷胸汤主之。"在学习张仲景《伤寒杂病论》的时候，张仲景所说的结胸，病变的部位不局限在胸。相当于今天所说的结核性胸膜炎、结核性腹膜炎，以及机械性腹膜炎。张仲景为何没有说结腹、结胃而说是结胸呢？主要就是告诉我们，病变部位在胸、在胃、在腹部，唯一就是病变部位在胸的时候疼痛最明显。也就是说胃会出现疼痛，腹部也会出现疼痛，相比之下，在胸部疼痛是最明显。我再举个例子，在门诊上班，来了一个男同志，有六十多岁，什么病？结核性胸膜炎。他说疼痛非常剧烈，宁可失去生命，也不想再痛苦下去，吃西药吃中药，就是控制不了疼痛。我当时给他开大黄、芒硝、甘遂，加了一味甘草。吃一星期，这个人说不痛了。后来把药打成粉状吃，继续服用，最后达到了预期治疗目的。我们学习大陷胸汤抗结核效果是非常显著的，应该加一味药，加甘草。

第二节 温下

大黄附子汤（温脾汤）

【歌诀】大黄附子汤细辛，阳虚寒结便不通，
　　　　手足不温或发热，寒热合用在温通。

【组成】大黄三两（9g）　附子炮，三枚（15g）　细辛二两（6g）

【用法】上三味，以水五升，煮取二升。分温三服。若强人煮取二升半，分温三服。服后如人行四五里，进一服。

【导读】学好用活大黄附子汤的第一步是辨清大黄附子汤由哪些药物组成。组成大黄附子汤的有3组药物，第1组是寒泻药即大黄，第2组是温通消癥药即附子，第3组是温通止痛药即细辛。3组药中大黄是辨治热结证的基本用药，附子是辨治阴寒及瘀血的基本用药，细辛是辨治阴寒夹痛的基本用药。从3组用药分析，大黄附子汤，既可辨治寒结为主又可辨治寒瘀夹热为主。

开始上课，今天学习大黄附子汤，上一次我们学习的是什么方？主要学了大承气汤，这个方治疗的病证是什么？功用是什么？大黄附子汤也是张仲景在《伤寒杂病论》中的一个著名方。我们学习一个方，首先要知道方的组成。大黄附子汤方的组成有大黄、附子、细辛。这个方的用量至关重要，大黄与方中其他药物用量的比例关系是大黄9g，附子是3枚，一枚是5g，即15g，细辛6g。这个方在煎煮方面，与一般的方煎煮的方法不同。

下面我给同学们介绍一个病例，与服药的方法有着直接的关系。我在门诊

上班的时候，遇到一个男同志，有七十多岁。他说他是习惯性便秘，最起码有二十年了，在这二十年中，经常吃药。我根据他的病证，给他开大黄附子汤。我告诉他第一次吃完药，大概三十分钟左右吃第二次的药。按照我说的，吃了一星期，他自己感觉良好。这个人七十多岁，病多长时间了？吃一星期行不行？一个月行不行？这个人大概吃了两个多月，达到了预期治疗目的。我们只有按照张仲景这个思路，才能帮助病人。我们在临床中能做到辨证准确，用方准确，煎煮准确，但是服药方法不太恰当，也会直接影响治疗效果。这是我们学习大黄附子汤在用的一种特殊方法。大黄附子汤功用就是温里散寒，通便止痛。根据功用，我们基本上就知道这个方，它有什么样的药理作用。它的药理作用主要有增进肠胃蠕动，它不仅仅对肠胃有作用，对心脑也有作用，并且还有抗菌、抗炎等作用。

我们学习大黄附子汤，它主治中医的证是寒结证。一开始我们就说，上一次我们学了一个什么方？大承气汤。从某一个角度认识大承气汤，它主治的是热结证，大黄附子汤是寒结证。大承气汤可以治疗热结旁流，大黄附子汤可以治疗什么？寒结旁流。在一般情况下，都是说热结旁流。想想寒结有没有旁流？有。为何这样说呢？冬天结冰，上边结的是冰，下边流的水是旁流，这叫作寒结旁流。我们学习大承气汤可以治疗热结发狂证，有没有寒结发狂呢？寒结也会出现发狂的。要认识到精神狂躁症，从我们中医认识既有热证，也有寒证。比如说，热烦躁，寒会不会烦躁？会吧！张仲景在《伤寒杂病论》第69条说："发汗，若下之，病仍不解，烦躁者，茯苓四逆汤主之。"里边用的就是生附子、干姜、人参、茯苓、甘草。是不是温热的药？附子还是什么？生的，作用应该是峻猛的。我们举的例子在通常情况下，烦躁是热证，发狂是热证；在特定的情况下，烦躁也有寒证，发狂也有寒证，不能把问题局限在一个方面。热结有痉证，寒结会不会痉？寒能不能冻得筋脉抽搐？会吧。热结会出现饮食停滞，寒结会不会出现饮食停滞呢？得出一个结论，大承气汤能治疗的症状表现，大黄附子汤也是可以治的。有没有本质的区别？有。寒结和热结，其中一个辨证要点就是一个口渴，一个口不渴。再一个，热证舌质应该是红的，舌苔应该是黄的。假如说舌苔是白的，舌质是淡的，口是不渴的，这辨为寒结。其他症状都是相同的，不大便，腹痛。

说到这里，还想问同学们一个问题，寒结会不会发热？会不会潮热？中医在认识发热的时候，并不是说热证发热，而是指的是正与邪的斗争。热邪与正气相斗争发热，寒邪与正气相斗争也发热。为何问同学们寒结会不会潮热？想一个问题，阳明所主的时间是下午吧？到了下午，虽然受的是寒邪，但人的正气在恢复，尤其是阳明所主之气，正邪斗争比较明显，它就出现了什么？发热，也可以说是潮热。阳明发热，在很多情况下，时间在下午。因为我们在临床中实际辨证的时候，有时会从时间上辨证。比如说有的人经常低热，我们要问他，上午发热？中午发热？下午发热？如果是在下午，常常考虑到病在阳明。假如说来了一个病人，他说便秘。我们从大的方面，能不能把他辨清是寒结、热结呢？没有问题吧，他一说便秘，我们先摸他脉象虚不虚，再看一下舌质、舌苔，然后问一下想不想喝水。辨证就这样简单，不要把它搞得复杂化。摸脉象重要不重要？可以告诉同学们寒结、热结，摸脉象不太重要。为何这样说？想一个问题，热结，脉应当是快还是慢？应该是快吧？张仲景说："脉数者，此为寒，当下之。"快，是什么？是寒！迟，应该是寒吧？张仲景在《伤寒杂病论》第208条中说："阳明病，脉迟。"最后说："大承气汤主之。"脉象数，脉象迟，不是辨寒证、热证的唯一标准，它具有多向性。

再一个方面，脉象弦，弦脉是寒还是热？弦脉和哪个脉象比较相似？紧，紧是寒还是热呢？是寒。张仲景怎样说呢？脉弦用什么方呢？大承气汤。这说明寒结、热结摸脉象重要不重要？我们所说的实证，摸脉象不太重要。当然热或者寒又有虚，摸脉象重要不重要？这个就重要了。

我们回想一下，学习大承气汤，虚不虚？还不虚。大黄附子汤，虚不虚？即便是虚，也不是占主导方面。大黄补不补？细辛补不补？目前还没有。附子补不补？附子还真是有点补。我们为何知道附子有点补？我们说一个药补不补，不是从功用上得出的结论，而是从它的本能上判断出来的。

举一个例子，在门诊上班，遇到一个女同志。她是输卵管粘连不通（不孕症），她说她是阴虚。我说你怎么知道你是阴虚？她说大夫都说她是阴虚。我说你阴虚主要是哪儿不舒服呢？她说下午低烧。我一看她舌质淡、舌苔白腻。我问她想不想喝水。根据她的病证表现，我给她开大黄附子汤，吃了有两个多月，达到预期治疗目的（怀孕了）。我记得（两年后）还是在这个楼的这个房间，也是这个地方，课间她又来找我，请我吃喜糖。下课的时候我问同学们，想不想吃喜糖呢？让同学们也分享一份喜糖的快乐。这说明我们学用大黄附子汤，在治疗的时候，不要把它局限在大便不通，只要符合寒结就行。

下面我们学习方证之间的关系，方中用的大黄、附子、细辛。先留一道思考题。大黄附子汤治疗的病证是寒结，张仲景为何没有说附子大黄汤？为何要说大黄附子汤？突出大黄的目的是什么？泻下为何没有用巴豆？巴豆是不是泻下药？病是寒证热证？是寒证。寒证，巴豆是温性，为何想到大黄了？作为思考题，张仲景为何没有说是附子大黄汤，而说是大黄附子汤？

现在要认识到大黄和附子用量的比例关系是多少？3：5，谁应该起到决定性的治疗作用？是大黄还是附子？应该是附子吧。附子温壮阳气，祛散阴寒，起到针对病变证机而用药的作用。思考一个问题，受凉了，在一般情况下，是大便干结还是腹泻？应该是腹泻。现在受凉了，不是腹泻而是便秘，说明这个寒是轻还是重？应该是重的。寒太重了，附子应该用量大吧？寒结大便干结，附子用量小达不到治疗目的，量大，思考一个问题，附子性热伤不伤津液，能不能达到预期治疗目的？不一定。它是燥化伤津，由这个极端到了另外一个极端，所以用大黄有两大作用，一个大的作用泻下，另一个大的作用制约附子的温燥之性。我们刚才说了，假如说用了巴豆，巴豆肯定能协助附子散寒，但是它能不能制约附子的温燥之性？不仅不能，反而加重。

再考虑一个问题，张仲景用的大黄相对来说，量偏小还是偏大？我们正常人用10g大黄，有没有可能喝了之后，出现大便溏泄？有这种可能吧！再加上病人本身就是寒，吃完药有没有可能出现由大便干结变成腹泻呢？说不定有。现在附子能不能制约大黄的弊端？附子量大吧？在这种情况下，细辛要起到两个作用，一个作用协助附子散寒，同时还要考虑到一个作用，它可制约大黄的寒凉之性。现在，虽然用的大黄量比较大，但它不仅受到附子的制约，还受到细辛的制约。我们学习大黄附子汤，还要认识到这样一个问题，大黄附子汤是治疗寒结的。寒时间久了，有没有可能出现化热这种现象呢？有。临床中遇到这样一个病人，他是肠梗阻。我们在前面学习大承气汤的时候可以治疗肠梗阻，肠梗阻什么特点？手足不温，全身怕冷，口淡不渴，就是舌质有点红、苔有点黄。现在我们想一想，病人有点夹热，大黄有没有可能就发挥泻热的作用呢？

有。如果这个人没有热，大黄就是通下，受到附子、细辛的制约而不寒凝。如果这个人正好有点热，它正好发挥什么作用？泻热的作用。换一句话说，药物因病证表现而发挥治疗作用。这是我们学习大黄附子汤要认识到的方中用药与病证之间的关系。

我们还要思考一个问题，大黄附子汤是张仲景治疗寒结的一个重要方。根据大承气汤的组成悟出一个道理，大黄附子汤应该还用哪方面的药效果会更好一些？凡是结，都有气的不通，气的不通又加剧热结或者是寒结。我们在临床实际中要想提高疗效一定要加理气的药，不加理气药，很难达到预期治疗目的。

后人根据张仲景大黄附子汤，治病又有了一个方，叫温脾汤。温脾汤用的药有大黄、附子、干姜、人参、甘草。相对而言，寒证在多数情况下，有没有可能出现气虚呢？病人大都是比较虚的，应该适当地补。不过我们还要发现一个问题，温脾汤也是缺乏哪方面的药？理气药。我是这样想的，张仲景用大黄附子汤治病的时候，他是会用理气药的，在告诉别人的时候，由于墨水不多了，没有写上。张仲景之后，有一个人也是非常有名的，叫孙思邈，治病水平也是相当高的，他在设温脾汤的时候，用附子、干姜、人参、甘草、大黄的时候，也很有可能用什么？用理气药。治病一要针对病变的证机，第二个方面要针对脏腑的生理特性，尤其是阳明的特性是什么？以通为顺，以降为常，生理的特性就是通降，通降靠的是什么？靠的是气机的畅通。如果忽视了气机的畅通，直接影响疗效，这是我们学习大黄附子汤要注意的问题。

第三节　润下

麻子仁丸

【歌诀】麻子仁丸治脾约，麻仁杏仁芍药宜，
　　　　枳朴大黄齐加入，便秘溲数皆能医。

【组成】麻仁二升（48g）芍药半斤（24g）枳实炙，半斤（24g）大黄去皮，一斤（48g）厚朴炙，去皮，一尺（30g）杏仁去皮尖，熬，别作脂，一升（24g）

【用法】上六味，蜜和丸，如梧桐子大。饮服十丸，日三服，渐加，以知为度。

【导读】学好用活麻子仁丸的第一步是辨清麻子仁丸由哪些基础方和药物组成。组成麻子仁丸有4个基础方和5组用药，基础方之一是枳实芍药散，之二是小承气汤，之三是厚朴大黄汤，之四是厚朴三物汤；第1组是泻热药即大黄，第2组是滋阴运脾药即麻仁，第3组是降肺泄肺药即杏仁，第4组是行气药即厚朴、枳实，第5组是补血泻肝药即芍药。4个基础方中枳实芍药散是辨治气血郁滞的重要基础方，小承气汤是辨治阳明热结轻证的基本代表方，厚朴大黄汤（支饮，胸满者，厚朴大黄汤主之）是辨治肺支饮热证或阳明支饮热证的基本代表方，厚朴三物汤（痛而闭者，厚朴三物汤主之）是辨治热结气闭证的基本代表方。从4个基础方和5组用药分析麻子仁丸既可辨治郁热内结又可辨治气血郁滞，辨治病变主要矛盾是以实证为主或夹阴血不足为主。

上一堂我们学习大黄附子汤，这一堂我们学习麻子仁丸。麻子仁丸也是张仲景《伤寒杂病论》中一个重要的名副其实的好方。这个方是丸剂，从今天来看，用的是丸剂还是汤剂呢？相对而言，用丸剂没有用汤剂见效快。我希望同学们到临床中，多开汤剂，提高疗效，时刻想着为人民服务，解除病人的痛苦。

麻子仁丸方的组成有麻仁、大黄、杏仁、枳实、芍药、厚朴。这个方用量是偏大，这个偏大有它的理由，理由是什么？因为它是丸剂，能做成好多丸。如果我们开汤剂，用这个方，在通常情况下用四分之一量。麻仁四分之一，就是多少？大黄四分之一，用量是至关重要的，忽视用量相当于忽视了疗效。用法如果是丸剂，这就比较简单了。麻子仁丸功用是运脾泻热，理气通便。同学们发现一个问题，麻子仁丸治疗的病变部位和大承气汤、大黄附子汤有点不太一样。麻子仁丸功用突出了病变的部位在脾，药理作用是增强肠胃蠕动、保护胃黏膜、改善微循环、抗菌、增强机体免疫能力。

我们学习麻子仁丸，病变的部位在哪儿？是脾。证型就是脾约证。脾约证的主要症状表现是大便硬，小便数。思考一个问题，大便硬，小便数是不是阴虚？不是。为何不是？阴虚小便应该少。脾约证为何会出现大便硬，小便数呢？我们思考一个问题，中医在认识脾的时候，脾在运化水津方面主要有几条路？其中主要的一个道路，中医认为"饮入于胃，游溢精气，上输于脾，脾气散精，上归于肺，通调水道，下输膀胱"，排出体外，这就完成了由进到出。喝水喝到胃里了，胃是消化道，应该是喝水多腹泻。刚才我说为何没有出现腹泻呢？关键是脾的运化，使水走入了水道。

第二条路线是什么？脾在运化水津方面的第二个路线，相当于人们所说的脾与胃以膜相连，脾为胃家行其津液。胃家，想一个问题，家在一般情况下最少应该是几个人？最少，我是不赞同一个人，两个人我也不赞同。同学们说，应该赞同最少三个人。胃家，最少应该有几个成员？应该有三个。怎样说呢？脾为胃家行津液。胃家，大肠小肠皆属于胃，脾为胃家行津液，进入肠道。现在是热侵犯到了脾，脾为胃家行津液的功能被热约束，脾不能为胃家行津液，津液不能走于胃家，就偏走于水道，形成了什么？这边涝那边旱，叫作旱涝不均匀。实际上缺水不缺呢？并不缺水。这就叫作什么呢？这就叫作脾约证。

我想到了在门诊上班的时候，来一个女同志，大概就是二十七八岁。问病人哪儿不舒服，她说是妇科病多囊卵巢，手心发热、心烦、急躁、口干、舌燥。她说西医总是让她吃妈富隆。一吃这个药，月经会来的。吃中药呢，她总是觉得没有吃西药作用明显。从思想上，既对中医失去信心，又对中医抱着希望，在困惑之中还是想吃中药。她说连续吃了三年的中药了，没有达到治疗目的。活血的药，补血的药，滋阴的药，凉血的药，她说都吃了，检查还是多囊卵巢，该不怀孕还是没有怀孕。一摸脉象发现她的脉象有点浮，有点涩。在这种情况下，我忽然想到一个问题，问她几天解一次大便？她说在通常情况下三四天，大便时有点困难。同时她又说，她一天解小便的次数多，根据她说的，张仲景在《伤寒杂病论》第247条说："趺阳脉浮而涩，浮则胃气强，涩则小便数，浮数相搏，大便则硬，其脾为约，麻子仁丸主之。"当时给她开方，麻仁、杏仁、白芍、大黄、枳实、厚朴。脉象浮而涩，当然这个涩也可能是热伤了脾的运化功能，也可能是有瘀血。我当时给她加了4味药，一味水蛭，一味虻虫，一味当归，一味甘草。大概吃有四个月左右，达到了预期治疗目的。两年过去了，她告诉（我）儿子已过周岁。这是我们学习麻子仁丸治疗脾约证的一个案例。

上半年，遇到一个病人是湿疹，他说吃西药见效快，吃中药呢，效果总是没有西医效果明显。同时他又体会到，吃西药如激素，扑尔敏，副作用有点偏大。在这种情况下，根据他的病证表现，我一问他，他说几天解一次大便，小便多，我忽然间又想到麻子仁丸。在临床中，比如说有些糖尿病，有些冠心病，就出现大便硬，小便数，我们都可以开麻子仁丸，都有相当好的治疗作用。

下面我们学习方证之间的关系。方中用的麻仁，主要就是运脾，运脾使脾能够运化水津，润肠通便；杏仁所起到的作用，主要是泻肺，杏仁通过泻肺，使水不偏走于肺而走于大肠，起到润肠通便的作用。这使我们认识到一个问题，杏仁是泻肺的。芍药是补药还是泻药呢？我们在学习中药的时候，白芍主要归在补还是归在泻呢？芍药泻不泻？补的作用大，还是泻的作用大，还是差不多？在《神农本草经》中认识芍药的时候，与补是没有任何关系的。这说明芍药是什么药？是泻的。张仲景在《伤寒杂病论》中用芍药出现了补，芍药的作用是两个大的方面，一个是补，一个是泻。泻，其中泻肝。为何要泻肝呢？思考一个问题，脾的功能是干什么的？是生化气血的，运化水津的，相当于什么？相当于工人创造财富。肝相当于什么？相当于资本家。脾在正常的情况下，肝为何要疏达脾气？肝的生理特性是什么？藏血。脾的生理特性是什么？生血。肝要喝脾的血，也就是说，资本家喝工人的血，芍药要批评谁呢？要批评肝。说肝呀肝，你思想觉悟应该提高，好好学习，思想觉悟提高，应该给脾发点工资，让脾好好治病。肝怎样说呢？你思想觉悟高，你给脾发工资。芍药还要批评它，说肝呀肝你这个人就知道喝血，知道我是干什么的吧？我叫你喝血行不行？肝一听说让喝血，觉得有利可图。这叫作什么？人们说芍药是泻肝柔肝，怎样叫柔？批评之中要表扬，表扬之中要批评。通过泻肝柔肝达到肝能疏达脾气，脾气能够运化水津的作用。方中大黄泻热，因为病变的本质是什么？是热引起来的，应该泻热。大便通不通？大便不通，应该不应该用行气的药？枳实寒性，协助大黄清热，厚朴温性，气得温则行，防止寒凉凝滞。这是我们学习麻子仁丸方中的用药与病证之间的关系。

我们在认识脾约证的时候，要认识到一个重要的方面，治疗的病证有一个特点，告诉人们治病还要考虑到脏腑之间的关系。脾约证涉及的脏腑是不是一个方面？它不是一个方面，为何这样说呢？它的病证表现既有水走于肺之水道，又有肠道的干燥。我们前面学习大承气汤，相对来说，病变的证机是单一的。大黄附子汤治疗的病证，相对来说也是偏于单一的。我们学习应用要知道，大承气汤与大黄附子汤这两个方治疗的诸多病证是相同的。不同的是一个口渴与不渴，舌质红与不红，舌苔黄与不黄。比如说大黄附子汤可以出现手足不温，大承气汤是热证，有没有可能出现手足不温呢？邪热太盛，阻遏阳气，不能外达，它会出现手足冰凉，但是舌质是红的，舌苔是黄的，口是想喝水的。麻子仁丸治疗的病证是脾约证，要抓住脾约证的特点是什么？大便硬，小便数。

我在门诊上班，遇到一个男同志，他说他就是口臭。他和人说话的时候，总是要和人拉开距离，不想让对方闻到。在这种情况下，我一问他，他说四五天解一次大便，解大便没有任何困难，小便怎样？偏多一些。张仲景说过这样一句话"大便硬，小便数，不更衣十日，无所苦也"。大便是硬的，小便偏多，不更衣是不解大便，十天没有任何痛苦。不通，浊气不能下行而上行，出现了口臭，开麻子仁丸，加了藿香。辨证的要点是大便硬，小便数，舌质偏于红，舌苔偏于黄。

济川煎

【歌诀】济川当膝肉苁蓉，泽泻升麻枳壳入，
　　　　体虚便秘小便清，滋补阴阳病可除。

【组成】当归三至五钱（9~15g）　牛膝二钱（6g）　肉苁蓉酒洗去咸，二至三钱（6~9g）　泽泻一钱半（5g）　升麻五分至七分或一钱（2g）　枳壳一钱（3g）

【用法】水一盏半，煎七分，食前服（现代用法：水煎服）。

【导读】学好用活济川煎的第一步是辨清济川煎由哪些药物组成。组成济川煎的有6组药物，第1组是滋补药即肉苁蓉、当归、牛膝，第2组是补血活血药即当归，第3组是补益活血药即牛膝，第4组是行散药即升麻，第5组是行气药即枳壳，第6组是渗利药即泽泻。6组用药中滋补药用量最大，行散药与渗利药用量基本相等。从6组用药分析济川煎以滋补为主或兼行兼利，辨治病变主要矛盾方面是以虚为主或夹气血郁滞。

上课了，我们学习济川煎，方的组成有牛膝、肉苁蓉、当归、枳壳、升麻、泽泻。这个方用法没有特殊的要求。功用，就是温肾益精，润肠通便。温阳可以说就是补阳，益精可以说是滋阴。得出一个结论，这个方治疗的中医病证就是肾虚证，肾虚包括阴阳俱虚证。中医认为肾开窍于二阴，为胃之关，大肠之所以能够通降传导，与肾阳的温煦推动有着密切的关系。这样我们就知道，阳虚，阳不得推动；阴虚，阴不得滋荣。大便怎样呢？大便不通。我们再思考一个问题，阳虚小便应该是怎样的？应该是清长吧？阴虚应该什么呢？阴虚应该小便短少。现在我们再思考一个问题，一个人早上六点起来，解了一次小便，七点没有解，八点没有解，到了九点解了一次，那七点八点这算不算小便少呢？同学们说不算，我是完全赞同的。我们在认识肾阴阳俱虚的时候，它的小便少与小便清长，症状表现是有规律性的。在通常情况下，白天小便多还是夜里小便多？肾阴阳俱虚出现的小便少，是白天小便少。从我们中医角度认识，白天属于阳，阳，是要消耗阴津的。病人本身又有阴的不足，所以白天伤阴比较明显，病人出现小便少。夜里，中医认为阳虚，阳气不得固摄阴津，夜里是阴，阴寒比较盛，出现小便清长量多。

我再举个例子，去年上半年，我们中医学院有一个男同学，把他的爷爷带来了。我一问，他爷爷说在通常情况下，六七天解一次大便，每一次解大便需要用手来协助。我现在在门诊上班，有一个女同志，五十多岁，西医明确诊断为大肠黑便病。所谓大肠黑便病，就是癌症的前期。她的主要症状表现就是解大便解不出来，每一次解大便需要手来协助。她说必须把手上带上一个东西，手伸进去把大便掏出来，如果不掏出来，任务是完不成的。经过我们的积极治疗，病情好转。大肠黑便病，就是什么证的前期？癌症。我说只要坚持吃药，能达到两个目的，一个最起码病不再发展，不向癌症转化；第二个大便通畅。她说这样她就心满意足了。插播这个女同志的故事，就是说解大便需要手来协助。刚才说的那位同学的爷爷，九点睡觉，睡觉前解了一次小便，到第二天六点钟起来，差不多夜里能起来十次。他又说早上起来，六点钟解一次小便，到了下午睡觉的时候，才想着再解一次。符合我们学习的什么方？济川煎。当然年龄大了，有没有可能出现腰酸呢？有没有可能出现其他病证呢？都是有这种可能性的。说到这里，我们开济川煎，其他大夫都不会开？

下面我们要思考一个问题，思考的问题正好就是我们要学习的方的配伍。方中用的肉苁蓉是什么药？是补阳药还是滋阴药？在学习中药时肉苁蓉归在补阳药，又有润肠通便的作用，得出一个结论，肉苁蓉既是补阳药又是滋阴药。相对而言，它的作用以哪一个为主？应是补阳为主。我忽然又想到一个问题，我们在学习中药的时候，凡是补阳的药都有滋阴的作用。有没有根据呢？为何补阳的药又滋阴？为何滋阴的药没有补阳呢？我们思考一个问题，补阳的药应该是温性还是什么性？应该是温性吧？补阳的药，凡是补，都应该有个什么味？甘。甘有什么作用？生津。温是补阳，甘是补吧？补阳生津，就是这个道理。

现在我们再想一下，为何说滋阴的药都不补阳？滋阴的药应该是什么性呢？寒性吧？滋阴药甘不甘？凡是不甘，这个滋阴药都是假的。寒助阳不助？不助吧？甘是生什么？生津的。这就得出一个结论，补阳药由于是甘，甘又生津，所以补阳药都滋阴。凡是滋阴的药，它与温和热有没有直接关系？没有，就是滋阴的。在学习思考的过程中，我忽然又想到一个问题，人最起码应该分男、女吧？男同志有 Y 染色体，女同志只有 X 染色体。X+Y 补阳药，X+X 滋阴药。挺有道理的，没有事要想问题，想出来问题，应用到临床中，对我们治病是有帮助的。

我们认识肉苁蓉的时候，简单地说一下，凡是补阳药都有滋阴的作用，凡是滋阴药不一定有补阳的作用，（这是）由它的本性所决定的。刚才我们说了，肉苁蓉是偏于补什么？偏于补阳。这个人本身还有什么虚？阴虚。当归呢？当归是滋阴药还是补血药？还是一个特殊的药？不是滋阴药，它和滋阴的药配合在一起，也会滋阴的。现在我们要知道，当归是一种补血药吧？补血药有没有向阴靠拢？有吧？它可以协助滋阴。补血药当归是什么性？是温性。滋阴药都是什么？寒性。为何说滋阴药都是寒性呢？因为凡是阴虚都有热，血虚是不是一定有热呢？不一定。当归是补血的，协助肉苁蓉滋阴吧？同时还要知道当归不是寒性，是温性。在某种程度上，有没有协助肉苁蓉温阳？有吧？牛膝这一味药，在学中药的时候，是不是放在补益剂里的？不管放在哪一章，其中它一个作用都是不可否认的。什么作用？补。是补阳还是滋阴呢？我们是在思考之中学习，学习之中思考，学而思，思而索，获取知识。牛膝是补阳还是滋阴？牛膝是平性，平性补阳还是滋阴？可以这样说，平性的药，在发挥作用的时候，就是谁的力量大跟着谁走，补阳的力量大，补阳；滋阴的力量大，滋阴。

现在我们看一看，肉苁蓉和当归配合在一起，补阳的作用明显了吧？滋阴的作用明显了没有？也明显了。为何也明显呢？当归是重在什么？补血吧？血可以化阴吧？当归有没有润肠通便的作用？如果没有的话，这个当归变质了。牛膝既协助补阳，又协助滋阴，达到阴阳并补。方中用的枳壳起什么作用？凡是不通都有气机的不通，气机的不通应该怎样？应该行气。行气，枳壳行气，是偏于下还是偏于上？应该是偏于下行吧？还用了一个药叫升麻，升麻用了一个升字，它的作用是偏于上还是偏于下？偏于上。我又想到一个问题，这个升麻，味是辛的还是其他呢？是辛吧？辛是主润还是主燥呢？应该是主燥。但是我在黑板上面写的什么？润。是真润还是假润？我们要怎样思考这个问题呢？我忽然又想到一个问题，同学们坐在最后这一排，能不能看到我手中拿了一个什么东西？它偏大还是偏小？这个粉笔，我把它分成了五份，更小了吧？不知道同学们吃过一个东西没有？叫作辣子，有粉笔的五分之一这样大，尖尖的，红红的，这个辣子一般情况下是不辣的还是辣的？比较辣。一个口腔，像这样大的一点点的辣子能不能放五个？放上五个，辣不辣？放到口腔，不往胃里边咽，鼻尖是不是非常干燥？不是。应该是干的还是湿的？湿的。就得出一个结论，辛主的是什么？燥还是润？辛主润是有前提的。也就是说在临床实际中，治疗阴虚要想滋阴药更快更好地发挥作用，必须与什么药配合在一起？与辛味药配合在一起，辛起到一个什么作用？推动行散，有利于滋阴药运行于经脉之中，更好地发挥滋润的作用。也就是说在临床实际中，肉苁蓉、当归虽然能补阳，但是它们又能滋阴。要想滋阴的药发挥作用必须用什么？必须用辛散的药。

留一道思考题，在临床实际中，治疗阴虚的病证，用滋阴的药，假如不用辛散的药来帮助滋阴的药发挥治疗作用，什么药可以代替辛散的药？下面我们还要认识一个问题，方中用了泽泻，我们在介绍病例的时候，我说了这样一句话，我们开了济川煎达到了治疗目的，其他大夫就不会开济川煎吗？我们学了济川煎，人家学了没有？应该学了。我在临床中发现好多中医大夫，尤其是治疗老年性便秘，绝大部分用的都是济川煎，按理说应该有好的疗效，事实上呢？疗效都不够理想。这是为什么？我发现很多中医大夫，一问病人，病人说夜里小便多，白天小便少。能不能用利水的药？从理论上能不能用？不能用的，所以许多中医大夫，他都没有用，没有用就达不到治疗目的，现在应该用。用的话呢，我想到了一个问题，一个黑板擦，看有没有这个东西啊。吃过大肉吧？这个大肉大概比这个黑板擦略微窄一点，长短略微短一些。有没有一些大肉就像这样大？有没有同学吃过呢？应该吃过吧？吃的时候，假如说一星期都没有吃过大肉，吃一块觉得怎样？香。吃第二块，腻。第三块？吃五块，不行，八块？一个同学说，吃得吐出来了。这叫作什么？腻了，壅滞什么？气机了。假如说，吃点东西腻了，喝点水感觉怎样？

现在我们要知道，泽泻不是用其利水的作用，而是用它来泻肉苁蓉、当归、牛膝滋阴时产生的壅滞。泽泻泻它的浊腻之性。在临床实际中，既有阳虚又有阴虚，不用滋阴的药达不到滋阴的作用。用滋阴的药，量小还达不到，只有用量大。看看古人在用肉苁蓉的时候，当归、牛膝相对来说，和其他药相比之下，用量是偏大还是偏小？和其他药相比应该是偏大吧。说到这里，还要给同学们介绍一点小知识，在临床中，我们用这个方的时候，在通常情况下用这个方可以加大一倍。这个方用量有点偏小了，可以乘上一个 2，效果会明显。一乘，滋阴的药怎样？效果更明显了吧？当然补阳也明显了。不管是补阳还是滋阴，都是补吧？补，壅滞，所以要用泽泻。好多中医，今天开方，他们根据病证表现，小便多，大便少，认为泽泻应该去掉。我们应该去掉不去呢？千万不能去掉，一旦去掉了影响治疗效果。

前面我们学习的时候，提出来问题，现在我们要解决问题。在认识方的配伍，方的用药，很有可能在特定的情况下，就是针对弊端？药物在发挥作用的时候，出现了什么问题？出现了弊端，影响疗效，我们治疗必须怎样？纠正方药的弊端，这是我们学习济川煎应该注意的地方。

第四节　逐水

十枣汤（黄龙汤、增液承气汤）

【歌诀】十枣汤攻逐水饮，大戟甘遂与芫花，
　　　　悬饮水肿痰湿证，大枣煎汤效最佳。

【组成】芫花熬　甘遂　大戟各等份

【用法】上三味，等份，分别捣为散，以水一升半，先煮大枣肥者十枚，取八合，去滓。内药末，强人服一钱匕（1.5~1.8g），羸人服半钱，温服之，平旦服。若下少病不除者，明日更服，加半钱，得快下利后，糜粥自养。

【导读】学好用活十枣汤的第一步是辨清十枣汤由哪些药物组成。组成十枣汤的有2组药物，第1组是补益药即大枣，第2组是消肿逐水药即大戟、芫花、甘遂。从2组用药用量分析方中补益药用量最大，消肿逐水药作用最强。十枣汤作用以治泻实为主或兼补益，辨治病变主要矛盾方面是以实为主或夹虚。

我们上课，这一堂我们学习十枣汤，十枣汤从方名来看，这个方是补还是泻呢？补。我们接着往下看，十枣汤的组成有大戟、甘遂、芫花各等份。从这三味药来看，对于我们刚才的认识有没有发生变化呢？原来是什么？补。现在变成了什么？变成了泻。在通常情况下，方名是这个方治病的主要矛盾方面，而十枣汤呢？它就不是方名治疗的主要方面。

方的用法，有一个特殊性，在通常情况下，十枣汤是汤剂还是散剂？这个方是散汤合剂。怎样叫作散汤合剂？用的是大戟、甘遂、芫花研成粉状，大枣呢，煎汤，用大枣煎的汤送服大戟、甘遂、芫花。这叫什么？散汤合剂。不是单一的散剂，也不是单一的汤剂。在用这个方的时候，一定要因人而异。为何提出要因人而异？因为我们在学习中药的时候，对大戟、甘遂、芫花都做了讲解。这三味药，第一，作用峻猛。第二，有毒性。再一个方面，学习中药的时候，大戟、甘遂、芫花属于哪一类药？峻下逐水药。用了这三味药，在通常情况下，病人是先大便多还是先小便多？我刚才听到有的同学说大便多，有的同学说是小便多。在临床实际中，如果用大戟、甘遂、芫花这三味药，病人常常是先腹泻，后小便多。这说明这三味药也是什么药？泻大便药。它与泻大便药有个不同，还有一个利水的作用。在认识大戟、甘遂、芫花三味药时，今天我发现有些同学把中药学带来了，问我《中药学》上的大戟、甘遂、芫花，用量是多大？量偏大还是偏小？偏小吧？说明作用峻猛，有点毒性，用量不需要太大。"强人服一钱匕，羸人服以半钱。"从这一句来看，张仲景时代是没有钱的计量单位，张仲景所说的半钱实际上是半钱匕。凡是我们学习张仲景的方，张仲景所说的几钱几钱，都是后边把一个字省了。

这个方在服用方面，还有一个特点，张仲景主张平旦服。为何要在平旦服？关键就是病人吃了药，大便多，小便多。张仲景所说的"平旦服"就是告诉什么呢？我们不仅仅治疗疾病，在服药的时候，还要考虑到病人方便不方便，尽量减少病人的痛苦。在服用的时候，张仲景还说了这样一句话："下少病不除者，明日更服，加半钱，得快下利后，糜粥自养。"这个药作用比较峻猛，早上吃了药，没有达到治疗目的，到下午让他又吃了一次，他今天夜里怎样？我们通过学习要认识到"平旦服""明日更服""强人"怎样服。

我们不仅要把组成记住，用法呢？也要记住。考试，考这个方的用法是偏多的。它为何要考这个用法呢？就是为了让我们记在心中，用到病人身上，达到使病人总是觉得吃药舒服而没有其他不舒服的目的。十枣汤是一个比较重要的一个方。这个方功用就是攻逐水饮。药理作用是增加尿量，兴奋肠胃神经，增加肠胃蠕动，当然还有其他作用。中医的证，我们在认识的时候，一般情况下说是什么呢？悬饮证。

说到悬饮证，我们思考一个问题，在学习《中医诊断学》的时候，有几个饮？在学习《中医基础理论》的时候，有几个饮？尤其是在学《中医基础理论》的时候，它提出来了四个饮。一个悬饮，病位在哪儿？悬挂在胸胁。一个是痰饮，痰饮在哪儿？根据张仲景的论述，痰饮主要在三个方面，一个方面在肺，一个方面在胃，一个方面在肠。还有一个什么饮？叫支饮。支饮在哪儿？根据张仲景的论述有三个方面，一个支饮在肺，一个支饮在胃，一个支饮在肠。还有一个什么饮呢？叫溢饮。溢饮在哪儿？在肌肤。我们学习悬饮，相当于今天所说的什么病？胸膜炎。

下面我举个例子，在门诊上班，来了一个人，我问他哪儿不舒服，他说经常感冒，我说一个月感冒一次，还是两个月感冒三次？他说几年感冒一次。他说正月初一感冒到了大年三十还没有好。感冒的特点，头痛、汗出、低热，有时怕冷，头痛比较明显，汗有时出有时不出，低热。这像不像感冒呢？像吧？他说吃了好多西药、中药，该头痛还头痛，该汗出还汗出，该什么还是什么。西医说是免疫功能低下，他说吃点补药也没有多大作用。在这种情况下，我摸他脉象，发现他的脉象是弦。假如说一个人感冒几年了，他的脉象应该是弦脉还是应该是虚脉？应该是虚吧？我一边摸，一边在思考问题，为何会出现弦脉？又发现病人咳嗽一声。感冒了咳嗽，值得不值得大惊小怪？不值得。但是我发现一个问题，我正在摸他的脉象，他的手想离开。手为何想离开呢？我在思考这个问题时，发现他又咳嗽一声，这一次他没有用诊脉的手，他用另外一个手按住了他的胁部。我已经清楚了，这个人虽然咳嗽不重，但是咳嗽牵引胸胁不舒服。胸胁不舒服，手按一下觉得怎样？舒服。这个人不是感冒，我怀疑他是结核性胸膜炎。张仲景在《伤寒杂病论》第152条中说："其人汗出，发作有时，头痛，心下痞硬满，引胁下痛。"他说"引胁下痛"，就是牵引胁部疼痛。哪些情况下会引胁下疼痛？高声说话、咳嗽、用力拿东西都会牵引的。我说你不是感冒。他说感冒多少年了，都不知道是感冒不是？我说建议你做一个结核菌素检查。到了下一周他来了，我正在给别人看病，他说了一句话，他说你摸脉象真准，能摸出结核。他当时问我看了多少年病，说别的医生都说是感冒，自己也认为是感冒。我们摸脉象能不能摸出结核？不可能的，主要根据头痛、汗出、低热、咳嗽牵引胸胁疼痛判断。我给他开大戟、甘遂、芫花、甘草。当然，也可以吃点大枣。吃了一星期，头还真不痛了。我还给他开了一个方，叫桂枝汤；还开了一个小柴胡汤。给他开这样的方，主要开大戟、甘遂、芫花、甘草。同学们说是相反的，是吧？我在临床中体会到，大戟、甘遂、芫花、甘草配合在一起，抗结核的作用非常显著，最后达到了预期治疗目的。

中医所说的悬饮，在某种程度上，相当于结核性胸膜炎。我们在临床中对结核性腹膜炎能不能用？可以用吧！十枣汤还可以治疗水肿，中药利水作用明显还是西药作用明显？理论上说是西药，是吧？

现在我要进一步问同学们一个问题，西药有一个药叫作"速尿"，病人用之后，在绝大多数情况下，大便干结还是腹泻？干结。用我们的十枣汤利水，是腹泻。腹泻有没有祛水的作用？有。我在临床中体会到，用西药利水药没有我们学习的十枣汤效果明显。我们在临床中应用的时候，一定要记住，就是大戟、甘遂、芫花作用比较峻猛，我们敢用不敢用呢？敢。为何敢用？加上甘草，没有任何不良反应。甘草是不是甜的？甜的能不能解毒，是完全可以解毒的，不用不知道，一用总是想用。

我可以告诉同学们，我在门诊治疗一个病人，他是顽固性的病证，我开的方第一味药生川乌，第二味药生半夏，第三味药人参，第四味药藜芦，第五味药海藻，第六味药甘草，第七味药生白芍。"十八反"，三句话都用了，病人吃吃药，总是说在好转。告诉同学们，我在临床中发现"十八反"都不反。十枣汤可以治疗水肿吧？效果显著不显著呢？是显著的。说到这里，我忽然又想到一个问题，我在门诊见到过一个肥胖病人，我给他开方，吃了半年多，大概瘦了有五十公斤，他原来体重多少？二百斤还要多。我把十枣汤作为一个减肥方。中医在认识肥胖的时候，千万不能说这个肥胖是因为脂肪不能消，脂肪一消，体重就减轻了，这不行，脂肪是肉。我把它理解为什么？痰饮。十枣汤，攻逐痰饮的作用比较明显，屡用屡效。可以把大戟、甘遂、芫花打成粉状，装到胶囊里，比西药减肥的速度还要快，价格非常便宜，给病人带来了很大的好处。

下面我们学习方的配伍，大戟主要治哪里的水？大戟偏于泻脏腑之水。甘遂偏于泻哪里的水？经隧之水，相当于经脉之水。芫花呢？相当于泻胸胁脘腹之水。什么是脏腑之水？相当于每一个房间有水了，这叫脏腑之水吧？什么是经隧之水？相当于走廊里边，路上有水了。什么是胸胁脘腹之水？相当于四周有水了。这几味药配合在一起，哪里的水不能去？哪里都可以去。这样得出一个结论，我们学习十枣汤，千万不能把它主治的病证局限在某一个方面。我们在临床中应用的时候，要达到一种什么样的目的呢？就是哪里出现的水肿都可以用。我们学是为了用，用第一个概念，不要把它局限在就是攻逐水饮。它作用峻猛，伤人的正气，也不要局限在这个方面。为何这样说呢？张仲景用了几个大枣？十个大枣。第一个，大戟、甘遂、芫花是有毒性的。毒性，想想毒性进入人体，需要哪一个脏腑来解毒？同学们说肝。肝有几大功能？一个功能合成蛋白，一个功能是血库，一个功能就是解毒。它靠什么来解毒？靠的是葡萄糖醛酸。大枣是甜的吧？如果大枣是酸的，叫什么？叫酸枣。酸枣叫不叫大枣？叫什么？叫小枣。大枣是甜的，进入肝脏，就可以转化成葡萄糖醛酸，可以解毒吧？再一个，大戟、甘遂、芫花这三味药它有一个弊端，刺激胃。大枣有没有保护胃气？有。再一个方面，大戟、甘遂、芫花作用有点峻猛，大枣是缓和，如果觉得大枣作用还有点弱，怎样办？加甘草，一定要加。虽然我们今天学习和中药学习的认识可能不一致，但对于我们以后当一个名副其实、病人信得过的名医是至关重要的。我认为古人所总结的"相反"可能有其他意思。古人治病，假如说他用了大戟、甘遂、芫花配合在一起，效果非常明显，他是想告诉别人还是不想告诉别人？他一用效果非常好，他跟别人说，这个药是不能用的，用它会产生毒性，一定要记住。

我们到临床中，有些方不用对不起病人，用了心中才踏实。会不会出问题？可以告诉同学们百分之一千，百分之一万，百分之一亿，都没有一点点问题。实际上，甘草的有效成分和大戟、甘遂、芫花的有效成分是一致的。化学成分根本就不反。

今天，我坐在这个地方，有一个同学拿着一个处方，我给他开的，我就给他开的有相反的药。我们治的病证，一般的病证需要不需要用相反的药？不需要。特殊的病是要用的，不用总是觉得对不起病人，这是我们学习十枣汤的配伍应该注意的地方，到临床中根本就不会出问题。

说到这里，我又想到一个问题，我们在前面学过大承气汤，说大承气汤可以治疗精神狂躁症。在通常情况下，第一步大承气汤，第二步，中医认为痰迷心窍，痰热扰心。大戟、甘遂、芫花是主水的，实际上是化痰饮的，把它们打成粉状。我们在说大承气汤的时候，主张吃多长时间？两周左右。如果用十枣汤，大概也是两周左右。然后要进行辨证，符合什么证型，开什么方。在通常情况下，这两步是必有的，这是我们对十枣汤的应用应该有的一个认识。

另外，有个方叫黄龙汤。黄龙汤，同学们可以看到大黄、芒硝、枳实、厚朴，它是什么方？它是大承气汤，我们把大承气汤学好了，如果这个人有气虚加什么药？补气的药。如果这个人有血虚，加补血的药。如果这个人有阴虚，加滋阴的药。如果这个人有消化不良，加助消化的药。只要我们把大承气汤学好了，自然而然把黄龙汤就学好了。后边还有一个方，叫增液承气汤。我们再想一个问题，还有一个方叫大黄附子汤。气虚能不能加补气的药？血虚能不能加补血的药？都是可以的。我们可以举一反三，灵活运用，这是提高我们在临床中应变能力的一个重要方面。

第三章　和解剂

上课了，这一堂我们学习和解剂。我们在前面学习解表剂的时候，说是以解表药为主组成的方剂。泻下剂的时候，是以泻下药为主组成的方剂。我们学习和解剂应该是什么呢？应该是以补泻药、寒热药、敛散药配伍为主组成的方剂。这是我们认识和解剂应该重视的一个问题，刚才所说的和解剂，它不是局限在一个方面。和解剂在很大程度上，具有模糊性、不确定性，这是和解剂的概念。但是所选的方，有各自的特殊性。

第一节　和解少阳

小柴胡汤

【歌诀】小柴胡汤治杂病，半夏人参甘草芳，
　　　　更有黄芩大枣姜，清调疏益效非常。

【组成】柴胡半斤（24g）　黄芩三两（9g）　人参三两（9g）　半夏洗，半升（12g）　甘草炙三两（9g）　生姜切，三两（9g）　大枣擘，十二枚

【用法】上七味，以水一斗二升，煮取六升，去滓。再煎取三升，温服一升，日三服。若胸中烦而不呕者，去半夏、人参，加瓜蒌实一枚；若渴，去半夏，加人参合前成四两半，瓜蒌根四两；若腹中痛者，去黄芩，加芍药三两；若胁下痞硬，去大枣，加牡蛎四两；若心下悸，小便不利者，去黄芩，加茯苓四两；若不渴，外有微热者，去人参，加桂枝三两，温覆微汗愈；若咳者，去人参、大枣、生姜，加五味子半升，干姜二两。

【导读】学好用活小柴胡汤的第一步是辨清小柴胡汤由哪些基础方和药物组成。组成小柴胡汤有1个基础方、1个变化方和6组用药，基础方是生姜半夏汤，变化方是半夏泻心汤；第1组是解表药即柴胡、生姜，第2组是清热药即柴胡、黄芩，第3组是补益药即人参、大枣、甘草，第4组是理气药即柴胡，第5组是调理升降气机药即半夏、生姜，第6组是温通药即半夏、生姜。1个基础方调理升降气机，醒脾开胃，通调上下；1个变化方半夏泻汤既治脾胃又治心肺等。6组用药用量分析，补益药用量最大，清热药次于补益药。从1个基础方、1个变化方和6组用药分析小柴胡汤的作用有解表作用、清热作用、温通作用、理气作用、调理作用、补益作用，进而得知小柴胡汤可辨治太阳病、阳明病、少阳病、太阴病、少阴病和厥阴病。

下面我们要学习第一个方，小柴胡汤。这个方是张仲景在《伤寒杂病论》中非常重要的一个方。方的组成有柴胡、黄芩、半夏、生姜、人参、大枣、甘草。我们学习这个方，方的组成重要，用量重要不重要？重要。尤其是哪一味药用量比较大？柴胡。还有一味药用量也是比较大的，半夏。还有一味药用量是比柴胡、半夏的量还要大的，哪一个？大枣12枚，1枚大枣大概2.5g，差不多30g。这个方组成重要，用量重要。这个方煎煮重要不重要？煎煮非常重要。张仲景在论述的时候说："以水一斗二升，煮取六升，去滓。再煎，取三升，温服一升，日三服。"告诉我们煎煮复杂不复杂？这个方，在通常情况下，煎煮应该多长时间？大概就是四十五分钟到五十分钟左右。煎煮有哪些重要性？有什么好处？有什么不足？不足，就是煎煮时间长，浪费能源。在通常情况下，药煎煮需要多长时间呢？大概就是三十分钟吧。

小柴胡汤煎煮三十分钟，主要有三大作用，解热，可以治疗好多发热性疾病吧？（另外就是）抗炎，抗菌。小柴胡汤作用多不多？还是比较多的吧！如果用小柴胡汤煎煮五十分钟，仍然有什么？解热、抗炎、抗菌，它又出现了一个什么作用呢？抗病毒。抗什么病毒？其中可以抗乙肝病毒。提到乙肝，同学们觉得这样的病治疗的难度怎样？非常大吧？

我在临床中遇到乙肝这样的病人我通常是这样说的，你父母亲有没有？得出一个结论，凡是有家族性的比较难治，难治的程度就是同学们所说的非常大。如果不是家族性，而是被感染的，用我们的小柴胡汤，如果病人坚持服药，还真能达到预期治疗目的。

我们中医学院有一个老师，来找我看病。他悄悄地跟我说他是乙肝。我问他是不是家族性质，他说不是。我给他开方，大概吃到八九个月，一化验，正常了。他又到了几个医院复查，也是正常。几年过去了，每年体检总是正常。以前别的人也给他开小柴胡汤，关键是煎煮的时间没有恰到好处。煎煮的时间应该怎样？煎煮五十分钟，可以抗肝硬化。肝硬化，要按照西医的说法是不可逆转的。我们中医学院有一个女同学，带着她的姐姐来看病。她的姐姐就是三十多岁，是肝硬化。和我说话的时候，两眼泪汪汪。我给她开小柴胡汤，并且告诉她煎煮的时间，一年半过去了，一做B超，B超显示不是肝硬化，就是正常。这个人为了防止病情发展，她每周吃两剂、三剂，还可以抗什么？脑动脉硬化。再一个方面，抗肿瘤。在门诊上班，有一个男同志不到六十岁，经检查诊断是肝癌。肝癌的肿瘤，一个像鸡蛋，还有红枣那样大的。西医说他的癌症到了晚期，没有必要再做手术了，还有转移。其中他有两个症状，一个症状肝区疼痛，一个呢，时不时出现水肿。我给他开方，在吃的过程中，他的肿瘤总是在变小，两年过去了，后来变得更小一点了吧。五年过去了，他还在吃药，这是抗肿瘤。在临床中治疗肿瘤，尤其是肝的肿瘤，效果还是相当不错的。

再一个抗什么？可以抗溃疡，主要针对两个溃疡效果比较理想，一个就是口腔溃疡，就是人们说的免疫机（功）能低下了；再一种就是抗胃溃疡，比如说一个人是胃溃疡，用我们学习的小柴胡汤，在一般情况下，吃不到一个月，原来做胃镜是溃疡，再一做怎样呢？是正常。

抗溃疡，还抗什么呢？抗精神失常。举一个例子，在门诊上班，有一个女同志。我想问同学们一下，你们说抑郁症大部分是男的还是女的？差不多，男的也有，女的偏多，是吧？同学们说的是事实。为何女的偏多？主要就是女同志考虑问题太认真了，再一个女同志在考虑问题的时候，总是太保守了。该发泄的时候，怎样？放在肚子里边了。

我再举个例子，去年上半年，我们中医学院有一个女同学找我看病。她说最近这一段时间，总是觉得下楼的时候速度慢，想从窗口跳下。说明她对人生怎样？有抑郁症。我给她开方，她吃了三个月，她说终于明白了。心情怎样？好多了。之后她把她的姐姐带来了，也是什么？抑郁症。比她怎样？更严重。现在都达到了预期治疗目的。这里我们学习到小柴胡汤可以抗什么？精神失常。

再一个方面，它可以抗什么呢？抗自由基。什么叫自由基？我在黑板上写一个东西，SOD，我想好多同学听说过它。什么东西？（学生喊：大宝）SOD。猜的真准确呀，怪不得同学们都是这样漂亮，是不是整天用大宝呢？大宝的别名叫什么？SOD。SOD的别名叫什么？叫超氧化物歧化酶，就是清除自由基的。小柴胡汤直接可以作用于超氧化物歧化酶。什么叫自由基？知道不知道西医现在研究人的细胞，最小的结构单元是什么？知道不知道现在西医研究到什么水平了？我要告诉同学们，西医现在已经研究到阴阳了。真的假的？真的。说明西医水平不断在提高。自由基，人最小的结构单元是什么？电子团。电子团由什么构成的？阴和阳所构成，就是阴基和阳基构成电子团。电子团不断变化，不断变化成了细胞。西医是不是研究到阴阳了？什么是自由基？指的就是不成对的电子团，叫什么？叫自由基。人为何会衰老？为何会死亡？主要就是什么？自由基多了。都是阳，构不成电子团。都是阴，也构不成电子团。电子团是阴基加阳基。要想清除自由基，谁来清除呢？超氧化物歧化酶，就是小柴胡汤来作用的。小柴胡汤还抗什么？抗免疫机（功）能。这些话不太恰当，叫增强机体免疫力，不叫抗了。这是我们学习的小柴胡汤。

除了药物组成的重要性，用量的重要性之外，一个主要方面，关系到疗效，什么呢？要煎煮。好多人为何用了小柴胡汤没有达到预期治疗目的，关键是没有重视煎煮。我们到临床中一定要重视煎煮。煎煮没有恰到好处，它会让我们开的方前功尽弃，病人花钱达不到治疗目的，我们心中难受。这是煎煮的重要性。从现代研究看，小柴胡汤中一个主要成分是什么呢？叫皂苷一。煎煮三十分钟就是皂苷一，煎煮到五十分钟左右，这个东西找不到了，变成什么了？变成皂苷二了。这说明煎煮可以改变一个方的化学结构。这仅仅是现代研究的一个方面。张仲景写的是"以水一斗二升，煮取六升，去滓。

再煎，取三升"。

当然我们学习的时候，还要重视加减变化，到后边再说。我们学习要认识到一个问题，它的功用是什么？主要就是清胆热，调气机，补益正气（和解少阳）。我们怎样认识它的功用？主要与什么有关系？与它的用药有关系。在认识的时候，它的药理作用，主要与煎煮有一定关系，我们已经说了。

下面，我们学习小柴胡汤中医的证。第一个方面就是少阳胆热气郁，还应该再加两个字，少气证。气虚，为何是气虚呢？因为它的功用有什么？补益正气。它的主要症状表现是什么？往来寒热，胸胁苦满，默默。"默默"是什么？表情沉默，不欲言语，不欲饮食，心烦喜呕，口苦咽干，目眩。少阳为何会出现往来寒热呢？想过没有呢？想过吧？少阳受邪的前提是什么？少阳受邪的前提是正气虚弱。张仲景在《伤寒杂病论》第97条中说："血弱气尽，腠理开，邪气因入，与正气相搏，结于胁下，正邪分争，往来寒热。"前提是什么？正气虚弱。说明发热怎样？正气蓄积力量，极力抗邪，则发热。我忽然又想到一个问题，人们在通常情况下，说是往来寒热，假如说，来了一个病人，这个病人没有怕冷，就是发热，能不能用小柴胡汤？

我在门诊上班，来了一个病人，9岁了。她的母亲说，她的女儿病最少四年了，每个月总是22号发热。她说发热体温烧到40℃，不管治不治，第四天都好了。几年过去了，我摸了一下脉象，问了一下情况，她给我提供了一个信息。她说这几年来，每个月22号准时发热，发热基本上都是在早上四五点开始，看看面色是不荣的。张仲景是这样说的，从寅至辰上，寅就是凌晨的三点至五点；辰就是上午的七点至九点，换一句话说，三点到九点是少阳所主的时间。举一个例子不一定恰当，但是说不定能说明一个问题。假如说邪气五公斤，正气五公斤，谁怕谁。谁也不怕谁？处于什么状态？僵持状态。假如说到了什么时间？到了少阳之时，所谓所主时间，有没有这种可能性，在特定的情况下，有些人在某个时间段精力比较旺盛，这就是人有个时间段。少阳所主的时间段是什么？就是早上三点到九点，到了所主的时间，少阳之气怎样？大了没有？大了。病是趋于缓解，张仲景所说的缓解，可能是病证缓解，可能向愈。

现在我们再举一个例子，假如说邪气是个8，正气是5，这个病斗争明显不明显？不明显吧？是不是病就缓解呢？不是的。假如说正好到了啥时间呢？少阳所主的时间，正气怎样呢？由 5 变成什么了？力量强了，正邪斗争则高热到 40℃，这就是所主时间，正气怎样呢？蓄积力量抗邪比较明显。

我们认识六经所主时间的时候，一种可能性就是病证缓解，一种可能性就是病证加重。根据她的病证表现，把她辨为少阳证，开了小柴胡汤。她找我的时候是 18 号。病人 22 号没有发热。最后没有发热，达到了预期治疗目的。说明我们学习小柴胡汤，在一般情况下治疗的是往来寒热。在特定的情况下，只热不寒也可以用。换一句话说，今天有没有好多疾病是低热？治疗效果不明显，用什么方？小柴胡汤。

上一堂我们学习小柴胡汤，这一堂还是小柴胡汤。往来寒热虽然是小柴胡汤主治证的一个主要方面，但是我们要认识到，但热不寒也是可以用的。为何用？有没有辨证要点？因为这个热在谁所主的时间？这个人发热总是在中午出现，并在中午加重，就变了，用小柴胡汤就不一定有好的疗效。胸胁苦满，邪侵犯到少阳，少阳的经气、经脉被郁滞了，就会出现什么？胸胁苦满。这个胸胁苦满包括不包括胁痛呢？能不能治疗胁痛呢？是完全可以的。张仲景在《伤寒杂病论》第 37 条说："胸满，胁痛者，可与小柴胡汤。"可以治疗胁痛吧？我给同学们在前面说煎煮的时候，就提到有一个肝癌，主要症状就是胁痛，肝区疼痛。我们开小柴胡汤达到了预期治疗目的。这是我们学习认识到的一个方面。往来寒热，胸胁苦满，默默。默默就是表情沉默，不欲言语，相当于今天所说的抑郁症。跟同学们开玩笑的时候说，男同志多还是女同志多？差不多，女同志偏多。男同志有没有？我在门诊上班，有一个男同志患抑郁症。经过有效的治疗，基本上都达到了预期治疗目的。心烦，可以出现神志异常，用我们学习的什么方？小柴胡汤。

张仲景所说的"喜呕"有什么特殊意思？中医在认识的时候，邪，我们画两个，这边相当于什么呢？胆。这边相当于什么？胃。呕吐，不管怎样说应该在胃，胆在正常情况下，它是要疏达胃气的，胆疏达胃气，胃气是上了还是下了？这就是正常现象。在正常的情况下，胃气得到胆气疏泄条达，就是通降正常。假如说，现在少阳胆有热，胆在正常情况下，胆气会疏达胃气，现在胆有热，扰乱胃气，呕吐了。从我们中医这个角度，是胆有热，胃没有热，胆热影响到胃，胃有热，胃气上逆，出现呕吐。呕吐之后，胃中热减轻了没有？呕吐之后，胃中热还有没有了？没有了。为何没有了？病不在胃而在胆。呕吐之后，病人会出现一种感觉，胃中特别舒服，像正常人一样。呕吐之后，胃中舒服了吧？过了一段时间，也可能半个小时，也可能一个小时，也可能时间更长一点，热怎样？又来了，又扰乱胃气。它不仅仅呕吐，实际上还有胃中不舒服，病人是怎样想？上一次一吐舒服了，如果能把它吐出来多舒服呢。

我们理解张仲景所说的"喜呕"就是指呕吐之后胃中舒服，像正常人一样。我们在临床中，比如说胰腺炎、胆囊炎、胃炎这样的病人，如果出现呕吐，呕吐之后胃中舒服，我们马上就想到什么方了？小柴胡汤。不用不知道，一用下一次还是要用的，就是什么？喜呕。口苦，热吧？咽干，热，目眩，会不会头晕？会。热容易出现头晕目眩。回想一下，柴胡用量是多大？24g。柴胡是什么药？辛凉。一下用了二十多克，凉、凉、再凉，凉变成什么了？变成冷了，柴胡用量大，由原来的辛凉变成寒，清热。这使我们认识到，柴胡用量大吧？黄芩清热吧？！

说到这里，舌苔应该是什么颜色？应该是黄。这里要做一个补充说明。张仲景在《伤寒杂病论》第 230 条中说："舌上苔白者，可与小柴胡汤。"张仲景说是什么？白。接着张仲景说的第二个证型是什么？"热入血室"，它突出的是热还是寒？热吧？热应该是黄。张仲景为何写是白？我是这样想的，我怎样想呢？张仲景正在写舌苔的时候，忽然间来了一个人，猜猜谁来了？不知道吧？是张仲景爱人来了。她说："仲景同志，发现问题了没有？"张仲景一看她，"什么问题？"她说："你再仔细看。"张仲景没有发现问题。她说："仔细看。"张仲景还没有发现问题，又低下头写东西。他爱人没有说话，用手做了一个动作，指指自己的脸。张仲景一看，怎么面色和原来不一样呢？张仲景爱人问他，不知道今天是什么时间吧？张仲景爱人今天把面色涂得白白的。张仲景一看，说漂亮漂亮，颜色就是红里透白。张仲景爱人怎样说呢？真白假白？张仲景说白白白，就是白。这一下子写成什么了？写成白了。这种情况下，张仲景爱人拉着他说，不要太辛苦了，休息一下。一休息，回来以后，那个时候又没有钢笔，研的墨水干了，张仲景一看，字写错了，怎么办？张仲景爱人说，吃完饭以后再来改。吃完饭以后，他没有忘。张仲景爱人跟他怎样说呢？今天晚上看看电视剧，这一下子，不看不行。到了今天变成什么了？白了。张仲景，在写《伤寒杂病论》过程中，有多处都是笔下之误。有的人说，这不是张仲景笔下之误，是后人——张仲景的徒弟在抄的时候，爱人来了。这种可能性都是有的。我们今天在写东西的时候，有没有可能和别人说着话把一个字写上了？有。这是我们学习小柴胡汤，知道可以治疗的舌苔应该是什么？薄黄。张仲景说是什么？薄白。张仲景在《伤寒杂病论》中出现这样的矛盾是多处的。以后我们学到我会告诉同学们在哪个地方还有。

小柴胡汤治疗的第二个病证就是热入血室。在论述热入血室的时候，张仲景用了三句话，一句话是这样说的，"如结胸状"，结胸，我们在前面学习的时候，也简单说了一下，结胸病变部位在哪儿？可能在胸中，可能在胃脘，可能在腹部。张仲景所说的小柴胡汤治疗热入血室出现的"如结胸状"有两种可能性，一种可能性指的是女同志在月经期出现乳房胀痛，乳房在胸中吧？疼痛也可能非常剧烈，相当于今天所说的乳腺增生。有相当一部分女同志在月经来之前，乳房疼痛加重。这叫什么？"如结胸状"，换一句话说，小柴胡汤可以治疗乳腺增生。第二个指的是什么？指的是女同志在月经来的时候，出现痛经。在小腹了，这也叫结胸。为何不说是结胸，而说是如结胸状？它表现的症状像结胸，但不是结胸。怎样知道不是结胸？它的病证发生有个时间的周期性。女同志什么是痛经？假如说她一个月三十天都是痛经，还叫不叫痛经？平时不叫痛经，应该叫什么，叫腹痛。如果在月经期的前后，叫痛经，这就是如结胸状。

第二个方面，张仲景说了一个"如疟状"，指的就是像疟疾一样。指的是女同志在月经前后，或者是月经期，总会出现感冒的症状，发热，怕冷，月经期过了，感冒怎样？好了。这叫什么病？这叫热入血室。张仲景说症状表现像什么？像疟疾，它表现一个什么特殊性？时间的周期性。月经期一过好了，这叫作什么？热入血室。

第三个方面，张仲景说是什么？"如见鬼状"。举一个例子，事情发生在2011年3月，郑州航院三个女同志找我，其中有一个女同学说她经常见鬼。她们住在一个房间，她不是天天见鬼的，她总是在月经期前后，在晚上睡觉前把灯一关上，她说某某人进来了，怎样进来了？随（顺）着门缝进来了。同学们赶紧把灯打开，床上床下找了一下，没有发现。一次、两次，二年过去了，同学们对她渐渐也就习惯了，不过她一喊，人们总是想检查一下。她又说她父母亲说，她小的时候中邪了，求过神，求过仙，最后说不再求了。吃了很多药，也没有多大作用。她说她见到有时是鬼，有时是人，有相当一部分人她之前都没有见过的，但她能叫出人家的名字。西医把她作为精神病治过，她父母亲把她带到精神病医院住过一段时间，照样见鬼，与月经期有关系。张仲景在《伤寒杂病论》第145条中说："妇人，伤寒发热，经水适来，昼日明了，暮则谵语，如见鬼状者，此为热入血室。"我给她开了一个小柴胡汤，同时告诉她煎煮的时间，一个月过去了，她三个同学又来了，说她没有再说见鬼，继续吃药。从我们中医说是热在哪儿？在血中吧？血抗不抗邪？不抗。靠的是什么？气。气白天行于哪儿？行于肌表；夜里行于哪儿？行于血中。正邪斗争比较明显，这样的病发作有时间的周期性。

我在门诊上班，还碰到一个女同志，这个女同志有五十多了。她丈夫说她在五年前，一到晚上发脾气，看电视不对，不看电视不对，换台不对，不换台也不对，出去不对，在家不对，就是和她丈夫吵架。吵完她丈夫又和她儿子吵。说她儿子这个不对，那个不对。她是更年期，我们把她辨为什么？热入血室。一开药，一吃药，最后达到了预期治疗目的。

学习小柴胡汤，第一个大的方面是什么？胆热气郁证；第二个大的方面是热入血室证；第三大方面治疗的病证是胆郁发黄证。张仲景所说的小柴胡汤不是治疗所有的黄疸，而是针对胆热气郁证黄疸，黄疸就是西医所说的肝损伤，转氨酶升高，胆红素升高。我们在应用小柴胡汤的时候，用了十次有九次都是转氨酶没有升高，胆红素没有升高，而是大三阳。说到这里，病人说他没有任何症状，就是乙肝大三阳，想吃中药，对于这样的病证怎样去辨证呢？他说没有任何症状，就是一检查发现问题了。这个问题我们怎样去解决呢？摸一下脉象虚不虚，看一下舌质红不红，就行了。如果舌质红、苔黄就用什么？小柴胡汤。如果舌质淡、苔薄白就不能用，这是我们学习小柴胡汤治疗的病证，有很多很多。

下面我们学习小柴胡汤方的配伍，柴胡有什么作用？它是既清少阳胆热，又疏达少阳胆气，一举两得。黄芩呢？清泻少阳胆热，泻热于内。柴胡与黄芩主要就是清热，清哪里的热？少阳的胆热，同时还疏达气机。方中用的半夏、生姜什么作用？半夏降逆和胃，生姜调理脾胃，这两味药配合在一起，半夏是偏于升还是偏于降？偏于降吧？生姜呢？偏于升。一升一降起到什么作用？调理气机。张仲景经常用半夏和生姜配合在一起，一个目的调理气机；另外一个，相对而言半夏或多或少有点毒，姜善于解半夏之毒，这就是说它们的配伍，既相互促进又相互制约。再一个方面，黄芩、柴胡，尤其是柴胡用量比较大，柴胡和黄芩配合在一起，虽然能清热，（但）清热的时候有没有寒凝的弊端？有吧？用半夏、姜什么作用？温性的，可以制约柴胡、黄芩的寒凝弊端。病还有什么呢？有正气虚弱。张仲景怎样说呢？"血弱气尽，腠理开，邪气因入，与正气相搏，结于胁下。正邪分争，往来寒热。"人参、大枣、甘草是不是补气的？少阳之气虚，补少阳之气。大枣是干什么？人参是补气的，那大枣协助谁呢？甘草呢？人参补哪里的气？哪里需要哪里去。

还有一个问题，小柴胡汤治疗的少阳，我们在学习《中医诊断学》及其他书的时候，说少阳是什么？半表半里。我认为呀，这种说法是不全面的，不符合临床实际的。半表半里在哪儿？是既不在表也不在里，还是半在外半在里呢？少阳，应该在哪儿呢？应该是在少阳胆。少阳胆在哪儿？应该是在里。张仲景在《伤寒杂病论》中说"此为半在表半在里"。在哪一条说呢？在第 148条。他说这一条病是表里兼证，在表是太阳病，在里是什么？少阳病证。后人在解释的时候，对这条没有认真地、仔细地去分析，把少阳作为半表半里。实际上少阳在哪儿？就是在少阳胆，少阳里，这是我们学习要认识到的一个问题。比如说，我们在应用小柴胡汤的时候，如果把它局限在半表半里，应用的范围就有点局限性。在临床实际中，只要一个病人具备了三个方面的病机，热、气郁、气虚，都可以用，不要把它局限在某一个方面。

我在门诊上班，遇到一个男同志，他说他是冠心病，一痛就烦，口苦，舌质红、苔薄黄，我一问他，病证发作在早上偏多一些，把它辨为什么呢？少阳证。一个冠心病，中午偏多，我们就要问他想不想喝水，辨一下寒热，再问一下有没有汗出，就可以选麻黄汤、桂枝汤，同样能达到预期治疗目的。小柴胡汤是我们在临床中治病常用的一个方，我们要把这个方学好用活。

大柴胡汤

【歌诀】大柴胡汤用大黄，枳实芩夏芍枣姜，

少阳阳明及杂病，清泻疏理效优良。

【组成】柴胡半斤（24g） 黄芩三两（9g） 芍药三两（9g） 半夏洗，半升（12g） 生姜切，五两（15g） 枳实炙，四枚（4g） 大枣擘，十二枚〔大黄二两（6g）〕

【用法】上七（八）味，以水一斗二升，煮取六升，去滓。再煎，温服一升，日三服。一方，加大黄二两，若不加，恐不为大柴胡汤。（编者注：方药用法后10字，可能是叔和批注文。）

【导读】学好用活大柴胡汤的第一步是辨清大柴胡汤由哪些基础方和药物组成。组成大柴胡汤有2个基础用方、2个变化用方和6组用药，基础方之一是生姜半夏汤，之二是枳实芍药散，变化方之一是小柴胡汤，之二是四逆散；第1组是解表药即柴胡、生姜，第2组是清热药即柴胡、黄芩、大黄，第3组是补益药即芍药、大枣，第4组是理气药即柴胡、枳实，第5组是调理升降气机药即半夏、生姜，第6组是温通药即半夏、生姜。基础方生姜半夏汤是调理脾胃心肺的基础方，枳实芍药散是调理气血郁滞的基础方，变化方小柴胡汤具有诸多基本治疗作用，四逆散以疏理气机为主。从2个基础方、2个变化方和6组用药用量分析大柴胡汤的基本作用有解表、清热、温通、理气、调理、补益等，进而得知大柴胡汤可辨治太阳病、阳明病、少阳病、太阴病、少阴病和厥阴病。

下面我们开始上课，今天我们学习大柴胡汤。首先想想我们上一次学了一个什么方？叫小柴胡汤。小柴胡汤是不是就是小？大柴胡汤是不是就是大？我们看看小柴胡汤有没有柴胡、黄芩？大黄有没有？枳实有没有？半夏有没有？芍药呢？生姜？大枣？看看哪个药味多？大柴胡汤药味多。小柴胡汤呢？药味少。大柴胡汤就是小柴胡汤去了几味药？去了人参、甘草，加了大黄、枳实、芍药，这说明大柴胡汤与小柴胡汤相比，大柴胡汤还真有点大。

　　煎煮的方法，我们回想一下，小柴胡汤煎煮的时间在通常情况下，需要四十五到五十分钟。大柴胡汤呢？大柴胡汤和小柴胡汤煎煮的方法是一样的。我们通过学习要认识到，大柴胡汤的功用，它是不是比小柴胡汤的功用多呢？应该是多一点。小柴胡汤主要作用在少阳胆，而大柴胡汤根据它用的大黄、枳实，说明它的主要作用就是泻。病变的部位呢？是阳明。它主要就是清少阳，泻阳明。大柴胡汤它的作用呢？药理作用基本上和谁差不多呢？和小柴胡汤药理作用差不多。小柴胡汤煎煮关系到药理作用，那大柴胡汤呢？同样关系到药理作用。同时还要知道，大柴胡汤比小柴胡汤多了泻阳明。从今天来看，它就是保护胃黏膜、抑制胃酸、解除痉挛。

　　我们学习大柴胡汤，这个方，中医的证，就是少阳阳明合病。小柴胡汤所主治的病证就是少阳胆热气郁证，它的主要病证表现是什么？就是往来寒热，胸胁苦满、默默、不欲饮食、心烦、喜呕、口苦、咽干、目眩。我们在认识的时候，少阳包括两个方面，一个方面是手少阳三焦，另外一个方面是足少阳胆。

　　现在同学们思考一个问题，三焦这个是一个空的还是一个实体？是空的。三焦是有形有名而无实体。为何说有名？就是有三焦上中下之名；有形，有没有这个形态？还真有上焦这个形态、中焦这个形态。下焦，有没有实体？想一个问题，说上焦，上焦里边是什么东西？是心肺。心是手少阴心，肺呢，手太阴肺，是不是少阳呢？不是的。我们怎样理解三焦呢？就相当于我们这个教室，这个教室有没有名字呢？有没有形态呢？有。它里边有没有实体呢？假如说我们看一下有黑板吧？这个黑板叫不叫教室？不叫。凳子叫不叫教室？凳子叫凳子，黑板叫黑板，相当于上焦，心叫心，肺叫肺，就不叫少阳。三焦是有名有形而无实体。如果辨上焦的病证，上焦的病证是辨谁呢？辨心，辨肺，与少阳关系密切不密切呢？不密切了，这样我们就知道辨少阳病，不是主要辨少阳三焦，而是辨什么？少阳胆。胆主气机，主疏泄条达，在某种程度上，和谁的功用差不多呢？和谁是一家人呢？有一个成语，叫肝胆相照，相互连接，就是说肝有病了，会影响到胆，胆有病了影响到肝，它们之间的关系是肝胆相照，相互为用，各自虽然有各自的功用，但是它们之间有着密切的关系。少阳胆的病证，主要就是张仲景在《伤寒杂病论》中第 96 条和第 263 条的论述，之前我们学习了，不再重复了。

今天我们要学习的是阳明，说到阳明，有几个阳明呢？少阳是两个，一个是真的，一个是虚的。哪个是虚的？三焦是虚的，胆是真的。阳明有两个，一个是阳明胃，一个是阳明大肠。邪热侵犯到阳明胃，会出现两种情况，一种情况是邪热侵犯到阳明胃，扰乱胃气，胃气上逆，它的主要症状表现是什么？呕吐吧？张仲景是怎样说呢？"呕不止，心下急，郁郁微烦。"小柴胡汤治疗有心烦吧？根据大柴胡汤的用药，大柴胡汤主治的热重还是小柴胡汤主治的热重？应该是大柴胡汤吧！大柴胡汤主治的热重，应该是心烦明显还是应该心烦轻呢？热比较重，应该是心烦重。张仲景在《伤寒杂病论》中第 103 条"郁郁微烦"，说的是什么意思？我们在学习小柴胡汤的时候，我们就划了两个东西，有这个印象吧？小柴胡汤的病变主要在哪儿？是胆热。胃有没有热？它的本身是没有的，但是胆热是可以影响到它的。现在我们学习胃有没有热？应该有热。胃有热本身会不会呕吐？会吧？现在胆有热扰乱胃气，是不是呕吐就比原来要重一些呢？这就是张仲景所说的"呕不止"。这"心下急"包括什么？胃中不舒服，也可能痛，也可能是胀，也可能是说不清楚。有没有有些人胃中不舒服，说痛不痛，说胀不胀，就是不舒服呢？有吧？在这种情况下，我们再想一个问题，假如说是小柴胡汤主治的呕吐，呕吐之后，胃中热消除了没有？消除了吧？消除之后胃中舒服不舒服？舒服了。大柴胡汤，胆有热，胃有热，呕吐之后，相对而言，胃中舒服了没有？舒服了吧？热减轻了。

现在再思考一个问题，胃本身有热，它能不能把热给吐出去呢？不能吧？这里所说的"郁郁微烦"，指的当然包括心烦，其中另外一个主要方面就是指病人呕吐之后，比吐之前要舒服一些，但仍然还有不舒服的感觉。张仲景怎样说？"呕不止，心下急，郁郁微烦"，应该指的是在哪儿？应该主要是在胃，指的是呕吐之后，胃中舒服但是没有接近正常。为何没有接近正常，主要是病变的证机本身就在胃。我们在临床中，遇到一些急性胃炎、慢性胃炎、慢性胆囊炎、慢性胰腺炎，这样的病人，我们问他，呕吐之后胃中舒服吗？他说舒服，像正常人一样，我们马上想到小柴胡汤了；他说呕吐之后舒服好多了，还是有点不舒服。在这种情况下，我们想到什么方了？大柴胡汤了。

这就是大柴胡汤和小柴胡汤虽然都可以治疗呕吐，但它们（证型）在呕吐之后表现得不一样。对于我们在临床中，选方用药有一定的帮助。邪热侵犯到胃，胃气上逆，出现了呕吐。中医认为邪热侵犯到阳明胃，与胃气相结，阻塞不通，会出现什么？心下满、胀、疼痛，就是心下满痛，也不吐，张仲景说："按之心下满痛者，此为实也，当下之，宜大柴胡汤。"这是我们学习大柴胡汤所主治的是阳明胃热证。

阳明胃热有两种可能性，一种胃气上逆，一种是邪热相结。如果邪热侵犯到阳明大肠，也会出现两种情况，一种情况邪热侵犯到大肠，邪热与肠中的糟粕相结，大便不通。另一种情况，邪热侵犯到大肠，邪热下迫下注，引起的病证是什么？是下利。这个下利在通常情况下是热结旁流，泻下的是水。邪热侵犯到大肠，会不会出现热结旁流呢？相当于今天所说的肠梗阻。我们在前面学习哪一个方，就可以治疗肠梗阻呢？大承气汤、大黄附子汤都是可以治的。大承气汤治的是什么？热结重证；大黄附子汤呢？是寒结。辨证的要点呢？一个是想喝水，一个是不想喝水。我们再仔细地观察舌质、舌苔。我们学习大柴胡汤，也可以治疗肠梗阻，治疗的肠梗阻病证的表现与我们在前面学习的不完全一样，有相同的，也有不相同的。我们在前面学习大承气汤的时候，突出呕吐了没有？没有。学习大黄附子汤的时候，突出呕吐了没有？也没有。张仲景在论述大柴胡汤的时候，说了这样一句话："呕吐而下利者，大柴胡汤主之。"这样我们就知道，这个人是热结旁流，同是邪热上扰，出现了呕吐。呕吐的特点是什么？呕后胃中舒服，但是没有接近于正常。我们要选什么？大柴胡汤。同样是西医所说的一个病，从我们中医辨证，既可能是热结选用大承气汤，又可能是寒结选用大黄附子汤，还有可能是少阳阳明选用大柴胡汤。

这样一说，当一个中医大夫难不难？有点难。世上无难事，只要肯学习。我们在座的同学们，都是知难而进，不怕困难，勇于学习，最后胜利是属于我们的。我们学习虽然难，但是有没有辨证要点？有。我们抓住了辨证要点，一切问题都不难。我们还要认识到一个问题，假如说病在阳明胃，有没有这种可能性？既痛又呕吐，这说明邪热侵犯到胃，既扰乱胃气，又与胃气相结，大柴胡汤可以治疗吧？假如说邪热侵犯到大肠，会不会出现这种情况，既大便干结又下利？大便四五天就不通，这种可能性比较小。热结旁流，虽然大便不通，但是还通，通的是什么？是水。我们平时所说的不大便，是不是解大便的时候，解点水呢？如果是大便干结，它是不会和下利同时出现的，下利热结旁流是一种什么特殊的症状表现?

下面我们学习方的配伍,首先我们要考虑到一个问题,病有少阳,应该是清少阳,疏达气机。柴胡、黄芩主要就是清少阳的。大黄、枳实主要就是清泻阳明的。清泻阳明,凡是大便不通,常常都有气机的壅滞。邪热侵犯的不是大肠,而是阳明胃。阳明胃会不会出现气机不通呢? 阳明的生理特性是什么呢? 阳明胃以通以降为常。不通、不降都有什么样的病变证机? 都有气机不通。所以治疗阳明,不管是阳明胃还是阳明大肠,我们都要兼顾到什么?气机畅通。

再说一个问题,柴胡、黄芩、大黄、枳实,这四味药都是什么药? 寒凉的药。寒凉的药肯定能起到一个共同的作用,就是清。清肯定能清热,清热的同时,会不会出现寒凝? 在这种情况下,要用点什么药? 半夏、生姜这两味药是温性药吧? 温可以制约寒凉太过。半夏、生姜这两味药,一方面可以制约柴胡、黄芩、大黄、枳实的寒凉之性,另外一个方面半夏、生姜有降逆这个特点。当然生姜还有一个辛散的特点,一个降,一个辛,既可以调理肠胃的气机,还可以调理少阳胆的气机。

再一个方面,张仲景在治病的时候,在很多方中用半夏常常选用姜,为何用半夏又选用姜? 因为半夏本身有点小毒。生姜呢? 正好就能解半夏毒。这样我们就知道,半夏和生姜配合在一起,既能增强疗效又能降低药物的不良反应,还能制约方药的弊端。芍药所起到的作用,主要就是泻肝缓急。我们一开始就说肝胆相照,说是泻肝,胆它泻不泻呢? 也泻。为何要泻呢?

思考一个问题,少阳有病了,阳明有病了,都是有病了,这两个人谁善于欺负别人? 是阳明善于欺负少阳,还是少阳善于欺负阳明呢? 少阳属于木,阳明胃属于土,就是说都有病了,木得土才能生存,它(木)总是想欺负它(土)。张仲景在《伤寒杂病论》第 256 条中说:"阳明少阳合病,……其脉不负者,为顺也;负者,失也,互相克贼,名为负也。"就是说少阳、阳明有病了,少阳很容易欺负阳明,应该适当地泻肝胆。再一个方面,病人有疼痛,芍药有什么作用呢? 缓急止痛。大枣起的是什么作用? 清热寒凉药在某种程度上有没有可能伤人的胃气? 比如说,一个人胃中不舒服,叫他喝点开水啥感觉? 叫他吃点雪糕啥感觉? 是不是会出现寒凉伤胃呢? 即便是有热,我们在治疗的时候,也要考虑到固护胃气。大枣就是固护胃气，防止寒凉的药伤胃气。大柴胡汤常常治疗哪些病效果比较理想？

有这样一个病，叫胆结石，吃中药见效快还是见效慢呢？比较慢吧！我在门诊上班，见到好多胆结石的病人跟我说，做完手术之后，痛照样痛，又出现胀、闷，吃饭不是恶心就是拉肚子。做了手术，症状多了是少了？又多了。这样的病人，要占到多少？占到手术之后的百分之五十以上，说不定百分之七十、八十。西医把这样的病称为什么？胆囊术后倾倒综合征，就是功能紊乱了，倾倒综合征，非常非常难治。根据我在临床中治病的体会，我认为遇到结石这样的病人，虽然我们中医治病见效比较慢，只要我们合理地选用大柴胡汤，可以说有相当一部分病人，病证表现像大柴胡汤主治的病证表现，我们合理应用，坚持吃一段时间，常常能达到预期治疗目的。另外，要加一点什么药？加一点鸡内金，加点石韦，效果还是相当不错的。

说到这里，还要说明一个问题，胆结石病人在做手术之前，用大柴胡汤能达到治疗目的。手术之后，有的人出现满闷痛胀，恶心呕吐，有的人是大便干结，有相当一部分人是大便溏泻，这样的症状能不能用大柴胡汤？也是可以的，用了同样能取得好的治疗效果。这就是我们学习（的）大柴胡汤。

第二节　调和肝脾

逍遥散（痛泻要方）

【方歌】逍遥散中当归芍，柴苓术草薄荷姜，
疏肝健脾能补血，妇科诸疾效果良。

【组成】柴胡去苗　茯苓去白　白术　当归去苗，锉，微炒　芍药各一两（各30g）甘草微炙赤，半两（15g）

【用法】上为粗末，每服二钱（6g），水一大盏，烧生姜一块切破，薄荷少许，同煎至七分，去渣热服，不拘时服（现代用法：水煎服）。

【导读】学好用活逍遥散的第一步是辨清逍遥散由哪些基础方和药物组

成。组成逍遥散有2个变化用方和4组用药，变化方之一是四逆散，之二是四君子汤，第1组是理气药即柴胡、薄荷，第2组是益气药即白术、茯苓、甘草，第3组是补血活血药即当归、芍药，第4组是解表药即柴胡、生姜。变化方四逆散疏理气机，四君子汤补益中气。从2个变化方和4组用药分析逍遥散的基本作用是理气益气补血，从而得知逍遥散辨治气郁、气虚、血虚、经脉不和。

又上课了，上一堂我们学习了大柴胡汤，小柴胡汤能治疗的病证，大柴胡汤呢？能不能治疗？是可以治疗的。它治疗的范围应该怎样呢？更大一些。蒿芩清胆汤，这个方治疗的效果比较平淡，我们熟悉一下就行。

这一堂我们学习逍遥散，方的组成有柴胡、当归、白术、白芍、茯苓、甘草。逍遥散用法中还有两味药，一味薄荷，一味是生姜，这两味药在治疗的过程中，都（能）协助方中的用药更好地发挥治疗作用。我们学习方的组成，还要认识到方的用法，这个方从今天来看，用的两个剂型比较多，一个是汤剂，一个叫丸剂。现在药店卖有一种药，叫逍遥丸，我们可以把它作为一种保健用药。逍遥散变成汤剂主要是干什么的？有三大作用，疏肝、养血、健脾。它的药理作用是什么？疏肝可以干什么？抗肝损伤；健脾呢？就是保护胃黏膜；养血呢？它既可以保护胃黏膜，也可以调节内分泌等方面。这个方治疗的病证，根据功用就知道，功用是疏肝。应该有肝郁；养血，应该有什么？有血虚；健脾，应该有脾虚。这就是肝郁脾弱血虚证。我们在认识问题的时候，在多数情况下，脾虚有没有可能包含血虚？脾是干什么的？脾是后天生化气血的。肝郁常见病证表现是什么？肝的部位在哪儿？肝的部位在两胁，两胁胀痛。我们再思考一个问题，肝的准确部位在哪儿？中医的肝是左右不分，肝郁是两胁胀痛，既没有说左胁痛，也没有说右胁痛。我们在学习基础知识的时候说肝的经脉布于右胁还是布于左胁，还是布于两胁？得出一个结论，中医在认识肝的时候，并没有明确说在左在右。从今天西医角度看肝的部位在哪儿？在右。中医所说的肝在左。在一般情况下，是左升还是左降？左升是吧？这里所说的肝在左，主要就是形容肝的一个生理功能是主升发，主疏泄的。肝是主气的，肝气在正常的情况下，要压抑还是要升发？假如说一个人，听了几句好听的话，明明知道是奉承他的，他心中高兴还是不高兴？这就是肝的特点容易疏泄升发。换一句话说，肝气在通常情况下，能不能郁呢？郁，肝气不能疏达两胁的经脉，出现两胁胀痛。

我们再思考一个问题，两胁胀痛，是以胀为主还是以疼痛为主？应该是以胀为主。脾虚，脾包括不包括胃？脾虚，脾和胃是什么关系？是一家人关系，脾属于什么？阴；胃属于什么？阳。脾阴胃阳为何成为一家人呢？它们主要住到哪儿？住到中焦了，就是一家人。脾和胃功用能不能截然分开？我们在学习中医基础理论知识的时候学过脾的功能、胃的功能，脾离开胃不行，胃离开脾也不行。这里所说的脾虚，准确地说，就是脾胃虚弱。功用呢，说是健脾，我们在理解的时候都应该包括两个字"和胃"，可以这样说，凡是说健脾都包括和胃，凡是和胃都包含健脾。当然我们中医说胃是受纳的，脾是运化的。脾运化靠的是谁？胃受纳靠的是谁？它们的病证表现应该是什么？食少。食少，是脾还是胃呢？既可以是脾不运化，也可以是胃不受纳，这说明是什么？脾胃虚弱。凡是脾胃虚弱时间久了，都会出现血虚的。血虚最常见的病证表现是什么？头晕目眩。现在我们要想一下，肝郁脾弱血虚，谁是主导方面，肝郁了，想不想吃饭？不想吃饭，进一步又出现什么？血的生化不足。

相对而言，女同志容易郁，这样引起的病证表现是什么？月经方面的病证，郁而不通，月经常常会推后的，推后来月经会导致疼痛。第二个方面，会引起乳房的病证，中医认为肝的经脉布于两胁，经气郁滞不通，会出现两胁胀痛。这是我们学习逍遥散的一个方面，治疗肝郁脾弱血虚证。

另外一个方面，逍遥散是妇科非常重要的一个方，我们把逍遥散作为妇科调经的一个重要方。这样的病是非常多的。男同志有没有郁呢？有。男同志能不能吃逍遥丸呢？我们中医不是针对男同志，也不是针对女同志，主要针对的就是病证表现。方中用药能不能达到预期治疗目的呢？能！柴胡这味药，在学习中药的时候，属于辛凉解表药。根据张仲景用方，又根据张仲景之后名医用方选药定量，我发现一个什么问题？柴胡的作用是比较多的，用柴胡升举，量通常在3g左右；用柴胡解表疏肝，量在10g左右；用柴胡清热，量在20g以上。有一个成药，叫柴胡注射液，这柴胡注射液，它是用了升举的，还是疏肝的？

柴胡注射液是干什么的？它是清热的。发热了，用柴胡注射液。柴胡注射液这个药注射液，用量大不大？它的有效成分浓度高还是低？高。得出一个结论，柴胡20g以上清热为主，10g左右疏肝。小柴胡汤、大柴胡汤用的柴胡量怎样？偏大。主要作用是什么？清热。现在我们开汤剂，柴胡开多大量比较合适？10g、12g比较合适。病人不仅仅有肝郁，还有血虚。当归是补血养血。还有脾胃虚弱，白术是健脾和胃益气。书里不写和胃，实际上健脾包括了和胃。这三味药正好治疗肝郁脾弱血虚证。这三味药虽然能针对病变证机而发挥治疗作用，但是还要认识到，它在发挥作用的时候，有没有一定的局限性？是有的。

白芍这一味药，它和柴胡配合在一起，柴胡是疏肝，白芍是柔肝，柔肝实际上是收敛的，也可以说是敛肝，就是一疏一敛，调理气机，它还可以使柴胡疏而不散，疏而不耗，照顾到肝的本性。再一个方面，芍药如果和当归配合在一起，增强了补血。芍药这一味药，它既和柴胡配合在一起，又和当归配合在一起。茯苓，可以协助谁呢？白术健脾益气。不过茯苓和白术相比，它还有一个渗利。渗利，就是说肝郁了，应该怎样？适当地利一利，泻一泻。方中用的甘草，协助白术补气。血的化生需要不需要气呢？需要。疏散的药伤不伤气呢？也伤。甘草在这个方中所起到的作用也是多方面的。用法中还用了一个生姜，姜有没有调理脾胃呢？有。薄荷用的量是偏大还是偏小呢？偏小，薄荷用量偏小是疏肝。我们说用柴胡3g左右是升举，10g左右是疏肝解表，20g以上是清热。薄荷这一味药，用3g左右是疏肝，用10g左右是解表，用到20g以上是清热，它和柴胡用量有点不完全一样，当然多数情况下还是相同的。有没有同学吃过薄荷这一类的药呢？它含量大还是小？大吧？吃到咽喉部，是发凉还是想出汗？薄荷是辛凉解表药，没有说吃了薄荷喉片要出汗的，就是感觉到咽喉凉，这就是起到清热的作用了。

我们认识一味药，一定要认识到随着量的变化它会发挥不同的治疗作用。得出一个结论，我们开方一定要重视用量。量恰到好处了就能达到治疗目的。现在再想一个问题，这个薄荷协助柴胡疏肝，煎煮的时间，应该是偏长还是偏短一点呢？应该是偏短。在课间休息的时候，有一个同学就问我，小柴胡汤、大柴胡汤为何要煎煮的时间偏长一点？我们怎样理解张仲景所说的"取水一斗二升，煮取六升，去滓，再煎，取三升"？煎煮大概就是四十五分钟到五十分钟。张仲景的一升大概是现在的多少毫升？煎药的时候熬出一升大概需要五分钟，一斗最后剩了多少？三升。五九四十五，我们煎药四十五到五十分钟，张仲景是怎样煎呢？煎好了，倒出来再煎。在这个过程中药的温度有没有降低？在熬的过程中，时间应该偏长一点。

我们学习逍遥散这个方，主要是两个剂型，一个是逍遥丸，一个是逍遥汤。逍遥散在煎煮的时候，要煎到四十分钟左右，效果会好一些。相对而言，人们的压力大了，还是没有压力，还是压力偏小？人的压力一大，会不会出现我们中医所说的肝郁的症状表现？有这种可能性吧？现在抑郁症、焦虑症，这样的病相对来说是偏多的。治疗这样的病证，前面学过一个方小柴胡汤，和逍遥散合在一起，有很好的治疗作用。如果这个人是抑郁症，他总是三五天、一星期解一次大便，最好是哪一个方和逍遥散合在一起？大柴胡汤。这告诉我们学习，要重视提高疗效。提高疗效应该重视方方合用。

下面一个方叫痛泻要方，有白术、白芍、陈皮、防风。这个方治疗的病证是脾虚肝乘证。脾虚肝气相乘，脾和肝之间的关系怎样？在正常情况下，肝总是想疏达脾气，脾一旦虚了，肝总是想欺负它。它的主要病证表现是什么？腹痛、腹泻。方名叫什么？痛泻要方。中医是怎样认为的？肝郁，郁而腹痛，是痛。脾虚不能运化水湿，是泻。病证的表现是先腹痛，后腹泻，泄泻之后疼痛减轻，相当于今天所说的什么病呢？叫肠易激综合征。病人表现的特点是什么？一遇到不顺心的事情，就想往厕所跑，解完之后，病证解除。思考一下，在临床实际中，单用这个方，是不够理想的。应该和哪个方合在一起？病人有气郁，痛泻要方，疏肝的药多还是少？偏少。应该合哪一个方效果好一些？应该和逍遥散合在一起。逍遥散作用是什么？疏肝，健脾。痛泻要方，就是治疗腹痛腹泻。腹泻伤不伤人的阴血？也会伤的。我们要认识到，古人在设方的时候，具有相对的独立性，而我们在治病的时候，要认识到病有什么相互的关联性。用方的时候，考虑到方方的合用。只有方方的合用，才能提高疗效。在临床中不要把痛泻要方和逍遥散孤立地看待，我们在治病的时候，如果是治疗肝郁脾弱血虚证，把痛泻要方加上去，是增强作用了还是减弱了？应该是增强了。加个陈皮？陈皮是理气和胃。防风这一味药，在学习中药的时候，是辛温解表药，在很多情况下，辛温解表药，辛散有没有调理气机，能不能协助？是可以的，所以我们说不要把它孤立地看待。这两个方，我们仔细地看，它的作用应该是怎样？应该是差不多。

痛泻要方，它没有用柴胡，用了陈皮。柴胡疏肝作用明显还是陈皮明显呢？当然各有优势。在通常情况下，治疗肝郁用柴胡吧？有血虚用了当归，用了白芍。这里用了什么？用了白芍。有脾虚，用了白术，又加了一味茯苓。痛泻要方本身就有腹泻，能不能加上茯苓？加上茯苓，疗效怎样呢？止泻的作用更明显，渗湿、治湿并且利小便。有没有这样的说法？"治小便可以实大便"，水在尿中出来了，解大便的时候，水相对来说就会少一点。这就是我们认识问题，不要把两个方孤立地看待。最好是合用提高疗效。

第三节　调和脾胃

半夏泻心汤（生姜泻心汤、甘草泻心汤、赤小豆当归散、苦参汤、雄黄熏方）

【歌诀】半夏泻心黄连芩，甘草干姜枣人参，
辨治杂病最相宜，寒热夹虚细斟酌。

【组成】半夏洗，半升（12g）　黄芩三两（9g）　人参三两（9g）　干姜三两（9g）　甘草三两（9g）　黄连一两（3g）　大枣擘，十二枚

【用法】上七味，以水一斗，煮取六升，去滓，再煎取三升。温服一升，日三服。

【导读】学好用活半夏泻心汤的第一步是辨清半夏泻心汤由哪些基础方和药物组成。组成半夏泻心汤有3个基础方、1个变化用方和4组用药，基础方之一是干姜黄连黄芩人参汤，之二是半夏干姜散，之三是黄连粉方，变化方是理中丸；第1组是清热药即黄连、黄芩，第2组是益气药即人参、大枣、甘草，第3组是调理气机药即半夏、干姜，第4组是温通药即半夏、干姜。从3个基础方、1个变化用方和4组用药分析，基础方干姜黄连黄芩

人参汤平调寒热，补益中气，半夏干姜散温中散寒，调理升降气机，黄连粉方清热燥湿，变化方理中丸温阳益气。半夏泻心汤具有清热燥湿、温中散寒、补益中气的作用，可辨治寒热夹虚、气机不调。

这一堂我们学习半夏泻心汤，半夏泻心汤是张仲景一个重要的方，方的组成有黄连、黄芩、半夏、干姜、人参、大枣、甘草。我们在学的过程中，要认识到方的组成重要，用量重要。半夏泻心汤煎煮重要不重要？重要。需要煎后再煎，如"上七味，以水一斗，煮取六升，去滓，再煎，取三升，温服一升，日三服"。这个方应该煎到四十分钟以上，五十分钟是比较恰当的，煎煮关系到疗效。半夏泻心汤清热消痞，泄湿除满。还有一个主要的作用，根据方中用药有人参、大枣、甘草，想一想，应该还有一个什么作用？应该还有补。我们再看一下，组成中人参、大枣、甘草，用量是不是偏小？也不小，最起码是常规用量，说明有脾胃虚弱。

我们学习半夏泻心汤，它的药理作用，就是主要针对脾胃。同时又用了黄连、黄芩，又有其他方面的作用。中医的证是什么？中虚寒热夹杂痞证。主要病证表现是脾胃虚弱，寒热结杂。影响不影响脾胃的升清降浊呢？影响吧？张仲景在《伤寒杂病论》第149条中说："心下满而不痛者，此为痞，柴胡不中与之，宜半夏泻心汤。"明确提出来胃痛不痛，即"心下满而不痛者，此为痞"。我们想一个问题，从今天来看，有没有慢性胃炎不痛呢？慢性萎缩性胃炎，这个胃炎是不痛的。因为胃黏膜主要病理变化是萎缩，所以是不痛的。病人主要就是胃中满闷不通，萎缩了，消化力怎样？就不消化，食物停留在胃中，几天都没有消化下去。这样的病就是萎缩性胃炎，它的危害性的确是比较大的。

根据西医的理论，萎缩性胃炎的进一步发展是增生。萎缩了，消化力弱了，是不是代谢增强呢？然后会产生增生，肠化生。见过胃没有？当然同学们见过人的胃，在哪儿见的？在实验室见的。胃里有没有东西？胃有没有黏膜？有黏膜。肠化生，所谓肠化生就是萎缩，最后胃里就没有黏膜了。进一步会演变成癌症。癌症在绝大多数情况下，都是由什么病演变而来的？换一句话说，萎缩性胃炎不一定演变成胃癌，但是胃癌绝大部分都是从这个演变而来的，对人的危害性是非常大的。到目前为止，西医治疗慢性萎缩性胃炎的药，都有一个弊端。西药治疗慢性萎缩性胃炎，吃药时间久了，最大的弊端就是激活癌细胞。人有个基因叫作抑癌基因，能抑制抑癌基因，按西医的话，不用西药不行，用西药久了，有个什么弊端？诱发胃癌。从我们中医这个角度，用什么方？半夏泻心汤。

从临床实际来看，治疗慢性萎缩性胃炎用半夏泻心汤，如果煎煮时间三十分钟，仅仅是改善症状。吃了一年，症状改善了，一做胃镜，还是萎缩性胃炎不典型增生接近肠化生。吃了一年仅仅起到什么作用？改善症状。我们在临床中治疗萎缩性胃炎，病人只要坚持吃半年左右，一检查增生怎样？找不到了。肠化生怎样？找不到了。萎缩性胃炎也找不到了。这说明张仲景在东汉时期，用半夏泻心汤治疗慢性萎缩性胃炎伴有不典型增生或者说肠化生，改善症状及病变效果比较快。

我在门诊，治疗这样的病人是非常多的。吃上半年药，病人让我一看检查的结果往往接近正常。目前我在门诊上班，最少还有三个病人都是萎缩性胃炎。检查都是增生。找我看病的时候，说在这个地方治过，在那个地方治过，检查过几次，仅仅是症状改善了，病理变化仍在。我说坚持吃药，同时我反复强调煎煮的时间。他们总是说吃我开的方效果明显。实际上我开的方和其他大夫开的方差不多。就是重视了煎煮的时间。

还有个问题，半夏泻心汤能不能治疗胃痛？浅表性胃炎、红斑性胃炎、糜烂性胃炎，这些胃炎都是以什么为主？以疼痛为主。用半夏泻心汤能不能治疗？可以告诉同学们，半夏泻心汤治疗胃不痛和治疗胃痛效果是没有差距的，胃痛可以用，胃不痛也可以用。张仲景为何提出不痛，就是告诉人们，萎缩性胃炎比较难治，病证表现不同，只要用就能取得治疗效果，其他疼痛是完全可以用的。现在我们看看这个字，张仲景说"痞"，痞本身就是不通。不通，可能产生疼痛，也可能不产生疼痛。

我们在学习、在应用的时候，主要应注意三点内容，而不是痛与不痛，第一点半夏泻心汤治疗的病，绝大部分都是慢性病，慢性病在慢的过程中有没有影响脾胃虚弱？脾胃虚弱最常见的病证表现应该是困、乏，即困倦、乏力。慢性萎缩性胃炎，这样的人吃饭多不多？不多，所以生化气血不足，就会虚弱。再一点，我们要认识到这样的病人基本上都是不能吃凉东西，他有什么样的病变证机？应该是寒。但是这样的病人常常舌质是淡的。但是舌苔是黄的，还有腻，黄腻的，说明这样的人还有湿热。第三点，在临床实际中，我们重点不是辨痛与不痛，而是什么？有没有中气虚弱，寒气内结，有没有热邪上扰，只要具备这个特点，都可以用半夏泻心汤。治疗浅表性胃炎、红斑性胃炎、糜烂性胃炎，一般情况下让病人吃药，一个月左右就完全好了。如果是治疗萎缩性胃炎，最少也得六个月，一检查都能达到预期治疗目的。还要再补充一句话，如果是治疗萎缩性胃炎，煎煮的时间一定要怎样？要长。如果是治疗其他胃炎，煎的时间适当短一点也是可以的。张仲景设半夏泻心汤的煎煮时间，我认为主要是针对萎缩性胃炎的。在临床中我们治疗这样的病，是非常多的。

关于方的配伍我们要认识到一个问题，舌苔是黄腻，应该是湿热吧？黄连、黄芩就是清热燥湿。我们还要认识到一个问题，病人总是不想吃凉的，说明胃有寒吧？半夏、干姜，这两味药就是辛温吧？半夏应该是偏于降吧？姜偏于升。解表药里是生姜，温里药是干姜，干姜是生姜晒干的，干姜和生姜作用差不多，开生姜量大一点，开干姜量小一点。如果寒明显了，干姜的量应该怎样？加大一些。张仲景在开方的时候，总是想用姜和半夏。姜和半夏起到什么作用？我们在学习小柴胡汤的时候，姜和半夏是辛开苦降，调理气机，姜在某种程度上，可以制约半夏的毒性吧？寒，解决了。热呢？解决了。什么问题还没有解决呢？虚。人参、大枣、甘草是补虚的。张仲景对于虚证，善于用什么？善于用人参、大枣、甘草。在用这个方的时候，希望同学们到临床中，按照我说的，或许对同学们帮助是很大的。假如说病证表现是以热为主，我们把黄连、黄芩的量要加大；如果这个人以寒为主，把半夏、干姜的用量加大；如果这个人虚明显了，人参、大枣、甘草量要加大。假如说这个人就是胃热虚证，可以用，为何可以说用？因为没有寒，同时要调整用量，把半夏、干姜的用量适当小一点。黄连、黄芩的量，适当大一点。胃热又虚，需要补吧？热，肯定得清。假如说是一个胃寒证有虚，也是完全可以的，把量调整一下，姜、半夏量呢？适当大一点。黄连、黄芩的量适当小一点。为何这样说？如果是寒比较明显，虚比较明显，在散寒的时候，很容易燥化，伤人的阴津。

　　我们学习这个方，关键是用量。一个方叫甘草泻心汤，同学们要仔细地数一数，甘草泻心汤和半夏泻心汤差了几味药？一样。就是量变了。我们已经强调过半夏泻心汤，调整用量可以治疗以虚为主。我们现在先不要看书，看看我在黑板上面写一个字"狐"，它可以治疗这样一个病，"狐病"。张仲景明确提出来甘草泻心汤可以治疗狐蜜病。想一想，狐狸狡猾不狡猾？人们说狡猾的狐狸有三窟，狡兔三窟？兔狡猾还是狐狸狡猾？狐狸狡猾。狐蜜病西医原来叫什么呢？白塞病，现在西医叫贝赫切特综合征，名字变了，症状变了没有？没有。它的主要病证表现有三个方面。第一个，这样的病人口腔溃疡，反反复复；第二个伴有眼睛溃烂；第三个方面，是阴部溃疡。在通常情况下，病证的表现是口腔溃疡同时还有阴部溃疡，或者是还有眼部溃疡，病人是非常痛苦的。

　　举一个例子，去年的上半年，一个男同志，三十多岁，口腔溃疡、阴部溃疡，眼部也溃烂，已经十五年了。他说影响上高中，更没有上大学，都是口腔溃疡造成的。他说阴茎都有点变形，阴部溃疡形成瘢痕。他说甘草泻心汤你就不要再开了，到哪里基本上都是这个方，他说你开个最好的方，我说我肯定不会给你开差的方。张仲景治疗狐病有四个方，一个叫甘草泻心汤，一个叫赤小豆当归散，一个叫苦参汤，一个叫雄黄熏方。甘草泻心汤有几味？有七味；赤小豆当归散有几味？两味；苦参汤有几味？一味；雄黄熏方有几味？一味。我认为张仲景肯定治过狐病，效果肯定好。他是如何开的？无据可查。我认为他很有可能把四个方开在一起。病人吃了三周，症状完全消除，连续吃了四个多月，达到预期治疗目的。

　　我们在学习半夏泻心汤的时候，专门说了一个什么方？甘草泻心汤。调整用量治什么病？狐蜜病。希望同学们到临床中，遇到这样的病，多考虑用这个方。

第四章 清热剂

又上课了，到目前为止，我们学完了解表的方、泻下的方、和解的方，尤其是和解的方，我们学了小柴胡汤、大柴胡汤、逍遥散、半夏泻心汤，这些方是我们治病非常常用的方。现在我们学习清热剂。清热剂是以清热药为主组成的方剂，清热剂就是我们在前面学习的清法，清法针对的病证就是热证。在使用的过程中，有一些注意事项，对于热证要辨病变的部位，心热、肺热，用的方一样不一样？不一样。辨热要辨虚热、实热，治疗的方药不完全一样。再一个方面，热会出现假象，要注意辨真热假寒、真热假寒，寒在哪儿，热在哪儿，这个要搞清楚。结合临床实际，寒在手，热在口腔。你一摸他的手，有什么？凉。一看舌质红、舌苔黄，想喝水，这说明本质是什么？热。如果是大热证，顽固性的热证，应该用清热药，而稍用一点温热药，能够提高疗效。另外，寒的药清热都有一个弊端，很容易伤脾胃，应该兼顾一下脾胃。

第一节 清气分热

白虎汤（竹叶石膏汤）

【歌诀】白虎知膏米甘草，阳明热盛此方好，

身热汗出不恶寒，阴虚生热亦能疗。

【组成】知母六两（18g） 石膏碎，一斤（48g） 甘草炙，二两（6g） 粳米六合（18g）

【用法】上四味，以水一斗，煮米熟，汤成，去滓。温服一升，日三服。

【导读】学好用活白虎汤的第一步是辨清白虎汤由哪些药物组成。组成白虎汤有 2 组用药，第 1 组是清热生津药即石膏、知母，第 2 组是益气药即粳米、甘草。石膏、知母既是清热药又是生津化阴药，粳米、甘草既是益气药又是生津化阴药。从 2 组用药分析白虎汤主要具有清热泻热，补益中气，生津化阴的作用。

下面我们要学习第一节里面的一个方，叫白虎汤，这个方是张仲景非常重要的方之一。方药组成有知母、石膏、甘草、粳米。这个方一方面药物组成重要，另外用量也非常重要。石膏用量达到了一斤，张仲景的一斤相当于今天所说的 50g。说到这里我又想到一个问题，这石膏是不是矿石类的东西？应该是吧？在通常情况下，矿石类东西煎煮的时间，猜猜张仲景是怎样确定的？张仲景是这样说的，米熟了，这个药就煎好了。得出一个结论，用白虎汤，石膏需要不需要久煎？不需要。和其他药怎样？一起熬。方的功用是清泻盛热，生津止渴。它的主要药理作用是解热、抗炎、降血糖、抑菌等。

我们学习白虎汤治疗阳明热盛证，猜猜白虎汤是治外感病还是内伤病？内伤病、外感病，两个病都可以治。先说外感病，夏天比较热，中暑，感受热邪了吧？用什么方？白虎汤。中暑了，会出现什么症状？身热不热？身热。出汗不出？怕冷不怕？不怕冷，怕什么？怕热。张仲景在《伤寒杂病论》第 182 条中说："阳明病外证云何？答曰：身热，汗自出，不恶寒，反恶热也。"中暑的人，只要是怕冷，就不是中暑，是不是这样呢？都是怕什么？怕热这就是外感的。

第二个方面，白虎汤可以治疗内伤杂病，我想到了一个问题，一个人喝了一杯水，又喝了一杯水，喝了一暖瓶水，又喝了一暖瓶水，喝了一立方水，又喝了一立方水。这是什么病？消渴，相当于西医所说的糖尿病。用张仲景的话就是渴欲饮水，饮数升不解。得出一个结论，白虎汤可以治疗什么？治疗糖尿病。糖尿病病人怕冷不怕？他是整天身热；糖尿病病人出汗不出？出汗。这样我们就知道糖尿病病人的病证表现是什么？身热，汗出，不怕冷而怕热。我们认识白虎汤的时候，不要把它局限在某一个方面。

下面我们学习方的配伍，石膏、知母就是干什么的？就是清泻盛热的，石膏有没有养阴的作用？知母有没有？都有。石膏、知母这两味药，既是清热药又是养阴药，可以治疗阳明热盛伤阴津的病。在一般情况下，一个人是糖尿病，是多吃大米还是少吃？为何少吃？含的什么多？是淀粉多还是糖多？淀粉就是糖，糖就是淀粉，淀粉可以转化成糖。大米应该少吃吧？甘草，甜不甜？张仲景用的甘草、粳米，量偏大还是偏小？这就是我们要解决的一个问题，今天好多中医大夫，知道白虎汤可以治疗糖尿病，在用的时候，也知道用石膏、知母的量小，但是达不到治疗目的。用量呢？石膏48g，可以开50g吧！知母18g，可以开20g吧！糖尿病不能多吃大米，不能吃糖，正好大米、甘草都含糖，其他医生不是不用大米、甘草，就是用的量非常小。绝大部分大夫都不用，又加了其他药，病人一吃药，石膏、知母用量比较大，好多病人都出现腹泻，糖尿病病人本身有没有力气？觉得病重了，病人不吃了。我们在临床中开的时候，粳米、甘草都是原量。现在想一个问题，中医治疗糖尿病，是不是用滋阴的药？麦冬是不是滋阴的？玉竹是不是滋阴的？生地滋不滋阴？这些药含不含糖？麦冬含不含糖？这样我们就知道生地、麦冬等，都可以治疗糖尿病吧？含糖治糖尿病，这叫什么？这叫以糖攻糖。中医治病，一定要符合中医的道理，常常能取得想不到的治疗效果。千万不能把什么丢掉？粳米、甘草。它在这里不是补糖的，而是什么？防止寒凉的药伤胃气的。它是纠正方药的弊端。

根据张仲景的论述，白虎汤还可以治疗一个病证，叫热陷心包证。热陷心包就相当于今天所说的流脑、乙脑。张仲景在《伤寒杂病论》第350条中说："伤寒，脉滑而厥者，里有热，白虎汤主之。"这个"厥"实际上包括两个含义，一个含义就是手足发凉，一个就是神志昏厥。举一个例子，事情发生在2009年的暑假。我们中医学院有一个女同学，她家是山西的。假期她给我打了一个电话，她说她们那个地方出现了脑炎，她母亲的哥哥被传染了。住到了医院，神志昏厥，病情比较重，用了西药，好转比较慢。她给我打了一个电话，她说在学校期间，我们学习方剂的时候，她记得我在课堂上说有一个方可以治疗脑炎。我说是白虎汤，开石膏、知母、粳米、甘草，又加了三味药，黄连、银花、连翘。银花30g，连翘30g，黄连20g。病人一吃，在较短的时间，苏醒过来了，没住几天就出院了，也没有什么后遗症。她说终于体会到我们中药的实力了。

白虎汤很重要，既可以治疗传染病，还可以治疗内伤杂病，还可以治疗中暑（这个病治不治都无所谓），你说中暑了，热了，不吃白虎汤，吃个西瓜行不行？吃西瓜也行，到空调房间凉快凉快，喝点凉开水也行。昏迷了，应该吃点药，这是我们学习治气分热非常重要的一个基础方。

下面看一个方，叫竹叶石膏汤，它就是白虎汤去了一味药，加了几味药。去了什么？知母。加了什么？半夏、麦冬、人参。张仲景是这样说的："伤寒，解后，虚羸少气，气逆欲吐，竹叶石膏汤主之。"竹叶石膏汤治疗的病证，和白虎汤差距大还是差距小呢？差距不太大。竹叶石膏汤治疗的有气虚吧？有没有津伤？白虎汤有没有？烦渴引饮，消渴，糖尿病喝水比较多，说明什么？津液损伤比较明显吧？张仲景加了麦冬。现在思考一个问题，竹叶、知母是不是都是清热泻火的药？都是吧？相对而言，知母养阴的作用明显，还是竹叶伤阴的作用明显？我们学习的时候，竹叶是利水的，知母是养阴的。竹叶石膏汤能不能用知母？我觉得是完全可以用的。竹叶有什么作用？利水。还伤什么？还伤阴了。知母是完全可以用的，如果知母滋阴作用明显，不能用的话，还用什么？麦冬。

在临床实际中，用竹叶石膏汤最好把知母用上。我个人感觉张仲景在开方的时候，照样用知母。张仲景说："伤寒，解后，虚羸少气，气逆欲吐。"可能热还比较明显，石膏清热吧？知母清热吧？竹叶怎样？也清热。为何用点竹叶呢？石膏清热养阴，知母清热养阴，再用点什么？麦冬吧？增强滋阴吧？滋阴有点多了，适当利一利，有没有这个必要呢？防止滋阴壅滞，这是非常有必要的。病人相对气虚比较明显了吧？粳米、甘草补气吧？气虚明显了，再加点什么？再加点人参。为何要用半夏呢？因为半夏起到的决定性作用有两个方面，一个方面有气逆，半夏是干什么的？降逆的。当然还要认识到，补的药有没有壅滞？用点半夏，适当地降一下。

我认为白虎汤能治疗的病证，竹叶石膏汤同样能治疗。我们在学习的时候，把白虎汤作为一个什么方？基础方。把竹叶石膏汤作为一个什么？在治病的过程中一定要注重因病证表现而加减变化用药。如何加减变化？就是有什么样的病证表现就加什么样的药。想想竹叶石膏汤能不能治疗糖尿病？能，而且效果也是相当不错的。能不能治疗中暑？肯定能治，不过是不用的。为何不用呢？吃个西瓜就行。什么是基础方，什么是可以变化的？我们为何说白虎汤是一个基础方？同学们会问一个问题，说你介绍脑炎病例的时候，怎么没有想到用竹叶石膏汤呢？当时病人就是高热、昏迷、烦躁。没有出现什么症状呢？没有出现气虚的症状。假如说，我们见到这样一个病人，正好有气虚，有没有必要加人参呢？也是可以的。什么问题都不是绝对的，我们学习古人的方是基础方，在基础之上一定要重视加减变化。我们想见到一个糖尿病病人，是不是就开知母、石膏、粳米、甘草呢？有没有必要加减呢？不加减能不能提高疗效呢？

说到这里，我还要问同学们，糖尿病肯定有热，肯定有阴伤，这样的病人在绝大多数情况下，小便是少？多？刚才我反复强调糖尿病，热伤津，本身有津伤，应该是什么？应该小便少。事实上呢？小便多。一个思考题，我们在临床实际中，开白虎汤要想达到最好的目的，应该还要加哪方面的药？只有开哪方面的药才能提高疗效？

另外一个思考题，我们说过这样一句话，生地、麦冬、玉竹、粳米、甘草都是甜的，可以说含糖的。病人口渴，改善症状没有一点点问题。但开了这些药，病人吃药之后，血糖是高了还是低了？告诉同学们百分之百血糖升高。为何升高？大米含糖，甘草含糖，生地含糖，麦冬含糖，我们在临床实际中，用了这些药为何病人的血糖降低了？必须要加哪方面的药？不加哪方面的药，百分之百血糖降不下去？小便多，病机是什么？应该加哪些药？这两个思考题，开学以后，交给我答案。就是说糖尿病小便多有什么样的病机，要想降血糖，必须加什么药。同学们想不想做呢？肯定想做。因为我们都爱学习。学习是为了什么？为了治病。好，这一堂我们就学到这里吧！

第二节　清营凉血

清营汤

【歌诀】清营汤中水牛角，玄参生地与麦冬，
　　　　黄连竹叶连银花，丹参活血能清心。

【组成】犀角（水牛角代）三钱（9g）　生地黄五钱（15g）　玄参三

钱（9g）　竹叶心一钱（3g）　麦冬三钱（9g）　丹参二钱（6g）　黄连一钱五分（5g）　金银花三钱（9g）　连翘连心用，二钱（6g）

【用法】上药，水八升，煮取三杯，日三服（现代用法：水煎服）。

【导读】学好用活清营汤的第一步是辨清清营汤由哪些基础方和药物组成。组成清营汤有1个基础方和4组用药，基础方是增液汤清热凉血生津；第1组是清热凉血药即水牛角、生地黄、玄参，第2组是清热生津药即生地黄、玄参、麦冬，第3组是清热活血药即水牛角、丹参，第4组是清热泻火药即黄连、竹叶、金银花、连翘。从4组用药分析清营汤有清热、生津、凉血、活血的作用。

我们开始上课，今天我们学习的清营汤，是《温病条辨》中一个著名的方。它的组成有犀角、生地、玄参、竹叶、麦冬、丹参、黄连、银花、连翘。我们在学习中药的时候，学的是犀角还是水牛角呢？是水牛角。在我们的印象中河南水牛多不多呢？不多。河南的牛是什么牛？老黄牛。有没有同学吃过黄牛的肉呢？牛肉是凉性还是温性呢？牛肉是温性。水牛呢？吃过水牛的肉没有？没有。黄牛是温性的，它的角呢？凉性。水牛，我们要知道它的肉也是温性的。如果是凉的话，它怎么总是想到水里洗澡呢？这说明了一个什么问题？牛，它的肉都是温性，它的角都是凉性。为何它的肉是温性，它的角是凉性呢？它就是要让人吃温性的肉，把凉留给自己的角。它要保证一个什么？热与凉阴阳的平衡。这样的话我们河南的黄牛角治疗作用和水牛角是没有差距的，作用都是一样的。当然不管是水牛还是黄牛，它的角都不如犀角。从今天来看，犀角不再入药了。相对来说谁的作用会更好一些？犀角应该更好一些。清营汤是汤剂，水煎煮。如果我们在开汤剂的时候，把角研成粉状，粉效果明显还是在汤里煮效果明显？应该是粉。假如说这个角在水里煮，有效成分很难完全煎煮出来。

清营汤，它的功用是清营解毒，泄热养阴。怎样叫清营解毒？怎样叫泄热养阴呢？我们中医是这样认识的。西医认为它有抗菌、抗病毒、抗炎、抗过敏等作用。我们学习清营汤呢，主要就是治中医的证。

我们思考一个问题，长期以来，人们说清营汤治疗的病证是热入营分证。现在我要问同学们一个问题，我们在学习《中医基础理论》《中医诊断学》都提到"营"，这个"营"的概念，是定位比较模糊还是比较明确呢？是模糊吧？也就是说，我们中医本来是比较明确的东西，但让人理解的时候比较模糊。清营汤我是这样认识的，这个清营汤应该改一下名字，改成什么呢？叫清心汤。营，就是在哪儿？就是在心。热入营分证，就是心热证。热入营分模糊，还是心热证模糊？心热证就是心有热了。中医认为有几个营？说到这里，我忽然想到有些同学下过军棋，军棋上有几个营？同学们说有两个营，一个是军营，一个是大本营。营，中医所说的两个概念，一个就是营卫的营，一个就是营血的营。血由哪一个脏腑所主呢？心。这个营血的营，实际上就是指的心。第一个方面，在学习《中医基础理论》的时候，提到了心的生理功能，其中有一个心主神明，心主血脉，热在心，热扰乱心神，心神不得收藏，会出现什么呢？会出现失眠、心烦，重的话谵语，再重的话神昏。

我再举一个例子，在门诊上班，来了一个女同志。她说失眠、心烦，一到晚上就睡不着，总是想和她丈夫吵架，吵吵觉得心情好一点。第二天早上，她觉得她吵他是不对的，再跟他丈夫承认一下错误。到了晚上，她觉得不吵晚上过不去，她丈夫瞌睡，她说她丈夫不关心她。我边看她的舌质，边摸她的脉象。刚才我们说，假如说它有个谵语，这个谵语就是胡言乱语。我们现在把它理解为什么？她和她丈夫吵架也是什么？谵语。我给她开清营汤，达到了预期治疗目的。刚才我们所说的心热证，热在哪儿？热在心。

第二个方面，我们在认识问题的时候，已经认识到心主血脉，热在心，热在血脉，热与血相结，它会出现斑疹，如果是邪热伤血动血，它会引起什么呢？引起出血。这样我们就知道，清营汤治疗的第二个方面，是心主血脉的病理变化与病证表现。

第三个方面，中医给心封了一个什么官？是君主之官。心热证，发热的特点是什么？身热夜甚。我是这样认为的，心主血，心主神明，它抗不抗邪呢？它抗邪靠的是什么？靠的是气。气白天走于哪儿？走于外。白天发热不明显，夜里发热比较重，这就是心热证的一个主要热型。换一句话说，我们在临床实际中，只要见到有些人，他说白天发热比较轻，一到夜里热得比较重。当然这个热有两种可能性，一种可能性指的是自觉发热，另一种可能性指的是什么？体温升高到 40℃，不管是哪一种情况，只要符合我们中医身热夜甚，都可以从哪里去治疗？都可以从心热证去治疗。在考试的时候，经常会出现这样的一道题。清营汤治疗的热型是什么？热型有身热夜甚吧？有潮热吧？夜热早凉吧？等等。我们要知道，清营汤治疗的热型是什么？清营汤治疗的病证主要涉及几大方面？就是有三大方面。一个大的方面是心神，一个大的方面是血脉，一个大的方面是君主。三大方面相当于今天所说的什么病呢？相当于比较重的脑炎、败血症、神经性疼痛、心肌炎及出血这样的病证。

下面我们学习清营汤方中的用药，病的主要矛盾方面是什么？主要是心热证。水牛角呢？主要就是清心热。古人总结了一下，"犀角解乎心热"，说明犀角主要就是清心热。今天不用犀角，用的是水牛角。有时我在临床中告诉病人，用我们河南的黄牛的角也可以，那河北的黄牛行不行？那山东呢？那山西呢？都行啊，只要是牛角都清心热。同时我们还要知道，病人出现斑疹。刚才还补充了一个症状，就是出血。热在心，心主血，如果热与血相结，它是斑，如果是热迫血妄行，它是出血。在这种情况下，生地、玄参是不是就是凉心血、清心热的药呢？再想一个问题，犀角有没有凉血的作用呢？也有吧？我们在认识问题的时候，还要认识到热在心，其中竹叶是什么作用？就是善于清心热。竹叶还有一个作用，是利水。所谓利水，就是可以使热从下而去。热伤不伤人的阴津？伤人的阴津。我们在临床实际中，怎样知道是热？怎样知道不是热？其中一个辨证要点，就是口干、舌燥、想喝水。我们刚才也提到了，热迫血是出血，热与血相结，是什么？瘀、斑。丹参有什么作用？凉血活血，散瘀消斑。方中黄连、竹叶和犀角都可以清心热。银花、连翘呢？主要就是清热解毒。同学们看一看，这个方用的药，都是什么药？都是寒凉的药，寒肯定能清热，这是没有一点点问题的。我们再想一个问题，君主，心是君主。还有一种认识，中药从大的方面分，一是寒性药，一是温性药。凡是寒凉的药，都相当于是批评；凡是温热的药，都相当于是表扬。为何这样说呢？寒凉的药都是批评的，批评之后应该怎样？应该适当地表扬。心是君主，用寒凉的药批评君主，应该配伍一点温性的药。得出一个结论，用寒凉的药容易凝滞气机，不利于邪热向外透达，从内而消，应该配伍一点什么？温性的药，有利于方药更好地发挥治疗作用。

下面看一个方，叫犀角地黄汤。犀角地黄汤有几味药？四味药。它与清营汤重复了几味药？重复了两味药。这里用了一个丹皮，丹皮是什么药？凉血活血的药。清营汤用了一个丹参，也用了一个"丹"字。这个丹参，是不是活血的药？是不是凉血的？这说明丹参和丹皮在某种程度上是差不多吧？芍药什么作用？思考一个问题，清营汤能不能治疗血热？是完全可行的。清营汤的作用并不亚于犀角地黄汤。我们现在要从另外一个角度，说明一个问题。有这样一句话，说"喜忘如狂"，忘的程度大还是小？比较大吧？要得出一个什么结论呢？一个人健忘，在通常情况下，用什么药？用的是养心安神一类的药，现在我们要有一种什么认识呢？

举一个例子，在门诊上班，遇到一个男同志，有60多岁了。他是一个什么病呢？西医诊断为脑萎缩，即痴呆。记忆力怎样？拿什么忘什么。根据他的病证表现，摸一下脉象，看一下舌质、舌苔。瘀血在心，心主神明。除了用养心安神的药外，要重视用什么药？用活血化瘀的药。这样的病人，我给他开这个方觉得力量还不够，结合张仲景的一个方叫抵当汤，用了四味药，一味药大黄，一味药桃仁，一味药水蛭，一味药虻虫。水蛭、虻虫作用怎样？比较峻猛。我在临床实际中治疗脑萎缩，通常情况下要加上这四味药。抵当汤是可以治疗健忘的，张仲景说是"喜忘"。希望同学们到临床实际中，治疗健忘病人，假如说开了养心的药、安神的药，或者是重镇安神的药，没有任何作用，我们怎么破解呢？活血化瘀。古人在设犀角地黄汤的时候，提到"喜忘如狂"，这个方虽然疗效不够明显，但是它告诉我们，从瘀血角度治疗健忘，提供了临床中另外一种思维。我们学习清营汤，重点要知道它可以治疗什么病证？心热证。包括几大方面？心神、血脉、君主。换一句话说，犀角地黄汤能不能治疗这样的病证？也是完全可行的。只不过犀角地黄汤没有清营汤作用明显。同学们说，我们在临床实际中，把两个方合在一起行不行呢？就是在清营汤基础之上加上芍药、丹皮，疗效是增强了还是减弱了？应该是增强了。当然我们应主要认识犀角地黄汤治疗健忘，这是一种治疗的思维方法。这两个方严格地说，功效应该是差不多的。这是我们学习清营汤的同时，又把犀角地黄汤治疗的特殊病证给同学们做了介绍。

第三节　清热解毒

黄连解毒汤（普济消毒饮、凉膈散）

【歌诀】黄连解毒汤栀子，黄芩黄柏功用济，

　　　　烦躁衄血湿热痢，痈疡发黄皆能医。

【组成】黄连三两（9g）　黄芩　黄柏各二两（各6g）　栀子十四枚（14g）

【用法】上四味切，以水六升，煮取二升，分二服（现代用法：水煎服）。

【导读】学好用活黄连解毒汤的第一步是辨清黄连解毒汤由哪些药物组成。组成黄连解毒汤有4味用药，黄连清热燥湿解毒作用最强，黄芩作用次于黄连，黄柏作用次于黄芩，栀子介于黄芩与黄柏之间。从4味药分析黄连解毒汤具有清热燥湿解毒作用。

上课了，我们这一堂学习黄连解毒汤，方的组成有黄连、黄柏、黄芩、栀子。这个方，同学们可以看一下，煎煮的时间长不长？"上四味，以水六升。煮取二升，分二服"。煎煮一升按五分钟，就是二十分钟左右。这个方不需要煎煮的时间太长。煎药该煎时间长，一定要长，短一定要短。方中用的药是黄连、黄芩、黄柏、栀子，主要作用就是泻火解毒。药理作用主要就是解热、抗菌、抗病毒及增强机体免疫能力。

我们学习黄连解毒汤，治疗的病证就是三焦火毒证，简单地说，那就是三焦热证。可以从四大方面去考虑问题。第一个大的方面是心热证，在前面学过清营汤，是不是可以治疗心热证呢？它的病证表现涉及几个大的方面？三大方面：①神明的病证，烦躁、心烦、谵语。②血脉的病证，热迫血出血，热与血相结是斑、疹。③君主的病证，君主的病证就是身热夜甚。现在我们要思考一个问题，就是说黄连解毒汤，它可以出现心主神明的病证，可以出现心主血脉的病证，它会不会出现君主的病证，身热夜甚？作为一个思考题，想想黄连解毒汤治疗的病证，是不是就是身热夜甚？

第二个大的方面，黄连解毒汤治疗的病证，黄疸。黄疸病变的部位，从我

们中医认识，它应该在哪儿？应该在中焦脾胃。刚才同学们说是中焦下焦？是中焦脾胃还是肝胆呢？这个问题，按我们中医的认识，黄疸应该是在脾胃。为何说应该是在脾胃？中医认为，脾胃在五色之中属于什么颜色？属于黄。古人在认识的时候，认为是热在脾胃，脾胃主色为黄，热邪侵犯脾胃，热邪外攻，黄色外露。不过我们现在学习《中医基础理论》和《中医诊断学》，语言表达发生了变化，一提到黄疸，大部分说是哪个脏？肝胆湿热。这种理论是向西医理论靠拢的，是受西医的理论感染的。中医在解释的时候，就发生了变化，说湿热熏蒸肝胆，胆汁不能运行正常的道路而溢于肌肤，成什么了？黄疸了。我是这样认为的，假如说从我们传统的中医理论认识，病变灶应该是在脾胃，今天人们认识发生的变化，病变部位在肝胆，哪一个正确？都是正确的。只不过是人们语言表达不一样，治疗的方法用药有没有本质的区别呢？是没有任何区别的。第一个热在心，第二个呢，这个病变部位就不好说了，可以说是在脾，也可以说是在肝。但是有一点，都是热，治疗的方法是相同的，这是我们学习的第二个方面。

第三个方面，热在大肠，中医认为邪热侵犯大肠，热邪下迫，可以引起下利。中医所说的下利，它应该包括几大方面？它既包括西医的肠炎，又包括西医所说的痢疾。我们中医在认识问题的时候，主要抓一个什么？症状表现。结合病人的体质，然后得出一个证型。这是第三个方面，病变部位在肠，出现下利。

第四个方面，病变的部位在皮肤，症状表现就是痈疡疔毒。中医怎样认为呢？邪热侵犯营卫气血，邪热壅滞营卫气血，邪热与营卫气血相互搏结，壅滞不行，它就出现什么？痈疡疔丹毒这样的病证表现。

说到这里，我想到了一个问题，烦躁是热证还是寒证？在一般情况下，是热证。烦躁有没有寒证呢？张仲景在《伤寒杂病论》第61条中说："下之后，复发汗，昼日烦躁不得眠，夜而安静，不呕，不渴，无表证，脉沉微，身无大热者，干姜附子汤主之。"烦躁，用干姜附子，什么证？寒吧？谵语，热证多，寒证会不会出现谵语呢？它也会的。张仲景怎样说呢？他说"谵语，亡其阳"，就是亡阳也会出现的。我们所说的，烦躁未必是热证，那谵语未必是热证，那出血呢？未必是热证。寒会不会出血呢？也就是冬天天气比较冷的时候，有没有可能水管被冻破呢？有这种可能性吧？黄疸，热证可以出现，寒证会不会出现呢？也是可以的吧？腹泻是受热多，还是受凉多呢？受凉偏多的。我们在辨证的时候，要知道烦躁、谵语、出血、斑、黄疸、下利，这些都是什么症状？都是模糊性的症状，刚才所说的模糊，就是既可以见于寒证，也可以见于热证。说明病证具有两面性。我们在临床中，怎样知道这个病人是热证？具备下面几个症状里边的一个就行。假如说一个人烦躁，他想喝水，什么引来的？假如说，天非常热，人总是想喝水；天非常冷，总是拿个杯子放在桌子上，喝水会少一些。这是一个症状。第二个，它会出现什么呢？舌红、苔黄。我们在临床实际中，凡是舌质红、苔黄，这两个症状同时出现，在绝大多数情况下，寒证会不会出现？即便是出现，也是假寒。说明是有什么？还是有热的。当然有些症状可能出现，也可能不出现。比如说热了，在很多情况下，它会出现什么呢？大便干结，但是不一定。

再想一个问题，在多数情况下，热，小便的颜色应该是偏什么？应该是偏黄。现在我们遇到这样的病证，能不能辨清楚呢？一定要问一下想不想喝水，看一下舌质红不红，舌苔黄不黄，基本上就把问题搞清楚了。搞清楚了，下一步就是什么？开方吧？首先要开一个什么药？黄连，就是清热药。我们在学习中药的时候，黄连相对而言，偏于清哪里的热？上焦，是清肺还是清心？心。中焦呢？刚才有的同学说是肺，有的同学说是心。如何解决？黄连清心热，那是没有一点点问题的，黄连清不清肺？如果不清，我估计这个黄连有质量问题。相对来说，它偏于清哪儿？偏于清心。两个方面了吧？胃清不清？其他地方的热，清不清？假如说，皮肤上出了一个小痈，用黄连清不清？也清。我们所说的是偏于清哪儿，其他地方也照样清。有一个药叫黄连素片，有的说是黄连上清片，偏于清哪儿？清胃还是清口腔，还是清肺呢，还是清心呢？黄连上清片治疗哪里的病证？黄连清热，严格地说是哪里需要哪里去。下焦清不清？假如说一个人是肠炎，能不能用黄连？湿热引起来的，黄连偏于清哪儿？实际上它是哪里需要哪里去。黄柏这一味药，偏于清哪儿？偏于清下焦湿热，黄柏清不清上焦的热？清不清耳朵的热？黄芩清哪里的热？清肺热吧？在前面学过一个方，叫小柴胡汤。小柴胡汤中用了一个黄芩，治疗的热就是少阳胆热。现在我们可以看一下，这三味药基本上把上中下热都清了吧？再看一个药，栀子呢，人们通常说泻三焦之热，哪里需要清哪里。这四味药，就可以治疗三焦热证，上焦、中焦、下焦，哪里有热清哪里。

说到这里，我再举个例子。我在门诊上班，来了一个男同志，有多大了，八十了。他是项部多发性毛囊炎，他说连续输了一个月液体，输着输着病轻了，输着输着病又重了，吃中药吃西药，总是吃着吃着轻了，继续吃又重了。他舌质是红的，舌苔是黄的，还是黄厚腻，不仅仅有热还有湿。我问他，他说中药连续吃了一年多了。原来是断断续续吃，最近不断地吃，吃西药不行，吃中药也不行。说明是湿热吧？其他大夫会不会辨为寒湿呢？可能性不大吧？都是把他辨为湿热的。他的舌苔是什么？黄厚腻，吃什么都没有味的。我会辨湿热，其他大夫肯定也会辨湿热。不过我在开方的时候，开黄连、黄柏、黄芩、栀子。我又给他加了一味药，附子。是这样的，用的药都是寒凉的药，寒凉的药是清热的，寒怎样？越凝，热怎样？越散发不出来。我给他加了附子。吃了一星期，第二次他来的时候，他怎样说呢？他说几年了他摸着项部的肉都是硬的，吃我给他开的方，他自己觉得变软了。为何变软了？热的药怎样呢？向外透达，有利于邪热向外，不至于单用寒凉的药凝滞。我们一开始学习清热剂的时候，就提到顽固性的热证，或者是大热证，在开方的时候，应该用点大热的药，有利于避免寒凉的药凝滞，有利于热向外透达。就是说"气机得温则行，得寒则凝"。这个方在临床实际中应用，治疗热证久而不愈，要加什么药才能提高疗效？这是我们学习黄连解毒汤要达到的一个目的。

下面我们看一个方，叫普济消毒饮。这个方，同学们已经看到，药多不多？用的药是比较多的。这个方功用清热解毒，疏风散邪。药理作用有解热、抗菌、抗病毒等。这里我们要有一个认识，古人说是大头瘟。大头瘟是什么病？相当于今天所说的头部感染。细菌感染了，头会不会大？有没有面部肿呢？涉及的范围是比较大的。我们今天不要把它局限在古人所说的大头瘟，把它理解为头面热毒证。普济消毒饮这个方用的药有点多。我们只要把哪一个方学好？黄连解毒汤学好，在这个方的基础之上，可以加减变化，都是可以的。我认为普济消毒饮，虽然用的药比较多，但它不一定就有黄连解毒汤作用专一。

下面一个方叫凉膈散，方的组成有大黄、芒硝、甘草。说到这里，同学们都会背大承气汤，大黄、芒硝、甘草，实际上就是一个调胃承气汤。又加了哪些药？栀子、薄荷、黄芩、连翘这些药。治疗的病证是上中下的病证，既可以治疗上焦，也可以治疗中焦，还可以治疗下焦。大承气汤治疗的病证在哪儿？阳明热结证。病变的部位在哪儿？病变的部位，千万不能把它局限在阳明大肠，为何这样说呢？我们在学习大承气汤的时候，可以治疗阳明热结重证，在大肠吧？阳明热结旁流还是在大肠，阳明发狂证，狂在哪儿？跑到上焦了；还可以治疗阳明经证，又跑到经脉了；还可以治疗其他方面的。所以我们学习大承气汤，不能把它局限在阳明大肠。我们认识凉膈散，要认识到什么？调胃承气汤加了药，加的药比如说黄芩、栀子、连翘，清哪里的热？哪里需要它都会去的，上焦完全可以。为何说完全可以呢？最起码用了一个薄荷，薄荷总的来说还是偏于上行的。当然用了大黄，是偏于什么？下行的。其他药具有中性，怎样中性呢？黄芩、栀子、连翘，不要把一个方的作用局限在某一个方面。当然我们也说了，黄连解毒汤是不是上中下都能治？我们在临床实际中，可以把黄连解毒汤作为一个基础方。大便不通，加点什么？加点大黄。如果是其他方面的病证，能不能加？完全可以。

我们在学习的过程中重要的一个方面，就是把一个方学好，在这个方的基础之上不断地变化。后人也有好多好多方，方什么时候能学完？永远学不完。只要我们把基础方学好了，在基础方的基础上不断变化，就可以治疗不断变化的病证，而且能取得良好的治疗效果。

第四节 清脏腑热

龙胆泻肝汤（导赤散、左金丸）

【歌诀】龙胆泻肝栀柴芩，泽泻木通车前子，
　　　　生地当归与甘草，肝胆湿热皆能治。

【组成】龙胆草酒炒（10g） 栀子酒炒（12g） 黄芩炒（9g） 泽泻（10g） 车前子（10g） 木通（6g） 生地黄酒炒（6g） 当归酒炒（10g） 柴胡（6g） 生甘草（6g）[原书未注用量]

【**用法**】水煎服。

【**导读**】学好用活龙胆泻肝汤的第一步是辨清龙胆泻肝汤由哪些药物组成。组成龙胆泻肝汤有6组用药，第1组是清热燥湿药即龙胆草、黄芩、栀子，第2组是清热利湿药即泽泻、车前子、木通，第3组是凉血药即生地黄，第4组是活血补血药即当归，第5组是理气药即柴胡，第6组是益气药即甘草。从6组用药分析龙胆泻肝汤具有清热燥湿，利湿活血，凉血补血，益气解毒作用。

我们开始上课，今天我们学习龙胆泻肝汤，这个方是《医方集解》中一个比较重要的方。我们学这个方，首先要知道这个方的组成有龙胆草、黄芩、栀子、泽泻、车前子、木通、生地、当归、柴胡、甘草。古人在设这个方的时候，没有明确提出用量，这个方是不是完整的一个方呢？古人在开方的时候有没有用量呢？应该是有。为何不告诉我们呢？这由同学们去思考。这个方的用法就是水煎服。

方的功用是清肝胆实火，泻下焦湿热。根据功用我们可以看出来，中医说这个方清肝胆实火，泻下焦湿热，相当于今天什么作用呢？抗菌、抗病毒、抗炎、抗过敏。这一类的病证，在临床中是可以选用龙胆泻肝汤的。在应用的过程中，要认识到一个问题，龙胆泻肝汤治疗中医的证，中医关键是什么？是辨证，第一个方面就是肝胆实火上炎证。肝胆实火上炎证，我们简单地理解，可以把它理解为肝热证。我们想到了一个问题，哪一个方可以治疗心热证呢？治疗心热证就是清营汤。治疗心热证，我们在认识症状的时候，主要涉及几大方面呢？三大方面，心主神明的病证，心主血脉的病证，还有心主君主的病证。还有一个方，叫导赤散，它也是治疗心热证的一个方。为何这样说呢？我们可以看一下教材，心经火热证，把"经""火"字去掉，就是什么？就是心热证。我们比较一下，清营汤和导赤散，哪一个方治疗的心热证效果要明显一些？应该是清营汤。导赤散用的药有点少，作用呢？有点弱。在临床中遇到心热证，我们把清营汤和导赤散合在一起应用，行不行呢？是完全可行的。清营汤治疗的病变部位就在心。龙胆泻肝汤这个方，简单地理解就是治疗肝热证的。我们在认识症状的时候，首先想一个问题，肝的部位在哪儿？肝的部位在两胁。中医在认识肝的时候，它是左右不分的。因为我们学习中医基础知识的时候，说肝的经脉布于两胁。肝在两胁的病证表现应该是什么呢？应该就是胁痛。因为邪热在肝，热损伤脉络。从今天来看，我们要认识到一个什么问题呢？从解剖学角度，肝应该是在哪儿？应该是在右侧。左侧的下边里面有什么东西呢？有脾，还有胰，中间呢，还有胃。今天见到的肝炎、胆囊炎；左边的胰腺炎，只要我们中医把它辨为病在肝，都可以用龙胆泻肝汤。再一个方面，我们中医认识胁痛的时候，不一定就是肝胰的病证，还有一种病叫作肋间神经痛，还有一种病叫带状疱疹，只要它的病变部位在胁部，我们就把它辨为肝热证，用龙胆泻肝汤都有良好的治疗效果。

还有，中医在认识肝的生理特性的时候，肝有一个特点，就是善于升发，热的特点是什么？善于上行。这样根据肝热证病变表现，在定病变部位的时候，从两个方面去定，一个方面就是在肝胁部；另一个方面呢？肝升发哪里最高？头最高。火热之邪呢，善于上行，它的主要病证表现在头。头部症状有头痛、口苦、目赤。中医在认识问题的时候，认为火热之邪随肝气而上行，会引起头痛，相当于今天所说的高血压头痛，或神经性头痛，这样的头痛，我们怎样把它辨为肝热证呢？我们在认识问题的时候，肝有火了，常常口苦。见过高血压吧？高血压病人，大部分面色是红，假如说高血压病人，情绪异常变化，会不会加重？会吧？这就是一个辨证的要点。

另外，我们在学习基础知识的时候，我印象里有这样一句话，你们看正确不正确。古人是怎样说呢？肝开窍于耳，我说得对不对？不对？看看肝热证有没有耳聋、耳肿？有没有？有吧？这是不是肝开窍于耳？在临床实际中，有一种病叫突发性耳聋，这是肝还是其他引起的呢？中医在解释的时候，它和谁相连接呢？和胆。肝胆为表里，胆的经脉是怎样？胆的经脉走耳前，入耳中，出耳后。得出一个结论，凡是耳的病证是实证，中医都归为肝，凡是耳的病证是虚证，中医都归为肾。这就是我刚才所说的肝开窍于耳，同学们说是不对的？对的是什么？肾开窍于耳。我们做了一个补充说明，在临床实际中，凡是耳的病证是实证，我们都从哪里治？肝；如果是虚证，我们都从肾治。这是我们中医在认识问题的时候，有一种特殊的认识方法。

　　龙胆泻肝汤治疗的第二个中医的证，是肝胆湿热下注证，病证表现主要就是阴汗、阴肿、阴痒、阴痿、带下。从我们中医角度认识问题，严格地说，阴部应该是肝还是肾呢？是肾开窍于二阴，现在是湿热下注，我们得出一个结论，凡是阴部的病证表现，实证中医都从肝治，虚证都从肾治。这是我们中医在认识方面的特殊性，比如说在学习中药的时候，有泻肝的药，有没有说哪一个药是泻肾的？没有明确说。我们在学中药的时候说，有补肾药，当然有没有补肝的药呢？有。肝主藏血，有补血的药，这说明我们中医认识问题，在特定的情况下用的语言表达不一致。不一致，主要就是与什么一致呢？与我们学习的中药，与我们中医的治疗习惯认识是一致的。它的病证表现在下焦，中医怎样认为呢？认为湿热之邪攻于外是阴部潮湿，古人说是阴汗；湿热之邪走窜经脉是阴痒；湿热之邪壅滞经脉是阴肿；如果是湿热之邪肆虐经脉是阴痿。古人说是阴痿，今天名词发生了变化，今天人们都不叫阴痿而叫阳痿。说到阳痿，我们要想一个问题，在一般情况下，认识阳痿这样的病变证机，是虚证还是湿热，哪一个偏多呢？应该是虚证偏多。在临床中有没有这样的湿热呢？是有的，相对来说是偏少的。我们中医在辨证的时候治疗阳痿，应该是针对病变证机，对于湿热证，选用清热燥湿的药，同时根据我们在前面所学习的知识，一方面要针对病变的证机，另一方面还要针对什么呢？

　　下面举一个例子，我在门诊上班，遇到一个男同志。我一问他，他说他是什么病，舌质是红的，舌苔是黄厚腻。看完以后，他说湿热太大了。病人帮助我们辨证，他说湿热太大了，他又说他患阳痿几年了，去过好多地方看病，都是说是湿热，我们在辨证的时候，是不是湿热呢？也是湿热呀。刚才说了舌质是红的，舌苔是黄厚腻的，就是湿热。他说他吃所有的治疗湿热的药，都没有多大的作用。我们在学习配伍原则的时候，第二个大的方面就是要针对脏腑的生理特性。在认识的时候要考虑到它是与肾有关系的。同时还要考虑到，虽然说是湿热，但是也要考虑到以阳为用的。我在开方的时候，一方面给他开针对病变证机清热燥湿这样的药。一方面我酌情配伍补阳的药，给他加了两味药，一味巴戟天，一味细辛，是温阳兴阳的药。病人吃了一星期，就觉得效果明显。一个月过去了，又巩固治疗大概半个月，达到了预期治疗目的。

刚才我举的例子就是告诉同学们，我们在临床实际中，治疗男科的病证，在辨证的时候，从整体上来看就是湿热，从湿热治，就是达不到预期治疗目的。在认识问题的时候，一方面要清热燥湿，另外一个方面还要怎样呢？还要适当地酌情补阳，能够明显提高治疗效果。我又想一个问题，用清热燥湿的药，伤不伤人的阳气？病变的本质，病机是湿热，病证的表现仍然是阳气不用，这是我们学习湿热下注，从另外一个角度要考虑的问题。另外，龙胆泻肝汤不仅仅可以治疗男科的病证，还是治疗妇科重要的一个方。妇科的病证，主要就是什么呢？带下。带下色黄，有异味，中医认为是湿热下注，治疗这样的病证，结合我们在临床中治病的体会，如果见到一个妇科的病证，中医说是带下，实际上就是西医的什么病呢？炎症，妇科炎症如盆腔炎、附件炎及宫颈炎、子宫内膜炎等主要病证表现是什么？就是带下色黄。在临床实际中，我们遇到这样的病人，是急性炎症，就用清热燥湿利湿的药，就能达到预期治疗目的。如果遇到这样的病人，带下色黄有异味，同时，病人说患病几年了，在这种情况下，用清热燥湿利湿药的时候，也要考虑到肾开窍于二阴，应该稍加点什么药？温热的药，或者是补阳的药，用量不要太大。药味呢，一般情况下一味、两味就行。我们以后到临床实际中，妇科病、男科病都是比较难治的病，辨证是都会辨，就是用药时一点点小的差距，就能把治疗的效果距离拉开，希望同学们到临床实际中，遇到这样的病人，我们在组方的时候，如果这个病时间比较短，加不加无所谓，如果是慢性病一定要加。龙胆泻肝汤，这个方治疗的病证，简单地说一个是肝热证，一个就是湿热下注证，如妇科、男科诸症。

下面我们学习方的配伍。方中龙胆草、黄芩、栀子这三味药，作用基本上是相同的，都是清热燥湿的。虽然我们在学习中药的时候，栀子没归在清热燥湿药这一类，但是它是清热燥湿。这三味药，总的来说没有本质的区别，但仔细分析，有小的区别，龙胆草偏于治哪里的湿热？下焦；黄芩呢？上焦；栀子呢？三焦。肝热证为何要燥湿呢？肝热证不仅仅要燥湿，同时还要利湿清热，方中用的泽泻、车前子、木通这三味药，都是利湿清热的药。假如说，一个人是肝热证，湿并不太明显，为何还要用利湿的药呢？我们中医认为，肝的生理特性是体阴，体阴吧？阴，肝又是藏血的。我们思考一个问题，假如说这个房间有一米深的水，温度在五十度，这个天花板是湿的还是干的？也就是说，肝体阴而藏血，邪热侵犯到肝，很容易生湿。所以说我们在临床实际中，治疗肝的病证，不管病人有没有明显的湿，在用方的时候都要用利湿的药。同时我们还要想一个问题，用清热燥湿的药、利湿清热的药在某种程度上，伤不伤肝阴呢？也伤肝阴。现在要用上一味药，叫生地，生地起到两大作用，一个大的作用可以协助龙胆草、黄芩、栀子、泽泻、车前子、木通，清热。第二个作用，就是防止燥湿利湿的药伤人的阴津，这样我们用生地的主要作用就是清热益阴，益阴主要就是防止药物在发挥治疗作用的时候出现弊端。现在我们还要注意一个问题，这七味药都是寒凉的药，寒凉的药虽然能清热，但是有弊端，要用上一个什么药呢？当归。当归是辛温的，当归在这个方中所起到的作用也是两大方面，一个方面，它可以协助生地补血益阴，照顾到肝体阴而藏血，防止燥湿利湿的药伤肝的阴血；另一方面就是温通，防止寒凉的药凝滞。中医认识气的运行，是气得温则行，有利于湿热之热邪向外透达，从内而消，这是我们认识的一个问题。

再一个方面，我们还要考虑到肝的生理特性是什么，肝主疏泄。中医给肝封了一个什么官？是将军。将军其中有一个工作，就是打仗吧？假如说一场战争，需要不需要将军去打仗呢？很需要吧？找将军谈话的时候，这样说行不行？将军呀将军，你是所有将军之中最差的一个将军，极不称职的一个将军，不过最近一场战争，需要你去打仗，如果打赢了，还差不多算一个将军，如果打败了，我什么也不要，我把你的头挂在城墙上，告诉人们你是极不称职的。将军听完之后怎样？高兴不高兴？不高兴。回去开不开动员大会？那是必须要开的。开大会的时候，他说，战士们，想不想牺牲？战士们怎样说？没有一个战士说机会到了，都是说不想。他说不想，跟着我投降，减轻人们的伤亡，有饭吃就行。这个仗怎样？不战而败。在一般情况下，领导人找将军谈话都是怎样说呢？这几天想来想去，你是所有将军中的大拇指，谁，我都不放心，唯独你才能把这个仗打赢，不过胜败是兵家常事，打败了也无所谓，下一次再打。打赢了，回来以后，我这个元帅给你了。将军听后怎样？回去以后，开不开动员大会？开。他第一句话怎样说？战士们，立功的机会到了，跟着我到前线。说明肝善于听什么话？好听的话。在临床实际中，治疗肝都要用什么药？都要用疏肝的药。在临床实际中不管中医说是什么病，西医说是什么病，只要我们中医把它辨为肝，假如说高血压是西医的肝是不是？是我们中医的肝是不是？都很难说。但是我们根据高血压的症状表现，可以把它辨为什么？辨为肝。在治疗的时候应该用什么药？疏肝的药。假如说一个人是神经性头痛，与情绪变化有着明显的关系，同时又有湿热，神经性头痛，我们中医把它辨为什么？辨为肝，也要用什么药？也要用疏肝的药，这是非常重要的。方中的甘草，主要就是益气和中。考虑一个问题，苦寒的药，伤不伤胃气？伤胃气。再一个方面，从我们中医认识，热最容易伤气，用上甘草，既可以避免药物在发挥治疗作用的时候出现弊端，还可以照顾到机体，补益正气，防止热邪再伤人的正气。这是我们学习龙胆泻肝汤方的配伍应该注意的。

下面我们看一个方，叫左金丸，用了两味药，在用量方面是 6：1，即黄连与吴茱萸的比例。在临床实际中，不一定就是 6：1，5：1 也行，不过古人主张是 6：1，主要治疗今天所说的胃热吐酸。我们把左金丸作为一个胃热吐酸的基础方就行。

麻杏石甘汤（泻白散、葶苈大枣泻肺汤）

【歌诀】郁热麻杏石甘汤，汗出而喘法度良，
　　　　宣发肃降能治表，定喘除热效力彰。

【组成】麻黄去节，四两（12g）杏仁去皮尖，五十个（8.5g）甘草炙，二两（6g）石膏碎，绵裹，半斤（24g）

【用法】上四味，以水七升，煮麻黄，减二升，去上沫，内诸药，煮取二升，去滓。温服一升。本云：黄耳杯。

【导读】学好用活麻杏石甘汤的第一步是辨清麻杏石甘汤由哪些基础方和药物组成。组成麻杏石甘汤有 3 个基础方，1 个变化方和 3 组用药，基础方之一是杏子汤，之二是甘草汤，之三是甘草麻黄汤，变化方是麻黄汤；第 1 组是清热药即石膏，第 2 组是宣降药即麻黄、杏仁，第 3 组是益气药即甘草。从 3 个基础方、1 个变化方和 3 组用药分析，麻杏石甘汤具有清热宣肺，益气降肺，兼以温宣的作用。

上课了，这一堂我们学习麻杏石甘汤，这个方是《伤寒杂病论》中一个著名的方。方的组成有麻黄、杏仁、石膏、甘草。这个方在应用的时候，其中麻黄和石膏用量的比例关系比较重要。麻黄、石膏用量的比例关系，考试为何经常考？两个目的，一个就是希望同学们要记住，第二个方面希望同学们到临床中开方，重视麻黄、石膏用量的比例关系。古人在认识的时候，这个方煎煮的时间大概是多长？一升水我们按五分钟计算，相对来说，这个方用了麻黄、石膏，在一般情况下，应该是先煎哪个药？应该是先煎石膏。事实上呢？张仲景在论述的时候，没有先煎石膏。

我们在前面学习一个方的时候，就提到张仲景在用药的时候，对于石膏在绝大多数情况下，先煎了没有？是没有的。这个方煎煮要二十五分钟左右。方的组成决定它的功用是清宣肺热，降逆平喘。从药理认识主要有抗菌、抗病毒，作用于呼吸系统。治疗中医的证，就是邪热壅肺证，简单地说就是肺热证。

我们在上一堂学习的时候，就提到心热证的代表方是清营汤，当然可以和导赤散合在一起，肝热证用的是龙胆泻肝汤。我们在认识问题的时候，是为了到临床中应用。第一步要辨什么？病变的部位。心的基本脉证是什么？肝的基本脉证是什么？今天我们学习肺热证，肺的基本脉证，最基本应该是三个字：咳、痰、喘。在认识问题的时候，假如说我们在和病人说话的过程中，听到病人咳嗽一声，能不能说病人是热证寒证呢？不能吧？假如说看到病人喘了，能不能判断寒证热证呢？也不容易。但是有一个症状非常重要，就是痰，我们中医可以把它辨为寒热。我们在前面学过一个方叫小青龙汤，我们把它作为一个什么方呢？治疗肺寒证的一个代表方。我们学习麻杏石甘汤，把它作为一个肺热证的代表方。同时我们还要知道，咳喘寒证多还是热证多？应该是寒证多。辨寒证热证一个核心的症状，就是辨痰的颜色。假如说从咳嗽，从喘，辨不清寒热。但是我们问一下，病人告诉我们吐的痰是黄的。就这一句话，我们基本上把这个病辨成什么？肺热证。同时，我们还要认识到一个问题，这个痰是我们在临床实际中，最重要的一个表现，但是在临床实际中，的的确确存在一种情况，有的人咳嗽、喘，问他有没有痰？他怎样说呢？说没有痰。刚才说这痰是辨寒热非常非常重要的一个点。还有一个症状是非常重要的，就是问一下病人想不想喝水。凡是寒证，都不想喝。可以说，天非常冷，在一般情况下即便是拿着水，喝的也不多。热证想喝水吧？我在门诊上班有时连问病人喝水都不问，我直接让他把舌头伸出来，看一下舌质偏红，舌苔偏黄，这个是不是我们辨证的要点呢？是的。所以我们在辨证的时候，有三个辨证要点，一个是痰，但是病人可能会没有痰。第二个方面是什么呢？就是是否口渴。第三个方面就是是否舌红苔黄。

我们在临床实际中，凡是辨寒证的时候，都要重视辨一个什么？汗出不汗出。寒证辨不辨汗出？寒证是要辨虚实的，给同学们留过一道思考题，就是说肺寒证代表方是小青龙汤。小青龙汤治疗的病证是汗出还是不汗出？应该是不汗出。有没有这样的思考题？肺寒证，汗出，用什么方？同学们作为一个思考题。肺热证，辨汗出不汗出，不太重要，它相当于我们在前面学习的风热表证，汗出不汗出，重要不重要？不重要，不是辨证的要点。但是我们遇到肺热证，汗出不汗出，对于我们认识症状表现有帮助。比如说，在通常情况下，一个人出汗了，发热是高还是不太高？如果肺热证没有出汗，热是高还是比较高？应该是比较高的。我们到临床实际中，假如说遇到一个病人，他是什么病呢？西医所说的急性大叶性肺炎，体温已经升高到40℃了。我们问他出汗了没有？热到40℃也没有什么可怕的，开个麻杏石甘汤就行。为何呢？因为没有出汗，热邪不能向外透达，热郁于内。辨汗出不汗出，与发热高与低有一定的关系。在认识问题的时候，要抓住问题的本质。张仲景在《伤寒杂病论》第63条中说："发汗后，不可更行桂枝汤；汗出而喘，无大热者，可与麻黄杏仁石膏甘草汤。"张仲景说的"发汗后，不可更行桂枝汤"，告诉我们一个什么道理？这个病人是表里兼证。在表是什么证？是太阳中风证；在里是什么证？肺热证。张仲景说"发汗后"告诉我们什么道理？表里兼证。病的主要矛盾方面在哪儿？在表。在表应该先发汗吧？他接着说"不可更行桂枝汤"，就是告诉人们，病以表证为主，表是太阳中风证，用了什么方？桂枝汤。用了桂枝汤，病人的病证表现消失了，或者说表证已经占到很次要的方面了。现在要不要继续用桂枝汤解表呢？不用了。接着他怎样说呢？"汗出而喘，无大热者。"假如说无汗而喘，很有可能是什么？是大热。大热、无大热都可以用麻杏石甘汤。大热不大热，我们一定要问一下病人有没有汗出，我们学习麻杏石甘汤，要认识到治疗的病证就是肺热证，相当于今天所说的什么病呢？相当于今天所说的肺部炎症。

下面我们要学习麻杏石甘汤方的配伍，麻黄是宣肺平喘，我们想一个问题，肺热证有没有清热宣肺的药呢？现在要留一道思考题，我们在学习中药的时候，哪一味药是清肺宣肺的药？还有，相对而言，治疗宣肺的药，是温性的药宣肺作用明显还是寒性的药宣肺作用明显？应该是温还是应该是寒呢？我们再想一个问题，我们在学习中药的时候，相对而言，哪一味药宣肺的作用最明显？应该是麻黄吧。不过我们还要认识到一个问题，麻黄是温性，病人是肺热证，温热的药虽然宣肺的作用明显，但是有助热的弊端。在这种情况下，用麻黄的时候一定还要用上石膏，用麻黄和石膏，其中一个主要方面就是用量的问题，谁的量应该偏大？应该是石膏吧。不过我们还要认识到，石膏虽然清泻肺热的作用比较明显，但是肺的生理功能是主气的，气的运行特点是得温则行，得寒则凝。石膏虽然能清肺热，但是很容易凝滞肺的气机。在这种情况下，麻黄和石膏配合在一起，这两味药相互制约，麻黄可以制约石膏的寒凉之性，石膏可以制约麻黄的辛温之性。用麻黄的温关键在于宣肺，用石膏的寒关键是泻热，用麻黄的温制约石膏的寒，石膏的寒制约麻黄的温，达到的预期治疗目的是石膏清肺宣肺，既不助热又不寒凝。在临床中应用的时候，我们还要认识到一个问题，假如说，我们见到一个病人是肺热证，就是西医所说的急性大叶性肺炎。想一个问题，这样的病人从今天来看，大部分吃中药还是西药？吃西药吧？西药大部分用的是什么药？抗菌的药吧？病人咳嗽、喘，痰多色黄，咯不出来，胸中憋气，病比较重，要输液体。输液体在通常情况下，用的量是偏大还是偏小呢？当然是偏大，作用显著还是一般呢？肯定显著。为何这样说呢？假如说急性大叶性肺炎，输液体，常规的量一星期达到治疗目的，如果用量大，三天、四天症状基本上都控制得差不多了。从目前来看，西医大夫都主张用大剂量，有没有好处？是有的。为何有呢？因为很快把病情控制了。有没有弊端？从中医角度属于大寒，大寒有一个凝的弊端。中医怎样认为？大热已去，余热被寒凝滞。我们在门诊上班，经常遇到一些病人，说在一年之前或者说半年之前出现肺炎，住医院或者说输液体。他接着说效果相当好，病控制了。接着他又怎样说呢？自从那以后到现在长期低热，体温多少？37.5℃左右。他说体温也不高，这就是什么？大热已去，余热被寒凝了。

下面我再举个例子，大概六年前，我们中医学院有个男同学毕业了。毕业

以后，他工作相当不错，说着说着到了第四个年头，他母亲的妹妹出现肺炎，住了医院，病情恢复得也是相当不错。他带着他的姨妈来找我看病了，他说就是从那一次住院治疗以后出现胸闷，多次检查没有发现任何问题，化验血正常，拍片正常。西医的治疗很容易引起两个弊端，一个是低热，一个是胸闷。中医怎样认识？寒凉太过，凝滞气机，阻塞不通，会出现胸闷。中医治疗急性大叶性肺炎，在绝大多数情况下是不出汗的。不出汗，我们想一个问题，它的热是不是高热？大约是40℃。我们中医认为把石膏的用量加大，还是把麻黄的用量加大呢？我们总是想把石膏的量加大而忽视麻黄。它在清热方面作用明显不明显呢？也是明显的。我们在临床中采用两种方法。急性肺炎，西医治疗是输液体，一天最起码需要三十块钱，用药二十块钱，还有一个输液手续费，差不多就三十多块钱。我们中医可以说一天用十块钱就行。用什么方？麻杏石甘汤。我在临床中遇到一个病人，他的体温升高到40℃，石膏很有可能用到多少呢？45g。用麻黄可采用两种方法，一种方法我把麻黄的量也加大，加到多少？25g。另一种方法，没有把麻黄的量加大，我又加了另外的一味药，什么药？辛温的药。这两种方法，我觉得都是可以的。不要出现什么？用量的偏差，石膏的量仍然还用20多克，再加一味清热的药行不行？也是可以的。哪些药也是可以清肺热呢？相对来说，既泻肺，还治疗咳嗽、喘。有这样的药吧？什么都不是绝对的，绝对的是寒的药与温的药用量的比例要差不多。在一般情况下，麻黄和石膏比例是1：2，就是说这个用了12g，那个用了25g，估计差1g也没有太大关系。这个用了25g，那个少用了1g，也没有多大关系，差距不要太大。在2003年的时候，出现了一个病，叫什么病呢？有的同学们说叫这样一个病——SARS，挺可怕的。说明它的危害性非常大。一开始治疗效果怎样？不够理想。为何不够理想？西医主要就是对症治疗，中医对于发热用麻杏石甘汤，取得了良好的治疗效果。

麻杏石甘汤，这个方用了麻黄，还用了杏仁。麻黄和杏仁用量是多少？一个大概就是8g，一个大概就是12g，两个配合在一起，麻黄宣肺的作用比较明显，杏仁降肺的作用比较明显，一宣一降，调理肺气，这是我们学习麻杏石甘汤，麻黄、杏仁用量的比例关系，以及它们之间的相互作用关系。甘草，我们在前面学习麻黄汤，用的甘草量是多大？现在我们用麻杏石甘汤，用的量是多

大？为何要提到用量的问题？还要考虑到一个问题，学习麻黄汤的时候，病人虚不虚？没有明确说。现在学习麻杏石甘汤，病人虚不虚？没有明确说。即便是有虚，它也是次要的方面。现在考虑到麻杏石甘汤，用的甘草量是多大？量是偏大吧？为何偏大？寒伤气不太明显，热的致病特点是热伤气。再一个方面，肺主气，热伤气，所以麻杏石甘汤用量中甘草要大一些。这是我们学习麻杏石甘汤，假如说见到一个肺热证，就开这四味药，觉得药味怎样？药味有点少吧！

下面一个方，叫泻白散，这个方的组成有桑白皮、地骨皮、粳米（用法中有粳米）、甘草。这个方是清泻肺热，止咳平喘。治疗的病证是肺热证。我们刚才说，有没有清热泻肺止咳的药？是有的。什么药？桑白皮。泻肺热吧！再一个方面，中医在认识问题的时候，认为病人是热伤了津，如果伤的津液比较明显，病人会出现一个症状就是皮肤蒸热，相当于人们说的下午低热。地骨皮有什么作用？清退虚热的作用。在这种情况下，在方中再稍加一点大米，适当地补一下气，效果会更好一些。我们在临床中，如果见到一个病人，是肺热证，在开方的时候，不要局限于开麻杏石甘汤，因为张仲景仅仅告诉我们这个方是治疗肺热证的基础方，应该和什么方合在一起？应该和泻白散合在一起，和泻白散合在一起，力量还是有点不足。我们也提到了肺热证，一方面肺是主气的，热呢，也伤气。张仲景还有一个方，叫葶苈大枣泻肺汤。我们在临床中治疗肺热证，在通常情况下，我是开三个方，麻杏石甘汤、泻白散和葶苈大枣泻肺汤，这样常常能取得显著的治疗效果，这是我们学习的麻杏石甘汤。

清胃散（附子泻心汤、玉女煎、柏叶汤）

【歌诀】清胃散中升麻连，当归生地牡丹全，

胃火牙痛与牙宣，清热泻火止血专。

【组成】黄连夏月倍之，六分（2g）　升麻一钱（3g）　生地黄　当归身各三分（各1g）　牡丹皮半钱（1.5g）

【用法】上药为末，都作一服，水盏半，煎至七分，去滓冷服之（现代用法：水煎服）。

【导读】学好用活清胃散的第一步是辨清清胃散由哪些药物组成。组成清胃散有4组用药，第1组是清热泻火药即黄连，第2组是清热凉血药即生地黄、牡丹皮，第3组是活血补血药即当归，第4组是行散药即升麻。从4组用药分析清胃散具有清热行散，凉血活血的作用。

又上课了，我们这一堂学习清胃散。到目前为止，我们从脏腑角度学了几个方，一个是治心热，一个是治肝热，一个是治肺热。清胃散就是清胃热。这个方的组成有黄连、生地、当归、丹皮、升麻。这个方古人的用量是偏小的，我们应该把用量适当地调整一下。这个方古人用散剂，从今天来看，大部分用的是汤剂。这个方功用就是两个大的方面，一个大的方面是清胃，一个大的方面是凉血。从目前来看，这个方的药理作用是保护胃黏膜、抗菌、抗炎。中医说是凉血止血，就是促进血小板聚集。虽然我们中医和西医语言表达不同，但它的实质是相同的。治疗中医的证，就是胃热证。胃热证，从两个大的方面去理解。心热证病变部位在哪儿？在心。肝热证病变部位在哪儿？在肝。肺热证呢？在肺，咳、喘、痰。胃热证，其中一个病证表现就是在胃，主要症状表现就是胃脘灼热。在临床中病人会说吃饭烧心。不知道同学们听说过没有？这个烧心，实际上烧什么？烧胃。以后，这个名词给它改一下，改成什么？当然我们还没有学习西医内科学，西医内科学在认识胃炎的时候，专门对一个症状"烧心"做了解释。西医也是用了一个什么症状？烧心。改还是不改？这个烧心的情况有两个，一个烧心就是吃完饭，饭一咽下去，胃脘部有一种灼热的感觉。第二种情况，烧心实际上是烧食道，就是西医所说的食管炎。

下面举个例子，有一个老师是从事西医教学的，他的儿子是什么病呢？是反流性食管炎，其中一个症状就是吃饭的时候，食管有烧灼的感觉。这个西医老师给他的儿子用药，是想首先给他吃中药还是西药？一年都过去了，吃西药是有作用的，药一停作用就不明显。这种情况下，又开始开中药。可以说，好多西医的大夫，尤其是在中医院或者是在中医学院上班的，在用西药的时候也开中药。我们中医是要辨证的，那西医呢？辨证的准确性与我们中医相比可能会略微有不足。他既给他开西药，又给他开中药。当然吃中药不是天天吃，断断续续吃，半年过去了，还是没有达到预期治疗目的。他说想让我给他开一个方，在这种情况下，他带着他的孩子到了我家，经过辨证，我给他开了两个方，一个就是我们学习的清胃散，第二个开了张仲景的一个附子泻心汤。附子泻心汤，就是附子、大黄、黄连、黄芩。为何我要给他开一个附子泻心汤，没有开泻心汤呢？泻心汤就是大黄、黄连、黄芩，加上一个附子，张仲景起一个名字叫附子泻心汤。当时我是这样想的，他也是经常吃西药，也吃中药，没有达到治疗目的。按我的认识他的体质偏于寒凉，应该稍用点温性的药。大概吃一个多月，病证完全消除了。胃热证，烧心，可能病变部位在哪儿？在胃，也可能在食管。

我们在学习基础知识的时候，中医有没有食管？没有。这说明食管不重要？不是。那中医在认识的时候，把食管归到哪里去呢？归到了胃。刚才说能不能把烧心改了？如果是烧胃的话，就叫烧胃，说烧食管，叫什么呢？中医就叫烧心，烧胃是烧心，烧食管也是烧心。

第二个大的方面，清胃散可以治什么呢？病不在胃而在口腔。在口腔，又涉及两个方面。其中一个方面是牙痛。说牙痛不是病，牙痛是病还是不是病呢？牙痛不是病，不是病说明病起来就不痛。你们说痛不痛？痛。痛为何不是病呢？想过这个道理没有？我想你肯定想过，我想了想，可能想的和你们是一致的。不过我告诉你，古人认为牙痛不是病，是有一定道理的。为何有一定道理呢？牙痛把牙拔掉，一个牙痛拔一个牙，满口牙痛拔满口的牙，拔完了还痛不痛？还痛，那说明没有拔净，继续拔。牙龈也给它拔掉，还痛不痛？不痛了。这说明牙痛，最好的解决方法是把牙拔掉，就不痛了。事实上牙痛能不能把牙拔掉？那是不能把牙拔掉的。牙痛可以把牙拔掉，头痛、心痛，这样行不行？头痛把头拔掉，换一个头，心痛把心拔掉换一个心，这样就麻烦了。古人之所以说牙痛不是病，就考虑到可以把牙拔掉。我刚才说，牙痛能不能拔掉？是不能拔掉的。举一个例子，我们在门诊上班，来了一个病人，一说牙痛，我一看他半边脸都肿了，给他开一个方，吃一星期不到，牙肿痛基本上就消除了，说明一个什么问题？肿痛明显。治疗效果怎样？明显。开什么方？清胃散。我建议同学们开三个方的合方。一个是清胃散，一个是泻心汤，如果牙痛时间偏长了，附子泻心汤；再加上一个方，叫白虎汤。治疗实火牙痛屡用屡效。同学们如果见到这样的牙痛，尤其是半边脸肿了多高，就按照我说的去开方就行。刚才我也说了一句话，见到一个牙痛，不红不肿，不能说不红，就是红的比较轻，肿的不明显。这样的牙痛，好治不好治？治疗的难度是非常大的，单用清胃散，可以说治一个失败一个，治两个失败一对，治三个没有一个成功的。这并不可怕，下面有一个方，叫玉女煎。玉女煎方的组成有熟地、石膏、麦冬、知母、牛膝，这个方治疗的牙痛就是偏于什么呢？虚火牙痛。我们到临床中，如果遇到一个人牙痛是虚火所致，单用玉女煎，可以这样说，治一个失败一个，治两个失败一对，治三个没有一个有效。这说明玉女煎治疗虚火牙痛，效果也是不够理想的。我们在临床中，要想把疗效提高，我建议同学们治疗虚火牙痛，把清胃散和玉女煎合在一起，疗效是显著的。要想疗效显著，治病的时候，在特定的情况下，要适当地兼顾治标。兼顾治标有两个可能性，一种可能性，牙痛要止一下痛，牙痛在这个方中加上一个细辛，能起到止痛的作用。加多少？要加到10g左右。第二种，牙痛也不是很痛，就是痛得人不舒服。用什么也有止痛的作用？用上一粒两粒味精放到这个牙上，也是可以缓解的。

第二个方面，可以治疗牙龈出血，在临床实际中，遇到一个人，他说牙龈出血，一年过去了，两年过去了。对于这样的病人，从我们中医治疗，我是这样认为的，首先我们问病人是否做过血常规，如果病人说做过，血常规一切正常，这样的病，中医治疗效果是显著的。怎样开方？就是经常牙龈出血，血常规正常，我们中医辨为有火，开清胃散。如果是实火，可以与泻心汤合在一起。如果这个人病的时间久了，火是有的，但是也不是十分明显，可以合一个方，张仲景叫柏叶汤，合在一起有显著的疗效。如果这个人牙龈出血，属于虚火，用清胃散和玉女煎合在一起，效果是显著的。

我们刚才说，学习清胃散这个方，是我们治疗胃热证的基础方。在临床中应用的时候，还需要什么？和其他方合在一起，能够明显提高治疗效果。治疗胃热证和什么方合在一起？治疗胃火牙痛，和什么方合在一起？治疗牙龈出血，辨虚实怎样用方？

清胃散方的配伍，用的黄连，就是清泻胃热。我们中医在认识黄连的时候，它的作用就是偏于清哪里的热？其中一个方面是胃热。说到这里，我忽然又想到一个问题，牙痛，说"胃主骨""齿为骨之余"是不是这样呢？是不是胃主骨呢？我说的是对还是错？为何说是胃火牙痛呢？我说的"胃主骨""齿为骨之余"，同学们为何又说我说错呢？同学们为什么说是"肾主骨"呢？这就得出一个结论，凡是牙痛实火，中医都说是胃，凡是虚火，中医都说是肾。我们学习龙胆泻肝汤的时候，就是说耳的病证，实火都是肝，虚火都是肾；阴部的症状，虚就是病在肾，实就是病在肝。中医在认识牙的时候，凡是虚都说是肾虚，凡说实都是胃。我们在治疗的时候，要认识到黄连是清泻胃热的。生地呢？有凉血清热的作用，为何要凉血？中医是这样认为的，阳明胃为多血之腑，问题要从两个大的方面考虑，一个是治疗阳明胃的时候，要重视凉血，第二个方面要重视活血、补血，这样才能提高治疗效果。中医在认识问题的时候，要用丹皮，起到的作用是什么？散瘀、消肿、凉血，可以治疗牙龈肿痛。它和生地配合在一起，既可以治疗牙痛，也可以治疗牙龈出血。当然，当归是什么性？是温性，防止寒凉的药凝滞。升麻所起到的作用，就是清热透邪。相对而言，古人在设这个方的时候，用的最大的量就是升麻，是解热透邪，也可以说是透热于外。

学习清胃散，这个方治疗的病证涉及几个大的方面？治疗的病证涉及两个大的方面：一个大的方面，病变在胃；第二个大的方面，在口腔。在口腔呢，又涉及两个方面，每一个方面又涉及虚实。清胃散这个方治疗的属于实火，但是我们在学的时候，紧接着又介绍了哪一个方？玉女煎。玉女煎这个方偏于热，用什么药？石膏、知母吧。又偏于阴，用什么药？麦冬、熟地。再者，有一个药叫牛膝，牛膝属于哪一类药？活血药、补药还有其他作用，这牛膝的作用，最起码有几个大方面？一个大的方面就是活血化瘀，有时人们说是引血下行。所谓引血下行，就是活血化瘀。第二个方面，就是补肝肾，由于肾主骨，肝主筋，接着又说了一句话，强筋骨，这个牛膝它是偏于补阴还是偏于补阳？它是哪里需要哪里去。为何这样说呢？因为它是平性，如果它与凉的药配合在一起，它就是滋阴；如果它和温的药配合在一起，它就温阳。它是一个平性药，在这里边，玉女煎偏于治什么呢？牛膝偏于滋阴了，还是补阳了？偏于滋阴了。古人在认识玉女煎的时候，可以治疗虚火牙痛，牙龈出血，它还可以治疗消渴。消渴相当于今天所说的什么病？糖尿病。玉女煎在治疗糖尿病方面，疗效是不够理想的，和白虎汤合在一起，增强疗效。为何这样说呢？玉女煎用的石膏、知母量有点什么？量小了。可以这样说，用石膏、知母量小是达不到治疗目的的；量大又出现寒凉，应该再用点什么药？再用点粳米、甘草，可以纠正石膏、知母的弊端。玉女煎，如果把石膏的量加大了，知母的量加大了，再加粳米、甘草，就相当于什么方呢？白虎汤。

今天有一个同学，问了我一个问题，他说你开方，用了石膏、知母治疗糖尿病，为何没有用大米？我们在前面学习白虎汤的时候，我特别强调大米的重要性，我是这样认为的，假如说我们没有用大米，也没有用甘草，我们用了其他补气的药。大米含糖，甘草含糖，这山药含不含糖？含吧？当然我们再把大米、甘草开上也是可以的。为何没有开？因为我是从另外一个角度考虑问题的，我用的是另外的一个方，因为两个方合在一起，再加上大米、甘草，用的药味有点多了，那个方正好有山药。我们在临床中开方的时候，不一定非要用哪一味药，但是这一类的药，一定要用，来纠正方药的弊端。玉女煎这个方治疗糖尿病应该有好的疗效，就是有什么不足？就是少用了某方面的药。我们可以把玉女煎作为治疗虚火牙痛、虚火牙龈出血的基础方。但是在临床实际中，虚火和实火想区分开是很不容易的。不容易并不可怕，我给同学们介绍的，怎么办？把两个方合在一起，把清胃散、玉女煎合在一起。我们学习中医，从理论上有些问题是能辨清楚的，但是在临床实际中有些问题不是那么容易辨清楚的。我们学习方是为了用方，用方是为了提高疗效，按照我说的常常能取得显著疗效。

芍药汤（葛根芩连汤、白头翁汤）

【歌诀】芍药汤中槟榔大，连芩归桂甘草香，
　　　　湿热痢疾便脓血，清热行气与理血。

【组成】芍药一两（30g）　当归半两（15g）　黄连半两（15g）　槟榔　木香　甘草炒，各二钱（各6g）　大黄三钱（9g）　黄芩半两（15g）　官桂二钱半（8g）

【用法】上药咬咀，每服半两（15g），水二盏，煎至一盏，食后温服（现代用法：水煎服）。

【导读】学好用活芍药汤的第一步是辨清芍药汤由哪些基础方和药物组成。组成芍药汤有4个基础方和6组用药，基础方之一是大黄黄连泻心汤，之二是泻心汤，之三是香连汤，之四是交泰丸；第1组是泻火药即大黄，

第 2 组是清热燥湿药即黄连、黄芩，第 3 组是活血补血药即芍药、当归，第 4 组是行气药即木香、槟榔，第 5 组是辛温药即官桂，第 6 组是益气药即甘草。从 4 个基础用方和 6 组用药分析芍药汤具有泻热燥湿，行气温通，补血活血，益气缓急作用。

上课了，我们这一堂学习芍药汤，我们现在不看书，根据方中药材的名字，考虑这个方的作用。根据我们学习的中药，芍药汤的作用偏于什么呢？偏于补还是偏于泻呢？我们要看芍药汤方的组成，由黄连、黄芩、大黄、当归、芍药、木香、槟榔、官桂、甘草所组成。这个方中黄连、黄芩、大黄可以算一组；当归、芍药算一组；木香、槟榔算一组；官桂、甘草各算一组。这个方药物的组成，决定了其功用是清热燥湿，调和气血。这个方的应用呢？就是汤剂，水煎服。从现代药理作用来看，主要具有抗炎、抗病毒、抗菌、增强机体免疫力等作用。我们再看一个方叫葛根芩连汤。葛根芩连汤是《伤寒杂病论》中一个著名的方。葛根芩连汤有几味药？四味药。葛根芩连汤与芍药汤，这两个方重复的药有几味？重复的药有三味。这说明这两个方治疗的病证，应该是差不多。我们在认识葛根芩连汤的时候，张仲景是这样说的："太阳病，桂枝证，医反下之，利遂不止，脉促者，表未解也；喘而汗出者，葛根芩连汤主之。"在一般情况下，认识葛根芩连汤的时候，方中葛根用量怎样？是不是偏大？张仲景用了多少？半斤，量偏大。葛根芩连汤治疗的病证是表里兼证。表里兼证，在表应该是什么？风热表证，用张仲景的话就是太阳温病证。里证是什么？大肠热利证。张仲景在设葛根芩连汤的时候，本身是治疗大肠热利证还是治疗表里兼证？从张仲景的论述来看葛根芩连汤主要治疗的病证是大肠热利证。为何这样说呢？张仲景说"太阳病，桂枝证"，这个表证是什么证？是太阳中风证。太阳中风证是寒，葛根芩连汤，葛根是辛凉，辛凉能不能治疗风寒？是不能治的。张仲景在论述葛根芩连汤的时候，本来是论述其治疗大肠热利证的。人们在应用的过程中，发现葛根芩连汤不仅可以治疗大肠热利证，还可以治疗什么？表里兼证，表证属于风热表证。芍药汤呢？是湿热痢疾，大肠热利。

从张仲景论述葛根芩连汤的内容看，热利应该包括两个大的方面，一个相当于西医所说的肠炎，一个相当于西医所说的痢疾。芍药汤也相当于两个方面，一个方面是西医的肠炎，一个方面是痢疾。痢疾、肠炎，这样的病人在多数情况下，有两个基本症状。第一个症状就是腹痛，热邪侵袭，灼伤脉络，会出现腹痛。第二个，大便次数偏多。痢疾和肠炎一个主要区别症状，就是人们通常情况下所说的，痢疾的一个症状是什么？里急后重，很重要一个症状；还有一个症状，便脓血，脓偏于白，血偏于红。在通常情况下，便脓血，赤白相兼。我们中医在辨证的时候，一个人腹痛，一个人腹泻，怎样知道是热证？辨热证的时候要重视辨几个方面的内容，一个方面病人舌质偏于红，舌苔偏于黄腻。再一个方面，这样的病人在绝大多数情况下，有肛门灼热、里急后重的感觉。我们想一个问题，怎样叫里急？怎样叫后重？里急的特点是什么？里急，是心情非常急迫，腹部急迫不舒，中医怎样认为？认为是湿热，热势下迫，湿热壅滞气机，气机壅滞不畅，出现后重。

下面我们学习方的配伍，方中黄连、黄芩，清热燥湿止利。在通常情况下，黄连偏于清哪里的热？清胃、清心。事实上，黄连这一味药，它是哪里需要哪里去，如果下焦有热，黄连、黄芩配合在一起，就是起到什么？清热燥湿止利。再想一个问题，如果这个人是痢疾，利不利？虽然表现为里急后重，说是利，但实际上是不利的，但大便次数总是多的。中医在这种情况下，要用上一个药，叫什么呢？叫大黄。大黄就是泻热通下，使湿热之邪从下而去。在考试的时候，常常有这样的题，就是说下列方剂具有通因通用的是哪一个？给你写了几个方，让你选哪一个方呢？选芍药汤。芍药汤起什么作用？治疗湿热痢疾吧？大黄就起到虽然利，仍然是不通，要通下，就是通因通用。这样的题有两种，一个考的是大承气汤，热结旁流。这是我们学习芍药汤时要认识的大黄的一个重要作用。当然，芍药汤和大承气汤都用大黄，它们在煎煮方面是不一样的。大承气汤，通因通用，用大黄是怎样煎的？芍药汤用大黄是怎样煎的？一样不一样？一个后下，一个怎样？不后下。

我们再想一个问题，痢疾病人出现了大便中有脓血，在用药的时候，是不是应该考虑到用止血的药呢？古人总结了一句话，对于我们治疗便脓血具有重要的指导意义。他说"行血则便脓自愈"，实际上就是行血则便脓血自愈。我在门诊上班，遇到一个男同志，他说他不是痔疮，就是经常出现大便中带血，当然不是肛裂。他说他用很多中药都没有达到治疗目的，又用了止血的西药，一用有效果，但最后还是要出血。我在想，为何用止血的药，达不到治疗目的？古人所说的一句话"行血则便脓血自愈"。很多大夫都是要给他开止血的药，我在给他开的时候，开了三味药，就是张仲景的一个方，叫赤小豆当归散。赤小豆当归散有几味药？就两味药。在前面我们说过，我又给他加了一味什么药？加了一味芍药，达到了预期治疗目的。在临床实际中，如果我们治疗这样的病人，其他的大夫都用了止血的药，没有良好的治疗作用，我们要把治疗的思路变一下，就能取得良好的治疗效果。

第三个方面，木香、槟榔，治疗的主要病证就是什么？后重。后重，古人也总结了一句话，"调气则后重自除"。里急后重这样的病证表现，要用行气的药。说到这里，我又想到，在门诊上班时，遇到一个女同志，多大了？大概就是八十多了，她有一个什么症状？就是脱肛。她说每解一次大便，肛脱一次，当然她自己能把它推上去。因为她这个病时间也是比较长了，一走肛门快掉下来了，一笑肛门掉下来了，这像什么证？像虚证吧？应该补。她说补是有作用的，就是没有达到治疗目的。我在思考的时候，我想她肯定是有虚，应该补。我又根据"调气则后重自除"，给她加行气的药，达到了预期治疗目的。古人总结的经验，对于我们在治疗特定的病证表现，应该是有帮助的。

再一个方面，方中用的黄连、黄芩、大黄，都是寒凉的，寒凉虽然能清热燥湿，但是会出现寒凉凝滞，应该用点什么？官桂，防止寒凉的药凝滞气机，有利于气机的畅通。这也是我们要重视的一个方面，可以制约寒凉药物的弊端。再一个方面，就是方中用的甘草，益气和中，寒凉的药很容易伤胃气，热邪又伤气，甘草既可以固护胃气，又可以补益正气。

我们学习芍药汤重点要抓住四个方面的内容，一个方面是要抓住通因通用，第二个方面要抓住便血不用止血的药，第三个方面是后重不用补气的药（人参、黄芪），第四个方面热证要酌情配伍热的药。再一个方面，大肠热利证，在多数情况下，有身热发热，能不能把葛根加上去？是完全可以加上的，加上葛根，有辛凉向外透达的作用。我们在临床实际中，为了提高治疗效果，应该把葛根芩连汤和芍药汤合在一起。芍药汤就是在葛根芩连汤的基础之上，进一步完善而组成的一个方。不过应该保留葛根芩连汤的葛根，效果会最好。在临床中把芍药汤学好，再加上一味药，就能达到预期治疗目的。葛根这一味药有表解表，没有表，就能起到清热治里的作用。

下面一个方，叫白头翁汤，与芍药汤所重复的药，一个就是黄连，我们学习这个方，要从三大方面去理解。一个大的方面，在学习白头翁汤的时候，要知道白头翁在这个方中，用多大的量效果会更好。张仲景用了多大的量？用了二两。这个量有点什么？我认为，张仲景在写"二"的时候呀，把"二"看作和谁是相等的？十。二是不是等十呢？都是两画？都是直线。二等不等十？我认为张仲景在设白头翁汤的时候，尤其是用量方面，这两个字是相等的，他写了一个，你们说1加1等于几？等于10。不相信？10再加一个1，是多少？11。怎样？写错了？没有。继续写，再加1，等100。这叫什么？这叫二进制。想一想，我们今天，是不是都是十进制呢？不是呀，有没有七天一进制呢？七天一进制叫什么？叫一星期。五天一进制叫什么？叫五天，五天叫一候。十天叫什么？一旬。十五天呢？半个月。二十八天呢？二十九天呢？三十天呢？三十一天呢？都叫一个月。这就是说张仲景那个时代，在用量方面，一两四分，一分六铢。我们学习白头翁汤，要认识到白头翁汤在临床中治病，要想取得好的疗效，必须用到十两，30g。

第二个方面，白头翁汤是治疗热毒血痢证。所谓热毒血痢证，主要一个症状就是，大便中血比较多，就是赤多白少。

第三个方面，我们要思考一个问题，白头翁汤这个方，治疗的病证是虚证还是实证？应该是实证。实证能不能用固涩的药？从中医理论上说，是不能用的。如果用了，叫什么？叫闭门留小偷。张仲景在设白头翁汤的时候，用了秦皮。秦皮有两大作用，一个大的作用清热，一个大的作用就是固涩，固涩的作用还是比较明显的。在这种情况下，我们要思考一个问题，病人要看病了，他说了这样一句话，大便中血比较多。从病人的角度考虑，他是想让我们治病求本，还是想让我们马上把这个血止住？血止住吧。要想收到显著的治疗效果，必须要用收敛的药。收敛的药，实证又不能用。张仲景用了一个什么药？秦皮。我在治疗的时候，加一味药，赤石脂，是不是收敛固涩的药？最少给他加30g，一个病人是热毒血痢，加上赤石脂，早上吃药，到下午就拉不出来了，作用非常显著。不过，这样的病人会出现两个症状，一个腹痛，一个总是腹胀，想恶心。这属于什么？这都相当于我所说的赤石脂30g，再加上木香10g左右治疗的病证。还有没有腹痛？有没有腹胀？腹胀、恶心，都没有了。

我们学习白头翁汤，要悟出一个道理，张仲景用的秦皮，告诉人们可以固涩，我们为了提高疗效，在固涩的基础上更固涩，防止用药有弊端。怎么办？再用点木香行气，效果是相当不错的。说到这里，我们在临床中，肠炎、痢疾这样的病证，我们中医认为属于热证，治疗时建议葛根芩连汤、芍药汤、白头翁汤三个方合上去，再加什么药？再加点固涩的药。人们说："官桂善能调冷气，若逢石脂（赤石脂）便相欺。"官桂和赤石脂配合在一起，治疗慢性肠炎、急性痢疾，效果是非常好的。不用不知道，一用就是疗效显著。

第五节　清虚热

青蒿鳖甲汤（清骨散、当归六黄汤）

【歌诀】青蒿鳖甲汤生地，丹皮知母能益阴，
夜热早凉舌质红，邪伏阴分此方宜。

【组成】青蒿二钱（6g）　鳖甲五钱（15g）　细生地黄四钱（12g）　知母二钱（6g）　牡丹皮三钱（9g）

【用法】上药以水五杯，煮取二升，日再服（现代用法：水煎服）。

【导读】学好用活青蒿鳖甲汤的第一步是辨清青蒿鳖甲汤由哪些药物组成。青蒿鳖甲汤由4组用药组成，第1组是清透药即青蒿，第2组是清热凉血药即生地黄、牡丹皮，第3组是清热益阴药即知母，第4组是滋阴软坚药即鳖甲。从4组用药分析青蒿鳖甲汤具有清透凉血，益阴软坚作用。

上课，我们今天学习青蒿鳖甲汤，这个方是《温病条辨》中的一个重要方。方的组成有青蒿、鳖甲、生地、知母、丹皮。根据方的组成和这五味药用量来看，哪一个量是最大？鳖甲量最大。这个方在煎煮方面，一般情况下，主张鳖甲是先煎，还是和其他药同煎呢？古人在用这个方的时候，

没有提出先煎，说明在这个方中需要和其他药一起煎，也说明一个问题，其他药煎的时间也应该偏长一点。为何这样说？五杯水，最后剩了两杯。

方的功用是养阴透热，它的药理作用主要是什么呢？主要有解热、抗菌、抗炎，也可以抗结核，作用还是比较明显的。再一个方面，人们经常说内分泌失调，这个方正好有什么作用？调节内分泌。

治疗中医的证，叫作热伏阴分证。什么叫热伏阴分？潜伏，这个热是多还是少？热很多能不能潜伏？热很多叫什么？凡是潜伏，应该是多还是少？应该是少。中医是这样认为的，大热已去，余热未清，邪潜伏到阴分，会出现一个症状叫作夜热早凉。夜热早凉指的就是夜里发热，早凉指的是白天不发热，不是说早上不发热，而是指一天不发热。我们想一个问题，余热潜伏到阴分，热势高不高？是不高的。为何会出现夜热早凉呢？中医认为抗邪是需要阴来抗还是需要气来抗呢？需要气。气白天行于肌表，夜里行于阴分。由于阴分之热是郁热，气与郁热相斗争不是十分明显，所以仅仅是低热。又想到一个问题，假如说一个人是身热夜甚，应该用什么方？清营汤。清营汤白天很有可能有发热，到了夜里发热比较高。清营汤治疗的病证是心热证。心热证是君主抗邪的一种表现特征。而我们学习的青蒿鳖甲汤，这个方治疗的病证是大热已去，余热未清，邪潜伏到阴分，正邪斗争不明显，所以出现夜里发热是低热。为何白天不发热呢？因为一到白天，气又行于肌表，不与邪气相斗争，所以没有症状表现，没有症状表现不等于病邪解除。它还有一个症状表现，就是热退无汗。在通常情况下，发热的病人在退热之前，有没有可能轻微地出汗？在多数情况下，应该有吧？但是邪伏阴分，气把余热清走了没有？没有。没有清走，热退并不是说邪热被正气驱除出去了，而是正气怎样呢？又要行于肌表了，不与邪气相斗争了，所以出现热退了，没有出汗，就是气没有把邪气驱除于外，仍然留在体内。说到这里，所谓邪伏阴分实际上就是热在血，热在血就是会出现舌红少苔，这是我们认识它的主要症状表现。

青蒿鳖甲汤与清营汤都可以治疗夜里发热，它们治疗的热型是不一样的，一个是身热夜甚，一个是夜热早凉。清营汤治疗的身热夜甚有两种情况，一种情况是到了夜里很有可能体温升高到40℃，另一种是很有可能体温正常，但是自觉发热。青蒿鳖甲汤治疗的低热，也是两种可能性，一种可能性就是一到夜里总是体温在 37.2~37.5℃，第二种可能性是病人体温正常，但自觉身体有轻微的发热。

下面我们学习方的配伍，方中鳖甲有养阴退热的作用，善于入阴，是什么性？偏于寒性吧。可以清阴分之热，鳖甲是入阴养阴清热。清热的作用明显不明显？应该是不十分明显的。这个热，怎样把它清除出去？应该用上一味药，叫青蒿。青蒿这一味药，有时人们说是芳香的，芳香走窜，向外透达。也就是说，鳖甲善于入阴养阴，青蒿可以使阴中之热向外透达。下面留一道思考题，为何清热的方中要用一些解表的药？里的热应该怎样呢？要向外透达，使邪热既能从内而消，又能向外透达。邪伏阴分，说阴这个概念是比较模糊的。邪伏阴分在某种程度上就是血热。血热，方中用的生地起什么作用？清热凉血。再想一个问题，生地有没有养阴的作用呢？应该有。知母是什么作用？是清热养阴，也可以说是益阴。因为我们在学习知母的时候知道，知母味甘生津。在这种情况下，丹皮和生地配合在一起，一方面可以凉血吧？另外一个方面丹皮有个什么作用？有散结化瘀这样一个作用，起到使郁热与阴血相分离，不使邪热潜伏郁结在阴血之中的作用，这是我们学习的青蒿鳖甲汤的配伍。

下面我再举个例子，这个事情发生在大概三年前，我在门诊，遇到一个人，大概就是十二三岁。他母亲说在三年前，这孩子跟她说，夜里睡觉有点热，说这样的话大概就是在阳历的四月份左右，到六月底了，这孩子又跟她反映情况，说夜里睡觉有点热，热得睡不着。放假了要开家长会，老师专门跟她说，你孩子这个学期，上课基本上都是睡觉的。她回到家开始批评孩子，上课怎么都是睡觉？孩子说我夜里睡不着，白天瞌睡。他说我跟你说了，你说我长身体呢。她一想可能是会有点问题吧？带着她小孩去找大夫了，白天一量体温正常。大夫说没有事。回到家，她问孩子，孩子说没有事，就是夜里热，白天要睡觉。她还买了个体温计，到夜里一量，体温是多少？大概一到夜里 37.5℃。连续量夜里都是高。一到白天怎样？都正常。在这种情况下，化验血，检查这个，检查那个，基本上都是正常。开始吃西药，不吃西药夜里是 37.5℃，吃西药 38℃。几个月过去了，最后找中医。找中医呢，吃中药夜里是多少？38.5℃，比吃西药又增加了 0.5℃。想想吃中药不行，再来找西医。找西医又是 38℃。不吃药又变成 37.5℃。两三年过去了，原因没有找到。白天不热，夜里热，不吃药也不高。看看舌质，看看舌苔，舌上基本上是无苔的，也就是少苔。当时我摸脉象偏于虚弱。我当时给他开了两个方，一个青蒿鳖甲汤，一个小柴胡汤。小柴胡汤最起码有人参、大枣、甘草。孩子说不吃药的时候，胃还好好的，经过吃西药、吃中药又不想吃饭。我想小柴胡汤里最起码还有半夏、生姜，辛开苦降，调理脾胃。孩子的母亲问吃你开的药会不会体温也升高呢？我考虑一下说最多40℃。第二天，到了晚上九点左右她给我打了个电话。她说昨天没有吃药，今天吃药了，体温升高了。我说多少度？她说40℃。我说，你家有没有"APC"，吃一片半，大概又过一个小时左右，她又给我打个电话，她说出汗比较多，不过不烧了，这怎么办呢？孩子一直出汗，我跟她说你家有没有白糖？喝喝白糖水，还出汗不出了？不出了。到了第二天又是晚上九点钟左右，又来一个电话。她说小孩子又发烧到40℃。我说昨天吃吃西药，喝喝白糖水怎样？她说挺好呢，夜里没有热。我说继续这样治。第三天没有打，第四天没有打。当时我给他开了两周的药。到了两周之后，她又来找我了。她说第二天就是按照我说的吃吃APC，再喝喝白糖水，夜里睡得还可以。到了第三天没有出现发烧，她觉得效果还是相当不错的。她来找我的时候，她说还需要不需要吃药了？我说你说的是对的，应该巩固治疗。假如说这个病人是邪伏阴分了，你用了西药体温升高，这说明西药也助正气呀，正邪斗争想把邪热驱除出去。在这种情况下吃了中药，说明助正气抗邪更明显。假如说吃了一星期的药，热由原来的37.5℃变成了38.5℃，病人觉得轻了重了？重了。又去找这个大夫，大夫觉得是轻了重了？也认为是重。再换方，再换方，不断换方，我估计其他大夫也可能开过青蒿鳖甲汤、小柴胡汤，但是不断地调整用方，却没有达到预期效果。我是这样想的，发热，这说明是我们中医协助正气，正气怎样呢？极力抗邪，正邪斗争比较明显。这种情况下，治病一方面要求本，另外一个方面还要怎样？求一下标。中药发汗，没有必要再开一个中药的处方，用西药呢，适当地再补救一下。但是发汗发得少，热退不下，发得多呢，又伤人的阴津。我想白糖有养阴生津的作用吧，补救一下，把这个热先给解决一下，慢慢达到了预期治疗目的。

前一段时间，有一个人头痛，我给他开了一个麻黄汤，开了一个四逆汤，四逆汤我们还没有学到，他一吃，给我打电话，他说头痛比原来要明显得多。

他说原来还可以忍受，现在都不容易忍受。他说怎么办？我说疼上半个小时、一个小时就不疼了。他说已经疼半个小时了，疼得太难受了，给你打个电话。我说已经疼半个小时了，会缓解的。他说着说着，就不疼了。这说明正邪斗争，需要一个过程。

下面我们看一个方叫清骨散，清骨散与青蒿鳖甲汤有没有重复的药？鳖甲、青蒿、知母，重复了几味？又多了一些，银柴胡、胡黄连、秦艽、地骨皮、甘草。相对而言，这两个方哪一个清虚热作用会更明显一些？应该是清骨散。清骨散治疗的病证是什么呢？是肝肾阴虚，虚火内扰症。阴虚不是主要矛盾方面，火为主要矛盾方面。为何这样说呢？青蒿鳖甲汤应该是以什么为主要方面？它是热在血中，伤了阴。鳖甲养阴，生地养阴。我也问同学们，哪一个量偏大？鳖甲。哪一个偏小于鳖甲，量是第二？生地。这说明生地养阴不养？也养。清骨散当然也伤阴，它的主要矛盾方面是什么？是热。这里清虚热的药比较多，比如说银柴胡、胡黄连、地骨皮、秦艽，这都是什么药？清虚热的药。青蒿鳖甲汤偏于什么？偏于虚。清骨散偏于什么？偏于热，而用另一个什么字来描述？火。说明热占了主导方面。

另外，还有一个方叫当归六黄汤，另外六味药都带有黄字，黄连、黄芩、黄柏、生地黄、熟地黄、黄芪。我们再看一个问题，当归六黄汤是既有阴虚又有热，这个热是虚热还是实热？应该是偏于实。说明当归六黄汤治疗的虚热，虚是虚热，其中有实热。为何说有实热？因为用的黄连、黄芩、黄柏，量小不小？和其他药用量是相等的。如果这里就用一味黄连，不用黄芩、黄柏，说不定是虚热。如果用了三味，量并不小，说明病人是有实热的，是泻实热。关键要辨一个舌苔，如果是阴虚有热，苔是什么？是少苔；如果是实热，苔是黄苔。这样我们就辨清楚了，到临床实际中，虚热既有虚又有实，用当归六黄汤。

第五章 祛暑剂

桂苓甘露饮（香薷散、新加香薷饮、六一散）

【歌诀】桂苓甘露用三石，五苓散中加甘草，
　　　　暑湿霍乱小便赤，清热利湿治法卓。

【组成】茯苓一两（30g）　甘草二两（60g）　白术炙，半两（15g）　泽泻一两（30g）　官桂去皮，二两（60g）　石膏二两（60g）　寒水石二两（60g）　滑石四两（120g）　猪苓半两（15g）

【用法】为末，每服三钱（9g），温汤调，新汲水亦得，生姜汤尤良。小儿每服一钱，用如上法（现代用法：水煎服）。

【导读】学好用活桂苓甘露饮的第一步是辨清桂苓甘露饮由哪些基础方和药物组成。组成桂苓甘露饮有1个基础方、1个变化方和5组用药，基础方是六一散，变化方是五苓散；第1组是清热泻火药即石膏、寒水石，第2组是清热利湿药即猪苓、泽泻、滑石，第3组是温化湿浊药即白术、官桂，第4组是益气药即白术、茯苓、甘草，第5组是利湿药即泽泻、滑石。从1个基础方、1个变化方和5组用药分析桂苓甘露饮具有清热利湿，益气温化作用。

上课了，到目前为止，我们把清热的方学完了。我们学清热的重要方还是比较多的。学了白虎汤、清营汤、黄连解毒汤、龙胆泻肝汤、麻杏石甘汤、清胃散、葛根芩连汤、芍药散、白头翁汤，以及我们今天学习的青蒿鳖甲汤。我们在学习清营汤的时候，犀角地黄汤也给同学们介绍了一下，它们相同的是什么，不相同的是什么？对于我们治疗特殊的病证有哪些帮助？

这些方都是在临床实际中常用的方。这些常用的方，我想同学们都是在悄悄地背方的组成、功用、中医主治的证，以及方证之间的关系。

今天我们学习第五章祛暑剂。暑，在某种程度上也是热，怎样叫作暑呢？为何没有叫作热呢？人们常常说暑邪多夹湿，换一句话，就是湿热。再想一个问题，清热剂有没有治疗湿热的方？不止一个，是这样吧？在临床实际中，要想把它截然分开，不是那么容易的。第一个方面，在暑热的天气，人们感冒了，是受凉了，还是受热了？假如说夏天受热了，叫不叫感冒？夏天受热了，吃点感冒药？想想夏天受热叫什么名字？中暑和感冒是不是不同的语言表达相同的内容呢？这夏天受热了叫中暑，这中暑了是不是吃感冒的药？应该吃什么？解暑的药。得出一个结论，夏天感冒都是受凉了，受凉了应该用一个什么方？在通常情况下，人们说是香薷散。香薷散这个方，没有附的方新加香薷散效果明显。为何这样说呢？夏天凡是受凉，这个人是素体内部有热还是素体内部有寒？有热。假如说夏天这个人素体是阳虚，感冒的机会就少一些，他想在热的地方。如果素体内部有热，总是想在凉的地方。这样的感冒绝大部分都是内部有热，外部有什么？有寒。用什么方？新加香薷饮，清里热，化湿，适当地散寒。

夏天比较热，容易生湿，有一个方，叫六一散，用的药就是滑石、甘草。现在我们想一个问题，这两味药主要的作用是什么？滑石是清热利湿的，甘草和滑石相比，一比偏小，这个方主要还是谁起治疗作用的？滑石。滑石清热利湿，就是治疗湿热。人们不说是湿热，而说是暑湿。其实暑就是热，就是热湿。这个方在治疗方面，远远没有桂苓甘露饮效果明显。

桂苓甘露饮，这是我们要学习的一个重要的方，组成有石膏、寒水石、滑石、泽泻、猪苓、茯苓、白术、官桂、甘草。桂苓甘露饮本身就有六一散中的滑石、甘草，这就是我们刚才所说的，如果从治病这个角度考虑问题，六一散是没有桂苓甘露饮治疗效果明显的。在临床实际中，治病其中一个核心的问题，就是疗效的问题。桂苓甘露饮这个方，在用法方面，说是饮，实际上也是什么？也是汤剂，就是水煎服。

这个方功用主要就是清解暑热、化气利湿。简单地说就是清热利湿，也可以说利湿清热，主要药理作用，清热就是解热，引起热的原因，可以是细菌引起的，可以是炎症引起的。中医说是利湿，它的药理作用有什么呢？有利尿，同时还有降血糖、增强机体免疫力等作用，这是现代药理作用。中医治疗的证就是暑湿证，湿热侵犯的病变部位，热的特点最容易伤什么？很容易伤津液。会出现什么症状？口渴。伤津液，暑热的天气，出汗怎样？出汗多，又伤了津液。口渴，人们用了一句话，说是烦渴引饮，烦渴就是口渴得比较明显，喝了水还想喝。另外一个方面，这个热不仅仅在内伤人的阴津，而且还攻窜于外，出现身热，热邪最容易上行，出现头痛。病不是单一的热，还有湿，湿邪的特点是什么？很容易扰乱人的气机，气不得气化阴津，阴津不得气化，换一句话说，就是水不得化生为阴津，变生为什么？变生为湿。湿邪又扰乱人的气机。湿邪扰乱气机加剧湿邪的变生，湿又和谁相结在一起？热，形成了湿热。湿热之邪，既向上又向下，湿热向上，出现头痛吧！湿热向下，湿走于四肢，出现肢体困、重、沉这样的病证表现。热扰乱了气机，热又与湿相结在一起，这样的病人在通常情况下，小便应该是什么颜色？应该是偏于短赤。如果小便多，体内有没有湿？是不容易生湿的。凡是生湿，大部分是小便少，但是还喝水怎样？有点多。治疗的病证就是暑湿证，相当于今天所说的什么呢？急性肠胃炎、肠胃型感冒，以及胰腺炎、中暑。

学习方的配伍。石膏，它是一个什么药？清热泻火的药。寒水石呢？也是清热泻火的药。学习石膏、寒水石的时候，还有一个什么味？甘。甘，能干什么呢？能生津。也就是说石膏、寒水石具有两个作用，一个寒能清热，另外一个可以治疗热伤人的阴津。由于体内有湿，或者说是由于热扰乱气机，水不得化生阴津，水变成了湿，湿与热又相结在一起。单用清热的药还有生津的作用，病人这个湿能不能祛除？不仅不能祛除，还会加重。要用什么药？滑石是不是清热利湿的药？泽泻是不是清热利湿的药？猪苓是不是清热利湿的药？不过，我们在学习滑石、泽泻、猪苓的时候，归在哪一类呢？这样就知道滑石、泽泻、猪苓，虽然有清热的作用，但是以什么为主导方面？应该是利水、渗利、利湿占主导方面。是先利湿，再接着清热。石膏、寒水石、滑石、泽泻、猪苓配合在一起，既清热又养阴生津还利湿，达到的是什么目的？水不能变生为水津，出现口渴。应该是养阴生津吧？但是水不能化生为水津，变生为湿。治疗的时候，还要重点考虑利湿。相对而言，石膏、寒水石、滑石、泽泻、猪苓这五味药，它们是清热利湿占主导方面，还是生津为主导方面？应该是利湿，湿邪祛除了，热也很容易随湿而下。

再一个方面，湿热祛除了，水津能不能化生呢？水自然也能化生为阴津了。当然我们在考虑问题的时候，治疗也要考虑到病人口渴比较明显，应该用什么？生津的药。茯苓是一味比较特殊的药，当然是不是利湿的药？肯定是。是不是寒性药？不是。是什么性？是平性。再一个方面，茯苓利湿与滑石、泽泻、猪苓的利湿还有一个本质的不同。茯苓有健脾的作用，换一句话说，不是强迫性质的，如说滑石、泽泻、猪苓有强迫性质，利湿非利不行。茯苓不是强硬的，能健脾，是帮助脾气恢复，使脾能够运化水津，单用一个茯苓，力量还有点单薄；白术相对来说，力量应该大一点吧？茯苓和白术配合在一起，就是要健脾的，白术和茯苓都能治疗湿，治疗湿的特点是不完全一样的，茯苓是偏于利，而白术呢，是燥，茯苓和白术还有一个作用，能益气，健脾益气，使气再能气化水湿。脾在运化水津方面，主要走的是哪一条路？水主要走的是哪一条路？水走的是水路。古人所说的"饮入于胃，游溢精气，上输于脾，脾气散精，上归于肺，通调水道，下输膀胱"。又知道泽泻、猪苓、茯苓、白术、滑石这几味药，它既可以迫使湿从小便而去，又可以通过扶助正气使脾能够运化水湿，使湿不得停于体内，从膀胱而泻。当然要经过谁？经过肺。为何要经过肺？需要肺的肃降通调，在治病的时候，考虑问题应该全面一点。再一个方面，官桂所起的作用主要就是温阳化气，气能化湿。当然单用一个官桂力量有点单薄。现在我们再看一下，这个方中还用白术，白术是什么性？是温性吧？官桂是什么性？温性吧？两个温加起来呢，应该是怎样？官桂是辛热，会不会助热呢？助热的可能性很小。为何这样说？方中用的石膏、寒水石、滑石、泽泻、猪苓都是寒性药，白术、官桂受到谁的制约？寒凉的制约。怎样制约它？相互制约，白术、官桂制约不凝滞，达到的目的就是清解暑热，气化水湿。配方要重视治疗湿，最好要用什么药？用点温热的药。现在我们要思考一个问题，石膏、寒水石、滑石、泽泻、猪苓这几味药，在某种程度上，伤不伤人的胃气？寒凉都伤胃。应该怎样呢？适当地补益一下脾胃，甘草和温性的药配合在一起。甘草是甘的，官桂是辛的，辛甘化阳而化气，气能气化水湿。这是我们学习桂苓甘露饮这个方的配伍应该理解的内容。

举一个例子，我在门诊上班时，来了一个病人，他患的是西医所说的糖尿病。糖尿病喝水多，吃得多，小便多，来找我看病的时候，他是吃的不多，喝的多，他敢不敢喝，口想喝，胃不让它喝，憋得不舒服。这个病在某种程度上，叫作什么病呢？喝水多，小便还偏少，这是什么病？这是西医所说的糖尿病性膀胱瘫，病人血糖高，在特定的情况下，小便不利，口渴比较明显，舌质红、舌苔黄，还有点腻。当时我开桂苓甘露饮。大概吃有两周，小便通利了，不再感到小腹胀，化验一下血糖，血糖明显降低了。我们在前面学过一个方，也是说它可以治疗糖尿病，是白虎汤。这里边用了石膏，用这个方的时候，我又给他加了知母，再加一点粳米。因为用的寒凉的药有点偏多了。我刚才说他吃饭多不多？是不多的。实际在某种程度上，肚子整天也是饿的，他不敢吃，吃的话有点撑胀。这个人他又有什么特点呢？糖尿病性胃瘫，肚子饿，不敢吃，一吃撑胀。这里边有没有白术，有吧？白术能不能健脾？茯苓能不能健脾？通过调理，达到了预期治疗目的。中医是这样认识，西医怎么认识呢？就是血糖太高，损伤了膀胱的神经，或者是损伤了胃的神经。

我们学习一个方，在开方治病时不要总受季节的影响，关键是什么？只要这个病人具备了病证表现，符合这个方的应用要点，都可以用这个方，用这个方都能取得良好治疗效果，这是我们学习桂苓甘露饮要达到的目的。

清暑益气汤

【歌诀】清暑益气西洋参，黄连荷竹知甘草，
　　　　石斛麦冬西瓜米，热伤气阴最相宜。

【组成】西洋参（10g）　石斛（15g）　麦冬（15g）　黄连（10g）　竹叶（12g）　荷梗（12g）　知母（10g）　甘草（6g）　粳米（15g）　西瓜翠衣（30g）
［原书未注用量］

【用法】现代用法：水煎服。

【导读】学好用活清暑益气汤的第一步是辨清清暑益气汤由哪些药物组成。组成清暑益气汤有4组用药，第1组是清热泻火药即知母、竹叶、荷梗，第2组是清热燥湿药即黄连，第3组是清热滋阴药即麦冬、石斛、西

瓜翠衣，第4组是益气药即西洋参、粳米、甘草。从4组用药分析清暑益气汤具有清热泻火，益气滋阴，兼以燥湿作用。

我们上课，上一堂我们学习了一个祛暑剂，叫桂苓甘露饮。桂苓甘露饮有两个名字，一个叫桂苓甘露饮，一个叫桂苓甘露散，就是一个方两个名字。这一堂我们学习清暑益气汤。它是《温热经纬》中的一个重要方。首先要知道方的组成，西洋参、黄连、竹叶、荷梗、西瓜翠衣、知母、麦冬、石斛、粳米、甘草。方的用法就是水煎服。方的功用就是清暑益气，养阴生津。方的功用和方的名字呢，差不多。方的名字是清暑益气，功用就是清暑益气。暑，实际上可以把它变为什么字？同学们说的清热益气。在一般情况下，不说是清暑，而说是什么？而说是解暑。古人说是清暑益气汤，今天说着说着就顺口了，也没有必要把它改为解暑益气，清暑也行。根据方中的用药，还有一个作用就是养阴生津。从今天来看它主要有解热、抗菌、抗心肌缺血、降血糖等作用。学方，一方面要知道它的作用，另外一个方面更应该知道它所治疗的证。中医的证是暑热气阴两伤证。可以看出来，清暑益气汤从功用上最起码应该有几个作用？应该有两个，清热的作用，益气的作用。方的组成中用了一些药，又有养阴生津的作用。得出一个结论，治疗的病涉及三大方面：一个是热，一个是气伤，一个是阴伤。现在我们认识问题的时候，要知道这三个方面，哪一个方面是疾病的主要矛盾方面？应该是热为主要矛盾方面。

夏天热不热？热。夏天人热的症状表现也有身热。怎样把一个人正常的热，与暑热侵犯人体这个热区分开呢？假如说一个人感到热，来到了房间，这个房间有空调，在外边比较热，来到这个房间，还热不热？不热了。如果这个人在外边热，来到这个房间，大家都觉得有空调是凉快的，他仍然觉得身热，热得不舒服，热得心烦急躁，这说明了一个什么问题？这就是暑热侵犯人体而致病了。

再一个方面，夏天相对而言，人喝水多不多？多。夏天喝水多，怎样与暑热引起的喝水多区分开呢？在夏天，热本身伤人的阴津，人在正常的情况下，受了暑热，阴津被损伤了，想喝水，一喝水，口还干不干了？如果干，继续喝。大部分人一喝，口就不干了。问题解决了。过一会儿又干了，再喝。如果是暑热侵犯人体，暑热伤了人的阴津，口干想喝水，喝的水怎么一点也不解渴，喝得胃中满满的，口仍然是干的，这样我们又把暑热伤人的阴津，正常人和患病的人区分开了。

再一个方面，暑热的天气，人们出汗吧？出汗比较多。如果这个人到了空调房间，不出汗了，说明这个人是正常人。有的人在太阳底下出汗，到了空调的房间，还是要出汗。这说明怎样呢？暑热之邪侵犯人体，不仅仅伤人的阴津，还伤了什么？伤气了，气又不能固摄了，又区分开了吧？

另外，患病的人暑热之邪不仅伤人的阴津，还伤人之气。正常人在暑热天气是感到有气还是没有气？是没有气的。当到了空调房间，休息了一下，觉得力气怎样？恢复了没有？觉得力气还可以。如果是暑热之邪侵犯人体，伤气而致病，即使到了空调的房间，休息了以后，仍然感到困、倦、乏力。我们刚才所说的内容，就是告诉同学们，一个人在正常的情况下，暑热的天气既伤人的津液又伤人的正气，是不是会发病？不一定。伤津液了，伤气了，不发病。怎样知道不发病？不需要吃药，由热的地方到了凉快的地方，就缓解了。如果是暑热侵犯人体，引起的气阴两伤而发病了，由热的地方到了凉快的地方，病证表现仍然不能缓解。这是我们学习清暑益气汤要达到的一个目的，既要知道正常人出现的一种情况，又要知道我们如何辨暑热气阴两伤证。

下面我们要学习夏季中暑了，是不是单一的暑？换一句话说，是不是单一的热？不是单一的热，热伤气阴。同时还要知道，我们学习清暑益气汤不能把它局限在某一个方面，比如局限在暑热的天气。再举个例子，我在门诊上班，大概就是元月底，来了一个病人，是男同志。我一问他，他没有说话，他从口袋里拿出来一张纸，纸上写了一些化验的指标，结论是什么？甲状腺功能亢进症，甲亢病人，主要有三大症状，一个就是感到热散发不出来，热得心烦失眠，这是一个症状。第二个症状，就是出汗比较多，不仅仅白天出汗，夜里呢，也出汗。白天出汗叫什么汗？叫自汗；夜里出汗叫盗汗。他为何白天出汗，夜里还出汗呢？白天出汗，说明气虚；夜里出汗，说明阴虚。除了白天出汗，夜里出汗。他又怎样说呢？他说整天没有力气，上楼就会出现心慌，还会出现气喘，尤其是一活动，出汗较多。说明气虚也是比较明显的。三大症状都具备，热、气虚、阴虚。从大的方面，就属于什么？内分泌失调。时间是在元月底左右，天也比较冷了，他表现的症状仍然是热，气阴两虚。我们应该给他开什么方？应该开清暑益气汤。说到这里，我想到一个问题，在临床中用清暑益气汤，如果是治疗真正的病，要用西洋参效果明显一些。如果不是真正的病，哪一个不是真正的病？就是说有些女同志，她说她最怕过夏天，一到夏天，饭也不想吃了，体力也怎样了？出现了气虚，出现了津伤。这个算不算真正的病？中医把这样的病叫什么病？叫作"疰夏"，这不算真正的病，用什么方？用清暑益气汤，用党参就行。相对而言，党参和西洋参的价格区别怎样？还是不小的。我们认识问题，不能把清暑益气汤的治疗病证局限在暑字，把暑作为一个热，就是清热益气汤。我们中医治病不能把它局限在某一个季节，跟我们学习哪一个方差不多？桂苓甘露饮。我们中医的特点主要就是辨证。比如说，我们在前面学过一个方，叫清营汤，假如说，就是现在的天气，有的人来看病，怎样说呢？他说一到夜里就热，体温并不升高，他说热得他一夜都睡不着，他自己感觉像睡在火中一样热，不仅是外热，更重要的是里也热。到了白天，明显缓解了，能不能用清营汤？可以用，不要受季节的影响。这是我们学习清暑益气汤时举的两个例子，都是在天不热的情况下。假如说，举的一个例子正好是暑天，说不定人们还考虑到是中暑。

方中用的西洋参，有几大作用？三大作用。一个作用主要就是补气，一个作用就是生津，还有一个作用就是清热。西洋参三大作用，哪一个作用应该占主导方面？应该是以益气为主导方面，在生津和清热方面，作用占次要方面。说到这里，如果一个人的经济条件相当不错，夏天喝点西洋参还是不错的，既益气又生津还清热，有病治病，无病保健。说到这里我们要思考一个问题，今天用的西洋参基本上都上火，为何都上火？严格地说是野生的还是家种的好？应该是野生的。野生的质地是比较硬的，家种的质地是比较松的。方中用的黄连是不是清热的？竹叶是不是清热的？荷梗是不是清热的？西瓜翠衣是不是清热的？这样黄连、竹叶、荷梗、西瓜翠衣就可以清热。知母，是不是清热的？也是清热的。这样五味药都是针对热而用的。

根据我们以前所学的知识，它就是针对病变证机而用药的。热伤了什么？伤了阴津。石斛它是干什么呢？养阴的。荷梗一方面可以清热，另外一个方面，它有生津的作用。西瓜翠衣，吃过西瓜没有？吃西瓜主要是为了生津，还是主要为了清热？都具备。其中主要是感到热想吃西瓜，还是感到口干想吃西瓜？这说明西瓜既清热，又生津。生津的作用大，还是清热的作用大？生津作用最起码不亚于清热。西瓜翠衣也是两大作用，知母也是两大作用，清热生津。可以这样说，黄连、竹叶、荷梗、西瓜翠衣、知母是清热的。也可以这样说，荷梗、西瓜翠衣、知母、麦冬、石斛是养阴的。这样既要清热又要养阴。方中用的粳米、甘草，属于什么？补气的。粳米、甘草与西洋参相比，谁补气的作用应该偏大？还是西洋参。西洋参有一个什么特点呢？它有一举三得的好处，益气、生津、清热。也就是说，西洋参与黄连、竹叶、荷梗、西瓜翠衣、知母清热；西洋参和荷梗、西瓜翠衣、知母、麦冬、石斛配合在一起，又能养阴生津。西洋参与粳米、甘草配合在一起，起到什么作用？又起到益气作用了。总的来说是偏于什么？偏于补气。这是我们学习的清暑益气汤这个方的配伍。它的主要作用在哪儿？它的主要作用是清热、养阴、益气。

古人在创造这个方的时候，没有用量，人们说过这样一句话，中医之秘不在药而在量。量，在某种程度上，主导一个方所发挥的作用。我们学习清暑益气汤，要达到两个目的，一个目的，治疗的病证是暑热气阴两伤证。另一个目的，我们应用这个方，不能局限在就是暑热，还可以治疗内伤杂病，不管是在哪一个季节，只要具备了热，气阴两虚都可以用这个方。如果我们学习达到了这样的目的，到临床中应用，就不受暑的局限了。

到目前为止，我们把祛暑剂又学完了。祛暑剂主要有两个方，一个方是桂苓甘露饮，这个方就告诉人们，暑邪多夹湿，治疗暑热应该重视利湿，利湿的时候，还要考虑两个方面，热伤人的阴津，应该适当地生津，再一个方面，治疗湿热应该用点温性的药。这是我们学习桂苓甘露饮要达到的目的。又学了一个方，也是重要的方，就是清暑益气汤，要达到的目的是两个，这个方既可以治疗外感病又可以治疗内伤杂病。如果从这个角度去理解，我们到临床中应用祛暑剂，可以这样说，得心应手，胸中有数。

第六章　温里剂

我们学过解表方、泻下方、和解方、清热方，一般不说是方而说是剂。这一章我们学习的可以说是温里方，通常情况下说是温里剂。温里剂指的是以温热药为主组成的方剂，治疗的病证应该是什么证？应该是寒证。

我们学习温里剂治疗的寒证，寒应该包括几个方面？一个是表寒，一个是里寒。表寒，我们在前面学习解表剂的时候，已经学习过了。这一章我们主要学习的是里寒证，在使用温里剂的时候，有几个方面需要注意。一个方面要辨病变的部位，脾胃有寒了，与其他方面的寒证相比，虽然都是寒证，但是它们表现的症状一样不一样？要辨病变的部位。

第二个方面要辨真假，比如说，在座的同学们会不会骑自行车？会。再过一段时间，会不会放假？天气冷不冷？冷。零下五度，骑自行车既不戴口罩又不戴围巾，还不戴手套，骑时间不要太长，就 1 个小时，手是白色的还是黑色的？暗红色的。这个红是不是热证？也就是说，寒证在病变过程中会出现假热，要注意辨真假。

第三个方面，要认识到寒证多有虚，要补充一句话，凡是以补益药、温里药为主组成的方剂，治疗的病证是寒证。刚才说的是以温热药为主组成的方剂，现在又补充了一个什么？以补益药、温里药为主组成的方剂。为何这样说呢？凡是我们在临床中治疗的寒证都有虚。再进一步说，凡是在临床中治疗的寒证，都是由两大类药所组成的，一大类是补益的药，一大类是温里的药。在临床中一个寒证是实寒证，很有可能不吃药就会好的。假如说体质不虚弱，就是受凉了，吃点热饭行不行？用个热水袋行不行？不吃药，也会好。如果是有虚，再有寒，不吃药自愈的可能性会小一些。再一个方面，凡是一个人既有寒又有阴血不足，应该不应该照顾一下？在用量方面，是不是某些药用量应该偏小一点？

再一个方面，凡是大寒证或者是顽固性的寒证，应该稍用点什么药？凉性的药。大寒证应该用大热的药吧？大热的药会出现相反的弊端。稍用点凉性的药制约一下。再一个方面，顽固性的寒证，用温热的药，不一定能达到治疗目的，少用点凉性的药，能够达到治疗目的。这是我们学习温里剂应该重视的方面。

第一节 温中祛寒

理中丸（枳实薤白桂枝汤）

【歌诀】理中汤主理中乡，参术甘草与干姜，
　　　　脾胃虚寒与霍乱，虚寒胸痹效非常。

【组成】人参　干姜　甘草炙　白术各三两（9g）

【用法】上四味，捣筛，蜜和为丸，如鸡子黄许大。以沸汤数合，和一丸，研碎，温服之。日三四，夜二服。腹中未热，益至三四丸，然不及汤。汤法：以四物依两数切，用水八升，煮取三升，去滓。温服一升，日三服。若脐上筑者，肾气动也，去术加桂四两；吐多者，去术加生姜三两；下多者，还用术；悸者加茯苓二两；渴欲得水者，加术，足前成四两半；腹中痛者，加人参，足前成四两半；寒者，加干姜足前成四两半；腹满者，去术，加附子一枚。服汤后，如食顷，饮热粥一升许，微自温，勿发揭衣被。

【导读】学好用活理中丸的第一步是辨清理中丸由哪些基础方和药物组成。组成理中丸有1个基础方和2组用药，基础方是甘草干姜汤；第1组是益气药即人参、白术、甘草，第2组是温阳药即干姜。甘草干姜汤既是辨治脾胃虚寒证的基础方又是辨肺虚寒证基础方。从1个基础方和2组用药分析理中丸具有益气温阳作用，可辨治一切虚寒证。

下面我们学一个方叫理中丸。理中丸是《伤寒杂病论》中的一个重要的基础方。这个方有三个方名，一个叫理中丸，一个叫理中汤，一个叫人参汤。三个名字用的药都是人参、白术、干姜、甘草，用的量都是相等的，都是三两。在临床中三两有点小，结合在临床中的应用，认为用到12g比较合适一些。关于这个方，张仲景说了这样一句话："腹中未热，益至三四丸，然不及汤。"这就告诉人们理中丸，这是一种剂型，还可以用什么？理中汤。当然张仲景也明确提出来这个方又叫人参汤。方的功用是温中散寒，益气健脾。药理作用主要有保护胃黏膜，降低胃张力，清热的药能消炎，温热的药呢？也能消炎，有增强机体的免疫力等方面作用。

理中丸治疗的病证有六个方面：第一个方面是脾胃虚寒证，第二个方面是阳虚出血证，第三个方面是虚寒胸痹证，第四个方面就是寒湿霍乱证，第五个方面就是胸阳虚证，第六个方面是小儿慢惊。

我们先学习第一个方面，脾胃虚寒证，辨证难还是不难？看看教材，脾胃虚寒证的症状还是不能算少的，但是我们在临床中辨证是要抓要点的。遇到脾胃虚寒证这样的病人，应该问病人哪儿不舒服，病人直接告诉我们是慢性胃炎。在很多情况下，一问病人哪儿不舒服，有时病人从口袋里掏出来一张报告单，一看，上面写的是慢性胃炎。我们一看慢性胃炎，就问他一句什么话？想吃热的还是凉的？病人说几年了就没有吃过凉的。我们就搞清楚是什么？是寒证。我们摸他的手，一摸脉象，脉象是无力虚弱的。这样就可以说他是什么病？脾胃虚寒证。至于有没有胃痛，胃炎是不是一定要有胃痛？不一定；至于是不是一定要有胃中满闷？不一定；至于是不是一定要有呕吐？不一定；至于是不是一定要下利？不一定。这都不是我们辨证的要点。在临床中只要一个病人是慢性胃炎，就问什么？想吃热的凉的？再用手一摸，就搞清楚了。脾胃虚寒，难辨证还是不难辨证呢？不难辨证吧！开什么方？理中汤总比理中丸效果明显。

我们学习理中丸，可以治疗胃痛，也可以治疗胃不痛。一个人胃不痛，就是感到胃中满闷，吃点饭不消化，相当于一个慢性萎缩性胃炎，会出现肠化生，或者不典型增生，会演变为胃肿瘤的。我们在学习半夏泻心汤的时候，提到半夏泻心汤，我们开方能治疗慢性萎缩性胃炎，病人吃着吃着半年过去了，一做胃镜，肠化生没有了，不典型增生没有了，萎缩性胃炎找不到了。舌苔是什么？舌苔是黄腻的。今天我们学习理中丸，治疗的慢性萎缩性胃炎，舌苔应该是白的还是黄的？应该是白的。发生变化了吧？可以用理中丸来治疗。

我要告诉同学们一点点小知识，在临床实际中，慢性萎缩性胃炎，胃是不痛的，最起码在这个方的基础之上应加两味药，其中一味药是五灵脂，另一味药是蒲黄。也就是说，用理中丸治疗慢性萎缩性胃炎，应该加五灵脂、蒲黄这两味药。在通常情况下，五灵脂、蒲黄的量与人参是相等的。假如说，人参、白术、干姜、甘草开了 10g，人参开了 10g，五灵脂、蒲黄呢？也是 10g。假如说这个人就没有瘀血，加不加五灵脂、蒲黄？瘀血的症状是什么？一个是疼痛，病人没有疼痛吧？第二个痛如针刺，本身就没有疼痛，再一个疼痛固定不移，没有。再一个夜间加重，夜里也不痛，就是什么？胃中满闷不通。再一个方面，病人应该有舌质紫暗吧？没有紫暗，加不加？加。为何要加？中医是这样认为的，阳明胃为多血之腑，寒在病变的过程中，会出现寒凝，寒凝在某种程度上，会影响血的畅通。我们治疗慢性萎缩性胃炎，不管有没有瘀血的症状表现，以及他的舌象、脉象如何，都要加五灵脂、蒲黄。假如说病人就没有脉象涩，我们也要加。为何要加？针对脏腑的生理特性，胃为多血之腑，尤其是寒很容易凝，凝影响血的运行。我们在前面学习半夏泻心汤的时候，说加五灵脂、蒲黄了没有？今天我们要把它补上去。

在临床实际中，见到慢性萎缩性胃炎，用半夏泻心汤务必要加上五灵脂、蒲黄。热要用，寒也要用，我们在临床中，只有这样开方，才能取得非常显著的疗效。假如说开半夏泻心汤，治疗慢性萎缩性胃炎，病人吃药吃了半年，不一定能达到很好的治疗作用。张仲景当时见过萎缩性胃炎没有？应该见过。开了半夏泻心汤，开了理中丸，当时加这些药了没有？无据可查，根本找不到根据，但是我推测很有可能用。我在临床中，可以说在几年前，重视了煎煮的方法，始终觉得效果没有达到预期治疗目的。在治病的过程中，加上了这两味药，达到了预期治疗目的。不要受什么影响？人参最怕五灵脂。说人参怕五灵脂，是好事是坏事？有这样一句话，之所以怕他，是因为爱他。换一句话，就是人参最爱五灵脂。在临床中不用不知道，用了一次还想用。这是我们学习理中丸，用了人参，一定要加减用药的，一点点都不能忽视的。肯定地说，不会出问题的。假如说这个人正好舌质有点紫暗，正好脉象还有点涩，加上它正好还可以活血化瘀。一个人不是萎缩性胃炎，而是浅表性胃炎，或者说是红斑性胃炎，或者说是糜烂性胃炎，我们用理中丸，治疗疼痛的效果比治疗不痛效果要明显。红斑性会疼痛吧？浅表性会疼痛吧？糜烂性都是会疼痛的。治疗疼痛是比较容易的，治疗不痛是比较难的。凡是不痛都是萎缩，凡是萎缩都会伴有什么？肠化生，不典型增生，难度比较大。还要问同学们一个问题，不痛可以加五灵脂、蒲黄，疼痛能不能加？五灵脂、蒲黄本身就活血化瘀止痛，本身就可以止痛，是完全可以加的。这是我们学习理中丸治疗脾胃虚寒证，换一句话就是脾胃阳虚证应该注意的地方。脾胃虚寒证实际上就是什么？气虚寒证。阳虚是什么？虚寒证；虚寒和阳虚怎样区分开呢？脾胃虚寒证和脾胃阳虚证，怎样区别开呢？阳虚实际上就是气虚加寒证。治疗阳虚，就是用补气的药加散寒的药。

留一道思考题，阴虚是几个加号？两个加号。阳虚是几个加号？一个加号。思考题，胃炎是炎症吧？清热的药能消炎，温热的药能不能消炎呢？我们说过炎症有四大类，寒证偏多，中医清热的药可以消炎，散寒的药可以消炎，补气的药可以消炎，那活血的药呢？也可以消炎。只要是炎症，符合我们中医的热证，用清热的药就消炎；只要这个炎症符合中医的寒证，用温热的药就消炎；如果这个人的炎症符合中医的虚证，用人参就能消炎。当然吃吃人参，能不能出现炎症？人参肯定能消炎吧？会不会吃吃人参，炎症又加重了？会的。比如说，用人参煎水喝，就是我们正常人，连续喝一星期，会不会上火？会上火。中医说上火，实际上是西医所说的炎症。吃得牙龈发炎了，咽喉发炎了，牙龈肿痛，吃得咽喉疼痛，中医说是什么？上火了。我们学习理中丸，治疗的一个病证就是脾胃虚寒证，脾胃虚寒证另外的一个名字就是脾胃阳虚证。

第二个方面，理中丸可以治疗阳虚出血证。在一般情况下，出血致病原因大部分是热证还是寒证？应该是热。在临床实际中，遇到十个病人最起码有百分之六七十都是热引起的，寒能不能引起出血？一般不能。寒比较重是能的。为何说能？有一个东西叫水管，天气不太冷，这个水管会不会爆破？不会。比较冷也不一定。非常冷，有没有可能？有吧？这就是说，在一般情况下，寒不会引起出血，如果寒到了一定程度，会引起出血。我们中医认识寒引起的出血，都不说是寒引起的，都说是阳虚。为何说是阳虚呢？阳虚就是寒证加气虚。把它说成阳虚的话，比较好解释。假如说寒，寒应该是什么？寒应该是凝，怎么都不容易解释，寒是出血？是不是这样呢？寒是破了？假如说寒有了气虚，这就好解释了。气虚，气不得固摄，血溢脉外。理中丸治疗阳虚出血，效果应该是明显还是一般？应该是一般。为何这样说呢？主要还是偏于治病求本了。阳虚出血应该怎样呢？既要温阳又要止血。对此，张仲景还专门设了一个方是治疗阳虚出血的。这个方在后边有一章是止血的，我们到后边是会学习这个方的。现在我们知道理中丸可以治疗阳虚出血，还要知道它治疗阳虚出血有很大的局限性。

下面我们要学习第三个方面，虚寒胸痹证。胸痹相当于今天所说的什么病呢？冠心病吧。我们根据张仲景的用方，再结合张仲景辨胸痹的辨证精神，胸痹包括几个方面？三个方面。第一个方面，病变的部位在哪儿？在心；第二个方面，病变部位在肺；第三个方面，病变部位在胸膜。先举一个例子，今年有一个男同志六十多岁了，他说是"矽肺"，多次治疗效果不够理想。主要是咳嗽、胸闷、喘。根据症状表现，一走路加重了，一受凉加重了，是不是虚寒呢？我给他开了两个方，一个方就是理中丸，另一个是张仲景的方，叫枳实薤白桂枝汤。张仲景是这样说的："胸痹，心中痞，留结在胸，胸满，胁下逆抢心，枳实薤白桂枝汤主之，人参汤亦主之。"张仲景说枳实薤白桂枝汤可以治胸痹，又说什么？人参汤可以治。人参汤就是什么方？就是理中丸。胸闷、咳嗽等症状，咳嗽有痰吧？张仲景很有可能既开理中丸，又开枳实薤白桂枝汤，是合在一起的。希望同学们在认识的时候思考一下，如果病变部位在肺，可以和什么方合在一起？我们理解时一定要考虑到不局限在心。

如何治疗心，如何治疗胸膜这样的病证？上一堂我们学习理中丸，其中一个证型是虚寒胸痹证。胸痹包括几个方面？三个方面。一个病位在心，一个病位在肺，一个病位在胸膜。再举个例子，在门诊上班，遇到一个病人是胸膜炎，他说天气变化胸痛加重，又说活动后胸痛加重。这样两句话，基本上把病证辨得差不多了。一个是疼痛，一个是寒，一个是气虚。我给他开了两个方：枳实薤白桂枝汤和理中丸，达到了预期治疗目的。病位在心，就相当于今天所说的冠心病，只要是受凉加重，只要是劳累加重，看看舌质、舌苔就辨清楚了。

第四个方面，寒湿霍乱证。什么叫作霍乱？张仲景说："呕吐而利，此名霍乱。"在临床实际中，辨霍乱有三大症状，上吐、下泻、腹痛，腹痛还是一个比较常见的一个症状。我们在临床实际中，见到一个病人是肠胃炎。胃炎是要吐的，肠炎是要下利的，在多数情况下，有腹痛。当然西医所说的霍乱，也正是这三大症状，上吐、下泻、腹痛。我们是怎样知道是寒湿霍乱证呢？张仲景说："霍乱，头痛，发热，身疼痛，热多欲饮水者，五苓散主之；寒多不用水者，理中丸主之。"这就告诉我们，寒的一个特点是什么？一个人上吐下泻，从西医这个角度，有没有脱水？应该有。脱水了，应该不应该想喝水？应该想喝水。如果病人想喝水，中医把它辨为热证。如果口干舌燥不想喝水，中医把它辨为寒证。热可以干，寒也可以干呀。寒叫作什么？冻干了，还要结冰了。结冰了，也是干了，本身是不缺水的，这就是辨证要点。

第五个方面，胸阳虚。张仲景说："大病，差后，喜唾，久不了了，胸上有寒，当以丸药温之，宜理中丸。"我在门诊上班，经常见到这样的病人，比如说西医见到一个急性炎症，又比较重，应该用西药抗生素，这一类的药属于我们中医的寒性药，比较急，比较重，常常用的量应该偏大一点。量大是肯定能消炎的，从我们中医角度说，用苦寒的药，肯定是能清热的，但是在清热的过程中，寒会伤阳气。有的人怎样说呢？炎症好了，出现口水多。中医认为是伤了阳气，气不固摄。对于这样的病证，在临床实际中，要以什么方为基础方？要用理中丸，再加上一味药效果会更好一些，就是罂粟壳。罂粟壳能收敛固涩，在某种程度上有益气的作用。

第六个方面，就是小儿慢惊，在某种程度上就是今天所说的脾胃虚寒证，它的症状表现就是脾胃虚寒证。为何专门提一个小儿慢惊？比如说，一个小孩子两三岁、三四岁，怕冷，消化不太好，舌质淡，小孩子是虚寒。那样小，就虚寒？古人想想用虚寒不太恰当，专门用了一个小儿慢惊。我们要认识到小儿慢惊就是脾胃虚寒证的病证表现，可能是呕吐，可能是腹泻，可能是胃痛，可能是不想吃饭，这些符合什么特点？虚寒。

当我们认识清楚了，同时要知道理中丸方的配伍。人参是干什么的？是益气健脾的。白术是干什么的？是健脾益气的。人参偏于补气，白术偏于健脾。补气见效快还是健脾见效快？我是这样认为的，人参补气，相当于我们吃饭，一吃饭就肚子不饿，有这个体会吧？白术健脾，相当于我们天天学习，觉得学习收获显著还是不显著呢？觉得有点慢。哪一个远期效果好？我们天天学习是为了什么？天天吃饭是为了什么？天天吃饭为了更好地学习，天天学习是为了更好地为人民服务，提高生活水平，这是我们的宗旨。当然病人有寒应该用什么？干姜温中散寒。甘草，就是协助人参、白术更好地补益中气。

我们再思考一个问题，在临床中用理中丸，药味多还是少呢？有点少吧？一定要重视随证加减变化用药。如果这个人胃痛了，能不能加点药？如果这个人呕吐了，能不能加点药？如果这个人腹泻了，能不能加点药？都是可以的。只有有效地加减用药，才能更好地提高治疗效果，这是我们学习的理中丸。

小建中汤

【歌诀】小建中汤芍药多，桂姜甘草大枣和，

饴糖为主补中气，温养心脾功效可。

【组成】桂枝去皮，三两（9g） 甘草炙，二两（6g） 芍药六两（18g）

生姜切，三两（9g） 大枣擘，十二枚 胶饴一升（70mL）

【用法】上六味，以水七升，煮取三升，去滓。内饴，更上微火消解。温服一升，日三服。呕家不可与建中汤，以甜故也。

【导读】学好用活小建中汤的第一步是辨清小建中汤由哪些基础方和药物组成。组成小建中汤有5个基础方和3组用药，基础方之一是甘草汤，之二是桂枝甘草汤，之三是芍药甘草汤，之四是桂枝汤，之五是桂枝加芍药汤；第1组是温阳药即桂枝、生姜，第2组是益气药即大枣、甘草，第3组是补血收敛药即芍药、胶饴。基础方甘草汤清热益气，桂枝甘草汤调补心肺脾胃，芍药甘草汤调补气血，桂枝汤既调理心肺营卫又调理肝肾脾胃，桂枝加芍药汤调理脾胃缓急止痛。从5个基础方和3组用药分析小建中汤具有益气补血温阳作用，可辨治一切气血虚夹寒证。

我们学一个方，叫小建中汤。这个方也是张仲景一个著名的方。方的组成有饴糖、桂枝、芍药、生姜、大枣、甘草。现在我们说它是由桂枝、芍药、生姜、大枣、甘草组成的，这是一个什么方？这个方是桂枝加芍

药汤，芍药六两应该是18g的。桂枝三两，芍药六两，生姜三两，大枣12枚，甘草二两。芍药的用量正好是桂枝的一倍。张仲景在《伤寒杂病论》第279条中说："因而腹满时痛者，属太阴也，桂枝加芍药汤主之。"桂枝、芍药、生姜、大枣、甘草，如果芍药是三两，这就是什么方？这就是桂枝汤。方用药发生变化了，主治的病证也就发生变化了。这个方在煎煮方面，有一个药是不需要煎煮的，就是饴糖，消解一下就行了，煎的时间大概就是二十分钟左右。这个方是以桂枝汤为基础方，演变成桂枝加芍药汤，经过演变，功用就变为温补气血，和里缓急。它的药理作用是保护胃黏膜，抑制肠胃推进运动，增强机体免疫力等。

我们学习小建中汤所主治中医的证型就是气血虚寒证。

第一个方面，在认识的时候，从方名上来看，小建中汤应该是治疗哪里的病证？建中，意思是可以治疗脾胃。张仲景在《伤寒杂病论》第100条中说："伤寒，阳脉涩，阴脉弦，法当腹中急痛，先与小建中汤。"小建中汤治疗的腹痛，病证的表现有一个特点。我在门诊遇到一个病人，一问他哪儿不舒服？他说胃十二指肠溃疡。这样的病人在绝大多数情况下，是饭前疼痛还是饭后疼痛呢？应该是在饭前。为何是在饭前呢？在饭前胃里还有东西没有？没有了。胃酸刺激溃疡面吧，刺激神经吧，会出现疼痛比较明显。我们中医认为，在饥饿的时候，是气血虚，气不得温煦，血不得滋养，脉络拘急而疼痛。这样我们在临床实际中，用小建中汤治疗胃十二指肠溃疡，西医用保护胃黏膜的西药，最少需要三个月才能痊愈。吃中药，在一般情况下，一个月就能达到预期治疗目的。我们学习小建中汤，不要把它局限在治疗胃十二指肠溃疡。有些慢性胃炎，也是在饭前疼痛；再比如说有的胃痉挛、肠痉挛这样的病证，也是在饭前疼痛。我们都可以把它辨为气血虚寒证。在这种情况下，看舌质重要不重要？舌苔重要不重要？应该是偏于淡、偏于白。如果一个人，舌质偏于红，舌苔偏于黄，就不是气血虚寒证，而是什么呢？而是热。如果是以热为主，我们在前面学过有些方，其中半夏泻心汤就是相当好的一个方。当然我们在用半夏泻心汤的时候，要重视调整用量，热应该加大黄连、黄芩的用量，这是第一个方面病位在脾。

第二个方面病位在心，张仲景在《伤寒杂病论》第102条中说："伤寒二三日，心中悸而烦者，小建中汤主之。"张仲景明确提出来什么？"心中悸而烦者"，心气血虚，气不得温煦，血不得滋养，心空虚无主，就会出现心悸而烦。我再举个例子，我在门诊上班遇到一个人，是西医的室间隔缺损，这是实质性病还是功能性病？西医主张做手术，这个人没有做有两方面的原因，一个是年龄偏大，一个是经济原因。他说一走路就心慌，一走路就喘，一走路就头晕，能不能活动？不能活动。根据他的症状表现我们进行辨证，通过有效的治疗，这个人到今天最起码五年了，基本上没有什么症状。他自己觉得走路、上楼，感觉还可以，他自己觉得满意。有时给我打个电话，说吃了半年药了，需要不需要调整？我问他，吃药有哪儿不舒服？他说没有不舒服。假如说，因体质变化吃药有哪儿不舒服了，我们调整一下。如果他觉得好好的，就是维持治疗，这是我们学习气血虚寒证的第二个方面。

第三个方面，治疗气血虚寒证出现的发热，气血虚发热。张仲景说："虚劳里急，悸，衄，腹中痛，梦失精，四肢酸疼，手足烦热，口干咽燥者，小建中汤主之。"气血虚寒证，口干咽燥，手足烦热，气血虚是气虚而不运，不运而郁，郁而发热。这个热高不高？相当于我们今天所说的低热，或者说有些人是长期低热，表现的特点，我们在前面学过一个方叫青蒿鳖甲汤，治疗的低热在夜里。小建中汤治疗的低热是在白天，一活动低热出现了。当然这个低热可能是体温升高，也可能是体温不升高，就是自觉发热。在白天要活动，一活动伤气吧？气不运动了吧？为何还会出现口干咽燥呢？血虚，阴是由什么所化生的？血吧？阴虚不是占主要方面，但是这个人有血虚，血不得化阴。所以，它会出现口干咽燥。再想一个问题，口干咽燥，喝水多不多？肯定是不多。本身是寒证，这是我们学习气血虚寒证的第三个方面。

再一个方面，张仲景在论述的时候，可以治疗虚劳发黄证，这个发黄可以从两个方面理解。一个方面，一个人气血虚会不会出现面色偏于黄？会吧！这是气血虚引起的，治疗见效是比较快的。我们再从另外一个角度考虑问题。假如说一个人是乙肝，病时间很久了，由于多方面的原因引起了肝损伤，其中转氨酶高，胆红素高，会不会出现黄疸呢？出现黄疸，古人总结了一个叫阳黄，一个叫阴黄。阳黄简单地说，就是热证。阴黄呢？就是寒证。如果我们见到一个病人，这个病人就是舌质偏淡、舌苔偏白，倦怠乏力。我们把这个病应该辨为气血虚发黄证。要用什么方？要用我们学习的小建中汤。张仲景怎样说呢？

他说："男子黄，小便自利，当与虚劳小建中汤。"张仲景说是男子黄，出现了这样的病证，女同志呢？能不能用呢？都是可以的。当然张仲景在论述小建中汤的时候，还专门论述治疗妇科腹痛，我们在前面说，小建中汤就可以治疗腹痛吧？再一个方面，妇科腹痛的辨证要点是什么呢？也是劳累了，受凉了，会加重的。我们学习小建中汤，要认识到它的中医证是气血虚寒证。

下面我们学习方的配伍，在学习中药的时候，饴糖是什么作用？两大作用，补气补血，偏于补气。芍药用量大了吧？芍药这一味药是什么呢？所起到的作用，它可以补血。饴糖是补益气血，偏于补气。芍药是补血，可以增强饴糖补血。同时，我们还要认识到芍药除了补血作用之外，它有个显著作用就是缓急止痛，如果一个人心慌得比较明显，它就干什么？缓急之悸。如果这个人口干咽燥，芍药有什么作用呢？血可以化阴，即敛阴。大枣、甘草呢？补益中气。这个"中"不能把它局限在脾胃，应该是哪里需要哪里去。为何这样说呢？张仲景在论述小建中汤的时候，还专门说了一句话"心中悸而烦"，这个"中"就是心。我们可以发现一个问题，饴糖用量怎样？比较大。芍药用量？比较大。大枣用量？也不小。多少枚？一枚大概多少克？2.5g。12枚大概就有30g。再加上甘草，这个方主要的作用就是什么呢？就是补气血。我们在学中药的时候，桂枝、生姜，属于什么药？属于解表药。在这个方中它们却不发挥解表的作用，而发挥温中散寒的作用。当然，腹痛，桂枝能不能止痛？生姜能不能止痛？生姜在某种程度上，我们可以说它是散寒止痛吧？桂枝呢？通经止痛。我们在学习小建中汤的时候，要认识到一个问题，小建中汤虽然用了桂枝、芍药、生姜、大枣、甘草，但是我们在理解的时候，不能从桂枝汤配伍这个角度去理解，而应该从用量这个角度去重新认识，尤其是方中用了饴糖起到了一个重要的作用，就是要干什么的？补益气血的；病是寒证，就是温中散寒。

我们学习理中丸，又学习小建中汤，理中丸与小建中汤相比，谁治疗的病证应该多一点？当然，理中丸治疗的少不少？不少吧？小建中汤呢？也不少。但是它治疗的范围比理中丸要大。理中丸是气虚寒证，简称就是虚寒证，亦简称阳虚证。而我们学习小建中汤治疗的病证是什么？气血虚。也是什么？寒证。相对而言，我们在认识的时候，理中丸散寒明显还是小建中汤散寒明显？从用药来看，小建中汤散寒的作用是比较明显的。为何这样说呢？理中丸就用了一个什么？就用了一味干姜。我们关键要抓住方中用药，同时我们还要知道，方中用来补血的药，它在化生的时候很需要温热的药。桂枝、生姜相当于什么？相当于既散寒又点火，能让饴糖、芍药所补的血为人所用。小建中汤前面加了一个小，小，就是作用小？不是的。只不过是古人在认识的时候，命了这样一个方。通过学习，我们把理中丸和小建中汤的临床应用做了一个简短的分析。现在能区分开吧！

吴茱萸汤

【歌诀】吴茱萸汤人参枣，生姜用量须牢记，

阳明寒呕厥阴逆，温肝暖胃治诸疾。

【组成】吴茱萸洗，一升（24g） 人参三两（9g） 生姜切，六两（18g） 大枣擘，十二枚

【用法】上四味，以水七升，煮取二升，去滓。温服七合，日三服。

【导读】学好用活吴茱萸汤的第一步是辨清吴茱萸汤由哪些药物组成。组成吴茱萸汤有3组用药，第1组是温阳药即吴茱萸、生姜，第2组是益气药即大枣、人参，第3组是宣发肃降药即吴茱萸、生姜，吴茱萸、生姜既是温阳散寒药又是宣发肃降药。从3组用药分析吴茱萸汤具有温阳散寒，益气和中，宣发降逆作用，可辨治一切虚寒壅滞证。

上课了，上一堂我们学习小建中汤，治疗的病证是气血虚寒证，涉及几个大的方面。这一堂我们学习吴茱萸汤，这个方是张仲景一个著名的方，方的组成有吴茱萸、人参、生姜、大枣。

同学们可以看一下，这个方中哪一味药用的量偏大？吴茱萸。姜呢？也不小。至于方，我们不仅仅要知道药物的组成，还要重视方中药的用量。在上课之前，有一个同学问我一个问题。他说我们背方，方还是比较容易背的，但量记起来的难度要大一些。同学们问我怎样记住量。量，是这样的，我的认为，相对而言，所有的方在上学期间把量都记住，不太现实。我们要把一些特殊的方用的量记住，比如说，在前面学习小青龙汤的时候，就提到一个什么问题？

量的重要性。在前面学习半夏泻心汤的时候，也提到量的重要性。因寒热的变化要怎样？调整用量。我们学习吴茱萸汤，要重视方中吴茱萸、生姜用量，只有重视用量才能达到最佳的治疗效果。

这个方在煎煮方面，大概需要煎煮多长时间？二十五分钟左右。同时还要发现，张仲景主张一次喝得是偏多还是偏少？在一般情况下，煮取三升，温服一升。这个方呢？张仲景主张怎样？喝得少一点。有时服用药的汤量需要多一些，有时不需要太多。为何不需要太多？因为吴茱萸、生姜，尤其是吴茱萸是比较燥的，用量要大，喝的浓度要高，喝的药汤不要太多。这个方的功用温肝暖胃，散寒降逆。这是我们中医长期以来根据药物的作用而归纳的功用。从今天来看，它的主要作用就是保护胃黏膜，以及抑制胃酸。说到这里，我想问同学们一个问题，在通常情况下，酸是热引起的还是寒引起的？在通常情况下，哪一个偏多？是热引起酸多，还是寒引起酸多？应该是热偏多。为何要这样说？比如说夏天，早上吃饭，饭做得特别香，特别可口，价格还特别低，多买一点，放到下午吃，同学们说是变酸了。假如说冬天早上饭做得特别香，价格特别低，多买一点，下午吃，酸不酸？相对而言，热是会酸的，寒会不会酸呢？它是肯定会的。国庆节期间回家了没有？回了。在家吃的饭香不香？很香，可口。接着我说呀，香是好事，把这个饭放到冰箱里边，到放假的时候再吃。国庆节没有吃完，放到冰箱里边，再放假到啥时间了？寒假了，也有点酸。这说明寒也会酸的。寒酸，用什么方？吴茱萸汤。如果是热酸，用什么方？前面有一个方我们简单地介绍过，叫左金丸。左金丸就是治疗胃热，尤其是以胃酸为主的胃热。

我们在学习左金丸的时候，简单地说了几句话，左金丸用量的重要性，用量的比例按照书上说的是6：1，黄连6，吴茱萸1。我们也说过这样一句话，把量颠倒一下，1：6可以治疗什么？治疗寒酸。在临床实际中，假如说见到一个病人，寒热不是十分明显的话，可以怎样调整用量呢？它们的用量调整为1：1，黄连可以治疗酸，那吴茱萸呢？也是可以治疗酸。我们在认识问题的时候，一定要重视在特定的情况下，用量的重要性。当然我们还要认识到，吴茱萸汤药理作用多不多？它还是比较多的。

下面我们学习吴茱萸汤治疗的中医的证，一个方面就是肝寒气逆证。我们想一个问题，中医所说的肝，它的主要病证表现应该在哪儿？肝在哪儿？它应该在两胁，会出现胸胁不舒服。再一个方面，我们在认识问题的时候，还要认识到什么呢？认识到肝的生理特性是善于上行，寒在特定的情况下，也会上行引起头痛。

举一个例子，在门诊上班，我们中医学院有一个女同学，带着她同学的小孩子来看病了，这个小孩子年龄不太大，才 16 岁。她说她的同学总是要找她，她同学的小孩子是什么病？西医说的是神经衰弱，就是一看书就头痛，不过看电视历来不头痛。这个头痛是真的还是假的？事实上，这个头痛是真的。她头痛有几个特点，一个是整个头都痛。现在我们想一个问题，肝寒，厥阴头痛在哪儿？应该是在巅顶。她这个人是哪儿痛？整个头都痛。第二个特点，她是怕凉的。第三个特点，她头痛的时候，常常流口水，不痛不流，一痛就流。她说如果是上学，在学校看书，一头痛就流口水，回到家看电视不流口水。她说她真想上学，但是上学什么也学不进去，就是头痛。她这样一说，我就想到是肝寒气逆证。张仲景在《伤寒杂病论》第 378 条说："干呕，吐涎沫，头痛者，吴茱萸汤主之。"我是这样认为的，在临床实际中，凡是头痛的同时出现什么症状呢？流口水。我们把它辨为什么呢？肝寒证。如果一个人头痛出现了恶心，我们也把它辨为什么？肝寒证。从我们中医认识，无论是中医所说的肝，还是西医所说的肝，常见的病证表现应该是在肝还是在胃？中医所说的肝，好多病证都表现在哪儿？肝与脾的关系，在正常情况下，是疏泄的。如果脾有病了，或者说肝有病了，肝有病影响到脾胃，不能疏达脾胃？如果是脾胃有病了，肝想着什么？不想再疏泄它了，这样它的病证表现常常在哪儿？在脾胃。对于这样的病证，我们辨清楚了，给她开方，吴茱萸、人参、生姜、大枣。我一开，我问她，你原来给她开过这个方没有？她说开过，效果是不明显的。我说你开过吴茱萸这样大的量吗？她说没有。她说一般情况下，最多就是用到 10g 左右，她说姜可能多一点。在这种情况下，我又问她，煎煮多长时间？她说三四十分钟，我说有点偏长了。我又问她，她喝多少药？她说一般情况下，喝上大半碗。我说现在应该偏少一点，吃了一星期，头痛明显减轻，三周过去了，头基本上不痛了。这是我们学习吴茱萸汤，要认识到这个方治疗的病证表现的特点。

我在门诊上班，还遇到一个男同志，有多大了？有七十多了。是什么病？

是高血压。就是头的最上边疼痛比较明显，这就是我们中医所说的什么？巅顶头痛。根据我们以前所学习的知识，高血压在绝大多数情况下，寒证多还是热证多？应该是热证多吧？再想一个问题，高血压这样的病人，在绝大多数情况下，面色是红的还是偏红呢？应该是偏红吧？这个男同志七十多了，高血压，他的面色就是偏红，应该是什么证？应该是热证。他说他吃所有的西药，以前是有作用的，现在对所有的西药产生了耐药性，吃了没有作用。在这种情况下，又吃中药，他说吃中药始终没有达到预期治疗目的，基本上对中药西药失去了信心。他面色是红的，头痛，心烦，急躁。我在辨证的时候，抓住他有两个特点，一个特点，虽然他面色是红的，但是舌质是偏淡的，舌苔是偏白的。我是这样想的，当时他吃西药有作用吧？吃时间长了，在某种程度上，用药伤了阳气，由于面色是红的，从中医治疗呢，很容易把它辨为肝阳上亢，这是寒证还是热证呢？热证。再一个特点，血压比较高，高到多少？他说在一般情况下，在160、170，偏高了吧？低压，他说一般情况下，就在110、120、130左右。血压的的确确偏高，一看他的眼，眼白的里边红血丝还真是比较多。血压高了，弹性怎样？差了。血液循环怎样？不太好了。假如说一般的大夫，一看到眼中红血丝，面色是红的，是不是想到热证偏多呢？也是想清清热，平平肝，潜潜阳，或者是滋滋阴。我问平时想不想喝水，他说他什么水都不想喝，在家哪些饭不含水，就觉得吃得香。天天吃馒头，天天吃大米饭，愿意吃的大米饭是怎样呢？越干越觉得好吃，他说吃捞面条能把汤剩下。这说明他缺水不缺？不缺水。我一摸他的脉象，脉象应该是虚。高血压脉象应该是什么？弦、硬、不柔和。脉象虚，为何脉象虚？长期吃了西药，扩张啊，扩张啊，已经扩张得没有办法再扩张了。根据这一点，我给他开吴茱萸汤。吃一星期，他自己感觉症状控制得差不多。他又告诉我，以前总是觉得面部有点热，吃我们温热的药，他反而感到面部的热有点减轻。这说明这个面红，眼睛有点红，这是什么热？是一种假象。哪一点是本质？舌淡、苔白、不想喝水，这样我们就抓住了要点。最后血压控制到正常。

第二个方面，吴茱萸汤治疗的病证还有阳明虚寒证。张仲景在《伤寒杂病论》第243条说："食谷欲呕，属阳明也，吴茱萸汤主之。"得出一个结论，吴茱萸汤治疗的肝胃都是虚寒，病证表现都是偏于浊气上逆。肝呢？上逆头痛。

胃呢？想吐。"食谷欲呕"就是吃完饭想吐。我在门诊上班，遇到一个人，他说慢性胃炎，我问想吃热的凉的？他说一吃热的就想吐，一吃凉的就胃痛，吃不冷不热的胃中很难受。他又怎样说呢？吃凉的东西，最起码胃痛两个小时；吃不冷不热的，胃中最起码难受四个小时，早上八点吃饭，一下难受到十二点；一吃热的就想吐，大概持续五分钟左右，不想吐了。现在我们要思考一个问题，理中丸可以治疗寒证，吴茱萸汤可以治疗寒证，这两个方哪一个方治疗的寒要重一些？应该是吴茱萸汤。用吴茱萸汤治疗的脾胃寒证，偏重的话，这样的病人在吃饭的时候，吃的是偏热还是比较热呢？他觉得吃热的应该舒服。胃是寒的，吃的饭又是有点偏热。从我们中医角度来认识，胃是寒的，吃的饭是热的，寒与热发生容纳，中医用了一个词叫作格拒。胃是寒的，吃的饭是热的，寒不胜热，最后怎样？一开始是想吐，最后是怎样？反而觉得胃中舒服了还是不舒服？饭比较热，觉得舒服。这就是我们认识吴茱萸汤治疗的病证，它是吃完之后就怎样呢？"食谷欲呕"。为何出现这种情况？胃中寒比较重，吃的饭比较热，胃中的寒与食物的热发生了格拒。在临床实际中，张仲景又补充说了一句话，他说："得汤反剧者，属上焦也。"实际上这个上焦，也可以在特定的情况下理解为中焦，不要把它局限在上焦。假如说一个胃寒，吃了东西想吐，有没有胃热证吃了东西也想吐？也有。张仲景是告诉人们，在认识"食谷欲呕"的时候，不要把它局限为寒证，也有热证。寒证、热证辨证的要点是什么？就是舌质红、舌质淡，舌苔黄、舌苔白，我们认识问题要抓住问题的本质，都是吃饭想吐。张仲景说："食入即吐者，大黄甘草汤主之。"说明有热证吧？辨从哪里去辨？舌质、舌苔上去辨。

下面我们学习方的配伍，吴茱萸、生姜都是什么药？都是温热的药。吴茱萸偏于走哪儿？偏于走肝。生姜呢？偏于走胃。实际上吴茱萸走不走胃？姜走不走肝？是哪里需要哪里去，就是温中散寒。不过我们还要认识到，吴茱萸和生姜有个特点，都是偏于降的。吴茱萸是降逆止呕。姜呢？也是降逆止呕。在学习中药的时候，有时还说姜是"呕家之圣药"，吴茱萸呢？是呕家圣药之圣药。吴茱萸和姜，不仅仅可以止呕，也可以止痛吧？寒邪上攻引起的头痛。我们在认识问题的时候，还要认识到病人有虚，人参、大枣就是益气补中，扶助正气，祛除寒邪。我们认识问题，还要认识到一个什么问题呢？治疗肝的病证，治肝应该用疏肝的药，吴茱萸这一味药，在特定的情况下，也有疏肝的作用。它和姜不同，吴茱萸偏于温肝、疏泄条达的作用。姜呢？一般说不偏于疏肝呢？但是一个人受点凉，胃中不舒服，喝点姜汤，这就是说药物在发挥作用的时候，虽然有共同点，但是也有不同的。

在临床实际中，如果是治疗脾胃虚寒证，它究竟虚了多少？寒了多少？容易不容易鉴别清楚？不容易。我主张遇到脾胃虚寒证，开方的时候，把理中丸开上去，吴茱萸汤开上去，从理论上说是有区别的，但是在临床中应用的时候呢？我认为区别不是十分清楚。为了提高疗效，希望同学们怎样开方？合方应用，效果会好一些。

第二节　回阳救逆

四逆汤

【歌诀】四逆汤中附草姜，四肢厥逆损伤阳，
腹痛吐泻脉微细，活血化瘀并回阳。

【组成】甘草炙，二两（6g）　干姜一两半（4.5g）　附子生用，去皮，破八片，一枚（5g）

【用法】上三味，以水三升，煮取一升二合，去滓。分温再服，强人可大附子一枚，干姜三两。

【导读】学好用活四逆汤的第一步是辨清四逆汤由哪些基础方和药物组成。组成四逆汤有2个基础方和3组用药，基础方之一是甘草干姜汤，之二是干姜附子汤；第1组是温阳药即附子、干姜，第2组是益气药即甘草，第3组是活血消癥药即附子。基础方甘草干姜汤温补心肺脾胃，干姜附子汤温壮脏腑、筋脉、骨节之阳气。从2个基础方和3组用药分析四逆汤具有温阳散寒，益气消癥作用，可辨治一切阳虚瘀血证。

上课了，这一堂学习四逆汤。四逆汤是张仲景在《伤寒杂病论》中一个著名的方。方的组成主要有几味药？附子、干姜、甘草。用这个

方，其中附子是生附子，用量关系到疗效。这个方煎煮的时间，"以水三升，煮取一升二合"，大概煎煮的时间是十分钟。根据这个方药物的组成，功用是什么？回阳救逆。现代的药理作用就是强心、保护心肌、抗休克、调节心律等。

这个方治疗中医的证，就是少阴阳虚阴寒证，也可以说是寒盛证。少阴包括几个方面？包括手少阴心、足少阴肾。心，它的主要病证表现，张仲景在《伤寒杂病论》第 281 条中说："少阴之为病，脉微细，但欲寐。""但欲寐"的病变主要就是在心。心的主要症状就是精神萎靡不振，呈现似睡非睡的状态。足少阴肾，中医认为肾为胃之关，肾阳虚不能温煦，不能固摄，脉络挛急，清气下陷，会出现腹痛、下利。阳虚的症状应该是什么？手足厥逆，或者说手足不温。寒到一定程度，它的病证表现出现蜷卧，这是我们学习的少阴阳虚阴寒证。

第二个方面，亡阳证。亡阳证相当于今天所说的休克，在通常情况下，它会出现五大症状。休克了，想想手是热的凉的？手足厥逆，大汗淋漓，面色苍白，神志昏厥，脉微欲绝。亡阳这样的病人，不一定都有五大症状，最起码在临床中只要具备了两个症状，在多数情况下，可以把它辨为亡阳证。这是我们学习四逆汤治疗的中医的证。西医的病呢？相当于风心病、肺心病、休克等方面。

下面我们学习方的配伍，方中用的附子是生的，能温壮阳气。在学习中药的时候，温里散寒的药有很多，唯独附子作用最为明显。不过人们有这样一句话"附子无干姜不热"。学中药的时候，说过没有"附子无干姜不热"，附子本身热不热？肯定是热的。为何又说附子无干姜不热呢？主要就是说附子偏于温哪里的阳？偏于温先天之阳，肾阳吧？姜偏于温哪里的阳？后天之阳。所谓"附子无干姜不热"，就是说人阳气的补充，主要是靠先天之阳还是靠后天之阳？人先天之阳需要后天阳气不断地补充。也就是说，附子虽然有很强的温阳壮阳、散寒驱寒的作用，但是需要后天之阳气的不断补充才能强大起来。这就是"附子无干姜不热"。比如说，房间有一个灯管，这个灯管通上电以后，起不起作用？它还真起作用，它还真发亮。发亮的时候，摸它热不热？这就相当于是附子。通上电相当于什么？相当于是干姜。也就是说灯管无干姜不亮，也可以说，干姜是灯管亮的后天之源。灯管离了电不会发亮，即便是亮，也是剩了一点什么？余光。在这种情况下，附子的用量，干姜的用量和甘草用量比较，哪一个量相对来说是偏大？应该是甘草。甘草，就是补气的。说到这里我想到了一个问题，四逆汤治疗的是阳虚吧？治疗阳虚，有没有我们学习的中药补阳药呢？这附子是不是补阳药？它是温里药。干姜呢？也不是。甘草呢？也不是。我们学习补阳药，往哪里用呢？是肾吧？我们说少阴包括不包括肾呢？

我做了一个小小的总结，中医在诸多情况下，所说的阳虚，实际上就是寒证加气虚。中医所说的阳虚是什么？用什么药？散寒的药，补气的药。中医有这样一句话，辛是热，甘是甜，附子、干姜是辛的，甘草是甘的。"辛甘化阳而补阳"，也就是说，味辛的药与味甘的药配合在一起，起到什么作用？补阳的作用。说到这里，补阳的药往哪里用呢？补阳药主要体现在三个方面，第一个方面，生殖系统出现中医阳虚的症状，要用什么？补阳的药。第二个方面，内分泌系统出现阳虚的症状，要用什么？补阳的药。下面留一道思考题，还有哪一个系统出现阳虚的症状，要用补阳的药？

我们学习四逆汤，达到一个什么目的呢？药味不多，力量专一，作用显著。用的附子是什么？是生的，取其峻猛之性。煎煮的时间一定要短。

第三节 温经通脉

当归四逆汤

【歌诀】当归四逆芍桂枝，细辛甘草通草使，
手足厥寒脉细绝，温通血脉散寒施。

【组成】当归三两（9g） 桂枝去皮，三两（9g） 芍药三两（9g） 细辛三两（9g） 甘草炙，二两（6g） 通草二两（6g） 大枣擘，二十五枚

【用法】上七味，以水八升，煮取三升，去滓。温服一升，日三服。

【导读】学好用活当归四逆汤的第一步是辨清当归四逆汤由哪些基础方、变化方和药物组成。组成当归四逆汤有2个基础方、1个变化方和4组用药，基础方之一是芍药甘草汤，之二是桂枝甘草汤，变化方是桂枝汤；第1组是温阳通经药即桂枝、细辛，第2组是益气药即大枣、甘草，第3组是补

血活血药即当归、芍药，第4组是通利血脉药即通草。基础方芍药甘草汤调补气血，桂枝甘草汤调补阳气，变化方桂枝汤调理营卫脏腑。从2个基础方、1个变化方和4组药分析当归四逆汤具有温阳散寒，益气活血，通利血脉作用，可辨治一切营卫脏腑虚瘀证。

下面我们要学一个方，叫当归四逆汤，这个方是张仲景在《伤寒杂病论》中又一个著名的方。方的组成有当归、芍药、桂枝、细辛、通草、大枣、甘草。我们在临床中用当归四逆汤，能不能取得好的治疗效果，其中一个关键的问题，就是在用量方面能不能恰到好处，量决定这个方的疗效。希望同学们在应用的时候，一定要重视药物组成、用量。同时还要知道，这个方煎煮的时间，大概需要二十五分钟。当然这个方有没有细辛，细辛有没有毒？张仲景用的量是偏大，用了多少？用到三两，9g。在临床中我大部分开的都是10g。当归、芍药、桂枝、细辛开的是10g。在学习中药学时，说细辛是有毒的，在临床中应用为何没有毒？与煎煮、配方有很大的关系。这个方的药理作用主要有几个方面。其中一个方面，就是有改善微循环、抗炎镇痛、促进消化等作用。

这个方治疗的病证是血虚寒厥证，张仲景在论述的时候说："手足厥寒，脉细欲绝者，当归四逆汤主之。"我们思考一个问题，根据张仲景的辨证精神，一个人就是手发凉，看病的机会多不多？不多吧？假如说一个人手发凉，发凉的同时伴有手麻木不仁，会不会看？会看的。比如说一个人用手摸到人了，认为是木头，摸到木头了认为是人，这就是木头和人分不开的。有没有这种可能性呢？有的人就是这种感觉，这样的人肯定会来看病的。假如说一个人的手，不是麻木而是手指的关节疼痛，再说重一点就是变形了。西医把它叫作什么病？类风湿关节炎。这样的人，会不会来看病？

举个例子，我在门诊上班，遇到一个女同志，她手指变形，四个指头偏向外侧，关节是肿的，大拇指偏向右内侧，影响不影响吃饭？她是不能拿筷子的，连勺子都不能拿。我们给她开方，坚持吃，大概吃有半年多，关节原来肿得非常明显，现在变小了，原来四个指头向外侧慢慢又恢复回来了，大拇指和这些指头又能拿筷子了。这就是我们学习的当归四逆汤，它可以治疗类风湿。手发凉麻木，西医说是雷诺现象，说明这个病搞清楚了没有？没有搞清楚。雷诺现象，有的说是雷诺病，有的说是末梢循环障碍。这周之前的星期六，我在门诊上班，来了一个男同志，我看病吃药超过半年以上了，是什么病呢？他两个手都是冰凉的，手差不多相当于我的两个手，是厚还是薄？比较厚的。颜色是什么？是暗红色，相当于西医所说的未分化结缔组织病，它有几大症状，手麻木，肿胀，疼痛。经过我们的积极治疗，那天，他又来看病了。他的手变得明显薄了，比我们的手还略微有点厚，他自己感觉好转了好多，原来都是什么？原来是发红，发黑，就是黑红，现在黑的颜色不明显了，还是比我们的手要红些，还有点肿胀。这个人对吃药有信心，我跟他说只要坚持治疗，肯定能达到预期治疗目的。这是我们学习当归四逆汤治疗的病证，主要是在手。当然这个手包括不包括脚？应该包括。有的人局限在手，有的人局限在脚，有的人是手脚都有这样的病。在应用的过程中，发现只要是血虚，只要是有寒，不要把它局限在手足。比如说，肌肉疼痛，关节疼痛、麻木，都可以用当归四逆汤。

说到这里，我要问同学们一个问题，相对而言，女同志血虚的多，还是男同志血虚的多？再一个，相对而言，男同志受凉的机会多，还是女同志受凉的机会多？女同志受凉会引起妇科病的痛经、闭经。我在门诊上班，其中有一个女同志，她说她总是觉得春天暖的速度有点慢。当时觉得穿薄衣服挺好的，后来出现肌肉痛、关节痛及妇科的病证，她说她很后悔。我说只要能坚持吃药，肯定能达到预期治疗目的，于是用当归四逆汤，达到了预期治疗目的。

下面我再举个例子，就是在我们中医学院，有一个男老师，他说他的妹妹结婚十年了，到目前为止，还没有生小孩子。在诸多医院用过西药，重点用中药，始终没有达到预期效果。我问他妹妹怕冷不怕，他说不知道。我问他几句话，他说你不要问我了，我叫她来找你。我看她的舌质淡，舌苔白。她说结婚之前，月经是正常的，结婚之后，月经不正常，基本上处于闭经状态。她说用西药激素药，来了，一不用又停止了。我给她开方，吃药不到三个月，怀孕了。这样我们学的当归四逆汤还是一个什么方？不孕方。

下面我们学习方的配伍，当归、芍药是干什么的？就是补血的，补中有活，补中有缓急。桂枝、细辛是干什么的？就是温经散寒通脉的。这四味药配合在一起，正好针对病变证机，血虚寒凝。桂枝，细辛，温经散寒止痛。通草通利血脉。大枣、甘草起什么作用？补气吧？再想想，即便是细辛有毒，大枣、甘草都是甜的。尤其是大枣，张仲景用了多少枚？25枚。就是甘，就是甜，入肝脏，就能转化葡萄糖醛酸，就是解毒的。你量开小了，反而有可能会出现中毒。

第七章 补益剂

又上课了，到目前为止，我们把温里剂又学完了。温里剂有多少个方？理中丸、小建中汤、吴茱萸汤、四逆汤、当归四逆汤。这一堂我们学习补益剂。补益剂指的是以补益药为主组成的方剂。治疗的病证是气血阴阳及气血虚、阴阳虚、气阴虚等病证。我们学习温里剂的时候，也可以这样说，温里剂是以温热药、补益药为主组成的方剂。治疗的病证是里寒证，也可以说是虚寒证。在临床中治疗的寒证，绝大部分都是虚寒证。在应用补益剂的时候，清热方治疗的病证有没有真假？温里剂有没有真寒假寒？补，有没有真虚假虚？有没有有些虚证，出现了不虚呢？也有。有没有实证类似虚呢？我们在前面学过一个方，叫大承气汤。举了一个例子，它的症状是什么？一派虚象，但是我们一摸脉象不虚，一看舌质、舌苔不虚。在临床中，它是真真假假，难以辨清楚。假如说，见到一个病人，体质虚弱，脉象虚弱，这正常不正常？这是很正常的。如果一个人体质虚弱，经过治疗，体质不虚弱，也是很正常的。如果一个人体质虚弱，在治疗的过程中，仍然是虚弱，突然出现脉象不虚弱，这正常不正常？它是不正常的。我们在临床实际中，一定要抓住一个什么？以常恒变，知常达变，心中有数，不被假象所迷惑。

第一节 益气

四君子汤（异功散、六君子汤、香砂六君子汤）

【歌诀】四君子汤人参术，茯苓甘草量相同，若加陈皮为异功，再加半夏为六君。

更有香砂六君子，随证加减最重要。

【组成】人参去芦　白术　茯苓去皮　甘草炙，各等份（各10g）

【用法】为细末，每服二钱，水一盏，煎至七分。通口服，不拘时，入盐少许，白汤点亦得（现代用法：水煎服）。

【导读】学好用活四君子汤的第一步是辨清四君子汤由哪些药物组成。组成四君子汤有2组用药，第1组是益气药即人参、白术、甘草，第2组是渗利益气药即茯苓。从2组用药分析四君子汤具有益气利湿作用，可辨治一切气虚或夹湿证。

下面我们要学第一个补气方，叫四君子汤。四君子汤是《太平惠民和剂局方》中的一个重要方。这个方组成有人参、白术、茯苓、甘草。这个方说是汤剂，实际上不是单一的汤剂，而是以水煮散变成的汤剂，不过今天，人们直接就开成四君子汤汤剂。

方的功用就是益气健脾。它的药理作用主要是什么？保护胃黏膜，同时要知道，四君子汤的药理作用，不局限在脾胃，对心、肝，其他方面都有良好的治疗作用。

四君子汤，中医证是脾胃气虚证。我们可以把脾胃两个字去掉，那就是什么？气虚证。也可以加上两个字，就是脏腑气虚证。为何提到脏腑气虚证？我们学习四君子汤，第一个方面先这样认识，比如说面色萎黄，仅仅根据病人面色萎黄，能说清病人是哪一个脏腑的气虚？能不能说清楚？不行。所有脏腑气虚都会出现面色萎黄。第二个方面，语言低微，它是不是就是脾胃气虚出现这个症状呢？也不是的。第三个方面，四肢无力。比如说心气虚会不会出现四肢无力？也会的。再一个方面，神疲乏力，神疲，就是心。假如说，肺气虚精神旺盛不旺盛？也不旺盛。舌淡苔白，脉虚弱。这样的病证，它是所有气虚共有的病证表现。如果一个人面色萎黄，语声低微，四肢无力，神疲倦怠，舌淡苔白，脉虚弱，心慌就是心悸，就是什么气虚？就是心气虚。如果这个人咳嗽，就是肺气虚。如果这个人食少便溏，就是脾胃气虚。如果这个人腰酸，就是肾气虚。

　　学习四君子汤，我们要重视两个基本概念。第一个基本概念，就是说四君子汤治疗的气虚不局限在脾胃，可以把它辨成脏腑气虚证。第二个，我们学习四君子汤，要有一种什么认识？人参补气，补哪里的气？补不补心气？补不补肺气？补不补肾气？假如说是阳虚，要用补阳的药吧？要想补阳的药见效快，补的时候加点什么药见效会更快？为何这样说？气可以化阳，阳从哪里而生？气。我们在前面学习的时候，说过这样一句话，说阳虚就是气虚加寒证。比如说，在临床中怎样知道一个人是阳虚？必须具备两方面的症状，既有寒证又有气虚。我们学习要认识到，气本身可以化阳。气化阳，假如说在气化的过程中，正好遇到了一些辛热的东西，它化阳怎样？更快。辛甘化阳而补阳。在治疗阳虚的时候，应该加点补气的药，效果会更好。我们在组方的时候，一定要按照我们中医的理论，进行逻辑思维，进行组方用药。人参就是补气的，哪里需要哪里去。白术是健脾益气，相对来说，白术偏于走哪儿？应该是偏于走脾胃的，所有气血生化之源都在脾，健脾就是为了生化气血；健脾就是建一个加工厂，什么加工厂？不断地生化气血的加工厂。现在我们知道，方中还有一味药叫茯苓，也是健脾益气的，还有一个特点是渗利的。为何要酌情配伍渗利？主要就是人参在补的时候，有一个弊端，补，壅滞不动的，懒惰的，一定要渗利一下，不要壅补得太过，既要补又不能补得太过。甘草起什么作用？也是补的。是大补还是平补？是平补。如果我们以后有时间，可以到图书馆，有一本书叫《中医方剂大辞典》，里边有好多补气的方，有补心气的，有补肺气的等。最后可以得出一个结论，所有补气的方，都是以四君子汤为基础方加减变化而成。比如说，如果是治疗心气虚，考虑到心的生理特性是什么？我们在前面学习的时候，说是一定要重视针对脏腑的生理特性而用药。如果是心，加益心气的药，就是补心的。如果是肺，加宣降肺气的药。在心要安神，脾胃要助消化吧？通降吧？可以发现四君子汤是治疗气虚的基础方。

　　如果我们见到一个病人是脾胃气虚，千万不要只用四君子汤，如果只用四君子汤，我认为治一个失败一个，最起码说不成功吧。我们要治疗脾胃，最好再加一味药，叫陈皮。四君子汤加了一味药，就叫什么方？五君子，没有听说过？名字改一下，叫异功散。陈皮有什么作用？有没有助消化？有没有照顾到脾胃？有吧？就是这样，还是不够理想。再加一味药，叫半夏，半夏是降吧？醒脾吧？这个方叫六君子汤。六君子汤还是不够理想，应该加木香、砂仁，这叫作什么？香砂六君子汤。如果我们在临床中治疗脾胃气虚，最好用香砂六君子汤。

参苓白术散

【歌诀】参苓白术扁豆陈，山药甘莲砂薏仁，

桔梗上浮兼保肺，咳嗽有痰亦能治。

【组成】莲子肉去皮，一斤（500g）　薏苡仁一斤（500g）　缩砂仁一斤（500g）　桔梗炒令深黄色，一斤（500g）　白扁豆姜汁浸，去皮，微炒，一斤半（750g）　白茯苓二斤（1 000g）　人参二斤（1 000g）　甘草炒，二斤（1 000g）　白术二斤（1 000g）　山药二斤（1 000g）　陈皮十两（300g）[编者注：若用汤剂可在原方用量基础之上缩减100倍，有的书中记载方中有陈皮]

【用法】上为细末。每服二钱（6g），大枣汤调下。小儿量随岁数加减服之（现代用法：水煎服）。

【导读】学好用活参苓白术散的第一步是辨清参苓白术散由哪些基础方和药物组成。组成参苓白术散有3个基础方和3组用药，基础方之一是桔梗汤，之二是四君子汤，之三是异功散；第1组是益气药即人参、白术、山药、莲子肉、甘草，第2组是益气化湿药即茯苓、白扁豆、薏苡仁，第3组是行气药即砂仁、陈皮。基础方桔梗汤宣利肺气，四君子汤补益正气，异功散益气理气。从3个基础方和3组用药分析参苓白术散具有益气利湿，行气调中作用，可辨治一切气虚痰湿证。

下面我们学一个方，叫参苓白术散。人参、白术、茯苓就是方名，又加了一些药，莲子、薏苡仁、砂仁、桔梗、扁豆、山药。这个方仍然有什么作用？益气健脾作用。又多了一个什么作用？渗湿止泻。说明加的药，有祛湿的药、利湿的药。这个方治疗中医的证，应该有四君子汤治疗的病证。脾胃气虚吧？简单地说就是气虚吧？它的作用增加了一个祛湿，应该是脾虚夹

湿证。它的症状表现应该有四君子汤治疗的症状表现，发生的变化主要是在湿。湿，如果是湿邪下注了，会出现大便是泄泻的。如果湿邪上攻了，会出现呕吐。如果湿邪阻塞在中焦了，会出现痞闷。相对而言，参苓白术散治疗的脾胃气虚重还是轻呢？应该是重。为何说应该重呢？又加了山药，也是补气的吧？扁豆呢？也是补气的。虚得比较明显，再加上病人经常大便溏泻、形体消瘦，这是我们学习参苓白术散治疗的第一个方面。

第二个方面，我们把参苓白术散作为一个什么方呢？作为一个肺虚痰湿证的一个重要治疗方。比如说，湿在脾胃了，如果是偏于在脾，应该是泄泻；如果是偏于在胃，应该是什么？呕吐。胃气不降，脾气不运。如果我们现在认识问题，病变的部位不是在脾胃，而是在肺。如果是在肺，这个湿，在一般情况下，是不是简单地说就是湿，还是再想加个字呢？总是想说是痰湿。同样是痰湿，病变的部位不一样，病证表现就不一样，病证表现主要是什么？痰多。当然我们现在要认识到，参苓白术散治疗的病证是偏于寒还是偏于热？应该是偏于寒吧？也是痰多、清稀、色白的。还有一个什么主要症状？还有一个明显的气虚症状。也就是说我们在学习四君子汤的时候说过这样一句话，如果一个人面色萎黄、语声低微、四肢无力、神疲倦怠、舌淡苔白、脉虚弱，加上咳嗽就是肺气虚。参苓白术散加了祛湿的药，应该突出一个湿。湿，在肺应该突出是痰。

我在门诊上班，遇到一个女同志，有五十多岁，她说白天咳嗽不明显，吐痰不明显，到晚上十点左右，好好地咳上一阵子。咳完之后，好好地吐上几口痰，胸中会舒服一些。不过，夜里还是会出现胸闷、咳嗽、有痰。就是什么时间偏多？晚上十点多。她这样一说，让我想到太阴肺所主的时间与这个时间有一定的关系。再加上肺为贮痰之器。肺气虚，到了夜里比较凉吧？本身病证是什么？偏于寒吧？开参苓白术散，要随证加减用药，加了两味药，加了一味半夏，又加了一味药叫生川乌。她吃药一周，病证基本上就消除了。又巩固治疗，最后多少年的慢性支气管炎达到有效的控制。参苓白术散，用了一味药，叫桔梗。这个桔梗，有一个特殊作用，如果是治疗脾胃气虚夹湿证，所起到的作用主要就是宣畅气机的。如果是治疗肺虚痰湿证，"桔梗上浮兼保肺"。当然我们在辨证的时候，咳嗽有痰亦能治。如果是治疗肺虚痰湿证，桔梗起到两个大的作用，一个大的作用是桔梗本身可宣肺祛痰；第二大作用，相当于引经，把补气的药、祛湿的药，领到肺中。参苓白术散这个方，考执业医师，考职称，考研究生的时候，都常常考到，下列方剂具有培土生金作用的是？就让我们选一个什么方呢？参苓白术散。我们学习这个方，一方面要知道这个方就是在四君子汤的基础之上加了一些药，既保持了原来的功效又突出了一个新功效。保持原来的，是治疗气虚吧？突出了一个什么？是祛湿。根据这个湿，又告诉我们，这个湿如果是在脾胃，它的症状表现是什么？如果它的病变部位在肺，它的症状表现又是什么？同时又告诉我们，用相同的药，治不同的病证，发挥的作用不尽相同，这是我们学习应用要达到的目的。

四君子汤和参苓白术散，哪一个方重要？应该是都重要。为何说都重要？四君子汤是一个治疗气虚的基础方，我们把四君子汤学好了，可以在四君子汤基础之上演变为很多方。我们把参苓白术散学好了，知道在四君子汤加了某些方面的药，可以使这个方治疗某些病证时针对性更强。同时还要知道，同样的病邪在不同的部位，症状表现不尽相同，这就是我们这一堂所学习的内容，要达到的目的。

补中益气汤

【方歌】补中益气参术芪，升麻柴胡与陈皮，

当归甘草益气血，甘温除热治诸疾。

【组成】黄芪病甚劳役热甚者一钱（3g） 甘草炙，五分（1.5g） 人参去芦，三分（0.9g） 当归酒焙干或晒干，二分（3g） 橘皮不去白，二分或三分（0.9g） 升麻二分或三分（0.9g） 柴胡二分或三分（0.9g） 白术三分（0.9g）

【用法】上㕮咀，都作一服，水二盏，煎至一盏，去滓，食远稍热服（现代用法：水煎服）。

【导读】学好用活补中益气汤的第一步是辨清补中益气汤由哪些变化方和药物组成。组成补中益气汤有2个变化方和4组用药，变化方之一是四君子汤，之二是异功散；第1组是益气药即人参、白术、黄芪、甘草，第2组是行散药即柴胡、升麻，第3组是活血补血药即当归，第4组是行气药

即陈皮。变化方四君子汤补益正气，变化方异功散益气理气。从2个变化方和4组用药分析补中益气汤具有益气行气，补血活血作用，可辨治一切气虚及血或夹气滞证。

　　上课了，这一堂我们学习补中益气汤。补中益气汤是《脾胃论》中一个著名的方。这个方药物组成有黄芪、人参、柴胡、升麻、白术、陈皮、当归、甘草。这个方是李东垣治疗脾胃病一个重要的方。我认为李东垣创造了好多方。凡是他创造的方，在临床中治疗效果一般的，定的量都是非常接近今天用量的。凡是他的方在临床中治病效果非常好的，定的量都是与我们今天的实际不太符合的。这说明李东垣在关键的时候，该保守一定要保守，他深深体会到用量的重要性。这个方在用法方面是水煎煮。补中益气汤方的功用就是补中益气，升阳举陷，其中它与方名是一样的。它的药理作用主要就是保护胃黏膜、抗心肌缺血等。

　　补中益气汤这个方治疗中医的证，第一个方面就是脾虚气陷证。它的组成有没有四君子汤的含义？人参？白术？甘草？有。这说明治疗的病证应该有脾胃气虚证。脾胃气虚证的主要症状表现就是我们在前面学习的气虚证的基本脉证。所谓气陷，应该有哪些病证表现？相当于今天人们所说的胃下垂，相当于今天人们所说的子宫下垂，相当于今天所说的脱肛。子宫下垂、脱肛这样的病，病人能不能感到这样的症状表现？可以吧？胃下垂，病人能不能感觉到胃下垂了？容易不容易？不是那么容易的。

　　下面我举个例子，我在门诊上班，遇到一个女同志，不到三十岁。她说有妇科病，她又说多次检查，没有发现问题，就是感到小腹不舒服。怎样不舒服也说不清楚，其中她说了一句话，是我们辨证的核心，她说吃完饭之后，感到小腹沉闷。我说你不是妇科病，什么病？胃下垂。她一下子站起来，她说胃在什么地方？我说胃在胃的地方，她说人家都说是妇科病，我说我认为是胃下垂。她说能不能验证？我说百分之百可以验证。两个方法，拍个片子，做个钡餐就行。她说做两个，我说没有必要。一验证，她说了一句话，她说你摸的脉象真准确。实际上不是从脉象上摸出来的，她告诉我食后沉闷，这是我们辨胃下垂一个非常重要的症状。胃下垂十五厘米多。她说她做过多少次B超，怎么都没有发现这个问题呢？我说你做 B 超的时候，你是站着还是躺着呢？躺着的时候，用一个东西往小腹一按，胃跑上去了，怎样都找不到。拍片子做钡餐，她是躺着还是站着？她是站着。她问我需要治多长时间？我说最少半年。吃药大概两个月，她的症状基本上消除了，半年一检查还有四厘米多没有回收。

脾虚气陷，它可以出现久泻久痢，从我们中医的角度还认识到，脾主统血，脾气虚弱，脾不能统血，同时，我们还要知道用这个方的时候，如果是妇科漏下，用这个方效果是可以的。如果是崩，一定要加什么药？止血的药。因为这个方它主要偏重于什么呢？补气求本了。凡是出血多，都要考虑到治病要求标的。

治疗的第二个病证是气虚发热证，气虚在绝大多数情况下，应该是怕冷，还是应该是发热？应该是怕冷的。在临床实际中的的确确气虚会发热的。我们思考一个问题，气虚发热这个热是高还是低？应该是低热。气虚发热的机制是什么呢？气虚发热的机制，我们认识发热的时候，都是正邪的斗争，气虚不是正邪的斗争。我们在前面学习某某方的时候也提到气血虚发热，举了一个例子，气虚相当于不想活动，把两个手往一起一放，放了一会儿就热，热并不明显，属于低热。这叫作什么？气虚不运，不运而郁，郁而不通，不通会产生热的。下面给同学们留一个思考题，气虚会发热，血虚发热，阴虚发热，阳虚发热各自的产生机制是什么？

就是在去年的上半年，我们省级某医院有一个西医大夫，带着她的父亲来找我看病了。我问她，从西医角度属于什么病？她说从西医角度可以考虑是几个病，一个免疫能力低下，第二个属于病毒感染。低热，我说什么病毒，她说不知道。她说吃了抗病毒的药也不行。我说，西医有增强免疫的药，吃了没有？她说吃了，吃了也不行。在这种情况下，她也在省级某医院找了中医大夫，她说吃吃是有作用的，只要有一星期不吃，所有的病证又出现了。我一问她，他说他这个发热有一个规律性，他说走的时间或者说活动时间长了会发热，第二个他说坐的时间长了也发热。不过，夜里睡觉不发热。我在思考一个问题，走、活动，这是会伤气的，气虚。我又思考一个问题，他虽然是坐，但是他不是躺，坐在某种程度上，也伤气，给他开了补中益气汤。我给他开的时候，还想再开一个方，这个女同志说了一句话，她说补中益气汤吃的比较多了。我说你怎样知道是补中益气汤呢？她说，她听我们中医学院毕业的大夫给她说的，还给她讲了。她说以前她知道是这些药，后来跟她说是补中益气汤。我说不要着急，方还没有开完。我又加一个桂枝、白芍、饴糖，这饴糖，如果没有的话（有的地方没有），可以用黄芪、当归代替。补中益气汤本身就有，量呢？也可以加大，也可以不加大。再加点什么？生姜。再加点什么？大枣。大枣需要不需要开呢？也不需要开，让他自己放就行。我给他开了一个补中益气汤，当然我把量做了一个调整，不是按照李东垣这个量，而是按照一开始所调整的这个用量。如果按照我们教材上李东垣这个量，在通常情况下，用这个方的量要加大三到五倍。如果这个病重的话，可以加大到十倍。黄芪用了一钱，加到十倍才多少？才30g，达到了预期治疗目的。我在临床中治疗气虚发热，很少就用一个方，用小建中汤也是比较少的，补中益气汤也是比较少的，把两个方合在一起是比较多的。给同学们说过，我们开方应该重视两个方合方治疗的病证。

补中益气汤方的配伍，黄芪、人参这两味药，就是补气的。我们在认识问题的时候，相对而言，人参偏于补哪里的气？黄芪偏于补哪里的气？说到这里，问同学们一个问题，你们说人的肉分几大类？两大类还是三大类？是平滑肌、骨骼肌、心肌。黄芪补气偏于补骨骼肌；人参偏于补平滑肌、心肌。换一句话说，脏腑气虚多用什么？人参。肌表之气虚偏于用什么呢？黄芪。黄芪补不补脏腑之气？人参补不补肌表之气？不能截然分开，但是它有偏向性。方中用的柴胡、升麻是什么？主要是升举阳气。柴胡、升麻是辛味药。辛的特点是什么？是散的。在学习中药的时候，柴胡、升麻主要一个作用就是升举阳气，在认识的时候要想到一个什么问题呢？黄芪、人参与升麻、柴胡应该有一个用量的比例关系。用量在一般情况下，可以是 5∶1 左右，这样就能起到升举阳气的作用。也就是说用的升麻、柴胡量太小了，没有作用。这就是黄芪、人参与柴胡、升麻之间的用量比例关系，要达到的治疗目的。方中用了白术吧？白术干什么的？主要就是要健脾的。我们在前面学的时候，就提到所有的气虚都要用什么？都要用健脾的药，治病求本。方中用的当归，病人有没有血虚？明显不明显？不明显。凡是治疗气虚比较重，不管有没有血虚的症状，我们在治疗的时候，都要加上补血的药。气从血中而生，就是要酌情地补血，使气有生化之源。在这种情况下，陈皮起什么作用？就是要调理气机，协助气机的运行。陈皮这个药是偏于升还是偏于降？它是偏于升的。甘草是协助补气吧？这个方当然是一个好方，但是这个方，我认为有一点点小小的不足。哪一点不足？这个方，补气偏于升了。这个方应该稍用一点降的药。降，既升又降是什么呢？就是生姜。生姜是既协助升麻、柴胡升，姜又是降的药，它是既升又降。我们主张用一个小建中汤，这个方有升有降，还有敛，从而使这个方治疗效果更好。

玉屏风散（生脉散、人参蛤蚧散）

【歌诀】玉屏风散用防风，黄芪白术大枣熬，
　　　　表虚汗出有恶风，益气固表止汗好。

【组成】防风一两（30g）　黄芪蜜炙　白术各二两（各60g）

【用法】上㕮咀，每服三钱（9g），用水一盏半，加大枣一枚，煎至七分，去滓，食后热服（现代用法：水煎服）。

【导读】学好用活玉屏风散的第一步是辨清玉屏风散由哪些药物组成。组成玉屏风散有2组用药，第1组是益气药即黄芪、白术，第2组是行散药即防风。从2组用药分析玉屏风散中具有益气固表祛风作用，可辨治一切卫气虚或夹脏腑气虚证。

今天我们学习玉屏风散，从方名来看，什么是屏风呢？是挡风的。玉屏风散的组成有黄芪、白术、防风。这个方的用法，从今天来看，用的汤剂多还是散剂多？汤剂比较多。在煎药的时候，再放点大枣。这个方中用的大枣多不多？不多。用上一枚大枣是可以的，不用也不影响大局。为何这样说？玉屏风散，方中用补气的药，相对来说量是偏大的。这个方的功用主要就是益气固表止汗。它的药理作用就是增强机体免疫力、调节内分泌，当然还有抗肿瘤、抗突变等。

玉屏风散治疗中医的证，一般情况下，人们说是表虚自汗，实际上准确地说，就是卫气虚证。卫气，它最基本的功用有几个？卫气第一个最基本的作用就是保护它自己；第二个应该保护它爱人，卫气虚弱，保护不了它的爱人，会出现一个什么症状？汗出。也就是说营气得不到卫气的固守。这样，卫气不能

保护自己，恶风；不能保护营阴，汗出。汗出又进一步加剧卫气虚弱，经常怕风，经常汗出。紧接着一个问题就又出现了，这样的人容易不容易感冒？很容易感冒。这是我们学习玉屏风散要认识到，卫气虚基本的症状是什么？同时又会出现哪些现象？从今天来看，它可以治疗哪些病呢？就是内分泌失调，以及上呼吸道感染、过敏性鼻炎。

我们学习要认识到药物之间的关系，第一个方面，黄芪的主要作用是什么？就是益气固表。在前面学习其中一个方的时候，就提到黄芪补气偏于补肌表之气，当然脏腑之气补不补？肯定也补，只不过是说它有一个偏向性。人参呢？偏于补哪里的气？脏腑之气。卫气虚，就是肌表之气虚。首先要考虑到选用黄芪，同时还要知道，气的生化来源于哪一个脏腑？脾胃。白术，健脾益气，生化气血。脾为营卫之源泉，营卫之气虚弱，一方面要补，补解决的是当前的虚。关键要重视什么？把脾气建立起来，能够使生化之源这个问题解决。当然，还要认识到，哪一个药是偏于走表？就是防风。防风所起到的作用是两个大的方面，一个大的作用是辛，偏于走表吧？可以起到某种作用，就相当于引经药，把黄芪、白术补气的作用走于肌表，固护营卫之气。假如说表气虚弱，卫气不能固护，真有点受风侵犯了，它就能祛风散邪。当然这个方中用点大枣，也是可以的。

学习玉屏风散，在通常情况下，认为桂枝汤可以治疗自汗出吧？玉屏风散也可以治疗自汗出。桂枝汤治疗的自汗出是感受了外邪，外邪引起营卫不能协调，卫气不能固护营气，汗出，突出了一个"邪"字。玉屏风散治疗的汗出，突出的是卫气虚弱不能固护营阴，这是从理论上认识。从用药上认识玉屏风散治疗的病证，是外邪引起的，能不能治疗？也是可以的。为何说也是可以的？方中用的防风吧？理论上是这样区分的，在临床实际中，为了取得好的疗效，两个方合在一起相互作用，提高疗效，叫作强强合作，优优配合，达到的目的是既强又优。

下面我们看一个方叫生脉散，用了人参、麦冬、五味子。这个方主要是治疗气阴两虚证。这个方是一个基础的方，作用比较平稳。病人既有气虚，又有阴伤。气虚，就是气短乏力；阴伤，就是口干咽燥。这个方可以作为一个基础方。

我们再看一个方叫人参蛤蚧散，用的药有人参、茯苓，有没有甘草？有没有白术？没有。这个方它是补益肺肾，清热化痰。治疗的病证是肺肾气虚，痰热内蕴。这个方中治疗的气虚能不能用上白术？也是可以的。不过它又用了蛤蚧，蛤蚧的作用怎样？会更大一些。这个方治疗的病证是肺肾气虚，痰热内蕴。在肺表现的症状主要是痰热，吐的痰是什么颜色？质地是不是黏稠的？这都是肺有痰热。肺肾气虚，怎样知道病有一个肾虚呢？肾虚一个主要症状就是吸气困难。吸气困难，即深深地吸上一口气。比如说，从一楼上到六楼，走的速度比较快，到了房间，在通常情况下，总是深深地吸上一口气，这说明上楼的速度有点快，伤了什么？肾气。一口气就给它补回来了。肾虚总是想深深地吸上一口气。人参、蛤蚧这都是干什么的？补益肾气，补益肺气。方中用的贝母、桑白皮，都是干什么的？清肺化痰的。方药相互作用，以治疗肺肾气虚，痰热蕴肺。

第二节　补血

四物汤（当归补血汤）

【歌诀】四物汤中用熟地，当归白芍与川芎，
　　　　补血调血有奇功，临证加减记心中。

【组成】熟地黄　当归　白芍　川芎各等份（各12g）

【用法】上为粗末，每服三钱（9g），水一盏半，煎至七分，空心热服（现代用法：水煎服）。

【导读】学好用活四物汤的第一步是辨清四物汤由哪些药物组成。组成四物汤有2组用药，第1组是补血药即当归、白芍、熟地黄，第2组是行血药即川芎。从2组用药分析四物汤具有补血行血作用，可辨治一切血虚或夹瘀证。

我们学习第二节，补血所针对的病证是什么？就是血虚。血虚有一个代表方叫四物汤，它是《太平惠民和剂局方》里一个重要的方。这

个方的组成有当归、白芍、熟地、川芎。古人设的是四物汤，实际上不是单一的汤剂，而是水煮散，散汤合剂。今天汤剂可以开到各12g或各15g。四物汤主要作用是补血养血。它的药理作用主要就是促进骨髓造血功能，增强机体免疫能力，同时它是治疗妇科一个重要的有效方，对子宫平滑肌呈双向调节。

治疗中医的证就是血虚证。我是这样认为的，中医在认识有些病证的时候，应该重视辨病变的部位。学习血的病证，血的病证有血虚、血瘀、出血，辨血的病证只辨病变的属性，不辨病变的部位。在临床中没有必要针对哪一个脏腑的血虚，从血这个角度，五脏哪一个脏腑与血的关系比较密切？心、肝，心血虚最常见的病证表现是什么？有心悸、失眠。肝血虚呢？肝开窍于目，头晕目眩。现在我们想一个问题，这个人没有肝血虚，就是心血虚，会不会出现头晕目眩？这样就是我刚才所说的辨血虚的症状表现，不辨它的病变部位，只辨它的基本症状表现。基本症状表现有心悸、失眠、头晕目眩，面色怎样？面色不荣。指甲呢？没有月牙，没有光泽。认识血虚应抓几大方面的症状，一个心悸失眠，一个头晕目眩，一个面色不荣，如果再重的话，就是面色苍白了，指甲无泽、舌淡苔白、脉虚弱。我们在前面学习一个方，叫四君子汤，它的基本症状有哪些？面色萎黄、语声低微、倦怠乏力、神疲、舌淡苔白、脉虚弱。我们在学习四君子汤的时候，就提到如果这样的症状加上一个心悸，就是什么？心气虚。加上食少便溏，就是脾胃气虚。我们学习四物汤，它治疗的病证就是血虚，只要是血虚，都可以首先考虑四物汤。四物汤也是治疗妇科的重要方，它可以治疗痛经。血虚，血不得滋养脉络，会出现疼痛的；闭经，血虚，血不得滋养于脉络了；胎动不安，因为血虚，血不得滋养于胎。这个方还可以治疗一个特殊的病证，叫漏下不止。这就矛盾了，本身血虚，为何还会出现出血呢？血虚则气不能从血中而化生，就会出现漏下不止。漏下不止，出血多不多？出的血都是偏少的，点点滴滴，气不能固摄。这是我们学习四物汤提到的两个基本概念，一个基本概念是可以治疗血虚，是治疗血虚的基本方；第二个概念是可以治疗妇科血虚，是妇科一个重要的代表方。

下面我们学习方证之间的关系，当归是补血的。熟地也是补血的。白芍也是补血的。这三味药，当归是动补，熟地是静补，一动一静正好使血能够运行于经脉脏腑之中，起到什么作用？补了吧？白芍这味药，也是补血的药，在补的时候，能突出一个功用缓急。比如说一个人，血虚出现了疼痛，它能缓急止痛；如果这个人有明显的头晕，也可以缓急止晕；如果这个人有明显的心慌，它也可以缓急止悸。我们学习的当归、熟地、白芍这三味药，都是补血的。它们在补的过程中，不完全一样，同中有不同。川芎是什么？理血行血，使血更好地运行于经脉之中。我们学习补益的方，补气的方不一定要配伍补血的药，补血的方一定要配伍补气的药。为何要这样配伍？因为血的化生需要什么？需要有气。四物汤这个方虽然是一个好方，但是它在配伍方面，缺少了什么药？气。这是一个方面，气能化血；另外一个方面，是一个根本性的问题，气虚不一定有血虚，血虚一定有气虚。只要是血虚都伤什么？都伤气。也就是说，病人虽然以血虚为主要矛盾方面，在临床中治疗血虚一定要重视配伍补气的药。如果这个方中用了补气的药，疗效会明显提高的。

下面我们看一个方，叫当归补血汤，有几味药？两味药。哪个药用量最大？黄芪。黄芪用量是多少？30g。当归呢？6g。这个方应该是补血汤，还是补气汤？补气又补血。那说明这个方治疗中医的证，应该是气血虚证。古人在创造这个方的时候是治疗发热，应该是气血虚发热。气血虚发热应该是以哪一个方面为主导方面？应该是以气虚为主导方面。再想一个问题，这个方治疗的发热，在绝大多数情况下，是低热还是高热？是低热。我们再回想一下，在前面学习的哪些方，也可以治疗低热？青蒿鳖甲汤治疗的低热与这个方差距是非常大的。这个方与前面学习的补中益气汤、小建中汤距离是比较近的。为何这样说？补中益气汤本身就有什么？黄芪、当归。小建中汤，虽然没有用黄芪、当归，但是它用了其他的药。为了提高疗效，怎样办？合方治疗。

第三节　气血双补

八珍汤

【歌诀】八珍汤补气血方，四君四物合成汤，
　　　　生姜大枣同煎服，气血双补功用芳。

【组成】人参　白术　白茯苓　当归　川芎　白芍药　熟地黄各一钱（各

3g） 甘草炙，五分（2g）

【用法】加生姜三片，大枣五枚，水煎服（现代用法：水煎服）。

【导读】学好用活八珍汤的第一步是辨清八珍汤由哪些基础方和药物组成。组成八珍汤有2个基础方和4组用药，基础方之一是四君子汤，之二是四物汤；第1组是益气药即人参、白术、甘草，第2组是补血药即当归、白芍、熟黄，第3组是行血药即川芎，第4组是益气渗利药即茯苓。基础方四君子汤补气兼渗利，四物汤补血养血兼行血。从2个基础方和4组用药分析八珍汤具有益气补血，行血渗利的作用，可辨治一切气血两虚或夹瘀夹湿证。

上课了，我们这一堂学习气血双补，一个方叫八珍汤，这个方也是临床中非常常用、具有代表性的一个方。首先我们看看这个方的组成，人参、白术、茯苓、甘草。什么方？四君子汤。当归、川芎、白芍、熟地，组成四物汤。这样我们就知道，八珍汤就是我们在前面学习的四君子汤加四物汤。两个四一加就是八。君主的东西，都是比较珍贵的，就叫八珍汤。前面我们学习了四君子汤、四物汤，这个方就是水煎服，功用应该是什么？补益气血，补血益气。它主要药理作用促进造血功能、增强机体免疫力、抗自由基、抗心脑缺氧、抗炎等。

中医的证是气血两虚证，我们思考一个问题，四君子汤治疗的病证，我们上一次就说了，有什么症状？上一堂我们也说了四物汤治疗的症状。八珍汤，它治疗的病证就是四君子汤治疗的气虚加上四物汤治疗的血虚。四君子汤、四物汤治疗的气血虚，同时还有什么症状？还有妇科症状。八珍汤能不能治疗妇科病？气虚的病人不一定有血虚，血虚的病人一定有气虚。这一堂，我们再认识一个问题，假如说一个人偶尔性的气虚，会不会去看病？不会的。如果气虚时间长了，他会来看病的，在这种情况下都不是单一的气虚，往往还有血虚。我们认识八珍汤把它作为一个治疗气血虚的基础方。在临床实际中，开方的时候可以这样开，如果这个病人以气虚为主，可以把四君子汤的量加大一点，四物汤的量变小一点；如果这个人以血虚为主，可以把四物汤量加大一下，四君子汤的量也可以适当地减少，也可以不动。这是我们学习的一个重要的基础方。

方的配伍，就是既补气又补血。人参补气，白术补气，茯苓呢，也补气，防止补气壅滞；当归补血，熟地补血，白芍补血，川芎行血防止壅滞。这个方是非常重要的具有代表性的一个方。

归脾汤

【歌诀】归脾汤用术参芪，归草茯神远志随，

酸枣木香龙眼肉，煎加姜枣益心脾，

怔忡健忘俱可却，脾不统血亦能医。

【组成】白术一两（30g） 茯神去木，一两（30g） 黄芪去芦，一两（30g） 龙眼肉一两（30g） 酸枣仁炒，去壳一两（30g） 人参半两（15g） 木香不见火，半两（15g） 甘草炙，二钱半（8g） 当归一钱（3g） 远志蜜炙，一钱（3g）（当归、远志两味，是从《校注妇人大全良方》补入）

【用法】上㕮咀，每服四钱，水一盏半，生姜五片，枣一枚，煎至七分，去滓温服，不拘时候（现代用法：水煎服）。

【导读】学好用活归脾汤的第一步是辨清归脾汤由哪些基础方和药物组成。组成归脾汤有1个基础方和4组用药，基础方是四君子汤；第1组是益气药即人参、白术、黄芪、甘草，第2组是补血药即当归、龙眼肉，第3组是安神药即酸枣仁、远志、茯神，第4组是行气药即木香。基础方四君子汤补气兼渗利。从1个基础方和4组用药分析归脾汤具有益气补血，行气安神作用，可辨治一切气血两虚夹心神不安证。

这一堂，我们重点要学一个方叫归脾汤，这个方也是临床中非常常用的一个方。这个方组成有人参、白术、茯苓、甘草，什么方？就是四君子汤，又加了黄芪，这说明气虚还是比较明显的。当归、龙眼肉是什么药？是补血的。酸枣仁、远志是什么？安神的。加了一味木香。这个方药物组成，它的主要作用是益气补血，健脾养心。药理作用主要有调节中枢神经、增强机体免疫力、促进骨髓造血功能、改善微循环等。

认识中医的证型，第一个方面是心脾两虚证。同学们先不看书，先思考一个问题，这个方名叫归脾汤，中医的证是心脾两虚证，归脾汤治疗的病证，是

以脾为主还是以心为主？现在要看书，症状表现是什么？是心悸、怔忡。我想到一个问题，假如说见到一个病人，问病人最近哪儿不舒服，病人说最近有点怔忡，有没有这种可能性？我估计好多病人还不一定认识这个"忡"字。心悸和怔忡都是人们通常所说的心慌，为何说了一个心悸，又说一个怔忡呢？举个例子，我在门诊上班，遇到一个女同志。我一问她哪儿不舒服，她还没有说话，眼泪刷地一下子到了这个地方（下巴）。我说你哭什么呢？她说我害怕。说她只要是心慌，总是害怕，害怕什么呢？不知道。她说坐在这个地方，她总是怕这个地方折断掉下去，总是怕上面掉下来，走在路上一心慌，怕天上一个东西正好砸住自己怎么办。怔忡，古人做了一个解释"惕惕然如人将捕之"。所谓怔忡，就是在心慌的同时有一种害怕恐惧的心理。在临床中遇到这样的病人，他（她）说心慌，害怕，这样的病人基本上都是实质性的心脏病引起的。在临床中有些心脏病会出现心慌，有些心脏病不出现心慌，凡是心慌有恐惧心理，都是有实质性的病变。换一句话说，这样的病治疗的难度会偏大一些。心悸、怔忡病变部位在哪儿？应该是在心吧？再一个方面，健忘是不是在心呢？西方人说健忘是在心还是在脑呢？西方人说把东西背会，是用头记的还是用心记的？西方人说把我们的方歌背会，他是用心背还是用头背呢？现在我们还学不学英语呢？还学吧？英语很重要啊，它在某种程度上，是我们以后走向工作的一个敲门砖。我认识英语几个字，写一个字，heart 这是一个什么？这是心。这是真心还是假心？应该是真的，这个心记东西不记？西方人应该是用什么记？Head，这是一个头，一个心。在我的印象中，西方人说记东西的时候，他不是用头记的，而是用心记的。我还认识一个字，by heart 这是一个词组，它没有说，通过头把方歌记住。西方人说的记东西是脑呀还是心呢？应该还是我们中医所说的心。这说明这个心，在特定的情况下，是真的参与人的大脑思维活动的。

我们学习归脾汤治疗的病证，就是心悸怔忡，健忘失眠，这是在心吧？盗汗，这个很难说清楚，在心呀还是在脾？这个也不好说。这样一个症状"食少"，就是脾胃了。脾和胃能不能截然分开？是不容易的。比如说，我们在学习中医基础知识的时候，脾是五脏，是不是把胃都拉上了？胃六腑的时候，说着说着有时把脾也拉上了。这说明它们的关系是非常密切的，很难截然分开的。

归脾汤治疗心脾两虚证，病的主要矛盾方面在心。

第二个方面，归脾汤治疗的病证是脾不统血证。中医在认识问题的时候，血之所以能运行在血脉之中，而不溢于血脉之外，主要就是脾的统摄作用。脾气虚，气虚不能统血于脉中，血可以溢于脉外，它会出现出血的病证。出血的病证，可以是大便出血，可以是妇科的出血。我忽然想到一个问题，脾不统血，刚才我说大便出血，有没有可能小便出血呢？小便出血，用我们学习的归脾汤行不行呢？我们说了，辨血的病证，只辨血变的属性，不辨病变的部位。

再举一个例子，在门诊上班，遇到一个男同志是紫癜性肾炎，其中有一个症状就是尿中有红细胞。吃很多药，总是反反复复。我根据他的病证表现，符合气虚。这个人有个特点，他说经常大便溏泻，很少大便成形，与脾不能运化水湿有一定关系。给他开方要坚持吃，吃了三个月左右，经检查各项指标恢复正常。用这个方加药了没有？加药了。为何要加药？脾不统血证。病证的表现应该以一个什么症状为主导方面？应该是出血。归脾汤有没有止血的药？凡是治疗出血的病证，从我们中医认识，除了治病求本之外，一定要重视加什么药？加止血的药。如果不加止血的药，很难达到预期治疗目的。我们学习归脾汤，归脾汤治疗心脾两虚证与脾不统血证，应该是治疗哪一个病证效果会好一些？应该是心脾两虚证。治疗心脾两虚证，应该是以心为主要矛盾方面。这个方名叫什么呢？叫归脾汤。实际上治疗单一的脾不统血证效果没有心脾两虚效果明显。治疗心脾两虚，没有以心为主治疗效果明显，应该是以心为主。

下面看看方的组成，人参、黄芪、白术，这都是什么？都是补气的。人参补哪里的气？哪里需要哪里去。黄芪，哪里需要哪里去。不过我们也要认识到，它偏于走哪儿？白术，只要是气虚，不管是哪一个脏腑气虚，都要用白术。为何要用白术？关键就是它能使气血生化有源。这样可以看出来，人参、黄芪、白术、当归、龙眼肉就是补益气血。归脾汤治疗心脾两虚证，以心为主要矛盾方面，酸枣仁两大作用，一个大的作用就是养心补血，一个就是安神。酸枣仁一方面可以协助当归、龙眼肉补血，另外一个方面作用是安神。再看茯苓，我们书上说是茯神。我们学中药的时候，茯苓和茯神区别在哪一点呢？是这样的，茯苓里边有茯神，茯神里边有茯苓，很难区分开。有没有帮助人参、黄芪、白术再补补气，能不能再渗利一下呢？也是可以的。远志偏于干什么的？开窍安神。远志开窍安神，茯苓宁心安神，酸枣仁养血补血安神。这三味药都有安神的作用，但是在发挥作用的时候，一样不一样呢？是不完全一样的。由于方中用有人参、黄芪、白术、当归，龙眼肉、酸枣仁，这些药都是偏于补的。补很容易壅滞气机，补有好处，补有浊腻，木香是什么作用？就是行气，气机畅通，壅滞消散。方中用的甘草是什么作用呢？它是益气和中。我们学习归脾汤，要认识到和八珍汤一样，这两个方都是气血双补的。八珍汤治疗的气血两虚，针对的是所有病的气血两虚，归脾汤这个方，因为用了安神药。安神药相对来说，它就局限到心脾两虚了。

我们再思考一个问题，这个方治疗脾不统血证，可以说，这些药没有一个是止血的药。我们在临床中治疗西医的几大病，在中医治疗的过程中，都要重视求标。举一个例子，叫紫癜性肾炎，假如说，你跟病人这样说，只求本不求标，尿中有红细胞没有关系，吃上一个月照样检查有红细胞，即使坚持吃上三个月它就没有了，病人也觉得你说得怎样？他想这个大夫和那个大夫水平差不多，还得继续换医生。我认为，在临床中开这个方，要重视加一个药叫棕榈，一个药叫阿胶。阿胶是补血药，阿胶有两大作用，一个大的作用就是补血，另外一个大的作用，止血。再一个还要再加一个药，叫白茅根，为何要加白茅根？我刚才举的例子是什么？是肾。白茅根除了有止血作用之外，有一个作用是利小便。在通常情况下，是不是所有的紫癜性肾炎，都是符合中医的脾不统血呢？不是的。不管是哪一个证型，这三味药都可以加，棕榈可以加到多少？可以加到10g左右。阿胶这个药，如果出血比较多，可以用到20g，15g也是可以的，它止血作用非常明显。白茅根可以量大一点，用到30g也是可以的。所有紫癜性肾炎，都可以加这几味药。当然我们中医一定要重视治病求本，本很重要，标更重要。再重复一遍，我们在临床实际中，不管治疗哪里的出血，都要重视用止血的药，加点西医止血的药，行不行？是完全可行的，提高中医的治疗效果，要达到一个什么样的目的？标本同治，取得最好的治疗效果。

第四节 滋阴

六味地黄丸（麦味地黄丸、知柏地黄丸、耳聋左慈丸、都气丸）

【歌诀】六味地黄滋阴方，熟地八钱二山四，

茯苓泽泻丹皮三，随证加减效最宜。

【组成】熟地黄八钱（24g） 山药四钱（12g） 山茱萸四钱（12g） 泽泻三钱（9g） 茯苓去皮，三钱（9g） 牡丹皮三钱（9g）

【用法】上为末，炼蜜为丸，如梧桐子大，空心温水化下三丸。可以用作汤剂（现代用法：水煎服）。

【导读】学好用活六味地黄丸的第一步是辨清六味地黄丸由哪些药物组成。组成六味地黄丸有5组用药，第1组是补血药即熟地黄，第2组是益气药即山药，第3组是凉血药即牡丹皮，第4组是渗利药即泽泻、茯苓，第5组是温固药即山茱萸。从5组用药分析六味地黄丸具有补血凉血，益气固精作用，可辨治一切阴血虚伤气或夹湿证。

上课了，这一堂我们学习第四节滋阴方，第一个方是六味地黄丸。我想问同学们一个问题，我们来到中医学院才听说六味地黄丸，还是没有来到中医学院之前就听说过六味地黄丸？在哪里听说的？在电视上看到的。这个方在同学们的印象中，它是一个治病的方，还是一个保健的方呢？实际上把它作为一个保健方，真正用于治病疗效还是欠缺的。要想提高疗效，必须以这个方为基础方进行变化。

六味地黄丸方的组成有熟地、山药、山茱萸、茯苓、泽泻、丹皮。这个方用的量还是比较大的，今天开的是汤剂还是丸剂？古人用的是这个量的比例关系，用丸药的时候是如梧桐子大。梧桐子有多大？鸡蛋那样大？鸡蛋黄那样大？梧桐子大小和我们玩的玻璃球差不多。如果我们开汤剂，用六味地黄丸的时候，把后边一个0去掉，八两240g，把0去掉就行。每一味药用量去一个0，就行了。六味地黄丸这个方，滋补肾阴，当然也有的说是滋补肝肾。学习六味地黄丸，要知道中医所说的滋补肝肾的药理作用主要就是什么呢？降血糖、降

血脂、降血压、调节神经、调节内分泌、调节性腺。在很大程度上，这个方是作为一个保健的方。

这个方治疗中医的证是肾阴虚证，也可以说是肝肾阴虚证。在临床中凡是肾阴虚，首先想到六味地黄丸是治疗肾阴虚的基础方，我们说的是基础方，我们没有说是保健方，因为现在学六味地黄丸，是为了保健还是为了治病？是为了治病的。在临床中，凡是见到肾阴虚，首先考虑到六味地黄丸是基础方；凡是见到肝肾阴虚，首先考虑到六味地黄丸是治病的基础方，也就是说六味地黄丸既可以治疗单一的肾阴虚，也可以治疗肝肾阴虚。假如说这个人是肝阴虚，我们在选方的时候，首先考虑的不是六味地黄丸，这就是说肾阴虚有它的代表方。肝阴虚也有肝的代表方。肾阴虚的病证表现有哪些？主要有几个方面的症状。

第一个方面，怎样知道是肾，而不是其他脏腑呢？关键就是必须有肾的症状表现。首先中医认为，腰与肾的关系是什么？腰为肾之府，它会出现腰酸腿软，这个腰酸，包括西医一个就是泌尿系统的病，就是肾炎吧？它会出现腰酸。第二，包括西医所说的生殖系统，妇科会出现腰酸，男科也会出现腰酸。第三，是运动系统，比如说腰椎间盘突出，也会出现腰酸。第四，到目前搞不清楚，检查来检查去，什么问题也没有，病人就是说腰酸。中医根据它的病证表现，把它辨为肾的。这是一个病位在哪儿？病变部位在腰。这个腰，范围是比较大的。

第二个方面，中医在认识问题的时候，认为肾开窍于哪儿？开窍于耳，也就是说耳鸣、耳聋，在通常情况下把它辨为肾。我们在前面学习某某方的时候，说过这样一句话，说肝开窍于耳，有这个印象吧？这样的话主要不是说肝开窍于耳，主要是说耳的病证，凡是耳的病证实证都从肝治，凡是虚证都从肾治。

再一个方面，中医认为是肾主骨，齿为骨之余，也就是说牙的病证，凡是实证都从哪儿治？都从胃治，说是胃火；凡是牙的虚证，大部分都要考虑到肾。这说明与肾什么关系？与肾的生理特性有一定的关系。

再一个方面，同学们应该见过不到一周岁的小孩子，注意观察了没有？他头前部有一个地方没有完全闭合，这叫什么？叫囟门。我现在又想到一个问题，同学们见过哪一个成年人囟门没有闭合？在正常的情况下，多长时间会闭合？

大概一岁左右，最多两周岁就闭合了。在临床实际中，假如说，一个小孩子十二个月没有闭合，会不会马上去治？不会。西医说是缺什么了？缺钙了，说不定六味地黄丸还有补钙作用呢。

再一个方面，还可以治疗什么呢？足跟痛。足跟痛就是人们所说的骨刺，骨刺就是人们所说的骨质增生，与肾有关系。

学习六味地黄丸治疗中医的证是肾阴虚证。阴虚实际就是热。阴虚有几大症状？一个潮热，一个盗汗，一个手足心热，一个舌红少苔，一个脉细数。在临床实际中，我们中医怎样辨证？只要病人具备了肾的基本脉证的一个，就可以把它辨为在肾。阴虚在通常情况下，要具备两个，就可以把它辨为阴虚。为何刚才我说了一句话，就一个症状有点少？思考一个问题，假如说病人来看病了，一问他，他说夜里盗汗，夜里盗汗是不是都是阴虚呢？很简单一个例子，人感冒了，夜里睡着了，会不会出汗呢？潮热是不是就是阴虚呢？也不一定，在前面学习大承气汤治不治潮热呢？如果有两个或者说两个以上，对于我们辨证就有重要的依据了。我们辨证哪些病证是可能有的？头晕目眩。再一个方面，阴虚想不想喝水？喝水多不多？六味地黄丸可以治疗消渴，消渴相当于什么？糖尿病。这样的病人想不想喝水？说明是有阴虚的。这是我们学习六味地黄丸治疗中医的证。不过，我们要知道六味地黄丸治疗西医的病，还是非常多的。我们刚才也说了，目前来看，六味地黄丸主要是作为保健药，在治病方面还有点欠缺。

方的配伍，熟地主要作用是什么？大补阴血。熟地用量大不大？八两。熟地，我们在学习这一味药的时候，它是补血药，熟地补血，如果用量大起什么作用？就是要化阴的，即大补阴血。阴血需要什么来化生？需要气。在课间休息的时候，有一个同学问我一个问题，让我给他解释一下"气虚不一定要用补血的药，血虚一定要用补气的药"。如果这个人气虚时间比较短，吃补气的药，就痊愈了；如果一个人气虚时间久了，是会出现血虚的，一定要配伍血药。他又问："血虚为何一定要用补气的药？不分时间的长短？"假如说一个人血虚，有没有气虚？血虚时间久了肯定有气虚，时间短了也有气虚。这是我们认识问题，凡是气虚加点补血的药，行不行？实际上是可行的。阴血化生需要气。山药这一味药，它是一味比较特殊的药，我们在学习中药的时候是一个补气药，有没有同学吃过山药？在吃山药之前，需要不需要把山药的皮去一下？去皮的时候它黏不黏呢？非常黏。这说明这个山药，既是补气药又有化阴的作用。它是气阴双补，偏于补气。熟地得山药，使阴血得以化生，同时又帮助熟地化阴。我们在前面学习补益方时，说过这样一句话，滋阴与补阳都要照顾到对方。也就是说，明明知道这个人是阴虚，一定还要照顾一下阳。山茱萸，它是一个什么药？它是一个助阳益精药。为何助阳？山茱萸，它是温性，因为阴很需要谁来协助？需要阳来协助的。山茱萸，性是温的，又助阳。它的功用是助阳还是益精呢？它重点还是偏于补益肾精。说明山茱萸也是具有两面性质，一方面可以助阳，一方面可以助阴血的化生。相对而言，这三味药，用量是偏大还是一般呢？应该是偏大。大肯定有大的好处，同时也有大的弊端。现在要考虑一个问题，熟地、山药是补，有没有浊腻的弊端？有。三吃两不吃，饭也不想吃了，腹也胀起来了，一定要用点渗利的药。方中用的泽泻、茯苓，泽泻主要泻熟地的浊腻壅滞之性，茯苓与山药配合在一起，增强补气，防止山药壅滞。病人是阴虚，用了山茱萸助阳，助阳的过程中，会不会生热呢？也会。在这种情况下，要用上一味药，叫丹皮，它正好能制约山茱萸助阳不生热。在认识六味地黄丸的时候，把熟地、山药、山茱萸认为是三补。茯苓、泽泻、丹皮认为是三泻。泻不是泻人的阴的，而是泻药物在发挥作用的时候出现的弊端。我们学习用古人的方，一定要知道，方是治病的，治病的过程中可能出现弊端，开方既要治病又要制约方的弊端，达到的目的是补偏救弊，提高疗效。

六味地黄丸在我们的印象中，它属于保健方，的的确确是保健的。比如说，肾阴虚开六味地黄丸，阴虚比较明显，要用麦味地黄丸，就是说在六味地黄丸的基础之上，加上麦冬、五味子，麦冬是不是滋阴药？五味子是不是滋阴药？五味子其中一个主要味是什么味？是酸，酸养阴敛阴。如果一个人是肾阴虚，热比较明显，用知柏地黄丸，就是六味地黄丸加上黄柏、知母，黄柏清热，知母清热，在临床实际中，在通常情况下，凡是以热为主导方面，开知柏地黄丸；凡是以阴虚为主要方面，开麦味地黄丸。肾阴虚的人，阴虚明显，热也明显，怎样开方？就是知柏、麦味都开上去。我们到临床中，是为了治病，是为了有好的疗效，不要局限在六味地黄丸就是六味地黄丸，知柏地黄丸就是知柏，麦味就是麦味。

再一个方面，用六味地黄丸，如果视力不太好，这目，中医虽然说肝开窍于目，但是也认识到肾与目的关系密切不密切呢？也是密切的。如果视力下降，应该开什么方？应该开杞菊地黄丸。一定要因病证表现不断地变化用方，牢牢记住是以什么方为基础方的。

再一个方面，耳鸣、耳聋是虚证，中医把它辨为肾，这样的病是好治还是不好治？不好治，用六味地黄丸，如果单用六味地黄丸，该耳鸣还是耳鸣，该听不着还是听不着，没有任何作用。如果是耳聋，治疗的难度非常大；如果是耳鸣，积极治疗，改善病情还是可以的。应该在六味地黄丸的基础之上加两味药，加磁石，加柴胡，这个方名就叫耳聋左慈丸，一般情况下加柴胡 10g 左右，加磁石 30g 左右。

再一个方面，在临床中治疗脚后跟痛，即骨质增生，用六味地黄丸要重视加两味药，其中一味药叫川芎，一味药叫细辛，川芎可以用到 20g 左右，细辛用到 10g 左右。

我们学习六味地黄丸，把这个方作为治疗肾阴虚的一个基础方。在临床中应用的时候，单用六味地黄丸，作用是非常不明显的，为了提高疗效，如果以阴虚为主要方面，用麦味地黄丸，教材上还有都气丸这个方，希望同学们要把这个方背会。有时考试，它就专门考都气丸，它不考麦味地黄丸。为何不考麦味地黄丸呢？都气丸知道不知道加什么药？从临床角度，都气丸治疗作用没有麦味地黄丸明显。考试和临床应用，在有些情况下，它是不完全一致的。

我们学习六味地黄丸，一个阴虚为主，用什么方？一个热为主，用什么方？一个阴虚热都比较明显，用什么方？如果从这个角度考虑问题，我们到临床中，用六味地黄丸，常常能取得良好治疗作用。

大补阴丸（左归丸）

【歌诀】大补阴丸用熟地，黄柏知母与龟板，
　　　　脊髓和蜜重滋阴，潮热盗汗遗精罢。

【组成】熟地黄酒蒸　龟板酥炙，各六两（各180g）黄柏炒褐色　知母酒浸，炒，各四两（各120g）

【用法】上为细末，猪脊髓蒸熟，炼蜜为丸。每服七十丸（6~9g），空心盐白汤送下（现代用法：水煎服）。

【导读】学好用活大补阴丸的第一步是辨清大补阴丸由哪些药物组成。大补阴丸组成有3组用药，第1组是补血滋阴药即熟地黄、龟板，第2组是清热燥湿药即黄柏，第3组是清热益阴药即知母。从3组用药分析大补阴丸具有补血滋阴，清热燥湿作用，可辨治一切阴血虚夹湿热证。

上课了，这一堂我们学习大补阴丸，这个方是《丹溪心法》中比较重要的方。方的组成有熟地、龟板、黄柏、知母。这个方在用法中，用了一个什么药？叫猪脊髓。学中药的时候，学猪脊髓了没有？应该是滋阴药，有什么作用？举个例子，在门诊上班，有一个男同志，大概二十七八岁左右。他在某省级附院住院，诊断为再生障碍性贫血，这个病人的化验结果，血小板是0。做骨髓穿刺，血小板是0。完全靠输血的，一输血升了，过了几天又成0了。医院有一个大夫推荐他来找我。根据他的症状表现，给他开了一个方，我又跟他说买猪脊髓，一次要用一节，一天吃三节生的猪脊髓，血小板还真升起来了，这个人到目前为止，六年过去了，大概吃了两年的中药配合猪脊髓。最后一检查，基本上都是正常，不过他现在还是吃猪脊髓，不一定天天吃，起码一星期吃到五六天。猪脊髓可以刺激人的骨髓造血功能。这个方就是滋阴降火的。从今天来看，它主要抗炎、抗结核、增强机体的免疫能力等。

这个方治疗中医的证就是阴虚火旺证，即三焦阴虚证。为何是三焦阴虚证？主要突出一个问题，大补阴丸治疗的病证不局限在一个方面，其中一个方面在心即心烦，第二个方面是肺的病证，第三个方面肝的病证是急躁易怒，第四个方面就是肾的病证，男科遗精、妇科月经量少。这是我们学习大补阴丸的基本症状表现。我们在学习的时候应该知道有哪些基本脉证？潮热、盗汗、颧红、五心烦热、舌红少苔、脉细数。这样的病人是不是都有？不一定。阴虚的病证，只要具备一两个，就可以把他辨为阴虚。

方的配伍，我们要认识到它和谁差不多？实际上和六味地黄丸的知柏地黄丸差不多，主要药都有熟地、黄柏、知母，又加了什么？龟板、猪脊髓，减了一些药。我们在临床中，为了提高疗效，能不能把大补阴丸和知柏地黄丸合在一起呢？是完全可行的。学的时候，它是一个基础方，用的时候，它不是基础而是提高疗效，发生变化了。知母，是清热养阴吧？黄柏，是清热坚阴。为何没有说是养阴而说是坚阴呢？给同学们留过思考题，就是说滋阴要想更好地滋阴，其中要配味辛的药，如果不配味辛的药，要配苦寒的药。为何要配苦寒的药？滋阴的药都腻，苦能燥，燥有利于滋阴的药更好地发挥治疗作用。

现在我们再看一个方，叫左归丸，有熟地、山药、山茱萸，把茯苓、泽泻、丹皮去掉了，我们仔细想一下，左归丸应该是作用明显的，但是由于加的枸杞子、川牛膝、菟丝子、鹿胶、龟胶都是补的药，一补两补，很容易壅滞。虽治病作用见效显著，紧接着弊端都来了。我认为，如果用左归丸的时候，最好把茯苓、泽泻、丹皮也加上去，兼顾一下药物在发挥作用的时候出现的弊端。中医的优势在哪里？中医的优势就在于纠正药物的弊端。左归丸是滋阴的，滋阴的作用是比较明显的，但是它有弊端的。加狗肉、牛肉、兔肉、鹿肉、龟肉，肉是不是补的？吃过枸杞子吧？相当于狗肉。川牛膝，相当于牛肉，菟丝子相当于兔肉，鹿那真是鹿，龟是真龟。这个方补的作用有点峻猛。我们所说的就是告诉同学们，补是应该的，补的过程中应该怎样？一定要重视泻。大补阴丸这个方是一个重要的方，为了提高疗效，最好和知柏地黄丸合在一起用。

一贯煎

【方歌】一贯煎中细生地，沙参麦冬当归身，

　　　　川楝枸杞疏中滋，滋补肝阴功用珍。

【组成】北沙参　麦冬　当归身各三钱（各9g）　生地黄六钱至一两五钱（18~45g）　枸杞子三钱至六钱（9~18g）　川楝子一钱半（5g）

【用法】水煎服。

【导读】学好用活一贯煎的第一步是辨清一贯煎由哪些药物组成。组成一贯煎有4组用药，第1组是凉血补血药即生地黄，第2组是活血补血药即当归，第3组是滋阴药即沙参、麦冬、枸杞子，第4组是理气药即川楝子。从4组用药分析一贯煎具有凉血补血，滋阴行气作用，可辨治一切阴血虚或夹郁证。

我们学一个方叫一贯煎。这个方的组成有沙参、麦冬、生地、枸杞子、当归、川楝子。一贯煎，煎，实际上就是相当于今天所说的煎药，还是汤剂，就是水煎服。我们再看一下，一贯煎这个方来源于《续名医类案》。医案，这样的方，在通常情况下，应该不应该有剂量？应该有。古人在设这个方的时候，没有明确标出剂量，这说明古人在某种程度上，还有点保守。人们是这样说的："中医之秘既在药又在量。"我是把它改了，在一般情况下怎样说呢？"不在药而在量。"我刚才说是什么？既在药又在量。选药重要不重要？是非常重要的。古人说过用药如用将，用药如用帅，用药如用兵，这说明药既相当于兵，又相当于将，还相当于帅，起到很重要的作用。它的量重要不重要？量小就是个工兵，量大就是元帅。量起到决定性的治疗作用。一贯煎的功用是滋补肝阴，兼以疏肝。从目前来看，它的药理作用，就是抗肝损伤、保护胃黏膜、增强机体的免疫力。

一贯煎治疗中医的证，就是肝阴虚。我们在学习六味地黄丸的时候，说了这样一句话，肾阴虚首先考虑六味地黄丸，肝肾阴虚首先考虑六味地黄丸，肝阴虚首先考虑的不是六味地黄丸而是一贯煎。为何这样说？在学习六味地黄丸的时候，之所以把它定在肾，是因为有肾的基本脉证。

我们学习一贯煎，之所以把它定在肝，是因为它针对什么症状？胁痛。因为肝的部位在哪儿？在胁下，它会出现胁痛。肝，中医认识它与哪些脏腑关系最密切？肝的病证，最容易影响到哪一个？影响到脾胃。无论是中医的肝，还是西医的肝，只要是肝的病证，它的症状表现大部分都有消化的病证表现。

下面我们要讨论一个问题，这样一个字"吞"，是吐还是往下咽？"吞酸"是吐还是咽？我在门诊上班，遇到一个男同志，我问他哪儿不舒服，他说慢性胰腺炎。胰腺炎，学习中医基础的时候，有没有胰腺呢？把它包括到哪里去？脾胃肝胆。胰腺的部位在哪儿？在胁下，是慢性胰腺炎。接着他又说了一句话，十几年了，不管吃中药还是西药，就是一个症状解除不了，整天感到两胁下隐隐作痛，也不大痛，也不小痛，什么活都不想干，整天想着这个地方痛。又说，一次他爱人在做饭，他发现他爱人在喝醋，在这种情况下，他也喝了一点。他一喝，他发现胁下这个隐痛消失了。他这样认为，吃中药吃西药，不如醋能缓解他的病情，但是病好了没有？没有好。醋有什么作用？养阴生津。我当时一想，我想他属于肝阴虚。当时给他开方，一个四逆散，一个一贯煎，煎药放醋。吃了两星期左右，他的症状完全解除了。还要考虑到一个问题，慢性胰腺炎容易不容易治疗？非常难治，又巩固治疗一段时间，最后达到了预期治疗目的。吞酸，一个概念，就是吃酸，这个病人是以阴虚为主要矛盾方面。阴虚为主要矛盾方面，就是醋养阴生津。第二个概念，古人说的吞酸即吐酸。如果一个人是肝阴虚，以阴虚为主要矛盾方面，想吃酸的。中医所说的阴虚，为何把它称为阴虚，是因为阴虚的病人都有热。如果没有热，就不叫阴虚。如果以热为主要方面，会出现热生酸，会吐酸的。现在还要考虑到一个问题，阴虚的病人，以热为主要方面，吐的酸水是多还是偏少？应该是偏少，总是觉得是酸苦酸苦的，真正吐出来是偏少的。为何吐出来是偏少？因为本身阴虚，再加上阴虚是以热为主要方面。热为主要方面，也会什么？伤阴的。热为主要方面，热很容易生酸，会出现吐酸的。吞酸应该包括两个方面，一个是想吃酸的，一个是嘴里感到酸苦酸苦的。

我们学习一贯煎，之所以知道它治疗的病证是肝阴虚，它必须有基本脉证是胁痛。同时还要考虑到，不管是中医所说的肝，还是西医所说的肝，它的病证表现常常出现消化道的病证，不能把它局限就是吐酸水。

再一个方面，还可以治疗什么？疝气瘕聚。我们思考一个问题，疝是什么意思？就是所说的疝气。疝气就是西医所说的腹股沟斜疝。我们学了一贯煎，可以治疗疝气，可以让病人少做一次手术。一贯煎行不行呢？我可以这样说，用一贯煎治疗疝气，治一个失败一个，治一百个，一百个没有效。疝气是什么？腹股沟斜疝吧？斜疝是腹里的腹网膜破了一个洞。吃中药就补上了？是不可能的。像这样的病，疝气在一般情况下，是小孩子多还是老年人多？应该小孩子多，有时小孩子一哭，疝气出来了，是不需要治疗的。在一般情况下，有很多小孩子都有疝气，大概到两三岁，自己就愈合了，不需要治的，有没有不愈合的？真有的话，最好是做个手术。如果真不想做手术，有一个方可以治疗疝气。如张仲景一个方叫蜘蛛散。蜘蛛有没有毒？有毒性，刺激局部发炎，然后粘连愈合的。张仲景说："阴狐疝气者，偏有大小，时时上下，蜘蛛散主之。"上了下了，下了上了，用蜘蛛散。当然最好的方法还是做手术。我们现在学习一贯煎，治疗的疝气不是腹股沟斜疝，而是今天所说的一些特殊的病证。

下面再举个例子，我在门诊上班，来了一个女同志，这个女同志说，她发现她的左胁下有一个东西，像苹果大小。我一摸，胁下还真有这样大一个东西，不是皮下囊肿，也不是脂肪瘤，而是在皮脂内。她总是怀疑是什么？是肿瘤。她检查了好多次，总是没有发现是肿瘤。这个女同志总是认为她丈夫在欺骗她。她丈夫说真没有欺骗她，她说她能摸到，发现这个东西还在长，有时长着长着，她说又小一点。在这种情况下，我思考一个问题，这个东西是真的还是假的？叫我仔细一摸，最后怎样？没有了。这说明是一个什么问题？叫疝气瘕聚。中医是怎样认为呢？阴虚脉络拘急，再加上气机不畅。这样的病证，不能用的力气太大，慢慢一捏，最后，我说你再摸摸，她一摸找不到了，这就叫疝气瘕聚。这样的病，女同志得的偏多，有的人有阴虚，再加上气机不畅，气聚到这个地方了。

方的配伍，方中用的沙参、麦冬、生地，这几味药共同点都是滋阴的，滋哪里的阴？哪里需要哪里去。沙参滋哪里的阴？肺阴滋不滋？肺阴？心阴？麦冬、生地，这都是哪里需要哪里去。枸杞子，滋肾阴，肝阴滋不滋？都是可以滋的。当归，凡是阴虚都要补血。为何要补血？血可以化阴的。凡是治疗阴虚都要重视用补血的药，不用补血的药，很难达到预期治疗目的。川楝子的作用，肩负着两大任务，一个人就是肝阴虚，没有肝郁，在治病的时候，沙参、麦冬、生地、枸杞子、当归是哪里需要哪里去。其他地方的阴虚，能不能用？可以用。川楝子其中有一个什么作用？就是疏肝理气的。这说明川楝子起到什么作用？引经的作用吧？走到肝。因为肝的生理特性是主疏泄的，凡是在治病的时候，不管西医所说的什么病，只要我们中医把它辨为肝，都要用疏肝的药。如果这个人他没有肝郁的症状，我们用川楝子，通常情况下用到5g左右就行。一方面起到照顾肝的生理特性作用，第二个方面，防止药物的浊腻之性。沙参、麦冬、生地、枸杞子、当归都是补，补有浊腻弊端。如果这个人有肝郁，川楝子的用量一定要大，大多少？在5g基础之上再加大5g。因为它肩负的任务变了，既要照顾到肝的生理特性，还要疏肝，还要防止药物的浊腻之性。也就是说，在临床实际中用一贯煎，一定要根据病人的具体情况调整川楝子的用量，这就是我们学习一贯煎要达到的目的。

百合固金汤

【歌诀】百合固金二地黄，玄参贝母桔甘藏，

　　　　麦冬芍药当归配，治疗阴虚喘咳方。

【组成】百合一钱半（4.5g）　熟地黄　生地黄　当归身各三钱（各9g）　白

芍　甘草各一钱（各3g）　桔梗　玄参各八分（各2.4g）　贝母　麦冬各一钱半

（各4.5g）

【用法】水煎服。

【导读】学好用活百合固金汤的第一步是辨清百合固金汤由哪些基础方
和药物组成。组成百合固金汤的有2个基础方、1个变化方和5组用药，基
础方之一是桔梗汤，之二是增液汤，变化方是四物汤；第1组是补血药即
熟地黄、当归、白芍，第2组是清热凉血药即生地黄、玄参，第3组是滋
阴药即百合、麦冬，第4组是化痰药即贝母、桔梗，第5组是益气药即甘
草。基础方桔梗汤宣利肺气，增液汤生津养阴，变化方四物汤滋补阴血。
从2个基础方、1个变化方和5组用药分析百合固金汤具有补血凉血，生津
滋阴，宣肺化痰作用，可辨治一切阴血虚夹痰证。

上课了，我们这一堂学习百合固金汤，方的组成有百合、麦冬、玄参、
生地、白芍、当归、熟地、桔梗、贝母、甘草。这个方我们在应用
的时候，要认识到一个问题，用量有点偏小了。到临床中开方的时候，应该用
这个方再乘上一个2。只有这样，我们才能取得良好的治疗作用。方的用法就
是水煎服，这个方在通常情况下，煎煮三十分钟到四十分钟左右。根据药物的
组成，决定它的功用就是滋养肺阴，止咳化痰。它的药理作用主要是抗肺结核、
增强机体免疫力，同时有抗菌、抗病毒等作用。

　　方的功用是滋养肺阴，这个方治疗中医的证是肺阴虚证。在临床实际中，
假如说我们见到一个病人是肾阴虚，首先想到一个什么方是基础方？如果一个
人是肝阴虚，首先想到一贯煎。如果一个人他是肺阴虚，首先想到百合固金汤。
百合固金汤，我们也可以说是百合固肺汤。中医认为肺和金在特定的情况下，
它们的含义概念是相等的。我们辨肾阴虚要辨肾的基本脉证，肝阴虚要辨肝的

基本脉证，那肺阴虚呢？肺阴虚的基本脉证，三个字咳、喘、痰，辨所有的肺病基本脉证都是三个字，有一个字非常重要，不一定出现，痰。为何说痰非常重要？因为它可以辨寒热。同时还要知道，病人不一定出现，因为见到咳嗽、喘这样的病人，有相当一部分病人并没有吐痰。阴虚的病人，在绝大多数情况下，是有痰还是无痰？阴虚在绝大多数情况下，应该是无痰的。为何是无痰的？因为本身阴津不足。我们在认识问题的时候，凡是阴虚病位在肺，以热为主导方面，是都有痰的。为何这样说？热有个特点是什么？煎熬津液，变生为痰。在这种情况下，思考两个问题，一个问题，病人吐痰，痰的颜色是什么？黄。第二个问题，阴虚以热为主，当然这个热是虚热吧？热会灼伤脉络，一种情况是灼伤阴津，变生为痰，痰少而黏，色黄；一种情况是火热伤脉络，会出现痰中带血。中医在认识这些情况的时候，认为是肺阴虚。从今天来看，主要表现的是西医所说的一个病肺结核。另外一个病，就是西医所说的支气管扩张，这样的病，在病变的过程中，也是容易出现痰中带血的。我们还要认识到这样一个问题，咳嗽、喘、痰中带血，阴虚可以出现，气虚会不会出现呢？也会的。气不得固摄，也会出现痰中带血的。所以一种情况是气虚，一种情况是阴虚。当然我们在认识气虚的时候，这个气虚在一般情况下，是偏于热了，还是偏于寒了？多数情况下，是偏于寒了。得出一个结论，热可以引起这样的病证，寒也可以引起这样的病证。

今天学习百合固金汤治疗的是肺阴虚。我们在辨证的时候，如果咳、喘、痰中带血，面色萎黄、语声低微、倦怠乏力、舌淡苔白、脉虚弱，我们就把它辨为什么呢？辨为肺气虚。在前面学习六味地黄丸的时候，它有阴虚的基本脉证，我们学习大补阴丸、一贯煎都有阴虚的基本脉证。学习肺阴虚有没有基本脉证呢？它们的基本脉证是不是相同的？都是潮热、盗汗、颧红、五心烦热（或者说手足心热）、舌红少苔、脉细数。通过学习百合固金汤，我们首先要知道，阴虚证的基本脉证，加上肾的基本脉证，就是肾阴虚；加上肝的基本脉证，就是肝阴虚；加上肺的基本脉证，就是肺阴虚。在临床实际中，治病辨证用药有没有规律性？应该是有的。我们再想一个问题，阴虚的病人，痰应该多还是应该少？应该少。咯痰，痰咯出来了，咽喉舒服不舒服，痰一咯出来，感到咽喉燥痛。再举个例子，在门诊上班，来了一个女同志，问她主要是哪儿不舒服，她说了一句话，经常感到咽喉有痰，把痰一吐出来，她非常后悔。有痰吐痰，吐痰了，她又非常后悔，后悔什么？不应该把它吐出来。为何不应该吐出来呢？她说痰一吐出来，咽喉干燥得像刀在割她的肌肉一样，燥痛像刀割一样。她这样一说，我们就知道她属于什么病证？肺阴虚。我们重点治肺，治阴虚。

方的配伍，百合、麦冬、玄参、生地、白芍、当归、熟地、桔梗、甘草。我们在认识问题的时候，给同学们留过一个思考题，阳虚是气虚加寒证，阴虚是什么加什么？阴虚它是三个相加，第一个"加"就是津亏，津亏就是要用百合、麦冬养阴生津的。第二个"加"，中医所说的阴虚，面是红的，口唇是红的，舌是红的，这说明热是在血，热在血在治疗阴虚的时候，第一个概念滋阴，第二个概念必须得凉血，玄参、生地凉血。第三个"加"，凡是阴虚都有血虚，换一句话说，凡是治疗阴虚都必须用补血的药，白芍、当归、熟地，是补血的。在前面学习的时候，凡是阳虚都用两类的药，一个补气的药，一个散寒的药，或者说温里的药。中医在认识问题的时候是很有规律性的。学习古人的方，任何一个滋阴的方，都要考虑有没有滋阴的药，有没有凉血的药，有没有补血的药。如果这三个方面少了一个方面，我们不能说古人不会治病，也不能说水平差，我们只能说他保守不想告诉别人。我们要把这个方怎样呢？补充上去，完善古人的方。我们学习古人的方，学多少方够用呢？学多少方都不够用。当我们把基础的方学好了，把配伍的思路学好了，方与证之间的关系理顺了，这算是达到我们做大夫的心愿了。我们再想一个问题，百合、麦冬、玄参、生地、白芍、当归、熟地，它治哪里的阴虚？它是哪里需要哪里去。前面我们学习基础知识，就明确提出来，治病一定要考虑到脏腑的生理特性。这个方是治疗肺的病证，应该怎么办？针对肺的生理特性宣发肃降，桔梗宣利肺气，贝母降泻肺气。这两味药把药物的主要作用力走入肺中。我们在前面学习的方，凡是滋阴的方，都要考虑到针对脏腑的生理特性而用药。

下面留一道思考题，六味地黄丸有没有针对脏腑生理特性用药呢？肾的基本功能，其中一个最基本就是固精，有没有用固精的药，就是针对了脏腑生理特性。一贯煎有没有？有。百合固金汤呢？是有的。甘草起什么作用？甘草就是补益肺气。阴血的化生需要什么？阴血得气而化生。古人在设百合固金汤的时候，用的甘草量是偏大还是偏小？偏小了。开百合固金汤应该加大一倍。百合、麦冬、玄参、生地、芍药、当归、熟地，滋补的药有点多，再一个方面，这个方滋补壅滞不壅滞？它是不壅滞的。为何说不壅滞？桔梗是宣的，贝母是降的。这是我们学在应用古人方的时候，应该重视的问题。

益胃汤

【歌诀】益胃汤中用沙参，麦冬冰糖细生地，

滋养脾胃有玉竹，胃脘隐痛皆能除。

【组成】沙参三钱（9g） 麦冬五钱（15g） 冰糖一钱（3g） 细生地五钱（15g） 玉竹炒香，一钱五分（5g）

【用法】上以水五杯，煮取二杯，分三次服，渣再煮一杯服（现代用法：水煎服）。

【导读】学好用活益胃汤的第一步是辨清益胃汤由哪些药物组成。组成益胃汤有3组用药，第1组是滋阴药即沙参、麦冬、玉竹，第2组是凉血滋阴药即生地黄，第3组是益气生津药即冰糖。从3组用药分析益胃汤具有滋阴凉血，生津益气作用，可辨治一切阴血虚夹血热证。

下面我们学一个方叫益胃汤，它是《温病条辨》中一个治疗胃阴虚的代表方。这个方，方的组成有生地、麦冬、沙参、玉竹、冰糖。这个方用药作用不局限在胃，比如说麦冬，其他地方的阴滋不滋？沙参呢？玉竹呢？冰糖呢？生地呢？古人在用这个方的时候，主张煎煮的时间是偏长还是不太长呢？这个方大约二十分钟左右就行。

方的功用是益胃养阴，药理作用主要就有保护胃黏膜、抗炎、增强机体免疫力、调节内分泌等作用。

这个方治疗中医的证，胃阴虚和脾阴虚在临床中是容易截然分开还是不容易呢？我估计谁都分不开，只不过是从理论上说说而已。到临床实际中，胃阴虚或者说脾阴虚，不管语言怎样表达，它们的症状基本上是相同的。在临床中怎样辨证？肾有肾的基本脉证，肝有肝的基本脉证，肺有肺的基本脉证，脾胃的基本脉证是什么呢？胃的基本脉证就是痛、闷、满、饮食变化。胃痛？胃中

满闷？胃中胀？胃中不通？胃中嘈杂？不想吃饭？我想到了一个问题，结合临床脾胃阴虚，它会出现这样一个症状，先问问同学们，听说过没有？有的人他说这一段时间，整天感到肚子有点饿，当吃饭的时候，看到饭不饿了。用中医的语言表达叫作饥不欲食。阴虚是有热的，热是主动的，动是能运化的，能运化应该是想吃吧？究其本质还是由虚而引起来的，所以会出现饥不欲食。下面再给同学们留一道思考题，饥不欲食，除了脾胃阴虚可以引起之外，还有哪些病可以出现饥不欲食？张仲景在《伤寒杂病论》中论述"饥不欲食"涉及五大方面，当然不包括阴虚。如果包括阴虚，就是六大方面。刚才所说痛、满、闷、胀、不想吃饭，或者是肚子饿了还是不想吃，这都是胃的基本脉证。辨脾胃阴虚，它的症状应该不应该具备阴虚的病证呢？应该有。口干咽燥，大便干结。说到大便干结，前面肺阴虚、肝阴虚、肾阴虚会不会出现大便干结？会的。会不会出现小便短少？会的。再想想脾胃阴虚在特定的情况下，会不会盗汗？会不会五心烦热？会不会出现舌红少苔、脉细数？会不会？都是会的。这样我们通过学习，知道阴虚的基本症状表现是不会变的，变的仅仅就是脏腑，它的基本脉证变了，用方变了。

方与证之间的关系，考虑到一个什么问题呢？生地、麦冬、沙参、玉竹、冰糖，这五味药都是养阴的药。生地、麦冬、沙参、玉竹都是养阴。现在我们要发现一个问题，这个方是吴鞠通的一个方。我在前面说某某一个方的时候，常常有这样一句话，看看同学们有没有印象。我说某某方是什么什么的一个重要方。我说这个方的时候，说这个方是吴鞠通的一个方，加"重要"两个字了没有？没有加。为何没有加？我们只能说吴鞠通这个人在告诉别人的时候，他是比较保守的，可以体现在这个方中，我们刚才说，凡是阴虚应该用滋阴的药，应该用凉血的药和补血的药，这个方没有用补血的药。再一个方面，还有一个很大的问题，它没有针对脏腑生理特性用药。脾胃是消化的，比如说，我们在开这个方的时候，阴虚病人想吃饭不想？不想吃饭，应该开上消食的药，比如说山楂、神曲。加上山楂、神曲既养阴，又助消化。这说明吴鞠通在这方面是比较保守的。再一个方面，我们在开方的时候，在前面也留过思考题，滋阴的药，要想更好地发挥治疗作用，应该加点什么药？应该加点味辛的药，或者是味苦的药，或者是行气的药，有利于滋阴的药更好地发挥作用。

再一个方面，在认识问题的时候，还要认识到阴是得气而化生的。一定要配伍点什么药？补气的药。这是我们学习古人的方后，怎样才能使我们开的方优于他人的重要方面。如果我们到临床中治疗脾胃阴虚，就用益胃汤，可能是有效的，病人吃着吃着腻胃了，不仅没有效，反而又不想吃饭了。不想吃饭了，病人本来胃中胀，又出现什么？原来的胀是胃阴虚，后来的胀是阴虚加浊腻。我们学古人的方，是为了用古人的方，用古人的方是为了取得更好的疗效，要想取得更好的疗效，一定要重视什么？根据我们学习方与证之间的关系，药物与药物之间的关系，怎样的配伍能提高疗效，这些问题都是我们应该重视的一个问题。我给同学们说过，我在门诊上班，我问病人，摸脉象，大概就是一两分钟。在一般情况下，是不超过五句话的。我善于摸脉象，辨什么？辨虚实；看舌质、舌苔辨寒热。病人跟我们说了一个主要症状，辨病变的部位，寒热辨了，虚实辨了，病变的部位辨了，两分钟足够了。剩余的时间开方，开方的时候，不要着急去开，要发现这个方好处在哪一点，有哪方面的不足。不足如何找？主要在于思考，集中精力想想这个方。因为当大夫主要就是开方，尽可能要周全一些，尽可能疗效好一些。

第五节　补阳

右归丸

【歌诀】右归丸中附桂地，山药茱萸菟丝归，

　　　　杜仲鹿胶枸杞子，补肾益阳功用魁。

【组成】熟地黄八两（240g）　山药炒，四两（120g）　山茱萸微炒，三两（90g）　枸杞子微炒，三两（90g）　菟丝子制，四两（120g）　鹿角胶炒珠，四两（120g）　杜仲姜汁炒，四两（120g）　肉桂二两（60g）　当归三两（90g）　制附子二两（60g）

【用法】上将熟地蒸烂杵膏，余为细末，加炼蜜为丸，如弹子大。每嚼服二三丸（6~9g），以滚白汤送下（现代用法：水煎服）。

【导读】学好用活右归丸的第一步是辨清右归丸由哪些药物组成。组成

右归丸有5组用药，第1组是补阳药即鹿角胶、杜仲、菟丝子，第2组是温阳药即附子、肉桂，第3组是益气药即山药，第4组是补血药即熟地黄、当归，第5组是固精药即山茱萸，滋阴药即枸杞子。从5组用药分析右归丸具有补阳温阳，滋阴补血，固涩精气作用，可辨治一切阳虚夹伤阴证。

上课了，这一堂我们学习第五节的内容，就是补阳。前面我们学了几个补？补气、补血、气血双补、补阴四个方面了。现在我们学习第五个方面，就是补阳。

补阳第一个方就是右归丸。右归丸，它是《景岳全书》中一个重要的方。这个方药物组成有熟地、山药、山茱萸、枸杞子、菟丝子、鹿胶……说到这里，和前面有一个左归丸用的药，看看一样不一样？熟地、山药、山茱萸、枸杞子、菟丝子、鹿角胶，一样吧？在那个方的基础之上，去了几味药，加了肉桂、附子。现在思考一个问题，附子、肉桂是一般的热，还是比较热？又加了杜仲、当归。这个方用法，古人说是丸剂，从今天来看大部分开的是汤剂。这个方的功用是温补肾阳，兼益精髓。它的药理作用主要就是调节内分泌、增强机体免疫力、调节神经等。

中医的证就是肾阳虚，我们思考一个问题，前面学了一个方叫六味地黄丸。六味地黄丸治疗肾的基本脉证，有哪些症状？腰酸、腿软、耳鸣、耳聋、牙涉及两个方面，一个是牙肿了，一个牙痛了，再一个就是小儿囟门迟闭、脚跟痛。六味地黄丸能治疗肾的基本脉证，右归丸同样能治疗，它们治疗的病证是没有任何区别的。我还要补充一个内容，六味地黄丸治疗的是阴虚，现在右归丸治疗的是什么？是阳虚。补充的内容就是两大方面，一个就是寒证。寒证应该出现什么症状？手足不温、畏寒怕冷。第二个要给它补充一个症状，就是气虚，神疲气少。这是我们要抓住辨证的要点，肾阳虚的基本病证表现是由三组症状组成的：一组症状是肾的基本脉证，一组是寒的基本脉证，一组是气虚的基本脉证。气虚的基本脉证，刚才仅仅举了一个神疲气少，有没有可能面色萎黄呢？有没有可能语声低微呢？有没有可能是舌淡苔白呢？舌淡苔白的可能性是大还是小？非常大。可以说占到百分之九十以上呢。假如说舌红、少苔，就不是什么阳虚的辨证要点了，变成阴虚了，我们中医辨证必须要抓住辨证的要点。

我们思考一个问题，六味地黄丸，有没有这种可能性：它可以治疗男科的病证，也可以治疗妇科的病证。虽然长期以来，没有明确说六味地黄丸治疗妇科的病证，实际上我们在前面学习六味地黄丸的时候，我说了这样一句话，妇科月经量少，也可能是痛经，也可能是闭经。右归丸，会不会针对男科和妇科的病证？会。

下面我想到一个问题，从西医角度不孕应该用的是哪一类的激素？雌激素吧？如果男科，应该用雄激素吧？西医在治疗方面针对性很强，不孕就是雌激素，不育就是雄激素。从我们中医认识，假如说是不孕，能不能用右归丸？可以吧？如果是不育，能不能用右归丸？这说明了一个什么问题？学习的右归丸，既含雌激素又含雄激素，起到双向调节的作用，这就是中医在治病方面具有的特殊性。

治疗顽固性不孕症，中医辨证是阳虚，应该用右归丸，事实上病人吃药，该不怀孕还是不怀孕，并不是说在临床中开个方吃了药就会怀孕。我给同学们介绍一点小知识，或许对同学们有帮助。我在临床中治病的时候，如果是一个女同志，她是阳虚，一定稍给她加点激素的药即雄激素的药。如果我们治疗的是不育症，他是阳虚，我们应该补阳吧？应该给他加点雌激素的药。吃中药配合西药，基本上都能达到预期治疗目的。不过还得再补充一句话，先天性不孕／不育治疗有没有作用？我们治疗不孕不育，必须具备什么？必须具备会怀孕这个基本条件才行。有些不是顽固的，我们不一定要加西药。凡是顽固性的，一定要加西药。为何要加西药？我是这样想的，阴中求阳，阳中求阴。再进一步说一下，我在临床中，不管是治疗阴虚、阳虚，阴虚滋阴，阳虚补阳，都要配点西药的激素药。当然我们学习，病人是必须具备阳虚的特点才能用。"阳虚无子，宫寒不孕"，必须是阳虚，假如说阴虚了，用这个方肯定不行。当然阴虚用滋阴的方再加点西药也是可行的。在学习应用过程中，要不断地思考问题、发现问题，最后应该解决问题。

我在门诊上班，可以说只要我们判断这个病人，她是可以怀孕的，我们就说积极配合吃药，肯定能达到预期效果。这个方的用药与证之间的关系，用鹿胶、杜仲、菟丝子这三味药，它是补阳药。尤其是鹿胶和谁是一家人？和鹿茸是一家人，鹿茸是大补，鹿角仅次于鹿茸。当然还要认识到，这样的病人是寒，寒应该用什么药？应该用温里散寒的药。这就是肉桂、附子温壮阳气，协助鹿胶、菟丝子、杜仲温补阳气。还要认识到阳从哪里化生？阳从阴化生。熟地、枸杞子，都是滋阴的。但是我们一定要搞清楚，哪些药应该用得多一点？哪些药要发挥主导的作用？鹿胶、菟丝子、杜仲，再加上肉桂、附子，这都是温热的。温热，伤不伤阴津？伤。熟地、枸杞子有没有滋阴的作用？再一个方面，中医怎样认识问题？中医认为气可以化阳，凡是阳虚都有寒证，都有气虚。山药是什么？补气的药。山药用量怎样？应该偏大一点。

再一个方面，我们在学习的时候说治疗肾，肾的生理特性是固藏，一定要用温固肾精的药，这就是山茱萸。右归丸我们把它作为一个什么方？治疗肾阳虚的一个重要代表方。从今天临床应用来看，单用这个方有一定的局限性，希望同学们在用这个方的时候，一定要加上点西药，提高疗效。用西药常规用量的五分之一，量太大可能会出现副作用。我们中医主张什么？阴阳平衡。

桂枝加附子汤（桂枝甘草汤）

【歌诀】桂枝汤中加附子，辨治心阳虚弱证，

心悸胸闷或胸满，治表治里功效增。

【组成】桂枝去皮，三两（9g）　芍药三两（9g）　甘草炙，二两（6g）　生姜切，三两（9g）　大枣擘，十二枚　附子炮，去皮，破八片，一枚（5g）

【用法】上六味，以水七升，煮取三升，去滓。温服一升。本云：桂枝汤，今加附子，将息如前法。

【导读】学好用活桂枝加附子汤的第一步是辨清桂枝加附子汤由哪些基础方和药物组成。组成桂枝加附子汤有5个基础方和4组用药，基础方之一是头风摩散，之二是桂枝甘草汤，之三是芍药甘草汤，之四是桂枝汤，之五是甘草汤；第1组是辛温药即桂枝、生姜，第2组是温阳药即附子，第3组是益气药即大枣、甘草，第4组是补血敛阴药即芍药。从5个基础方和4组用药分析桂枝加附子汤具有温阳补阳，益气补血作用，可辨治一切阳虚夹血不足证。

我们再思考一个问题，在学习基础知识的时候，阳虚主要有几大类？一大类就是肾阳虚。还有什么？脾阳虚，换一句话，叫什么？就是脾虚寒证。脾和谁是一家人？胃。就是脾胃虚寒证。脾胃虚寒证应该用什么方？理中丸。虚寒在诸多情况下，和阳虚的概念是相等的。有肾阳虚、脾阳虚，还有什么阳虚？还有心阳虚。心阳虚代表方就是桂枝加附子汤，这个方是张仲景治疗心阳虚的一个重要的代表方。这个方长期以来都没有引起重视，长期以来得到重视的是张仲景的另外一个方，我们的中医内科学治疗心阳虚，在诸多情况下，它选的是什么？是桂枝甘草汤。桂枝甘草汤由几味药组成？由两味药组成。什么药？桂枝、甘草。现在我们学习，结合我在临床中治病的体会，治疗心阳虚最佳的代表方应该是桂枝加附子汤。桂枝加附子汤，有没有桂枝、甘草？它是由桂枝、芍药、甘草、生姜、大枣、附子组成。这个方在煎煮方面，在一般情况下，人们认为附子应该煎的时间偏长，张仲景用这个方，煎煮二十分钟比较妥当，煎煮时间太长，药物的有效成分被破坏了；煎煮时间太短，有效成分没有被充分地煎煮出来。这个方的功用就是温补心阳。从今天来看，它的药理作用为抗心肌缺血、改善微循环。我们想一个问题，清热的药能消炎，温热的药能不能消炎？能。一个炎症，从我们中医角度来认识，只要是寒证，就必须用温热的药。病人服用就能达到消炎的作用。中医不说是消炎，而说是什么？起到温阳散寒的作用。

桂枝加附子汤治疗中医的证，就是心阳虚证，它的主要病证表现有哪些？心悸、怔忡、烦躁、胸闷、气短，舌淡、苔薄白，脉虚弱。有一个病叫心肌炎，西医在认识的时候，将它分为病毒性心肌炎、细菌性心肌炎。结合我在临床中治病的体会，发现病毒性心肌炎，十个病人最少八个病人都是阳虚，换一句话说，治疗心肌炎，中医要用温热的方法才能达到治愈的目的。举个例子，我们中医学院第一附属医院有一个大夫，他的老乡是病毒性心肌炎，心肌酶高，在住院期间怎样都降不下去，他推荐病人来找我，我一摸他的脉象应该是什么？弱。一看舌质、舌苔，我给他开桂枝、附子、芍药、炙甘草、生姜、大枣。我又给他加了两味药，一个是生川乌 6 g，生半夏是 12 g。吃一星期，一检查，心肌酶恢复到正常，在医院又住了不到两周出院了。他找我第一次看病的时候，我一摸他的脉象，第一感觉他的手没有我的手温度高，辨为寒证。我在临床中发现，病毒性心肌炎有百分之八十都是阳虚。再一个方面，病毒性心肌炎有好多都是感冒病毒引起来的，用我们学习的桂枝加附子汤，屡屡取得良好的治疗效果。

方的配伍，桂枝是什么作用？就是温通心阳。附子呢？是温壮阳气的。附子和桂枝配伍在一起，散寒的作用明显不明显？温通的作用呢？也是明显的。我们再想一个问题，心是主血脉的，温热的药桂枝、附子在某种程度上，有没有可能伤人的阴血？芍药正好有什么作用？有补血敛阴的作用。再一个方面，心悸、怔忡，芍药有缓急止痛的作用。生姜，就是起到温中作用。大枣、甘草呢？主要就是补气的。我们中医有这样一种说法，桂枝、附子是辛热，甘草、大枣是甘的，"辛甘化阳而补阳"。中医在认识阳虚的时候，就是气虚加寒证。辛热的药加上补气的药，辛甘可以化阳，起到补阳的作用。说什么什么系统，炎症寒证偏多？实际上心血管这一类的疾病寒证偏多。比如说，一个静脉炎、动脉炎，都是炎症吧？这样的炎症，用手摸一下，他的温度都是偏低的。一个生殖系统要用补阳的药，一个是内分泌系统出现阳虚要用补阳的药，还有哪一个系统要用补阳的药？不是心血管系统，是什么系统？有的同学说消化。我们学习一定要善于总结，总结就是提高，在思考之中不断地索取，不断地获取进步。

到目前为止，我们学习补几大类？一大类补气，一大类补血，一大类气血双补，一大类滋阴。阴虚有肾阴虚、肝阴虚、肺阴虚、脾胃阴虚，我们在学习基础知识的时候，还有一个什么阴虚？应该是还有心阴虚的，心阴虚这个方，我们是肯定会学到的。在通常情况下，阴虚是五大方面。阳虚在通常情况下是三大方面，一大方面心阳虚，一大方面脾阳虚，一大方面肾阳虚。肾阳虚代表方右归丸，心阳虚代表方桂枝加附子汤，脾阳虚代表方理中丸。

第六节　阴阳俱补

炙甘草汤

【歌诀】炙甘草汤参桂姜，麦冬生地麻仁襄，
　　　　大枣阿胶加酒服，阴阳俱虚有奇效。

【组成】甘草炙，四两（12g）　生姜切，三两（9g）　人参二两（6g）　生地黄一斤（48g）　桂枝去皮，三两（9g）　阿胶二两（6g）　麦门冬去心，半升（12g）　麻仁半升（12g）　大枣擘，三十枚

【用法】上九味，以清酒七升，水八升，先煮八味，取三升，去滓。内胶烊消尽，温服一升，日三服。一名复脉汤。

【导读】学好用活炙甘草汤的第一步是辨清炙甘草汤由哪些基础方和药物组成。组成炙甘草汤有1个基础方、1个变化方和5组用药，基础方是桂枝甘草汤，变化方是桂枝汤；第1组是辛温药即桂枝、生姜，第2组是益气药即人参、大枣、甘草，第3组是补血药即阿胶，第4组是凉血补血药即生地黄，第5组是滋阴药即麦冬、麻仁。从1个基础方、1个变化方和5组用药分析炙甘草汤具有温阳滋阴，益气补血作用，可辨治一切阴阳俱虚夹血热证。

上课了，这一堂我们学习炙甘草汤，这个方是张仲景在《伤寒杂病论》中一个非常著名而有效的方。方的组成有甘草、人参、大枣、桂枝、生姜、生地、阿胶、麦冬、麻仁。我们学这个方是为了用这个方，用这个方是为了取得更好的疗效，要想取得好的疗效，除了要记住药物的组成之外，还有一个重要方面就是什么？用量。生地、大枣用量比较大，相对而言，方中用的甘草量也是偏大的。这个方怎样应用？怎样煎煮？在煎煮方面有一个特殊性，正如张仲景所说的"清酒七升，水八升"。这个方煎煮的时间大概煎多长时间，可以算一算，相当于是十五升，一升大概需要五分钟，最后剩了三升，十二升被熬完了，就是超过了五十分钟，正好一个小时即六十分钟。关于煎煮，我们可以发现一个问题，假如说煎煮二十分钟，看一看药汤是什么颜色，煎煮到了三十分钟，药汤是什么颜色，煎煮到了一个小时，这个药汤是什么颜色，一样不一样？是不一样的。也就是说用古人方的时候，相同的药煎煮的时间不一样，所取得的有效成分不完全一样，达到的治疗效果也是不完全一样的。清酒相当于今天所说的半成熟品的酒，假如说病人煎药，找到这个清酒也是不容易的，可以用浓度偏高一些，量少一些，也是可以的。

这个方功用是益气温阳，滋阴养血。根据炙甘草汤的功用，我们可以发现

一个问题，炙甘草汤既补气又补血，既补阳又滋阴。它的药理作用有几个大的方面。

一个大的方面就是抗心肌缺血缺氧、强心利尿（所谓强心利尿，就是可以治疗心脏病引起的水肿）、抗心律失常、提高心肌 SOD（超氧化物歧化酶）活性、降低组织 MDA（丙二醛）含量，同时这个方还有保护胃黏膜、抑制中枢神经兴奋的作用。

这个方治疗中医的证，一个方面是心阴阳俱虚证，从我们学习中医的理论知识，阴应该包括血，阳应该包括气。张仲景在《伤寒杂病论》第 177 条中说："伤寒，脉结代，心动悸，炙甘草汤主之。"脉结代，结脉和代脉是不是一种脉象？结脉和代脉能不能同时出现？张仲景所说的"脉结代"，应该在这两个字中间加上一个字"或"，因人不同，有人是脉结，有人是脉代。结脉和代脉的区别在哪儿？结脉停跳没有规律性，代脉停跳有规律性。再想一个问题，结脉或代脉，这个病相对来说，是轻还是比较重呢？心动悸，张仲景为何在"心"与"悸"之间加一个"动"字？它的症状表现不局限于自觉症状，有一种是他觉症状。所谓他觉症状，就是在诊断的过程中，常常能看到病人的心脏在跳动。在临床实际中，有些人心悸，能看到他的心脏在跳动，原因就是二尖瓣、三尖瓣关闭不全。关闭不全，血液有一种什么现象？回流。一回流，一冲击，引起心脏心肌碰到哪地方了？撞击到胸壁上，这是我们在临床中，一定不可忽视的一个方面。

我在门诊上班，来了一个病人，一摸脉象，出现了结脉或者是代脉，要注意看一下他的心前区，即便是穿的衣服比较多，只要他穿的衣服比较紧身，都能看到这个地方有波动感。但是我们还要知道一个问题，有些人比较消瘦，心脏跳动，也会震动到心前区胸壁跳动。但是这个跳动部位是不一样的。如果这个人是比较消瘦，心功能正常，没有实质性病变，它仅仅是心尖部这个地方跳动。如果是关闭不全，这个跳动的部位是靠上的。根据我们所学习的知识，一定要重视观察病人的状态。这样的病人，相对而言，感冒的机会是偏多还是偏少呢？因为他的抵抗力弱。张仲景说的是什么呢？"伤寒，脉结代，心动悸。"所说的伤寒，就是告诉人们，这样的病人是很容易感冒的，这样的人感冒了，容易不容易加重心的病证？很容易，很有可能形成表里兼证，病的主要矛盾方面在里。张仲景所说的伤寒是广义的伤寒还是狭义的伤寒？应该含义是比较广的。太阳病的证型有多少？太阳病在我们的印象中，它是外感病还是内伤病？怎么没有想到是内伤呢？怎么想到是外感呢？关键就是书上说的，猜一猜，张仲景在论述太阳病的时候，论述的太阳病是外感病还是内伤病？都有。

张仲景在辨太阳病的时候，有几个证型？根据我们所学的知识，张仲景在论述太阳病的时候，是十二个证型。一个证型太阳伤寒证，一个证型太阳中风证，一个证型太阳温病证，再一个就是太阳刚痉证、太阳柔痉证、太阳湿热痉证，几个了？六个了。还有太阳表虚风水证、太阳表实风水证、太阳风水夹热证，几个了？九个了。还有太阳表虚风湿证、太阳表实寒湿证、太阳湿热痹证，几个了？十二个证型。张仲景在论述的时候，六个证型是外感病，六个证型是内伤病。比如说，太阳刚痉、太阳柔痉、太阳湿热痉，它都不是外感病，相当于今天所说的颈椎增生、椎间管狭窄，也相当于落枕。椎间管狭窄、颈椎增生、落枕的主要症状就是颈项活动受限，用张仲景的话叫项背强。这是什么病？这是内伤病。它还有太阳表虚风水证、太阳表实风水证、太阳风水夹热证，它相当于今天所说的肾炎、肾病综合征。相当于三个肾病，一个是肾小球的病证，一个是肾小管的病证，一个是肾血管的病证。这样的病证，在病变过程中会出现眼睑水肿，风水就是眼睑水肿。再一个相当于今天的什么病呢？相当于今天所说的内分泌失调，什么原因也找不到，就是出现眼睑肿。再一个方面，什么病也不是，有没有这种可能性？如最近这几天比较劳累，眼睑肿了，不治疗过了几天好了。这个眼睑肿是外感病还是内伤病呢？内伤病。我们认识张仲景的辨证，对太阳病的病证，长期以来，都把太阳病作为一个什么病？作为一个外感病。我在认识太阳病的时候，把张仲景《伤寒杂病论》中论述的太阳病，进行一归纳，一总结，发现张仲景在论述太阳病的时候，有六个证型是外感病，有六个证型是内伤杂病。我们只有这样认识才能对太阳病有一个足够的比较全面的认识。

下面给同学们留一道额外的思考题，张仲景设太阳病，十二个证型各自的代表方是什么？如果知道了证型，如果知道了代表方，在临床实际中解决问题就轻而易举了。

张仲景所说的伤寒，这个伤寒概念是比较大的，也就是古人所说的"今夫热病者，皆伤寒之类也"。伤寒包括受凉了、受热了、受湿了、受风了等方面。

张仲景在论述炙甘草汤治疗病证的时候，有一个明确的认识，素体有心脏病，这个心脏病在很大程度上，相当于西医所说的风湿性心脏病。风湿性心脏病，感冒的机会是非常多的。中医在辨证的时候，凡是感冒大部分是受热了还是受凉了？要注意一点，邪随体质而化。怎样叫作邪随体质而化呢？这个人明明是受凉了，但是他的症状表现就是热，我们就把他辨为什么？辨为热。在认识张仲景所辨太阳病的时候，十二个证型，寒的占了几个？占了八个，寒在肌表，寒还是偏多的。另外我们还要认识到一个问题，凡是在表的热，都不是单一的热，而是寒热夹杂。现在我们再想一个问题，太阳温病代表方是什么方？用的药有没有辛温的药？为何要用辛温的药？凡是太阳病，病变的部位都在表。表要想发汗，必须是温发还是凉发？凉是根本发不出来的，必须用温性的药。得出一个结论，凡是在表，一个就是热证，热还必须是和谁夹杂在一起？和寒夹杂在一起。没有单一的热证，都是寒热夹杂；有没有单一的寒证？肯定有。

张仲景在论述的时候，症状怎样？比较简单。他只告诉我们主要的症状，辨证的要点说了没有？为何没有说？辨证要点是什么？抓住阴阳俱虚。阴阳俱虚的病证表现有一个特殊性，什么特殊性？凡是手心热的，绝大部分舌质偏淡，舌苔偏白。出现了什么？矛盾。身体热应该是什么？舌红少苔，或者苔黄；在临床中我们还发现一个什么问题呢？凡是手凉的，他的舌质都是偏红的。他会出现一种既有热又有寒的表现，是不一致的。我们在认识的时候，一定要重视什么？看舌质，看舌苔。舌质绝大部分反映的是病的本质，手凉与热，有没有可能反映病的假象呢？这对于我们辨证带来了一定的困难，要想着解决这个问题。手偏凉了，舌偏红了，舌质在绝大多数情况下，应该反映的是本质，手会不会出现假象呢？的确会。比如说，在前面学习大承气汤的时候，热证也会出现手发凉。邪热太盛，阻遏阳气，阳气不能外达，出现手发凉。我在临床中进行了多年的观察总结，发现舌质红，手是凉的，假如说，手凉是一种假象，假如是假象的话，问他想不想喝水，应该想喝水。事实上，舌质红，想喝水不想？根本不想喝水。这样就进一步证明手凉是什么？是阳虚。如果手凉是阳盛的话，这个人应该怎样？想喝水，在一定程度上反映病人的本质，比如说，口干，就是不想喝，津液伤了没有？是没有伤的。我刚才举了一个例子，手是凉的，舌质是红的，怎样知道手不是假象，应该问一个什么东西？想不想喝水。

我们遇到一个病人，舌质偏淡，舌苔偏白，手心是热的，怎样知道手心热是真热呢？一定要问这个人想不想喝水。这个人总是口干，想喝水，说明了什么？真有阴虚。辨证在特定的情况下，病证是错综复杂的。我们学习炙甘草汤治疗的病证是心阴阳俱虚证。

第二个方面，就是气阴两虚肺痿证。张仲景在《伤寒杂病论》中专门还论述一个方，可以治疗气阴两虚肺痿证，这个方我们会学到的，治疗什么效果好呢？肺痿证。炙甘草汤，张仲景没有明确提出来，后人在应用的时候，发现炙甘草汤治疗肺痿证有一定作用，但是没有我们到后边要学习的那个方效果好。下面给同学们留一道思考题，肺痿最基本的症状表现是什么？在前面学习的时候，提到肺的基本脉证是咳、喘、痰。除了咳、喘、痰三大症状之外，肺痿应该还有一个什么样的特殊症状？作为一个思考题。

下面我们要知道炙甘草汤治疗西医的病多不多？它是非常多的，可以治疗循环系统、消化系统、泌尿、妇科、眼科等方面的疾病。我们在临床中用方，并不是把某某一个方的作用局限在某一个方面，这个方有什么样的作用。诸多疾病只要它出现了这样的病变证机，都可以用这个方。

炙甘草汤，方的用药与病证之间什么关系？方中用的炙甘草什么作用？益气生血的。炙甘草的用量是比较大的。下面再给同学们留一道思考题，张仲景在《伤寒杂病论》中，用甘草来命方名，命了两个方名，都是以甘草命名的，一个叫什么方？叫甘草汤；一个叫什么？加了一个"炙"，叫炙甘草汤。这说明张仲景对甘草认识、应用是比较多、比较灵活的。甘草，是补气药，甘草甜不甜？生津不生津？甘草量大，起益气生血，助阳益阴的作用。当然仅仅用甘草，它的作用有没有局限性？人参、大枣这两味药都是补气药。人参、大枣和甘草配合在一起，能不能增强补气的作用？方中用的桂枝、生姜，是解表药，心脏病病人，在诸多情况下，很容易感受外邪。如果这个人感受了外邪，生姜、桂枝干什么呢？就是解表散寒的。假如说，这个人体质比较虚弱，感受了外邪，外邪在肌表停留的时间比较短暂，很快进入里，加重了里的病证。在这种情况下，生姜、桂枝干什么？就起到温心阳、通心脉的作用。我们认识问题，要认识到药物发挥作用的时候，是根据病人的症状表现，什么样的症状表现就发挥什么样的作用。当然我们在认识桂枝、生姜的时候，如果说是表证，就是解表；

如果没有表证，就不解表，而温心阳，通心脉。阳虚，没有用补阳的药，在绝大多数情况下，中医阳虚，就是气虚加寒证。气虚加寒证，就是人参、大枣、甘草补气，桂枝、生姜散寒。中医有一句话"辛甘化阳而补阳"。生地、阿胶起到的作用是什么？就是补血。补血，生地用量大不大？方中用的麦冬、麻仁，就是干什么的？滋阴的。滋阴，血可以化阴。病人怕冷，这个问题解决了没有？手足凉解决了没有？解决了。假如说这个病人，不是手足凉而是手足心发热，这个问题能不能解决？也是可以解决的。生地、麦冬，就是清热，凉血，滋阴。如果热在手，就清手心热。如果热在口腔，舌质红，吃吃药，舌质就怎样？不红了，慢慢地趋向正常。桂枝、生姜，如果手发凉，它就起什么作用？如果手是热的，它就发挥作用治疗舌质淡、苔白。

再一个方面，风湿性心脏病、肺源性心脏病、高原性心脏病，这样的病人，除了心慌之外，有没有可能出现心痛？胸闷呢？这都不是辨证的要点。辨证的要点是什么？抓住阴虚阳虚，这是我们学习炙甘草汤要达到的目的和应用的价值。

肾气丸（地黄饮子、龟鹿二仙胶、七宝美髯丹）

【歌诀】肾气丸治阴阳虚，干地山药及山萸，

丹皮苓泽加桂附，滋阴温阳病康复。

【组成】干地黄八两（24g） 薯蓣（即山药）四两（12g） 山茱萸四两（12g） 泽泻三两（9g） 茯苓三两（9g） 牡丹皮三两（9g） 桂枝一两（3g） 附子炮，一两（3g）

【用法】上八味，末之，炼蜜和丸，梧子大，酒下十五丸，加至二十五丸，日再服

【导读】学好用活肾气丸的第一步是辨清肾气丸由哪些基础方和药物组成。组成肾气丸有1个基础方和5组用药，基础方是头风摩散；第1组是温热药即桂枝、附子，第2组是益气药即山药，第3组是凉血滋阴活血药即生地黄、牡丹皮，第4组是温阳固精药即山茱萸，第5组是渗利药即泽泻、茯苓。从1个基础方和5组用药分析肾气丸具有温阳滋阴，益气凉血，渗利湿浊作用，可辨治一切阴阳俱虚或夹血热或夹湿浊证。

上课了，我们学习肾气丸，这个方是《伤寒杂病论》中一个著名、有效并且效果非常好的方。肾气丸方的组成，有地黄（是干的）、附子、桂枝、山药、山茱萸、茯苓、泽泻、丹皮。这个方在某种程度上，它的用量和六味地黄丸用量的比例关系是一样的，就是多了几味药？多了附子、桂枝。我们在认识的时候，一定要重视方的用量，量主导方的作用。这个方从张仲景的论述是丸剂。从今天的临床应用，有个问题，药店的肾气丸绝大部分都不是张仲景的肾气丸。是谁的？后人改变的。肾气丸用的不是生地，而是熟地；用的不是桂枝而是肉桂，用的量不是附子、桂枝一两，而是用的附子、肉桂二两，变化还是比较大的。生地是清的，熟地是温的。附子、桂枝的量加大了，它不是真正的肾气丸。有一个药厂，它起了一个名字叫桂附地黄丸，这个桂附地黄丸也不是张仲景的肾气丸的用量，由于量的不同，决定这个方治疗的病证不完全相同。我们学习要学一个名副其实的肾气丸。根据方中的用药，应该是温补肾阳，滋补肾阴。药理作用比较多，抗自由基、改善微循环、改善肾功能、降血糖、抗突变（什么叫突变，就是会发生为肿瘤，细胞突变）、抗硬化（脑动脉硬化）、增强机体的免疫力。

学习肾气丸治疗中医的证，有五大方面。从功能上来看是温补肾阳，滋补肾阴。总的来说，这个证型是什么？肾阴阳俱虚证。第一个大的方面是腰痛，这个腰痛包括应该有几个大的方面。

一个大的方面，中医所说的腰痛，应该不应该包括西医所说的泌尿系中的肾吧？肾炎会不会出现腰痛？举一个例子，今年上半年，有一个男同志，他来看病，是肾病综合征，腰痛，但不是十分重的，就是尿中蛋白有四个加号。根据他的症状表现我开了肾气丸，他连续吃了一段时间，达到了预期治疗目的。大概吃了有三个多月，一检查蛋白消除了。蛋白消除了，还没有完全好，还需要巩固治疗。

再一个方面，腰椎间盘突出、腰椎增生，会不会出现腰痛？只要出现肾阴阳两虚的症状，可以用。再一个方面，妇科会不会出现腰痛？男科会不会出现腰痛？都会的。只要病证表现出现了阴阳俱虚，都可以开肾气丸。

第二个方面肾阴阳俱虚消渴证，在一般情况下，消渴是阴虚还是阳虚呢？阴虚吧？有一个主要症状就是想喝水。糖尿病在绝大多数情况下，小便多还是少呢？是不是阴虚呢？小便多应该是什么呢？应该是阳虚。所以得出一个结论，在临床实际中，凡是西医所说的糖尿病，中医所说的消渴，大多数都是阴阳两虚。补充一个内容，我们在前面学一个方叫六味地黄丸，六味地黄丸可以治疗什么？肾阴虚。如果见到一个病人，吃六味地黄丸，症状可以改善，血糖会升高，因为地黄、山药含糖量比较高，这样的病越吃血糖越高。在临床中治疗糖尿病，要想把血糖降下去，必须重视用温热的药。额外给同学们留一道思考题，治疗消渴，在临床中用肾气丸的同时，应该再加哪一类的药效果会最明显？先作为一个思考题。单用肾气丸，还有点局限性，应该再加一类药，病人一吃血糖在较短的时间内就能降下来。

再举一个例子，就是去年这个时候，中医学院有一个女同学是糖尿病。我问她多长时间了，她说五年多了。她今年是 20 岁，15 岁就有了。我说你现在用什么药？她说用胰岛素。我跟她说，要坚持吃中药，可以把胰岛素停下来，她坚持吃药，最后把胰岛素停了，血糖基本上降到正常。我跟她怎样说呢？把肾气丸打成粉状，一次吃 10g 来维持。她问我需要多长时间，她说吃三五年可以吗？我说可以，这是肾气丸治疗肾阴阳俱虚消渴证的情况。

第三个方面，肾阴阳俱虚脚气证，一提到脚气，这脚气的病变部位在哪儿？张仲景在《伤寒杂病论》中论脚气，有五个概念。脚气不在脚上，在哪儿？在胸中。主要症状表现是胸闷、心慌、气喘，相当于今天所说的冠心病。古代的人把冠心病说是什么？脚气，这是一种脚气。肾气丸治疗的是第二种脚气，下面举个例子。我在门诊上班，有一个女同志来看病了，她不是走进来的，一个男同志把她抱进来的，她不会走路。往凳子上一坐，我问了这样一句话，我说你的病多长时间啦？她没有说她病多长时间了，她说她的大腿没有小腿粗。一看，她的大腿就是皮包骨头，用西医的话就是肌肉萎缩了，小腿肿得比大腿还粗，什么病？中医说是脚气，西医有的说是重症肌无力，有的说是肌肉萎缩，有的说是神经肌肉病变。在这种情况下，根据病证表现，开肾气丸，加了四味药，加了防己、黄芪、白术、甘草。吃大概有四个多月，她又来了。第一次来她是被别人抱着，第二次来，她是一只手抱着一个男同志的肩进来的，最后她是走进来的。这样的病是非常难治的，但是从我们中医讲只要坚持吃药，都能取得一定的治疗效果。大概就在两年前，一个小男孩不到十岁，也是出现大腿没有小腿粗，经过有效的治疗，恢复还是不错的。到目前为止，西医还没有一个明确的、准确的说法，我们中医可以把它辨为脚气。

第四个方面，阴阳俱虚微饮证，张仲景用的是微饮，后人说是痰饮。痰饮的病证表现主要在头，相当于今天所说的脑动脉硬化，或者说是脑梗死。它出现头的病证。比如说，就是上一周，我们中医学院有一个男同学，带着他的父亲找我看病。什么病？脑梗死。开什么方？肾气丸。吃了一星期，他说症状改善了很多。

第五个方面，肾阴阳俱虚转胞证。怎样叫转胞？我是怎样认为的，怀孕的女同志，出现了急性泌尿系的炎症，相当于中医所说的淋证，对于这样的病，应该用什么药？应该用利水的药。用利水的药虽然能治病，但是有一个弊端，用药如果在定量方面把握得不太准确，会引起流产。张仲景根据他的治疗经验，专门用肾气丸来治疗。如果一个人不是怀孕了，最好不用这个方，这个方针对的病是一个特殊时期的病。

所以我们学习肾气丸治疗的病证是几大方面？五大方面。

核心的辨证症状要点，在临床中，病人阳虚绝大部分都是手足不温，畏寒怕冷，这是阳虚的症状。同时还有阴虚的症状，阴虚的症状是什么？因人不同症状表现不同，有的口舌生疮，有的口腔溃疡，有的咽喉不舒服，有的面色红，有的口唇干燥。这说明阳虚的症状比较单一，阴虚的症状比较复杂，在一般情况下，阳虚应该在下；阴虚在上，就是火偏于上，寒偏于下。

下面我举个例子，就是去年的上半年，我在门诊上班，我们中医学院有一个女老师带着她的母亲找我看病，她拿了三个都是精装的笔记本，上面写的是这个大夫治了半年，那个大夫治了快一年，这个大夫治了两个月，最后是她开方治疗。她母亲头是冰凉的，即便是夏天睡觉也得盖个被子把头包住；脚是热的即便是冬天脚也得放到外边。就是寒在上，热在下。症状表现还有头晕、目眩、心慌、咳嗽、胁胀、小便不利、大便不通等，尤其是小便比较困难。我当时给她开肾气丸，按照张仲景的原方原量又加了张仲景的另外一个方，叫当归贝母苦参丸，最后达到了预期治疗目的。我们学习有这样的病证，就用这样的方。

下面我们学习方药与病证之间的关系。地黄是什么作用？滋补阴血。干地黄是生的，生地黄是什么？清热的，清热可以治疗阴虚。附子、桂枝是干什么的？

温阳散寒的。我们想一个问题，也就是说阴血需要得到什么而化生？需要气。山药这一味药是补气，补气可以化阳，实际上是阴阳并补。补气应该偏于阳吧？但是我们学习山药的时候，山药是益气化阴，这说明山药既可以照顾到阳，又可以照顾到阴，阴得气而化生。再一个方面，山药是补气的，阳虚在某种程度上，就是寒证加气虚。附子、桂枝干什么的？散寒的。山药是补气的，正好可以治疗阳虚。治疗肾要针对脏腑的生理特性，肾的生理特性是主固藏的，应该用山茱萸。山茱萸这一味药具有两面性质，性温而助阳，味酸而益阴。用的茯苓协助山药益气，并制约山药的弊端，即滋补壅滞。丹皮一方面清热，再一个防止温热的药伤阴。泽泻防止滋补的药壅滞气机。这是我们学习的肾气丸，它是阴阳并补的。

下面看一个方叫地黄饮子，地黄饮子用的药有地黄、巴戟天、山茱萸、石斛、肉苁蓉、附子、五味子、肉桂、茯苓、麦冬、菖蒲、远志。这个方根据药物的组成，可知就是滋心肾阴，补心肾阳，开窍化痰的。治疗的病证就是心肾阴阳俱虚证。心，舌强不能语言；肾，足废不能用，辨证的要点参考肾气丸。我们学习时可以把肾气丸作为一个基础方，在肾气丸的基础上，能不能加开窍化痰的药？加远志、菖蒲，是完全可行的。我们学习的关键是要学好基础方，在基础方的基础之上应该怎样？加减变化。

再看一个方，龟鹿二仙胶实际上就是前面的某某方，去了好多药，加了一个人参，它是阴阳并补吧，七宝美髯丹，也是一个阴阳并补。我们可以把肾气丸作为一个基础方，在肾气丸的基础之上，可以加何首乌、当归，治疗头发白、脱发。我们学方不需要学得太多，关键要把某一类的代表方学好，到临床中应用就足够了。

第八章　固涩剂

上课了，这一堂我们学习第八章固涩剂。固涩剂指的是以固涩药、补益药为主组成的方剂。固涩剂实际上就是补益剂的一个特殊类型，治疗的病证是什么？气血精津液耗散滑脱之虚证。补益剂是治疗虚证的，固涩剂呢，也是治疗虚证的，只不过是说固涩剂在治病的过程中，除了治病求本之外，又突出治某一个症状表现，换一句话说，突出了治标的重要性。从我们中医认识问题，要考虑到这样一个问题，治病，虚证可以用固涩的药，实证能不能用固涩的药？酌情配伍是完全可行的。我们在前面学习某某方的时候，就明确提出来，实证也是可以用固涩药的，不过在用的时候，一定要用一些行气的药，调理气机，防止闭门留寇。固涩剂治疗的病证实际上就是虚证，虚证在病变过程中，出现某一个症状是病人最痛苦的一个方面。在应用固涩剂的时候，应该重视辨病变部位，辨病变属性，应该知道临床中怎样配伍用药。

第一节　固表止汗

牡蛎散

【歌诀】牡蛎散中用黄芪，麻黄根专长止汗，

　　　　气阴两虚常用方，临证加减用之良。

【组成】黄芪去苗土　麻黄根洗　牡蛎米泔浸，刷去土，火烧通赤，各一两（各30g）

【用法】三味为粗散，每服三钱，水一盏半，小麦百余粒，同煎至八分，

去渣热服，日二服，不拘时候（现代用法：水煎服）。

【导读】学好用活牡蛎散的第一步是辨清牡蛎散由哪些药物组成。组成牡蛎散有3组用药，第1组是益气药即黄芪，第2组是敛阴药即牡蛎，第3组是固涩药即麻黄根。从3组用药分析牡蛎散具有益气固表，敛阴固涩作用，可辨治一切气阴两虚不固证。

下面我们学习第一节固表止汗的一个方叫牡蛎散。牡蛎散是《太平惠民和剂局方》中的一个方。牡蛎散方的组成有黄芪一两，麻黄根、牡蛎各一两。这个方在用法方面，虽然说是散剂，实际上今天应用汤剂偏多，用的量是比较偏大的，一两就是30g。方的用药决定方的功用，就是益气固表，敛阴止汗，药理作用是调节内分泌、调节汗腺分泌。

中医的证应该是气阴两虚证，气虚的主要症状是什么？自汗、阴虚盗汗。相对而言，对人的哪一个脏腑影响比较明显一些？中医说"汗为心之液"，出汗多，很容易引起心悸，容易受惊。我们学习牡蛎散，也可以在气阴两虚之前加上一个"心"字，心气阴两虚证。不过还要知道，加了一个"心"字，使这个方应用的范围受到了限制。在临床中不管是哪一个脏腑出现气阴两虚，症状突出表现是自汗、盗汗。自汗是不是都是虚证？不一定。气虚病人应该有气虚的症状，在前面学习哪一个方的时候，把它作为气虚的基础方？就是四君子汤，针对脏腑气虚；玉屏风散呢？针对卫气虚。它有哪些病证表现？盗汗应该有阴虚的其他病证表现。在辨证的时候，我们主要抓辨证的要点。这样的病是什么？相当于西医所说的神经衰弱、神经紊乱等方面。

下面学习牡蛎散方的用药与病证之间的关系。牡蛎，有养阴作用，有敛阴作用，是既养阴又敛阴，达到的目的是治疗阴虚汗出。第二个问题，黄芪是什么药？益气固表止汗的药，牡蛎偏于滋阴，黄芪偏于补气。我们在前面学习的时候，黄芪补气偏于走表，可以治疗自汗。牡蛎，偏于治疗盗汗。同时我们还要认识到，麻黄根是不是麻黄的根？麻黄的作用是什么？是发汗的。而麻黄根是止汗的专用药。所谓专用药，就是不管是自汗还是盗汗，都有止汗作用。学习麻黄的时候，麻黄是什么性？麻黄是温性；麻黄根是什么性？是平性，阴可以治，阳也可以治。学习这个方还要认识到一个问题，在临床实际中，气阴两虚证，开牡蛎散要想达到治疗作用，难度是比较大的。如果这个人气阴两虚，以气虚为主，把前面学的一个方玉屏风散合在一起；如果气阴两虚，以阴虚为主要矛盾方面，把前面学习的一个方，叫大补阴丸合在一起。如果我们见到一个病人，气虚比较明显，阴虚比较明显，三个方都开上去，有显著的疗效。我们在临床实际中，治病最重要的是什么？是疗效，要想提高疗效，要重视方的合用。

第二节　敛肺止咳

九仙散

【歌诀】九仙散中乌梅用，五味罂粟共相从，
　　　　参胶款桑贝桔梗，气阴两伤加减用。

【组成】人参另炖　款冬花　桔梗　桑白皮　五味子　阿胶　贝母各五分（各1.5g）　乌梅一个（1个）　罂粟壳蜜炙，二钱（6g）

【用法】为末，作一服，加生姜一片，枣一枚，水二盏，煎一盏，温服（现代用法：水煎服）。

【导读】学好用活九仙散的第一步是辨清九仙散由哪些药物组成。组成九仙散有5组用药，第1组是益气药即人参、罂粟壳，第2组是敛肺固涩药即乌梅、罂粟壳、五味子，第3组是宣肺药即款冬花、桔梗，第4组是降肺药即桑白皮、贝母，第5组是补血药即阿胶。从5组用药分析九仙散具有益气固涩，宣降肺气，补血化阴作用，可辨治一切气阴两虚不固证。

下面我们学一个方，叫九仙散。九仙散方的组成有罂粟壳、人参、乌梅、五味子、阿胶、贝母、桑白皮、款冬花、桔梗。这个方相对而言，哪一个药用量比较大？罂粟壳。先给同学们留一个思考题，罂粟壳主要作用有几大方面？九仙散的用法，如果用散剂疗效是比较弱的，最好用汤剂疗效会显著一些。九仙散方的功用，敛肺止咳、益气养阴。根据功用，就知道药理作用，抑制支气管平滑肌痉挛、增强机体免疫力等作用。

根据药理作用及功用，九仙散治疗的中医的证是肺气阴两虚证。首先思考一个问题，肺的基本脉证应该有几个字？咳、喘、痰三个字。我们在思考问题的时候，有些人把九仙散作为治疗肺虚久咳，亦有一些大夫凡是见到久咳，都想到九仙散了。我认为中医在应用的时候，关键是辨证。在前面学习一个方，曾经举了一个例子。问病人（患病）多长时间了？他说十几年了。我们开的是什么方？是小青龙汤。因为他的症状表现是痰多清稀色白。我们中医虽然要考虑到疾病时间的长短，但是中医主要考虑的是病人目前的主要症状表现。假如说有一个人，上一周出现咳、喘、痰，不是痰多清稀色白，而是痰少而黏。我们虽然知道时间不长，但是要知道病证表现有特殊性，肺气阴两虚，阴虚应该是痰少而黏，咯痰利不利？颜色应该是偏于白还是偏于黄？偏于黄，因为有阴虚，阴虚生热的。第二个方面我们要考虑到，有气虚。气虚，自汗是气虚的一个常见症状表现，但是自汗未必都是气虚。热会不会自己出汗？要和什么症状同时出现呢？倦怠乏力。这样我们就辨清楚了，九仙散治疗的病证是肺气阴两虚证，既有气虚的症状，又有阴虚的症状，再加上肺的基本脉证，就辨一个证型。在临床中辨证，随着学习知识的变化，我们一定要知道中医的辨证，实际上就是这方面的症状加上那方面的症状，就变成了一个证型。给同学们说过，我们中医的辨证，只要加减不要乘除。加就是这个加，减就是没有这样的病证，就把这样的病证给它减掉。假如说病人来了，问他哪儿不舒服？他说慢性支气管炎。紧接着，又咳嗽一声，验证了，紧接着我们一摸脉象，虚弱，他的精神面貌，面色微黄，考虑到什么了？气虚。和他一说话，他的声音比较低微，一看舌质不红，舌苔不黄，或者说不是少苔，并没有口干，也没有盗汗等，我们就把他辨为肺气虚。刚才说的是肺气阴两虚，没有阴虚的症状，就是把它减去就行了，如果他有阴虚的症状，把它加上去。中医所说的辨证，就是根据病人的症状表现而进行辨证的。肺气阴两虚证，我们在辨证的时候，要抓几大方面的病证？三大方面，气虚、阴虚、肺的病证。九仙散治疗西医的病，主要就是肺的病，气管的病及肺心的病。

九仙散方中的用药与病证之间的关系。罂粟壳，我们在学习九仙散方的组成的时候，给同学们就留了一个思考题，罂粟壳主要作用有几大方面？在学习中药的时候，主要归在哪一类？收敛固涩。现在我要问同学们一个问题，罂粟壳把"壳"字去掉，就是什么？就是罂粟。从医学这个角度，起到什么作用？不用兴奋这两个字，换个词实际上就是补气。罂粟壳一大作用就是收敛固涩，为何收敛固涩作用明显？关键就是有补气。现在我们要认识到肺有没有气虚？有。人参和罂粟壳配合在一起，补气的作用见效最为明显。方中用的乌梅、五味子，说到这里我忽然想到一个问题，关于乌梅有一个成语叫望梅止渴，它为何会止渴呢？生津。五味子和乌梅配合在一起，主要一个作用就是养阴生津，治疗什么？治疗阴虚。现在已经知道了，罂粟壳和人参重在什么？补气。乌梅、五味子重在什么？养阴。古人在组方的时候，乌梅有没有收敛的作用？五味子呢？有。罂粟壳呢？有。药虽仅仅四味，既治病求本又重视求标，是标本兼顾的。我们在学习的时候，要认识到罂粟壳、人参、乌梅、五味子，其他方面的病证能不能治呢？也是可以的。治疗肺的病证，应该考虑到治肺，五味子、乌梅这两味药，都有敛阴的作用，但是我们在学习中药的时候，它们是不是滋阴药？它们都是在固涩药里边的。阴的化生，一定要用补血的药，血可以化阴。乌梅、五味子、阿胶就名正言顺地养阴了。刚才一句话没有说完，现在要补充一下。说罂粟壳、人参、乌梅、五味子、阿胶，应该是哪里需要去哪里。其他地方的气阴两虚能不能用？都是可以的。肺，要针对肺而治，贝母、桑白皮这两味药，应该说偏于走肺。病人是痰少而黏，还要考虑到一个问题，痰的颜色偏于什么呢？黄。贝母、桑白皮是不是清热的？清热在某种程度上，也能适当地兼顾一下阴。这两味药从总的来说，对于肺是偏于降了还是偏于宣了？降了。肺的生理特性是宣发肃降，方中用的款冬花、桔梗，这两味药是宣肺的。贝母、桑白皮偏于降，款冬花、桔梗偏于宣，一宣一降，正好起到调理肺的生理特性的作用，我们在认识问题的时候，还要认识到桔梗这一味药，它是平性，还是温性，还是凉性？它是平性，它的作用是偏于清的。也就是说，平之中偏于凉了。贝母、桑白皮、桔梗，偏于清了吧？可以治疗痰少而黏、色黄。

再一个问题是需要我们考虑的，肺的生理特性是主气的，气运行的特点是得温则行还是得寒则行呢？应该是得温则行。治疗肺明明知道是偏于热，治肺一定要用清热的药，用清热的药，虽然能清热，但是会出现寒凝，寒凝不利于邪气向外透散。换一句话说，在临床实际中，凡是治疗肺的病证，在用药的时候，都要配伍温性的药，防止寒凉太过，防止寒凉凝滞气机。用温热的药，有利于邪热向外透散。这是我们学习的九仙散方的配伍及临床应用。

第三节 固涩止泻

真人养脏汤（四神丸、桃花汤、赤石脂禹余粮汤）

【歌诀】真人养脏木香诃，罂粟当归肉豆和，

术芍参桂甘草供，虚寒滑脱最符合。

【组成】人参 当归去芦 白术焙，各六钱（各18g） 肉豆蔻面裹煨，半两（15g） 肉桂去粗皮 炙甘草各八钱（各24g） 白芍一两六钱（48g） 木香不见火，一两四钱（42g） 诃子去核，一两二钱（36g） 罂粟壳去蒂萼，蜜炙，三两六钱（108g）

【用法】锉为粗末，每服二大钱（6~9g），水一盏半，煎至八分，去渣，食前温服。忌酒、面、生冷、鱼腥、油腻（现代用法：水煎服）。

【导读】学好用活真人养脏汤的第一步是辨清真人养脏由哪些变化方和药物组成。组成真人养脏汤有2个变化方和5组用药，变化方之一是桂枝人参汤，之二是四君子汤；第1组是益气药即人参、白术、罂粟壳、甘草，第2组是收敛固涩药即肉豆蔻、罂粟壳、诃子，第3组是补血药即当归、白芍，第4组是行气药即木香，第5组是温阳药即官桂。从2个变化方和5组用药分析真人养脏汤具有益气固涩，温阳补血，行气导滞作用，可辨治一切虚寒不固证。

上课了，这一堂我们学习真人养脏汤，方来源于《太平惠民和剂局方》。方的组成有人参、白术、罂粟壳、肉桂、肉豆蔻、当归、白芍、诃子、木香、甘草。真人养脏汤罂粟壳用的量怎样？在这个方中也是起到举足轻重的作用。这个方叫真人养脏汤。人分几大类？分四大类，第一大类是什么？真人；第二大类是什么？至人；三大类，圣人；最后一类，贤人。哪一类的人是最好？真人、至人、圣人、贤人，这里没有最好的人，也没有最差的人，都是好人。古人在认识的时候，只要这个人能活到一百五十岁都叫什么

人？都叫真人；活到一百二十岁就叫什么？至人；活到九十岁（圣人），活到六十岁（贤人），只要是一个人能活到六十岁，都叫贤人，奋斗目标是真人。

真人养脏汤，主要是告诉人们，这个方有一定的治疗作用，希望人能活到150岁。其中这个方就用了一个药，不能随便用，但是用量比较大，它在方中要起到很大的一个作用。真人养脏汤，这个方是汤剂还是非汤剂呢？古人在创造这个方的时候，用的量都是偏大的。而现在用方，用量每一次大概两大钱，一钱就是3g，这个方是以水煮散，是一种特殊的服药方法。方的药物组成，决定这个方的功用是温补脾肾，涩肠固脱。药理作用主要是什么？保护肠胃黏膜、抑制肠胃蠕动、抑制胃蛋白酶活性，其中还有一个主要作用就是增强机体免疫力。

中医的证是脾肾虚寒证，病的主要矛盾方面，应该是在脾还是在肾？根据药物组成应该偏于脾。中医所说的脾是什么？后天之本。脾为后天之本，既生气又化血，脾就是生化气血的；肾是先天，先天需要谁来补养？需要后天来补养的。病证表现主要是什么？就是大便滑脱不禁。怎样叫滑脱不禁？

举一个例子，我在门诊上班，有一个男同志，他说他已经退休了，他来替他母亲来看病了，他母亲应该有80多岁？他说他母亲的病差不多有十年了。一个什么病呢？不能笑，一笑就解大便。时间差一秒钟，就是一笑即解大便，他说不允许她看电视剧，也不允许上大街，哪里都不能去。假如说上大街了，看到一个事情，一笑就解大便了。这说明了一个什么问题？"喜则伤气"，是以气虚为主导的。他说主要想让我亲自给他母亲看一看。我说你既然说了，我们只好改天去看看，一摸脉象虚弱。在辨证的时候要牢牢抓住学习的证型，两个字，一个是虚，一个是寒。虚，比如说一笑就解大便，说明是伤气了吧？一摸脉象虚，一听她说话虚，一看她舌质淡、舌苔白。摸她脉象的时候发现她的手比我们的手要凉得多，就是脾肾虚寒证。中医怎样认为？脾主运化水湿，脾虚有寒，不能运化水湿，出现大便滑脱不禁。中医又认为，肾开窍于二阴，二阴之开阖与肾阳的温固有密切的关系。肾阳虚不能温固，也会出现大便滑脱不禁。虚寒实际上就是阳虚，虚寒就是气虚寒证，阳虚就是寒证加气虚。我们想一个问题，脾胃虚寒有没有可能出现脘腹疼痛呢？有没有可能出现不想吃饭呢？我们在辨证的时候，主要抓三大方面，一个大的方面就是大便滑脱不禁，第二个方面气虚，第三个方面寒。我给她开了一个方真人养脏汤，大概吃有一个多月，达到了预期治疗目的。

方与证之间的关系，人参补益脾肾；白术健脾益气，要想达到预期治疗目的，人参、白术、罂粟壳配伍在一起，作用最明显。罂粟壳的用量，在通常情况下，应该大于人参。现在我们再想一个问题。九仙散，人参、罂粟壳这两味药配伍在一起，谁的量应该偏大一点？应该罂粟壳吧？量是非常重要的。病人不仅仅气虚，还有寒，肉桂温里散寒。肉豆蔻呢？温里固涩。肉桂、肉豆蔻配伍在一起，主要就是散寒。当然我们还要发现一个问题，罂粟壳和肉豆蔻配伍在一起，有一个什么共同点？都有固涩的作用。大便滑脱不禁，伤不伤人的阴血？应该用当归、白芍，补血养血。如果病人有疼痛，寒凝不通了，当归活血，白芍呢，缓急。所谓缓急，实际上就是止痛。心慌能不能用白芍？这是缓急之药，也是可以用的。诃子，属于哪一类药呢？收敛固涩？这样和肉豆蔻、罂粟壳配伍在一起，固涩止泻。方中用的木香，补的、固涩的都有一个弊端，留恋邪气，再一个壅滞气机，木香行气调气。方中用的甘草，益气和中。

真人养脏汤，在某种程度上，它的基础方就有四君子汤，人参、白术、甘草，病人本身就是大便滑脱不禁，能不能用上茯苓？是完全可以用的，只不过是古人没有写而已。中医怎样说？无湿不成泻。凡是泄泻都有湿，有湿就必须怎样？要祛湿。这是我们学习的真人养脏汤，治疗的病证是脾肾虚寒证。

下面我们看一个方叫四神丸，方的组成是肉豆蔻、补骨脂、五味子、吴茱萸。这个方功用温肾暖脾，固肠止泻。药理作用是保护胃黏膜、抑制肠胃蠕动。治疗的病证也可以说是脾肾虚寒证。不过，治疗的病证有一个特殊性，人们把这个证型定为脾虚肾泻证。所谓脾虚肾泻证，指的就是病人的泄泻有一个时间性，都是在黎明之前，人们把黎明之前又称作五更，也可以说是黎明泻，也可以说是五更泻。这个时候属于阳气的升发，寒气还没有消退。病证表现的特点是，病人感到腹部不舒服或者是拘急，或者是疼痛，紧接着就想解大便，解完大便，所有的症状基本上都消除了，这就叫肾泻，也叫黎明泻，也叫五更泻。我结合临床治病的体会，如果见到一个病人是五更泻，病比较轻，用四神丸，有治疗作用。如果病比较重，用这个方没有多大作用。建议把真人养脏汤和四神丸合在一起，疗效就是不一般。学习的时候知道四神丸治疗的是脾虚肾泻证，到临床中应用的时候，希望同学们开真人养脏汤，开四神丸，把两个方合在一起，有显著的疗效。说到这里，我还想到一个问题，我们在前面学习某某方的时候，也是会出现先腹部不舒服，然后腹泻，泄泻之后，症状消除了。四神丸就是早上出现腹部不舒服，可能是疼痛，可能是拘急，想解大便，解完大便症状解除了。我们在前面学习一个方，也是腹部不舒服，想解大便，一解大便，腹部就舒服了，是什么方？这个方叫痛泻要方。痛泻要方治疗的病证表现有一个特点，一遇到不顺心的事情，就腹部不舒服，紧接着想解大便，解完大便病证消除。这样的病可以说是西医肠炎、肠易激综合征，但是它表现的特点一样不一样呢？我记得在前面说痛泻要方的时候，单用这个方有一定的不足，应该和一个方合在一起，就是与四神丸合在一起，效果会更好一些。

下面我们再看一个方，叫桃花汤，药物的组成有赤石脂、干姜、粳米。对赤石脂的用法，要高度重视。张仲景说是一半煎煮，一半生吃。这个方功用就是温涩固脱，有抗菌、抗炎、收敛止血作用。治疗中医的证是虚寒血痢证，也可以说是阳虚滑脱证。我们在前面学习过，出现便脓血，用什么方？白头翁汤、芍药汤。芍药汤治疗湿热痢疾，白头翁汤治疗热毒血痢，都与热有关系。今天我们学习要认识到，虚寒也会出现便脓血，再换一句话说，辨便脓血不能把它局限在热证，寒证也是可以出现的。病证表现相同，但是我们在辨证的时候一样不一样？如果是热证，是肛门灼热，舌红、苔黄腻。如果是寒证，是腹部怕冷，舌淡、苔白腻。张仲景说："少阴病，下痢，便脓血，桃花汤主之。"在辨便脓血的时候，既有热证又有寒证，在用方的时候不能局限在某一个方面。

再想一个问题，假如说见到一个虚寒血痢证，就用这个方行不行？应该和张仲景哪个方合在一起？应该和理中丸合在一起。就是这样还是不够理想的，在通常情况下，最少用三个方，一个桃花汤，一个理中丸，一个赤石脂禹余粮汤。同时还要重视煎煮的方法，服用赤石脂一半生吃，一半煎煮。假如说治疗结肠炎，出现便脓血的，有好多大夫在治疗的时候，总是认为有热，便脓血了，越治病越重。我们要重视辨证，怎样辨证的速度最快，怎样能抓住问题的本质，希望同学们在辨证的时候，一定要重视看舌质、舌苔。学方一定要重视抓要点，一定还要重视合方的应用。几方面的结合是我们提高疗效不可忽视的一个重要方面。

第四节 固精止遗

金锁固精丸（桑螵蛸散）

【歌诀】金锁固精芡莲须，龙骨牡蛎共沙苑，

莲子养心交于肾，遗精滑泄病证安。

【组成】沙苑蒺藜 芡实 莲须 莲肉各二两（各60g） 龙骨酥炙 牡蛎煅，各一两（30g）

【用法】上为细末，莲肉煮粉糊丸，每服9g，空腹时淡盐汤下（现代用法：水煎服）。

【导读】学好用活金锁固精丸的第一步是辨清金锁固精丸由哪些药物组成。组成金锁固精丸有4组用药，第1组是固精益气药即沙苑子，第2组是健脾固涩药即芡实，第3组是重镇固涩药即龙骨、牡蛎，第4组是滋养固涩药即莲须、莲子。从4组用药分析金锁固精丸具有益气固精，重镇固涩作用，可辨治一切肾虚不固证。

上课了，今天我们学习金锁固精丸，这个方是《医方集解》中的一个方，方的组成有沙苑子、芡实、莲须、莲子、龙骨、牡蛎。我们发现其中有一味药，没有用量，这个药叫莲肉，我认为它的用量应该和莲须用的量是相等的，这是我们要认识到的一个问题。这个方叫金锁固精丸。丸，从今天来看，用汤剂是比较多的，当然今天也有这样的成药。在临床实际中，相对而言，这个方用汤剂比丸剂效果要好一些。这个方药物的组成决定这个方的功用重点是固涩即涩精补肾。药理作用主要是调节内分泌，其中一个非常重要的作用就是调节性神经，具有镇静、抗炎等作用。

我们学习金锁固精丸，这个方治疗中医的证，是肾虚不固证。在学习基础知识的时候，肾其中一个主要作用，就是固精。肾虚，金锁固精丸治疗的肾虚，主要还是偏于肾气虚。从我们中医角度认识问题，肾气虚弱不能固摄肾精，会出现精气不能内收，精气外溢，出现的症状表现是遗精滑泄，从临床治疗考虑问题，我认为遗精大部分属于功能性病变，滑泄大部分属于器质性病变。所谓

器质性病变，相当于西医所说的慢性前列腺炎、前列腺增生、乳糜尿这一类的病证。所谓功能性病变，相当于西医所说的性神经衰弱。我们要知道，遗精与滑泄的病证表现是不完全一样的，它们的病理特征也是不完全一样的。我们刚才所说的内容是两个症状，一个是遗精，一个是滑泄。从中医角度认识问题，必须搞清楚一个问题，就是肾气虚。这个气虚应该具备哪些症状表现？应该是具有神疲乏力。中医所谓辨证，辨证就是病人必须有这样的症状表现。虚证，摸脉象是比较重要的。一摸脉象虚弱。这时我们已经辨清楚病人的主要症状，以及辨证要点。有些症状，是病人在病变过程中可能出现的症状，如果这样的病时间久了，会引起腰酸、腰困，也可能引起头晕、耳鸣。主要抓住两个方面就行，一个主要的症状，遗精滑泄；一个辨证的要点就是神疲乏力，脉象一摸就知道了，这是我们学习金锁固精丸治疗的病证。

　　下面我们学习金锁固精丸方中用药与病证之间的关系。方中用的药，其中一味药是沙苑子，另一个名字叫沙苑蒺藜。沙苑子这个药是归在补肾药还是归在另外一类药？学习沙苑子的时候是不是归在补肾药？是在固涩还是在补阳药呢？沙苑子有两大作用，一个是补肾，一个是涩精，相对而言，这一味药是偏于补还是偏于固？是偏于固涩的。芡实这一味药，在学中药的时候是归在健脾补气还是归在固涩？是两大作用，一大作用是健脾，一大作用就是固涩，重点也是偏于固涩的，说明健脾益气的作用弱一点。治疗肾的病证，在通常情况下，都要考虑到治后天脾。为何要这样考虑问题？因为我们中医认为，肾虽然属于先天，但是需要后天来补给。我们在前面学过两个具有代表性的方，一个叫肾气丸，一个叫六味地黄丸，用的药有没有补气的药？补气就是山药，这个山药是偏于补哪里的气？实际上是偏于补后天脾胃之气。莲须、莲子（肉），这两味药共同点都是固涩的。莲子、莲须，我们在学习中药的时候，莲子的作用是偏于走心，莲须偏于走肾，所谓偏于走肾就是有利的作用；所谓偏于走心，它就有安神的作用，一个药偏于走心，一个药偏于走肾，就构成了一个什么？交通心肾。龙骨、牡蛎这两味药都有一个共同点，是固涩的，相对而言，龙骨偏于走心，牡蛎偏于走肾，这样龙骨与牡蛎也构成了交通心肾。为何要交通心肾？中医认为心是君主，其中有这样一句话，主明则下安，主不明，肾气不得所主，会出现遗精滑泄，这说明遗精滑泄，虽然与肾有着直接的关系，但与心的关系是密不可分的。我们还要认识到一个什么问题,莲子、莲须是交通心肾,龙骨、牡蛎也是交通心肾,它们在交通心肾方面有哪些不同?莲须、莲子它们交通心肾是偏于补,相当于说好话;龙骨、牡蛎它是偏于镇静,相当于批评。一方面批评,心肾相交,另外一个方面要表扬,心肾相交。这样一滋补,一重镇,使心能够交通于肾,肾能奉养上荣于心。心肾相交,这是我们学习金锁固精丸这个方的要点,治疗的病证是肾虚不固证。方的配伍总的来说是偏于固涩,补虽然有,但是力量还是偏弱的。这个方主要针对功能性疾病效果明显,对于病理性(所谓病理性就是实质性病理变化)效果会弱一点。结合临床应该重视加减变化用药,这是提高疗效不可忽视的一个重要方面。

下面看一个方,叫桑螵蛸散,这个方的组成有桑螵蛸、远志、菖蒲、龙骨、人参、茯苓(也叫茯神)、当归、龟甲。这个方功用是调补心肾,涩精止遗。现在想一下金锁固精丸,我们能不能把它的功用也做一个调整?是调补心肾,只不过是语言表达不一样,事实上,方中用的药,金锁固精丸用的莲须、莲子、龙骨、牡蛎,就是交通心肾,换一句话说,就是调补心肾。治疗的病证,桑螵蛸散在通常情况下是偏于心肾两虚。不过我们要知道,金锁固精丸这个方,它治疗的虚是偏于肾,桑螵蛸散是偏于心和肾,因为用药不完全一样。从临床实际治病角度考虑是一个疗效的问题,单用一个方,有一定的局限性,而我们今天治病呢,应该考虑到治病兼顾到各个方面,使我们开的方疗效要好,这才是目的。

第五节　益气止带

完带汤（易黄汤）

【歌诀】完带汤中二术陈,人参甘草车前子,
　　　　柴胡山药黑荆芥,健脾疏肝带能止。

【组成】白术土炒,一两（30g）　苍术制,三钱（9g）　山药一两（30g）　人参二钱（6g）　白芍酒炒,五钱（15g）　车前子酒炒,三钱（9g）　甘草一钱（3g）　陈皮五分（2g）　黑荆芥五分（2g）　柴胡六分（2g）

【用法】水煎服。

【导读】学好用活完带汤的第一步是辨清完带汤由哪些变化方和药物组成。组成完带汤有2个变化方和5组用药，变化方之一是四逆散，之二是四君子汤；第1组是益气药即人参、白术、山药、甘草，第2组是燥湿利湿药即苍术、车前子，第3组是理气药即柴胡、陈皮，第4组是补血敛阴药即白芍，第5组是行散药即荆芥。变化方四逆散疏理气机，变化方四君子汤补益中气。从2个变化方和5组用药分析完带汤具有益气利湿，行气收敛作用，可辨治一切气虚夹湿证。

我们学一个方叫完带汤。完带汤，和前面所学的内容不完全一样，前面的方所主治的病证是男科。完带汤，从方名上来看是妇科一个方，是《傅青主女科》一个重要的代表方。方的组成有人参、白术、山药、苍术、白芍、车前子、陈皮、荆芥、柴胡、甘草。这个方用量是比较大的，有些药用量是偏小的，方在用量方面，该大一定要大，该小一定要小。大与小决定这个方治疗的作用力。这个方在煎煮方面，没有特殊的要求，就是水煎服。方的功用是疏肝健脾，化湿止带。主要药理作用就是抗菌、抗炎、抗病毒、增强机体免疫力。

这个方治疗中医的证，是脾虚肝郁带下证，与功用健脾疏肝止带是一致的。从中医角度认识带下有五大类。从临床来看主要有三大类，其中一大类就是带下色黄，异味比较大。我们在前面学过一个方叫龙胆泻肝汤，这个方就是治疗湿热带下的一个重要方。今天我们学习完带汤，治疗的病证是带下色白。黄是湿热，白应该说是寒湿。寒湿与脾有很大的关系。中医认为脾主运化水湿，脾虚不能运化水湿，水湿下注引起带下。中医又认为，肝郁最容易加重脾的病证，这样的病人在病变过程中，常常出现肝郁的症状，情绪低落、急躁、不稳定。我们学习完带汤，把它作为一个治疗带下色白的重要代表方。带下色黄，在特定的情况下，能不能用完带汤？

下面举个例子，我在门诊上班，我们中医学院第一附属医院有一个女同志，她说是宫颈糜烂，最少有五年了，没有怀孕。曾输过液体，吃过西药，又用过中药，效果都不够理想。结合临床，宫颈糜烂这样的病人，十个人最少有八个带下都是色黄的。带下色黄的，很容易把它辨为湿热，我们中医很容易按清热燥湿利湿治疗，西药用的绝大部分都是抗菌消炎药。我想如果带下色黄，用西药应该是有治疗作用的，用清热燥湿利湿的药是应该有作用的，事实上是没有作用的。结合我治病的体会，凡是西医所说的重度宫颈糜烂，它的带下绝大部分都是色黄的，但是它有个特点都是带下色黄、清稀，没有异味。凡是见到带下色黄、清稀，没有异味，我们都把它辨为脾虚寒湿，完带汤为基础方。通过我们的治疗，最后达到了预期治疗目的，她的愿望（怀孕）终于也实现了。

刚才所说的话，在通常情况下，带下色黄用什么方？龙胆泻肝汤。在特定的情况下，带下色黄、清稀，没有异味的是寒湿，如果是臭秽难闻说明都是湿热。完带汤治疗的黄带是有条件限制的。中医认识带下，主要有五个方面，有三个方面是临床中比较常见的，一个是黄带，一个是白带，还有一个带下也是偏多的，这个方我们到后边是会学到的。完带汤这个方是治疗妇科带下证的，如果不是妇科病证，能不能用完带汤？是完全可以用的，只要这个人具备两大方面的病证，一个大的方面是脾虚，一个大的方面是肝郁，都是可以用的。不要把完带汤局限在妇科，它也能治非妇科的病，妇科的病有阴道炎、宫颈糜烂、附件炎，不是妇科的病如慢性胃炎、慢性结肠炎、慢性胆囊炎，这样的病人在临床实际中，常常会表现两个大的方面，一个大的方面就是脾胃虚弱，一个大的方面就是肝气郁滞。

完带汤方的配伍，人参、白术主要是补气健脾。人参、白术，人参偏于补气，白术是偏于健脾，一个偏于解决的是当前之需，一个解决的是长远问题。由于脾胃虚弱比较明显，需要再用上山药，山药除了补气健脾作用之外，还有一个明显的作用，就是偏于固涩止带。苍术是什么作用？和白术配合在一起，都是燥湿的药，白术是通过健脾而燥湿，而苍术是通过燥湿而健脾，在一般情况下，人们不说苍术是健脾，说是醒脾。什么叫健脾？什么叫醒脾？这个概念如何去定义？健，就是说体质比较虚弱，要补一下，脾气补起来了，就能运化水湿。什么叫醒脾？就是湿邪太重，湿邪困住了脾气，导致脾不能运化水湿，通过燥湿振奋脾气，使脾气能够运化水湿。白芍是柔肝益肝的，益肝就是适当地再补一下肝，使肝能够疏达脾气，疏达脾气，要和谁配合在一起？柴胡。柴胡的作用是疏肝解郁，柴胡疏肝解郁，和白芍配合在一起，正好就是一疏一敛。

白芍是在柔的时候有补，柴胡是在疏的时候有升。为了增强疗效，陈皮不仅仅理气，也化湿，间接达到止带的目的。荆芥这一味药，属于解表药，实际上是一个辛温的药，辛是行散的，风是能胜湿的，达到的目的是胜湿止带。车前子主要就是利湿止带，使湿有湿的去路，使湿能够走于水道，通过利水，使水不得变为湿，使水走于水道，达到止带的目的。甘草就是益气和中。

现在我们想一个问题，人参、白术、甘草，再加上一味什么药，就是我们在前面学习补气的一个基础方，加上茯苓就是四君子汤。现在我们再思考一个问题，这个方能不能用上茯苓？是可以的，只不过是古人没有用，把茯苓去掉，换了车前子。我认为，用车前子很重要，用茯苓是同样重要的。

下面一个方叫易黄汤，方的组成有山药、芡实、黄柏、车前子、白果。从药物的组成来看，它的作用主要有两大方面，一个大的方面就是清热，一个大的方面是补气，达到一种什么样的目的？就是止带。治疗的病证是湿热气虚证，带下色黄，臭秽难闻，同时又有什么其他症状？四肢无力，神疲气短。方中用的药，一方面就是山药、芡实偏于补，黄柏、车前子偏于清热燥湿。白果偏于固涩。要想把这个方用好，如果以气虚为主要矛盾方面，可以和完带汤合在一起；如果是以湿热为主，可以和龙胆泻肝汤合在一起。在临床治病中不要就用一个方，一定要重视什么？如果偏于气虚，和什么合在一起？如果偏于湿热，和什么合在一起？这是在临床中提高疗效不可忽视的一个重要方面。

第九章　安神剂

　　上课了，这一堂我学习第九章安神剂。到目前为止，我们学习的方还是比较多的，学了哪些？其中学了解表的方，泻下的方，和解的方，清热的方，祛暑的方，温里的方，补益的方，固涩的方。学习固涩的方重点学了牡蛎散、九仙散、真人养脏汤、金锁固精丸、完带汤，这几个方都是在临床中要用的方，这些方都具有一定的代表性质。今天我们学习安神剂。安神剂指的是以安神药为主组成的方剂，安神剂治疗的病证是神志不安证。在学习中药的时候，安神药主要分了几大类？一类属于重镇安神，一类就是养心安神。重镇安神针对的病是以邪为主的，养心安神针对的是以虚为主的。在临床实际中，没有单一的实证，也没有单一的虚证，所有神志不安的病，都是虚实夹杂。不过根据病人的病情，有的人以邪实为主，有的人以正虚为主。在确立治疗方药的时候，应该相互兼顾。重镇安神药，其中一个药，朱砂是有毒性的，这个药开始用量应该小一点儿，慢慢加大用量，最终达到治疗目的。

第一节　重镇安神

朱砂安神丸

　　【歌诀】朱砂安神治心火，黄连甘草当地黄，
　　　　　　失眠多梦与怔忡，泻火养血效非常。

　　【组成】朱砂半两（15g）　黄连六钱（18g）　炙甘草五钱半（17g）　当归二钱半（8g）　生地黄二钱半（8g）

【用法】上四味为细末，另研朱砂，水飞如尘，阴干，为衣，汤浸蒸饼为丸，如黍米大，每服十五丸（3g），津唾咽之，食后（现代用法：水煎服）。

【导读】学好用活朱砂安神丸的第一步是辨清朱砂安神丸由哪些药物组成。组成朱砂安神丸有4组用药，第1组是重镇安神药即朱砂，第2组是清热除烦药即黄连，第3组是补血凉血药即生地黄、当归，第4组是益气药即甘草。从4组用药分析朱砂安神丸具有重镇安神，清热除烦，益气补血作用，可辨治一切热扰心神证。

今天我们要学习第一节的内容，重镇安神第一个方就是朱砂安神丸。这个方的组成有朱砂、黄连、生地、当归、甘草。要记住一个问题，单一的实证是没有的，单一的虚证也是没有的。朱砂安神丸这个方的组成，既有重镇的药，也有生地、当归、甘草。朱砂安神丸这个方中，相对而言哪一个用药的量是偏大的？如果用的是丸剂，相对来说不是偏大的，如果用的是汤剂，要注意调整用量。我在临床中用朱砂安神丸做汤剂的时候，在通常情况下，（朱砂）第一次用3g，用1g是没有多大作用的，用2g作用也不明显，用到3g才能起到治疗作用。用汤剂的时候，朱砂这一味药，需要不需要在药里煎煮？这个药是不需要煎煮的。朱砂有一个别名，前面加两个字叫作水飞朱砂。什么叫作水飞朱砂呢？不需要煎煮，研成粉状，药煎好之后，把这个药往药汤里边一放，拿个筷子搅一下，好的都漂到上边了，喝的是精华，留的是渣。如果是汤剂，如果叫作水飞朱砂的话，朱砂最后有一点儿沉淀到了药的下边。在通常情况下，汤剂一天吃几次呢？吃3次，一次吃1g，直接放到口腔里边，一冲就行了。朱砂安神丸的主要功用就是清心除烦，养血安神。有的说是重镇安神，实际上是既养血又安神。朱砂安神丸的主要药理作用有降低神经兴奋性、抗心律失常、抗心肌缺血、抗炎、抗菌。

学习朱砂安神丸，方的用药决定它的功用，治疗中医的证是心火亢盛，阴血不足。这就是我们刚才所说的，印证了没有单一的实证，也没有单一的虚证，绝大部分都是虚实夹杂。

学习安神，从某一个角度认识问题，在绝大多数情况下，治疗的病变的部位主要在心，心主神明，火热之邪在心，扰动神明，心神不得所藏，会出现失眠多梦，失眠的人，睡都睡不着，还做什么梦呢？关键一个问题就是神不得收藏。在临床中病人睡还没有睡着，刚闭上眼睛，开始做梦了，一做梦又醒来了。从中医角度考虑问题，病人做什么梦，对于辨证有没有帮助？应该有吧。心火亢盛，阴血不足，这样的人在通常情况下，做的是什么梦？有没有这种可能性？我们问病人做什么梦，他有时还不好意思说。我把做梦归为三大类，在通常情况下，我说你做的梦是哪一类？是故事片，还是喜剧片，还是战斗片？朱砂安神丸治疗的病做的梦是故事片，都是一个小故事，做这种梦不管这个梦做的是好与不好，他都是向最坏处着想，历来不向最好处努力。

举个例子，我在门诊上班，遇到一个女同志，她说失眠多梦，她又说在一般情况下，夜里能睡上两个小时，她就觉得相当不错。她又怎样说呢，有的西医大夫说她是抑郁症，有的大夫说她是焦虑症，有的大夫说要抓紧时间治，不治可能变成精神狂躁症。她自己觉得，夜里睡不着心烦，经常做一个梦，这个梦是重复了很多很多遍的。她说总是做梦在地上见到了十块钱，她在思考一个问题，是去捡还是不捡？醒来了。这一醒来，她对这个梦总是向最坏处想，历来不向最好处努力。她说假如白天真的见到十块钱，捡不捡？捡起来上当了，是别人设的陷阱；如果不捡，风刮跑了。她说一下想到了天亮，还没有解决的方案。天一亮一起来，她觉得十块钱也无所谓。这样的梦到了夜里她总是在想，越想越害怕，出现心神恍惚。治疗失眠多梦、心烦这样的病，舌质应该是什么？舌苔应该是什么？以热为主要矛盾方面，苔是黄的；如果阴血伤比较明显，是少苔的。我们要知道它治疗的病证相当于西医所说的抑郁、焦虑、精神分裂症。

下面要学习方中的用药与病证之间的关系，方中用药朱砂是重镇安神。说到这里，我要给同学们介绍一点点儿小知识，治疗失眠中药见效快还是西药见效快？再问同学们一个问题，如果一个失眠病人，他在病初就来吃中药，还是病比较久了吃中药？这样的病人来吃中药之前，往往正在吃西药，并且吃西药效果不够理想，给病人开中药，是让西药停下来还是继续吃？为了提高疗效，在特定的情况下，可以把西药的量再适当地加大一点儿，配合中药，病人一吃，当天晚上见效不见效？见效。要用我们的中药，巩固两周、三周以后，慢慢把西药减下来。一定不能忽视西药治病求标的重要性。这样的病人都有心烦，黄连是干什么的？清心除烦的。生地、当归就是凉血养阴，补血养血，正好可以治疗阴血虚。朱砂、黄连正好治疗心火亢盛。当然我们也要知道，朱砂这味药是有点儿毒的，用量应该偏大还是偏小？用到3g，按我们学中药这个角度有点儿超量，但是我们一定要知道，不用3g，一般都达不到治疗目的。其中甘草就解朱砂的毒，这里朱砂，一定要牢牢记住，不需要煎煮，因为朱砂含有汞，汞高温下会产生毒性。这是我们学习的朱砂安神丸，它治疗的病证是什么？心火亢盛，阴血不足，方的配伍主要就是清心安神，养阴补血。

天王补心丹

【方歌】天王补心柏枣仁，二冬生地与归身，

三参桔梗朱砂味，远志茯苓共调心。

【组成】酸枣仁　柏子仁炒　当归身酒洗　天门冬去心　麦门冬去心各二两（60g）　生地黄酒洗，四两（120g）　人参去芦　玄参微炒　丹参微炒　白茯苓去皮　远志去心，炒　五味子烘　桔梗各五钱（15g）

【用法】上药为末，炼蜜丸如梧子大，朱砂用三五钱为衣，空心白滚汤下三钱（9g），或圆眼汤俱佳。忌胡荽、萝卜、鱼腥、烧酒（现代用法：水煎服）。

【导读】学好用活天王补心丹的第一步是辨清天王补心丹由哪些基础方和药物组成。组成天王补心丹有1个基础方和8组用药，基础方是增液汤；第1组是安神药即酸枣仁、柏子仁、远志、五味子、朱砂，第2组是益气药即人参，第3组是滋阴药即麦冬、天冬，第4组是补血药即当归，第5组是凉血药即生地黄、玄参，第6组是活血安神药即丹参，第7组是宣利药即桔梗，第8组是利湿安神药即茯苓，基础方增液汤滋阴凉血。从1个基础方和8组用药分析天王补心丹具有益气滋阴，补血安神，宣利气机的作用，可辨治一切阴血虚或夹湿或瘀证。

我们学一个方叫天王补心丹，这个方也是古人的一个重要方，有生地、玄参、麦冬、天冬、当归、五味子、酸枣仁、柏子仁、茯苓、远志、朱砂、人参、桔梗、丹参。这个方药味比较多。根据这个方的组成，起了一个什么名字？叫丹。人们经常说灵丹妙药，一提到丹，都觉得比较好听，这个方是作为治疗心的一个基础方。这个方功用是滋补心阴，养血安神。根据功用，它的主要药理作用有降低神经兴奋性、抗心律失常、抗心肌缺血等。

治疗中医的证是心阴血虚证，在学习补益方的时候，其中有一个章节是滋阴，肾阴虚代表方是六味地黄丸，肝阴虚代表方是一贯煎，肺阴虚代表方是百合固金汤，胃阴虚是益胃汤。当然我们在学习的时候，要认识到益胃汤，在组方方面或多或少有点儿不太理想。五脏六腑，阴虚相对来说，还是比较多的。我们学习天王补心丹，把它作为治疗心阴虚的代表方。在临床中应用也要把天王补心丹作为一个治疗心阴虚的代表方。实际上任何一个阴虚，它的组方都应该用补血的药，都有血虚。我们在前面留过思考题，阴虚在通常情况下，由几大方面所构成，一个是津亏，一个是血热，一个是血虚。也就是说我们到临床实际中，心阴血虚，我们在辨证的时候主要抓两个方面。一个方面是心的基本脉证，心悸、心烦、失眠、多梦，一提到多梦，天王补心丹治疗病人做的梦，在绝大多数情况下属于喜剧片。第二个大的方面，要抓阴虚的基本脉证，潮热、盗汗、颧红、五心烦热、舌红少苔、脉细数。我们再想一个问题，阴虚的病人是不是把所有的症状都表现了？不一定。是不是把心的基本脉证都表现了？不一定的。只要抓住了心的基本脉证，只要抓住了阴虚的基本脉证，我们就把它辨为心阴虚。这一章突出的是安神，要突出两个症状失眠、多梦。在临床中应用的时候，不要把它局限在就是失眠、多梦。比如说，在临床实际中，见到一些病人是冠心病，主要症状就是心绞痛，失眠、多梦并不明显，就是心痛或者胸闷，病人又给我们提供一个信息，一到夜里，总是想出汗，手心发热。我们紧接着一摸脉象，一看舌质舌苔，就辨清楚了吧？不要把它局限在哪儿？失眠、多梦。假如说我们见到一个病人，西医诊断是心传导阻滞，出现心烦、心悸、心痛，失眠、多梦也是不太多，主要辨阴虚的病证表现，这个方面的基本脉证，加上辨病变属性的基本脉证，就是一个证型。凡是阴虚都会出现大便干结，不要把它局限在就是心阴虚。

肾阴虚会不会出现大便干结？肝阴虚呢？都会的。再一个方面，绝大多数阴虚的病人，也会出现头晕目眩。为何会出现头晕目眩？头晕目眩是我们学习血虚的一个基本常见症状，阴虚的人大部分有血虚的。

我们已经知道本方治疗西医的哪些病，当然万变不离其宗，即两大病证，一个是心的脉证，一个是阴虚的脉证。方用药与病证之间的关系，我们首先要考虑到一个什么问题？根据我们所学习的知识，阴虚的人有没有血热？血热应该用生地、玄参，凉血。病人有津亏，津亏也可以是阴虚，用天冬、麦冬。五味子，是滋阴药还是敛阴药？五味子，应该是偏于什么味？偏于酸，酸生津。有没有血虚要补血呢？当归是补血的。酸枣仁也属于补血的药，在补血的时候又安神。五味子是敛阴安神；酸枣仁是补血安神；柏子仁是滋阴安神；茯苓是渗利安神；远志是开窍安神；朱砂是重镇安神；人参益气安神，它体现在两个方面，一个阴血的化生需要气，再一个气能固摄使心神得以收藏；桔梗就是宣利气机；丹参是活血安神，这样我们可以看出来，天王补心丹用安神的药有多少？有八味，从不同的角度，敛阴、补血、滋阴。为何要渗利？防止滋补壅滞气机。为何要开窍？心窍是很重要的。朱砂是重镇的，人参是益气的，丹参是活血的，桔梗是宣利心气的。有时人们说桔梗起到引经的作用，实际上这里边用的很多安神药，是不需要引经的，直接就可以到心。这个方用的药有点儿多。在临床实际中应用的时候，就不需要怎样再加再减了，基本上都可以。在特殊的情况下，如果吃饭消化不太好了，能不能加点儿助消化的药？也是完全可行的。

酸枣仁汤（安神定志丸）

【歌诀】酸枣仁汤甘草知，茯苓川芎合成方，

　　　　心肝虚弱夹郁瘀，补利清活效非常。

【组成】酸枣仁二升（48g）　甘草一两（3g）　知母二两（6g）　茯苓二两（6g）　川芎二两（6g）

【用法】上五味，以水八升，煮酸枣仁，得六升，内诸药，煮取三升，分温三服。

【导读】学好用活酸枣仁汤的第一步是辨清酸枣仁汤由哪些药物组成。

组成酸枣仁汤有5组用药，第1组是滋补安神药即酸枣仁，第2组是渗利安神药即茯苓，第3组是清热药即知母，第4组是行血药即川芎，第5组是益气药即甘草。从5组用药分析酸枣仁汤具有养血安神，益气行血，清热益阴作用，可辨治一切阴血虚或夹瘀证。

上课了，这一堂我们学习的方又变了，上一堂我们学了两个方，一个是朱砂安神丸，一个是天王补心丹。实际上天王补心丹算不算重镇安神？在某种程度上也算。为何这样说？我们在学习药物组成的时候就发现一个问题，说朱砂没有明确提出来它的用量，是吧？朱砂是在用法中提出来的用量，也是属于重镇安神的。不管怎样说，朱砂安神丸偏于重镇，天王补心丹偏于养心。

下面我们学一个方，就是酸枣仁汤，这个是张仲景著名的一个方。酸枣仁汤的组成有酸枣仁、甘草、知母、茯苓、川芎。酸枣仁汤一味药用量是比较大的，另外的四味药加起来还没有它大。酸枣仁汤这个方，能不能取得好的治疗效果，在某种程度上，与煎煮还有一定的关系。"以水八升，煮酸枣仁，得六升"，从这一句话来看，酸枣仁应该煎的时间偏长，然后再加其他药，最后煮取是三升。总的来说，这个方煎煮的时间是不是偏长呢？不是的。这个方最多煎三十分钟，严格地说就是二十五分钟。我们学习要知道方药煎煮，在特定的情况下关系到疗效。方的功用养血安神，清热除烦。药理作用就是镇静、催眠、抗惊厥、增强机体对环境适应能力、抗自由基等。

这个方治疗中医的病证，就是心肝阴血不足证，为何要提到心呢？首先要看一下症状表现主要是什么？心烦、心悸。失眠的人做梦多不多？比较多的。做了一个梦，叫什么梦呢？战斗片。朱砂安神丸治疗的多梦是故事片，都是一个一个小故事，还要牢牢记住，做完这个梦，总是有恐惧、害怕。酸枣仁汤治疗中医的病，是心肝阴血不足证，它的病证表现及基本的脉证，其中一个方面就是在心，一个方面就是在肝。心是心烦、失眠、多梦；在肝，中医给它封了一个将军之官，之所以把它叫作将军，主要是因为它善于武打。

再举个例子，在门诊上班，有一个男同志，八十岁了，有高血压，他说大概将近一年，他的血压总是比正常的血压要高10 mmHg到20 mmHg。高压偏高，低压呢？也偏高，他总是吃药降不到正常。他说将近这一年，又增加一个症状——失眠。失眠就是一个症状，实际上还有一个症状——多梦。他说他总是要做一个梦，在战场上打仗，符合心肝阴血虚证，我给他开酸枣仁汤，达到了预期治疗目的。再举一个例子，在门诊上班，遇到一个女同志，我问她哪儿不舒服，她说心肌缺血，她的主要症状是失眠、多梦。她说她天天夜里做梦，基本上一个梦要重复无数遍，就是要打她的丈夫，这符合我们中医所说的，肝是将军，要战斗的。通过我们开方，积极调整，最后达到了预期治疗目的。刚才举了两个例子，一个例子说明这个方可以治疗高血压，从我们中医辨证它有什么症状？失眠、多梦。也可以治疗心肌缺血。我们中医在用某一个方的时候，必须符合这个方治疗的要点，并不是说所有的高血压，所有的心肌缺血，都用酸枣仁汤。如果都是用酸枣仁汤，那说明我们学的酸枣仁汤太重要了，不需要辨证了。中医在认识问题的时候，总是有一定的针对性，它的针对性换一句话说就是它的局限性，局限性是它发挥疗效的一个重要方面。牢牢记住，三个梦对于我们临床中辨证是有一定帮助的。这是我们学习的酸枣仁汤治疗中医的病证。它对西医的疾病，如心动过速、神经官能症、神经衰弱等，都有一定的疗效。

下面我们要学习酸枣仁汤方中用药与病证之间的关系。方中用药，酸枣仁是什么作用？养血安神。酸枣仁是什么味？酸枣仁酸，先入肝，中医认为心藏神，肝藏魂，一般不说是藏，而说是血舍魂，中医在认识问题的时候认为，魂主于内，神主于外。在一般情况下，人们在说话的时候，说这个人精神焕发，精神抖擞，历来没有说，这个人魂比较旺盛，也不说魂在脸色上显示出来了。看到你脸挺有魂，说不说？不说，这说明魂是主于内，由血所舍的。肝血不足，血不得舍魂，魂要躁动，出现的病证表现常常以战斗为主。酸枣仁正好是养血舍魂，达到的目的是安神。阴血不足很容易生热，知母是什么？清热除烦。茯苓用量是多大？酸枣仁、茯苓都有一个共同点是安神的，茯苓有没有协助酸枣仁安神？肯定有。同时我们还要发现一个问题，酸枣仁和茯苓的作用是截然不同的，酸枣仁是收敛的，茯苓是渗利的。它们在安神的时候，茯苓防止酸枣仁收敛，留恋邪气，适当地渗利一下，防止滋补壅滞。它们之间一定要怎样？相互促进，再一个方面，要制约。茯苓用量一定要偏小，如果用量大，一利湿，会在某种程度上伤人的阴血，这是要注意的一个问题。川芎是理血行气，可以使所补之血，酸先入肝，使肝藏之血行于心，起到安神的作用。甘草益气和中，阴血化生需要什么？需要气。这是我们学习的酸枣仁汤。

下面要看一个方，叫安神定志丸，这个方用的药有人参、茯苓、茯神、远志、石菖蒲、龙齿。它的功用主要是益气化痰，安神定志。药理作用是降低神经兴奋性、调节中枢神经递质、增强机体的免疫力。治疗的病证是心气虚弱，痰扰心神。病证是失眠、多梦。做的梦和谁差不多？应该和朱砂安神丸一样都是什么片？故事片。都是什么？向最坏处着想。为何这样说？病人总是有一种恐惧的感觉。心慌、恐惧，我们可以用两个字概括，就是怔忡。安神定志丸的用药就是补气。心气虚弱？要补气。再一个方面，要化痰，远志、菖蒲都是化痰开窍药。刚才说了做的梦差不多，在临床中，怎样把它区分开？一个是热，一个我们虽然不说是寒，实际上是偏于寒，是气虚的。主要从舌质上辨，一个舌质是什么？红。一个舌质是什么？是淡。一个舌苔是少苔，如果以热为主，会出现薄黄的。安神定志丸，是会出现腻苔的，为何会出现腻苔？一个主要方面就是痰扰了心神。这是我们学习安神定志丸，应该与哪一个方相比较？朱砂安神丸。不过它们又有本质的不同，一个是热，一个是气虚，某种程度上，也可以说是偏于寒的。

第三节　交通心肾

黄连阿胶汤

【歌诀】黄连阿胶鸡子黄，黄芩芍药合成方，
　　　　清热育阴交心肾，心烦失眠效非常。

【组成】黄连四两（12g）　黄芩二两（6g）　芍药二两（6g）　鸡子黄二
枚　阿胶三两（9g）

【用法】上五味，以水六升，先煮三物，取二升，去滓。内胶烊尽，小冷，内鸡子黄，搅令相得。温服七合，日三服。

【导读】学好用活黄连阿胶汤的第一步是辨清黄连阿胶汤由哪些变化方和药物组成。组成黄连阿胶汤有1个变化方和3组用药，变化方是泻心汤；第1组是清热药即黄连、黄芩，第2组是补血药即阿胶、芍药，第3组是滋阴药即鸡子黄，从1个变化方和3组用药分析黄连阿胶汤具有清热除烦，滋补安神作用，可辨治一切阴虚夹湿热证。

下面我们要学习第三节交通心肾，这个方叫黄连阿胶汤，这个方是张仲景在《伤寒杂病论》中一个著名而有效的方。不过这个方在很多情况下，还没有引起重视。方的组成有黄连、黄芩、芍药、鸡子黄、阿胶。方的用法，"以水六升"先煮三个药，黄连、黄芩、芍药，"取二升，去滓"。然后又怎么说？"内鸡子黄"，实际上就是纳入鸡子黄。小冷，怎样叫小冷？鸡蛋黄，又叫鸡子黄。蛋黄能不能生着吃？可以。起什么作用？清热。煮熟的吃肚子不饿，起什么作用？补血。现在这个鸡子黄是怎样用？药煎好了，略微有一点儿凉，把鸡蛋黄放到里边了，这个鸡蛋黄是生的还是熟的？半生不熟。半生不熟起什么作用？就是清热和补血这个中间，滋阴。半生不熟以滋阴为主，熟的以补血为主，生的以清热为主。还有一个很重要的一个问题，张仲景主张一天吃几次？一天吃三次。从临床角度考虑问题，我认为张仲景用鸡子黄是两枚，我们到临床中，用三枚总比两枚效果要显著。黄连阿胶汤这个方的功用是什么？清热育阴，交通心肾。它主要有镇静、增强机体免疫力、抗衰老、抗自由基的作用。

这个方治疗中医的证，叫作心肾虚热证，我们在认识的时候要认识到这个虚，应该是偏在肾还是偏在心？这个虚应该是偏在肾，热应该是偏在心。热在心，热扰动心神，心神不得所藏，就是失眠、多梦。肾是偏于阴虚，心火下之于肾，肾阴不寒，肾阴上奉于心，心火不充。如果心肾不交，肾阴不能上奉，灼热在上，消灼人的阴津，会出现心肾不交，失眠、多梦。这样的病证表现，多梦，做的梦也是属于喜剧片，与肾有关系。在这种情况下，要抓住黄连阿胶汤的特点，它是偏于热。

方的用药，方中用的黄连、黄芩是干什么的？是清热除烦的。再考虑一个问题，张仲景在用黄连、黄芩的时候，其中用的黄连量大到多少？大到12g。

结合临床体会，黄连量应该再加大一些，可以加大到20g。黄连阿胶汤治疗的热占主导方面，心烦是比较重的。黄芩的用量也要酌情加大，可加大到12g。张仲景用的芍药量也是有点儿偏小的，怎么办？可以加大用量，可以用到4两，12g。鸡子黄要用到三枚，起到的作用，就是补血要化阴。鸡子黄应该是补血吧？还有一个很重要的作用，也清热，也育阴。阿胶是补血化阴的。我们学习黄连阿胶汤这个方，要认识到它以治疗心热肾虚为主，用了这个方起到的作用就是要交通心肾的。

到目前为止，我们把安神的方学完了。学习安神的方，重点学了四个方，一个是朱砂安神丸，一个是天王补心丹，一个是酸枣仁汤，一个是黄连阿胶汤。朱砂安神丸治疗的病证是心火亢盛，阴血不足。以实为主，还是以虚为主，还是虚实都比较明显呢？根据用药，它虚实都是比较明显的，用了两味药是清热、重镇、除烦、安神，用了三味药是补益的，虽然用了两味药，是清热、重镇、安神，但是用的量是偏大的。天王补心丹这个方把它作为治疗心阴虚的代表方，这个方正好就是治疗心阴虚的，凉血、滋阴、补血，同时它又重用了安神的药，安神药用了八味，这说明这个方可以治疗诸多症状表现，以心阴虚为主，如心悸、心烦、心痛、失眠、多梦这样诸多的症状，是符合我们中医的心阴虚的。酸枣仁汤这个方，在用药的时候，没有用重镇的药，但是用了祛邪的药——知母，因为阴血虚很容易生热，这是要祛的；茯苓渗利是制约酸枣仁的收敛太过的。黄连阿胶汤治疗的病证，热是热，虚是虚，热并不是虚热，在某种程度上也可以说是实热。为何说实热？用的是黄连、黄芩，从目前来看，黄连、黄芩还没有补的作用。黄连、黄芩补不补？是不是既泻火又补呢？针对的就是实热；鸡子黄、阿胶、芍药，是补的。我们学习方，一定要和病证结合到一起，只有这样，学的方才能用好，才能取得好的疗效。

第十章　开窍剂

　　上课了，这一堂，我们学习第十章开窍剂，开窍剂指的是以开窍药为主组成的方剂，治疗的病证是神昏窍闭证。开窍剂所针对的病证是急性病，中医在一般情况下，辨神昏的时候首先要考虑到辨虚实，在通常情况下，把虚证叫作脱证，实证叫作闭证。我们见到病人，不摸脉象，不和病人说话，就知道是虚证、实证。换一句话说，怎么就知道是闭证，是脱证？主要看两个方面：一个看病人的手，如果是脱证，手撒开了；如果是闭证，两手握固。这是一个要点。第二个，看他的口，如果是脱证，口张开了；如果是闭证，牙关紧闭。我们不摸脉象，也不需要和病人说话，就能辨脱证、闭证，主要从望诊上知道。中医在认识闭证的时候，又分热闭、寒闭。热闭、寒闭也不需要和病人交流，摸脉象也行，不摸脉象也行，用眼，一望病人就知道是热闭、寒闭。所谓热闭，一看病人的面色，一看病人的眼，就是什么颜色了？红的。如果是寒闭，不是红的。再想一个问题，这样的病是急性病，需要不需要连续用药？不需要，抢救过来就行了。

第一节　凉开

安宫牛黄丸（紫雪、至宝丹）

【歌诀】凉开安宫牛黄丸，芩连栀郁朱雄黄，
　　　　牛角珍珠冰麝箔，清热解毒能开窍。

【组成】牛黄　郁金　黄连　朱砂　栀子　雄黄　黄芩各一两（各

30g）　犀角（水牛角代）浓缩粉一两（30g）　冰片　麝香各二钱五分（各7g）　珍珠五钱（15g）

【用法】上为极细末，炼老蜜为丸，每丸一钱（3g），金箔为衣，蜡护。脉虚者人参汤下，脉实者金银花、薄荷汤下，每服一丸。兼治飞尸卒厥，五痫中恶，大人小儿痉厥之因于热者。大人病重体实者，日再服，甚至日三服；小儿服半丸，不知，再服半丸（现代用法：水煎服）。

【导读】学好用活安宫牛黄丸的第一步是辨清安宫牛黄丸由哪些变化方和药物组成。组成安宫牛黄丸有1个变化方和7组用药，变化方是黄连解毒汤；第1组是清热开窍药即牛黄、冰片，第2组是清热解毒药即黄连、黄芩、栀子，第3组是重镇安神药即朱砂、珍珠、金箔，第4组是清热凉血药即水牛角，第5组是温化痰浊药即雄黄，第6组是芳香开窍药即麝香，第7组是活血开窍药即郁金。变化方黄连解毒汤清热燥湿解毒。从1个变化方和7组用药分析牛黄安宫丸具有清热解毒，重镇安神，芳香开窍，活血化痰作用，可辨治一切湿热闭窍夹痰证。

我们学习第一节凉开的一个方，叫安宫牛黄丸，这个方是《温病条辨》中一个著名的方。方的组成有牛黄、郁金、黄连、朱砂、栀子、雄黄、黄芩、水牛角、冰片、麝香、珍珠、金箔。安宫牛黄丸这个方用的药，有没有一些贵重的药？这里牛黄从目前来看，真的多还是人造的多？人造的多。牛黄真的现在是不容易找到的，我们虽然不能说它是假的，但是可以说它是人造的。区别大不大？不能算偏小。麝香，真的多还是假的多呢？假的应该比真的多。这个方的确是好方，就是药有点问题。犀角，真的多假的多？我估计现在买的犀角，基本上都是水牛角，或者是河南的黄牛角。珍珠现在还是比较多的。金箔是什么东西？金箔就是今天所说的黄金。黄金有没有同学见过？黄金有两大作用，一个大的作用清热解毒，一个大的作用重镇安神。它的作用并不亚于朱砂，这说明金箔重镇安神作用是比较明显的，不过它的用量也是偏大的，一天最起码需要吃三次，一次最起码需要吃1g，这一天需要3g，3g大概需要多少钱？从今天来看，安宫牛黄丸只能用这样的成药了。这个方在用法方面，两句话要掌握，在治病的过程中，脉象虚，用人参汤送服；如果脉象不虚，用薄荷、金银花煎汤送服。实证不一定用金银花、薄荷，用上更好；虚证，一定要用人参汤。这个方的功用是清热解毒，豁痰开窍；药理作用是保护脑组织细胞、调节神经、降血压、降血脂、抗菌、抗病毒、抗自由基。

这个方治疗中医的证，邪热内陷心包证，简单地说就是热闭证，方名是安宫。想一个问题，宫是谁在里边住的？我们国家还真有一个宫，叫什么宫？就是君主居住的地方。君主有病了，有点儿不太好听，人们常常说什么？心包，人们说心包代心受邪。邪热内陷心包，实际上就是邪热内陷心。为何这样说？它的病证表现是不是在心？神昏、谵语，应该在心。前面我们在学习的时候，热在心，心抗邪的特点是什么？热的特点是身热夜甚，突出君主之官抗邪的特点。在前面学习的时候，清营汤治疗的病证是心热证。心热证君主抗邪，属于人民内部矛盾，在抗邪的时候有一种特殊的表现。安宫牛黄丸也是君主抗邪，抗的邪是敌我矛盾。敌我矛盾，抗邪还分不分白天抗夜里抗？不分了，就是高热不退，白天高热，夜里呢？也是高热的。治疗的病证，相当于今天所说的脑血管性疾病，以及传染性疾病。脑血管疾病相当于今天所说的高血压、高脂血症出现的中风。病证表现是神昏，胡言乱语，高热，喉中痰鸣。

我在门诊遇到了这样的病人，都还没有昏迷。举个例子，我在门诊上班，有一个女的，60多岁，高血压，她一吃药血压降下去了，到了第二周、第三周，都不来找我，电话中她说吃你开的方，效果不错，血压降到了正常。接着她又说这个方还能不能吃？又吃了一周，电话中她说吃汤药有点麻烦，能不能打成粉状？我说能。有的病人他一年能给我打好多次电话，声音听起来挺熟悉，叫什么名字，我也不知道。不过，我这个人有个特点，好多人给我打电话，我历来不问他叫什么名字，就知道他是什么病。这个女的来找我看了，她的高压大概就是180（mmHg），低压在140（mmHg）左右，根据她的病证表现，我没有给她开方，我说要抓紧时间住医院，同时要吃上安宫牛黄丸。这个女的她说高压220（mmHg）还没有住医院呢，高压220（mmHg）吃我开的中药也能降下来，她说不住。半年过去了，这一次她来找我的时候，她说没有听我说的话，很后悔。她说当时她又换了一个大夫，她跟那个大夫说，她找过我，220（mmHg）还能降下去，这一次才180（mmHg）多。这样一说，大夫开个方。不过她当天晚上中风了，然后是昏迷，再然后是半身不遂。她就说她的病是吃那个大夫的中药吃的，我说你的病与吃中药都没有关系，不吃中药也会中风的。下面给同学们留一道思考题，在临床实际中，病人出现一个什么样的症状，我们怀疑他要中风了？这个症状，我们到学到其中一个方的时候再说。我在临床中判断准确性应该是在百分之九十九以上。这个人通过调理，最后能站起来，自己能照顾自己。

我们学习安宫牛黄丸，主要治疗的病证就是脑血管疾病，是脑炎。脑炎有细菌性的，有病毒性的。这样的病，结合临床治病的体会，用安宫牛黄丸重在防，真正治疗疗效会差一些。怎样说重在防？假如说，根据病人的症状表现，判断将要中风，在中风之前把安宫牛黄丸吃了，昏迷的时间会短，症状会轻，积极地治疗大部分能站起来。有没有相当一部分积极地治疗也是站不起来呢？这也是相当多的。再留一道思考题，在临床实际中，我们见到偏瘫这样的病人，不和他说话，一看就知道，有的经过治疗能站起来，有的经过治疗也站不起来。两道思考题，要注意查资料，这就是我们所说的用安宫牛黄丸重在防，真正治疗效果是比较差的。

下面我们要学习安宫牛黄丸方的组成与病证之间的关系。方中用的牛黄、水牛角、黄连、栀子、黄芩，这些药都是清热泻火解毒的，因为病的主要矛盾方面是热。我们在认识问题的时候，还要认识到病人是神志昏厥，病人的家属最希望什么？早点醒过来。这就是方中要用麝香、冰片的原因，芳香开窍。郁金活血化瘀，为何要活血化瘀？心主血，要重视活血化瘀。雄黄豁痰涤痰。牛黄祛不祛痰？这样的病人大部分都有喉中痰鸣，遇到了这样的病人，就是靠雄黄来化痰的，雄黄化痰的作用是非常显著的。

举一个例子，一个哮喘病人，喉中痰特别多，用上 1g 雄黄，含到口腔，很快咽喉都爽利了，就没有痰了。这是我们学习的安宫牛黄丸方中的用药与病证之间的关系。

还有两个方，一个叫紫雪，一个叫至宝丹，这些方用的药都是比较多的。我们还要知道一点点儿小知识，古人把安宫牛黄丸、紫雪、至宝丹，就是在书上的 165 页，这三个方称为什么？凉开三宝。这是一个小知识，我们在学习中医基础知识的时候，也有一个三宝，叫精气神。方剂三宝就是安宫牛黄丸、紫雪、至宝丹，这三个方作用是差不多的，有一个略微小的差别，知道就行。这是我们学习的安宫牛黄丸。

第二节 温开

苏合香丸

【歌诀】苏合香丸龙麝香，木香香附丁檀香，

荜茇沉香安息香，牛角白朱诃陆香。

【组成】苏合香 龙脑（冰片）各一两（各30g） 麝香 安息香用无灰酒一升熬 青木香 香附 白檀香 丁香 沉香 荜茇各二两（各60g） 熏陆香（乳香）制，一两（30g） 白术 诃黎勒（诃子）煨 朱砂各二两（各60g） 犀角（水牛角代）浓缩粉，二两（60g）

【用法】上为细末，入研药均，用安息香膏并炼白蜜和剂，每服旋丸如梧桐子大，取井华水，服四丸，老人、小儿可服一丸，温酒化服亦得，并空心服之（现代用法：水煎服）。

【导读】学好用活苏合香丸的第一步是辨清苏合香丸由哪些药物组成。组成苏合香丸有8组用药，第1组是芳香温化开窍药即麝香、苏合香、安息香，第2组是芳香行散药即青木香、白檀香、丁香、沉香、荜茇，第3组是重镇安神药即朱砂，第4组是益气药即白术，第5组是收敛药即诃子，第6组是活血药即乳香，第7组是清化开窍药即冰片，第8组是清热凉血药即（犀角）水牛角。从8组用药分析苏合香丸具有芳香开窍，行气化浊，重镇安神，收敛益气，活血解毒作用，可辨治一切寒痰阳郁闭窍夹或热证。

下面我们看看凉开之后，就是温开。温开有一个方叫苏合香丸。苏合香丸这个方的组成比较多，苏合香、龙脑、麝香、安息香、青木香、香附、白檀香、丁香、沉香、荜茇（荜茇是调料中一个重要的调料品，是非常香的）、熏陆香（乳香）、白术、诃子、朱砂、水牛角，药物比较多。这个方一方面是药多，另外一个方面它也涉及一些药，像苏合香、安息香这样的药好多药房都没有，开这样的方，面临着一个大的问题。这个苏合香丸和安宫牛黄丸不完全一样，安宫牛黄丸有这样的成药，苏合香丸今天还没有销售这样的成药。一些药不容易搞到，就面临着一个实际问题，开了方找不到药。我在临床中，

有时偶尔开一开，病人说找不到药。我发现苏合香、安息香药房没有，化工商店有这样的药。人家不叫药，叫化工原料。这个方功用就是芳香开窍，行气温中。药理作用是兴奋中枢神经，扩张冠状动脉，抗心肌缺血缺氧。今天还真有一个药，叫冠心苏合香。冠心苏合香就是苏合香丸去了一些药，保留了一些药，这个方我们了解一下就行。

治疗中医的证是寒闭证，症状表现就是安宫牛黄丸治疗的症状表现，把热换成寒就行了。这个方用的药，在配伍方面，苏合香、冰片也可以闻到气味比较大。也可以说是，麝香、安息香、青木香、香附、白檀香、丁香、沉香、荜茇，都是温阳行水，芳香开窍。熏陆香是什么药？熏陆就是乳香，就是活血化瘀药。乳香香不香？气味也是比较大的。白术是健脾益气，为何要健脾益气？气可以化阳。想一个问题，香的药伤不伤气？伤气。诃子是收敛，防止苏合香等这些辛散的药耗散太过。朱砂重镇安神，水牛角解毒，为何要用这样的寒凉药呢？也是制约香的药不要散得太快了。

从今天来看，用苏合香丸可以治疗心脏病、冠心病，效果是可以的，还有乙脑、流脑。刚才我也说了，安宫牛黄丸能治疗的病证，苏合香丸也能治疗；安宫牛黄丸能预防的病证，苏合香丸也可以预防。相对而言，一个人脑炎或者说高血压，或者说高脂血症，这样的人出现中风百分之九十以上都是什么证？都是热证。寒证是很难找到的，因为这样的病首先压迫体温中枢，体温升高，面部发红，都是热证，寒证是比较少的。再一个方面，由于药物的组成偏多，有些药不容易搞到。这个方从目前来看，没有被广泛地应用。今天学习主要知道苏合香丸是治疗寒闭的代表方。如果一个人是中寒引起的寒闭证，其实用一个药来抢救就行，用什么呢？用辣子。用辣子油往鼻孔上稍稍点一点儿，很快就苏醒过来了。应该吃过辣子吧？辣子油辣不辣？寒凉引起来的昏迷、昏厥，辣子油往鼻孔稍放一点点儿，很快这个人就苏醒过来了，辣子刺激的作用还是比较明显。这是我们认识要注意的一个问题。

到目前为止，我们把开窍的方又学完了。开窍的方，就一个方是重要的，叫安宫牛黄丸。这个方在临床中还不主张开汤药，因为汤药不容易搞到药，有这样的成药，我们知道这个方是一个抢救用的方就行。

第十一章　理气剂

上课了，这一堂我们要学习新一章的内容是理气剂。理气剂，气包括几个大的方面？气从中医认识，应该是包括三大方面。一个大的方面是气虚，气虚包括气陷，为何这样说呢？气虚或气陷用的药都是补气药，这是一个大的方面了吧？第二个大的方面是气郁，应该用行气的药。还有一个大的方面是气逆，应该用降逆的药。

我们这一章学的内容理气剂，不包括气虚，为何不包括气虚？因为我们在前面学习补益剂的时候已经学过了。这一章主要学的就是行气、降气，针对的病证就是气郁、气逆。在使用理气剂的时候，有一些注意事项。第一个方面要辨病变的部位，比如说气郁在肝和气郁在心，它是不完全一样的。第二个方面应该辨病变的属性，辨病变的属性就是虚了补，实了泻。第三个方面要重视辨气的夹杂证，气郁能不能夹气虚？可以。气郁能不能夹气逆？是可以的。再一个方面，行气的药大部分都伤气，应该酌情用点儿补的药。这是我们对理气剂的认识。

到目前为止，我们已经学了十章的内容，好多方我们都学过了，我们应该是见到有些病就会开方的。学的方一定要敢用，胆子一定要大，心一定要细，千万不能小，小心办不成大事，细心才能干成宏伟的事业。我们所学的方，敢开就开，对症就不会出问题，学了就是要用。

第一节 行气

四逆散（柴胡疏肝散）

【歌诀】 四逆散疏肝理气，柴胡芍药与枳实，

甘草缓急柔肝气，气机郁滞皆可施。

【组成】 柴胡　枳实破，水渍，炙干　芍药　甘草炙

【用法】 上四味，各十分，捣筛，白饮和，服方寸匕，日三服。咳者，加五味子、干姜各五分，并主下利；悸者，加桂枝五分；腹中痛者，加附子一枚，炮令坼；泄利下重者，先以水五升，煮薤白三升，煮取三升，去滓。以散三方寸匕，内汤中，煮取一升半，分温再服。

【导读】 学好用活四逆散的第一步是辨清四逆散由哪些基础方和药物组成。组成四逆散有 1 个基础方和 3 组用药，基础方是枳实芍药散；第 1 组是行气解郁药即柴胡、枳实，第 2 组是补血收敛散药即芍药，第 3 组是益气药即甘草。基础方枳实芍药散调理气血。从 1 个基础方和 3 组用药分析四逆散具有行气解郁，调理气血，益气缓急作用，可辨治一切气血郁滞夹热证。

下面我们学习第一节行气，行气第一个方就是四逆散。四逆散是张仲景《伤寒杂病论》中一个非常著名而有效的基础方。一定要记住这个方是个什么方——基础方。方的组成有柴胡、芍药、枳实、甘草（各 12g）。张仲景命方名是散，没有明确标出用量，我们结合临床中的应用，在通常情况下可以开到 10g、12g。如果病再重的话，可以开到 15g。这个方用法，说是散剂，从今天来看，开的什么多？汤剂。汤剂的用量给同学们已经说过了，10g、12g，重的话是 15g。

方的功用就是疏肝理气，调理气机。目前西医在研究这个方，中医也在研究这个方。主要药理作用还是比较多的，调节内分泌、抗炎、抗菌、抗心肌缺血、增强机体免疫力、抗疲劳、保护胃黏膜、抗病毒等方面。治疗中医的证就是肝气郁滞证。张仲景说："少阴病，四逆，其人或咳，或悸，或小便不利，或

腹中痛，或泄利下重者，四逆散主之。"它针对的证型是什么？肝气郁滞。肝气郁滞，应该是少阴还是不是少阴呢？厥阴肝，这样在认识问题的时候，张仲景为何提出一个少阴病？关键要说明一个问题，所说的少阴病应该是少阴寒证。少阴寒证，在绝大多数情况下，手是热的还是凉的？刚才我们也说了，肝气郁滞在绝大多数情况下，手心是热的，少数是什么？是凉的。少阴寒证绝大部分手是凉的，肝气郁滞绝大部分是热的。我在门诊上班，来了一个病人，我一摸脉象发现，他的手没有我的手热，首先想到病人是什么病？是寒证。张仲景所说的少阴病，就是告诉人们，肝气郁滞可以出现手足凉，与少阴病的寒证很相似。在临床中遇到手足发凉，不要把它局限在少阴寒证，应该还要考虑到是肝气郁滞。肝气郁滞，气郁于内，气不能外达，会出现手足发凉，同时还要知道肝气郁滞手足发凉仅仅局限在四肢的末端，它和少阴病阳虚阴寒证的手足凉有本质的区别。我们在前面学习四逆汤的时候，就提到四逆汤治疗的病证是少阴阳虚阴寒证，不仅仅手足发凉，还全身怕冷，蜷卧，和我们学习的四逆散仅仅是一个症状相同，其他诸多症状是不一样的，这是我们认识到肝气郁滞可以出现手足不温。

再一个方面，我们要考虑一个问题，张仲景在论述四逆散的时候，没有论述四逆散治疗中医证的常见病证表现。假如说，一个人遇到不顺心的事情了，最常见的症状表现是什么？胸胁不舒服。表情怎样？表情沉默，胸胁胀满，女同志会出现乳房胀痛。想不想吃饭？想不想说话？张仲景论述的都是不常见的，为何论述不常见的，他知道常见的病证表现都知道。他说："其人或咳。"一个人和另外一个人吵架了，回到家，是不是就是咳嗽呢？咳嗽的可能性大还是小呢？还是比较小的。张仲景通过少的、不常见的告诉人们在辨证的时候，不可忽视的方面。

下面我再举个例子，我在门诊上班，来了一个女同志，问她哪儿不舒服，她说慢性支气管炎，我们马上想到她的病变部位在肺，首先考虑的一个问题就是寒热。我说你的咳嗽与天气变化有没有关系？她说没有关系。接着我又问，咳嗽是白天明显还是夜里明显？她说白天、夜里差不多。我又问她平时想不想喝水，她回答，有水就喝，没有就不喝。问了三句话，一个要点都没有抓住。在这种情况下，我不再问她了。我注意观察她，脉象有点弦，就是不太柔和；

又一看她的表情，我说你的咳嗽与情绪变化有一定的关系。她点点头，她说她不能见到她们单位的某某人，一见到她单位这个某某人，她就要咳嗽。她说一咳，最起码咳到三十声，有时震得小肚都是痛的。她又说晚上看电视，发现电视剧上一个人像那个人，就咳嗽。张仲景讲四逆散，提到"其人或咳"，我给她开了一个四逆散加味，张仲景在论述的时候，还说"咳者，加五味子、干姜各五分"。我当时加了五味子，五味子收敛；姜是辛辣的，行散。又给她加了细辛、旋覆花。她大概吃了一段时间，她说经过吃中药，心里好多了。当然她不会说她肝气好多了，她说现在见到那个人不再咳嗽了。她本身有支气管炎，又感冒了，会加重吧？这是我们认识要达到的一种目的。

再一个"或悸"，我们想一个问题，两个人吵架、打架，他是感到胸闷还是感到心慌？哪个偏多？应该是胸胁胀闷，在一般情况下，心慌是偏少的。下面举个例子，还是一个女同志。我问她哪儿不舒服，她没有说哪儿不舒服，给我一个心电图的报告单。报告单上是这样写的："室上性心动过速"。一分钟跳多少？120 次。她又说她这个病已经几年了。她家人不让她看电视，也不让她听广播，更不让她上大街，她遇到不顺心的事情就心慌，跳了 120 次，最近心慌超过 160 次，休克了。本身有室上性心动过速，我给她开四逆散加味，后来经过检查，她的心脏每分钟跳在 80 次左右，没有症状表现，遇到不顺心的事情，她自己能调节，不再出现心动过速。

再举一个例子，今年上半年遇到的一个病人。这个病人是风湿性心脏病，在通常情况下，用我们前面学的哪一个方应该是偏多一些？炙甘草汤偏多一些。这个人风湿性心脏病，经过检查，二尖瓣、三尖瓣、主动脉瓣、肺动脉瓣，都有问题。他总是把人家（大夫）说的话，要认真地仔细地去分析。他一分析，不是休克就是上不来气，喘，随时都有可能把他憋死。他说自己管不住自己，他要往这个地方想，他说心里说不想不想，就是要想。我给他开了两个方，一个就是炙甘草汤，一个就是四逆散，实际上就是炙甘草汤加上柴胡、枳实、芍药。芍药在绝大多数情况下，应该开的是白芍。给他开了一个方，他一吃，当然，这样的病能不能彻底治愈？是不能的。我们达到了这样一个目的，他遇到不顺心的事情不再加重病情，这样一个目的达到了。第二个目的，他通过吃我所开的方，病减轻一些。能不能把他的病治愈，我们考虑的不是这个问题，考虑的问题就是能不能把这个症状减轻，能不能来延长他的寿命。这个人今年上半年，我给他开方，他到现在还在吃，大概吃有三个月左右，断断续续吃，经常给我打个电话，他说需要不需要调方？我说你最近吃吃药，哪些方面不舒服？他说觉得好好的。我说继续吃。凡是有作用的，我们都不需要调整用药。四逆散治疗的第三个症状表现，要抓住要点。

再举个例子，我在门诊上班，遇到一个男同志，西医诊断是慢性膀胱炎，小便不是多，而是解小便的次数多，总是小便解不出来。一遇到不顺心的事情，就想解小便，解还解不出来。我们中医说是什么？肝郁。我开了一个方是四逆散，又给他开了张仲景的一个方叫葵子茯苓丸。开了两个方，一吃，他自己感觉症状缓解了。由于西医诊断为慢性膀胱炎，这样的治疗需要巩固。让他坚持吃了一段时间，最后取得了预期治疗效果。

再一个方面就是"或腹中痛"，这个"腹"包括不包括胃？张仲景所说的腹中痛，包括不包括胃痛？假如说一个人遇到不顺心的事情，中医说是肝郁，会不会出现胃痛？胀痛，理解张仲景所说的"腹中痛"应该包括腹痛、胃痛。当然也可以在中间加一个字，胃胀痛、腹胀痛。在临床实际中，如果我们遇到一个人，不管他是西医的慢性胃炎，还是慢性胰腺炎，还是慢性胆囊炎，还是慢性肠炎，或者是慢性肝炎，只要他说一遇到不顺心的事情，病证就加重，我们都可以四逆散为基础方。如果这个人出现了气虚，能不能把我们前面学习补气的一个方加上去？如果这个人有血虚，我们能不能把前面一个基础补血的方加上去？也是完全可以的。如果这个人腹痛、胃胀痛，一点儿饭都不能吃，能不能变化呢？也是可以的。

再一个方面，可以治疗"泄利下重"，主要针对的是遇到情绪异常就想解大便，解完大便，腹中不舒服症状得以缓解，或者是消除。我们在前面学过一个方，就是说遇到不顺心的事情就腹痛，腹痛想解大便，一解大便，病缓解了，叫痛泻要方。在临床实际中，如果遇到这样的病，西医叫作肠易激综合征。西医为何叫肠易激综合征呢？就是经过检查没有炎症，经过检查也没有细菌，就是一遇到情绪的异常变化，就感到腹痛、腹胀、腹中拘急，想往厕所跑。在临床实际中，单开痛泻要方效果是不够理想的，单开四逆散也是有很大局限性的。我建议把两个方合在一起。结合我多年临床治病的体会，认为两个方、三个方合在一起，效果会更好一些。我写了一本书，《经方合方辨治疑难杂病》，这本书主要就是用张仲景的方，两个方合在一起，三个方合在一起，取得了预期治疗效果，有大量的临床病例。

这是我们学习四逆散的内容。张仲景所论述的症状表现，都是常见的还是不常见的？都是不常见的。四逆就是手足不温，或咳，或悸，或小便不利，或腹中痛，或泄利下重。真正常见的病证就是表情沉默、脘腹胀痛，妇科的病证，如乳房胀痛。这个方治疗西医的病多不多呢？西医好多好多病只要与情绪有关系，都可以用。当然用这个方，需要不需要针对某一个病继续用药呢？是需要的。比如说，一个人是肾小球肾炎，举的例子是膀胱炎，假如说肾小球肾炎遇到情绪变化加重了，在治肾小球肾炎的时候，从中医角度辨证求本的同时，要加上四逆散，效果会更好。

下面学习四逆散方与证之间的应用关系。柴胡主要作用是什么？疏肝理气，调理气机。柴胡有四大作用，一大作用是升举，一大作用是解表，一大作用是疏肝，一大作用是清热。比如说在前面学过一个方，叫小柴胡汤，用柴胡量比较大，就是清热。我们在临床实际中，用柴胡解表疏肝，在一般情况下要用到10g、12g、15g左右。在疏泄的过程中，伤不伤肝？辛散，要用芍药敛肝柔肝，敛肝疏不能太过，疏中有敛。柔肝在某种程度上，就是说柴胡疏肝，它会伤人的阴血，白芍敛阴补血，正好可以制约它的弊端。再一个方面，枳实和柴胡配合在一起，柴胡的作用偏于升举，枳实呢？降泻。柴胡和枳实配合在一起一升一降，柴胡和芍药一疏一敛。一疏一敛，一升一降，气机畅通了没有？还郁不郁呢？还要考虑到一个问题，升，降，一方面会伤人的阴血，另外一个方面伤不伤人的气呢？也伤气。张仲景在设四逆散的时候，用的甘草，量是偏小还是和其他量用的是相等呢？相等就意味着用甘草的量不能小。为何不能小？还要补气。为何要补气？防止疏肝、降肝伤人的正气。再一个方面，血靠什么化生？靠气来化生的。这是四逆散方的配伍，起到了什么作用？既升又降，既疏又敛，还补，不伤人的正气，不留恋邪气。

下面我们看一个方，叫柴胡疏肝散。这个方，柴胡有吧？枳实把"实"字去掉变成了"壳"。枳实和枳壳是不是一家人？谁的作用明显一些？枳实作用应该大于枳壳。枳壳年龄大，还是枳实年龄大？谁的年龄偏小？初生牛犊不怕虎，枳实作用是比较峻猛的。再一个方面，有芍药吧？有甘草吧？加了什么？陈皮理气，川芎活血，香附理气。可以这样认识，柴胡疏肝散与四逆散，哪一个方作用应该是更明显一些？应该是柴胡疏肝散。我们学习的时候，要知道四逆散是疏肝理气的基础方，具有基础性质，在这个基础之上，能变化为很多方。我们学过一个方，叫逍遥散，实际上它用了柴胡、芍药、甘草。逍遥散能不能用枳实呢？是完全可行的。在前面还学过一个方，叫完带汤。完带汤里有柴胡，有没有芍药？有没有甘草？能不能也用上枳实呢？都是可以的。我们要知道四逆散是一个基础方，柴胡疏肝散是在四逆散基础之上进一步完善的一个方。如果治疗的病证是肝气郁结，用四逆散还是用柴胡疏肝散呢？用柴胡疏肝散作用要显著一些。我们学习要知道什么方是基础方，什么方是我们在临床中的治病方。

越鞠丸

【歌诀】越鞠丸治脾胃郁，香芎术神与栀子，

脘腹胀痛食不消，行气解郁热能治。

【组成】香附　川芎　栀子　苍术　神曲各等份（各 10g）

【用法】水丸或蜜丸，每服 6g，日 3 服（现代用法：水煎服）。

【导读】学好用活越鞠丸的第一步是辨清越鞠丸由哪些药物组成。组成越鞠丸有 5 组用药，第 1 组是行气解郁药即香附，第 2 组是行血行气药即川芎，第 3 组是燥湿药即苍术，第 4 组是消食药即神曲，第 5 组是清热药即栀子。从 5 组用药分析越鞠丸具有清热解郁，燥湿消食，活血行气作用，可辨治一切气郁或血湿食热证。

　　我们学一个方叫越鞠丸，这个方是《丹溪心法》中的一个重要方。方的组成有香附、川芎、苍术、栀子、神曲各等份。在临床中，开汤剂可以开 10g，可以开 12g，也可以开 15g。在通常情况下，我们可以开 10g、12g 左右。这个方名字叫什么？叫越鞠丸。从今天来看大部分开的是汤剂。很少开丸药，丸药作用是比较弱的。

　　越鞠丸这个方，它的主要作用是行气解郁，兼清热和中，重点就是行气解

郁。西医现代研究认为越鞠丸的主要作用，保护胃黏膜、调节胃酸分泌，具有抗炎、抗菌等作用。它针对的中医的证，长期以来说是六郁证。六郁证是比较模糊的。我们先看一下，它的症状表现是什么？脘腹胀痛，胸膈痞闷，嗳腐吞酸，恶心呕吐，饮食不消，舌苔薄黄，脉象弦。根据我们刚才所说的症状表现，应该是在脾胃。在学习基础知识的时候，一提到气郁，大部分都想到了肝。学习理气剂使用注意事项的时候，就提到一个什么问题呢？提到要辨病变的部位和属性，肝气郁滞的基本的代表方是四逆散，脾胃气郁的基本代表方是越鞠丸。脘腹胀痛，应该是以胀为主，还是以痛为主？以胀为主。假如有的人来看病了，他说最近胃中胀满，这样一说我们就想到用什么方？越鞠丸。如果是用张仲景的方，张仲景有一个方，叫厚朴生姜半夏甘草人参汤，都是可以的。胃中不舒服，会不会这个气影响，胸中也不舒服？胃中胀了，吃的饭不消化，从口出一股气体不好闻，亦即不消化的食物气味，应吃助消化药。再想一想，胃里不消化，时间长了，容易生热还是容易生寒？生热。热是容易变酸，还是嗳腐吞酸。吞酸，还是没有感觉好转，把里边放的东西怎样？叫它出来。叫什么症状？恶心呕吐。这说明是脾胃气郁，胃不降，脾不升，清浊之气壅滞在脾胃，出现脘腹胀满，嗳腐吞酸，恶心呕吐，饮食不消。刚才说化热了，舌苔应该是什么？黄。脉象，弦脉，弦脉未必都是肝郁。只要是气郁，都有可能出现什么？弦脉。这是越鞠丸治疗的病证，脾胃气郁证。古人朱丹溪说："凡郁皆在中焦。"他说这一句话，就告诉人们气郁首先影响到什么？影响到脾胃的升降。

举一个例子，我在门诊上班遇到一个女同志，有多大了，六十岁左右。我一问她，她说和她儿媳妇对某一个问题认识不一致，她总是认为她是正确的，她的儿媳妇呢，认为自己的总是正确的。为的一个什么问题呢？就是她孙子的事情。她们的宗旨都是一致的，但是认识问题是不一致的，她认为她儿媳妇打她孙子是不对的。开完方以后，她说她不想吃饭，肚子胀，胃中胀。凡是遇到这样的病人，肚子不饿，最好停上一天不吃饭。这是我在临床中治疗气郁经常采用的一种方法。第二次一来，在一般情况下，她会说气消了好多。

越鞠丸治疗西医的病也是比较多的，凡是这些病如慢性胃炎、慢性肠炎、溃疡病，只要出现脘腹胀满、嗳腐吞酸、恶心呕吐，我们都可以把它辨为什么？脾胃气郁证。

方中用药与病证之间的关系，中医是这样认识问题的，香附是行气解郁的一个重要的药，作用是比较平稳的。人们怎样认识香附呢？香附是气郁之要药，有的书上说是妇科之要药，香附行气解郁。气运行不畅，很容易影响到什么？影响到血。气的病证是什么？是胀。为何气郁会出现疼痛？说明气影响到血了，气血郁滞。很容易化寒还是化热呢？很容易化热，栀子就是泻火。脾运化水湿，脾气郁滞，脾不能运化水湿，再加上郁，郁很容易生湿，湿和热变成了酸，要用苍术燥湿。病人不想吃饭，神曲就是消食。我们可以看出来，这个方用了五味药，三味药具有不确定性质，两味药具有相对的针对性。为何这样说？香附这一味药，理哪里之气？哪里需要去哪里。再说一个川芎，活血，主要活哪里的血？哪里的血它不能活？古人说："上行于头，下达血海，外走肢节，内走脏腑。"栀子哪里的火不能泻？哪里没有火，哪里不能泻，它泻三焦之火。这三味药具有什么？不确定性。苍术主要针对哪一个脏腑？脾吧！说明具有一定的针对性吧！神曲具有什么特点？具有消食的特点。针对性怎样？我们可以说，苍术的特点主要是协助脾。神曲的特点主要是协助谁？协助胃。苍术有醒脾的作用，怎样醒脾？振奋脾气，使脾能够运化水湿，脾能够运化水谷精微。神曲呢？胃的生理功能主要是通降，不降就不想吃饭，不降就恶心呕吐，不降就嗳腐吞酸，神曲就是助消化的。当然我们在学习中药的时候，神曲是偏于消什么？神曲消一切饮食积滞，偏于消什么？偏于消陈腐油腻。怎样叫陈腐？变质了。这个变质，应该从几个方面去理解？一个方面是吃的东西变质了，另一种可能性，吃的没有变质，到胃里怎样？本来吃的是好好的，总是嗳腐不消化。神曲的作用，不管是原来变质的，还是到胃里变质的，只要我们用，都有良好的治疗作用。这是我们学习的越鞠丸，它治疗的病证是什么？脾胃气郁证。方的配伍主要作用于哪儿？脾胃气郁。

枳实薤白桂枝汤

【歌诀】枳实薤白桂枝汤，厚朴栝楼以宽胸，

胸满留气结在胸，通阳化瘀气能行。

【组成】枳实四枚（4g）　厚朴四两（12g）　薤白半斤（24g）　桂枝一两

（3g） 栝楼实捣，一枚（15g）

【用法】上五味，以水五升，先煮枳实、厚朴，取二升，去滓。内诸药，煮数沸，分温三服。

【导读】学好用活枳实薤白桂枝汤的第一步是辨清枳实薤白桂枝汤由哪些药物组成。组成枳实薤白桂枝汤有5组用药，第1组是温化开胸解郁药即薤白，第2组是清化宽胸解郁药即栝楼实，第3组是温化行气下气即厚朴，第4组是清化行气药即枳实，第5组是温化通经药即桂枝。从5组用药分析枳实薤白桂枝汤具有行气解郁，通经化痰作用，可辨治一切气血郁瘀夹痰证。

上课了，这一堂我们学习枳实薤白桂枝汤，这个方是张仲景在《伤寒杂病论》中一个非常著名而常用有效的方。这个方药物组成是枳实、桂枝、薤白、瓜蒌、厚朴。我认为张仲景用这个方，定的量应该再加大二分之一，也可以再加大一倍，效果会更好一些。量是非常重要的，量决定疗效。这个方在煎煮方面，用水是多少？煎煮的时间长不长？有没有特殊的煎煮方法？有没有煎的时间偏短？"先煮枳实、厚朴，取二升，去滓，内诸药，煮数沸，分三温服。"有的药煎的时间怎样？比较短吧？在治病的时候，我可以这样说，有时在开方的时候，自己觉得开的方应该起到治疗作用呀，病人说有效果，比别人的要好，但是没有达到治疗目的。我经常思考这个问题，一思考，两思考，发现一个什么问题？煎煮对于疗效所起到的作用。

枳实薤白桂枝汤，这个方的功用主要就是通阳行气，宽胸化痰。药理作用主要就是强心，增加冠状动脉及脑血流量，抑制血栓形成，保护胃黏膜。枳实薤白桂枝汤治疗中医的证型，是气痰郁胸痹证。现在我们思考一个问题，张仲景论述胸痹的概念是几个？三个。一个是病变的部位在心，一个病变的部位在肺，一个病变的部位在胸膜。我们学习枳实薤白桂枝汤，简单地理解中医的证型，把它理解为心气郁。胸痹在特殊的情况下，我们可以把它局限在冠心病、心绞痛。冠心病、心绞痛，这是不是气郁？痛是不是气郁？痛是不是像针刺一样？是气郁。冠心病有胀痛，也有刺痛。刺痛用我们学习的枳实薤白桂枝汤有非常好的治疗作用，这是为什么？

下面我给同学们举三个例子，我在门诊上班，来了一个病人，我问主要哪儿不舒服？他说主要是右胸及腋下疼痛，这个地方疼痛像针刺一样，像刀割一样。做过多次检查，右胸及腋下这个地方没有任何问题。我根据他说的症状表现，又根据我在临床中治病的体会，我说你是冠心病、心绞痛。我们为何把它辨为冠心病？先留一个悬念放在这个地方。

举第二个例子，在门诊上班，来了一个人，我问主要是哪儿不舒服？他说胃痛。我说疼痛是胀痛？隐痛？刺痛？他说像一个钉子在里边拧。我根据他说的症状表现，我说你不是胃病，而是冠心病。他说我做过胃镜，是轻度浅表性胃炎。我在想一个正常人只要胃镜进去出来，最起码也该有点胃炎，最起码也得是轻度。人家说胃痛，胃镜进去了，最起码应该写个轻度浅表性胃炎。

举第三个例子，我在门诊上班，来了一个人，我一问他，他说肩关节炎。结合我们在临床中治疗的体会，我说你是冠心病。

刚才说的第三个，最后通过检查验证，他就是冠心病。张仲景在《伤寒杂病论》中是怎样说呢？他说胸痹。痹应该是闭塞不通吧？不通，应该是什么？应该是疼痛啊。他说："胸痹，心中痞气，留气结在胸，胸满，胁下逆抢心，枳实薤白桂枝汤主之（人参汤亦主之）。"还有一句话我没有说，胸痹应该是什么？胸痛。心中痞，痞应该是胸闷。在通常情况下，我们问他的时候，他给我们反映的应该是他最痛苦的一个症状，他说右胸痛及腋下，这说明他是最痛苦、最难以忍受的。接着他又给我们提供一个非常重要的一个信息。什么信息呢？多次检查，没有问题。在这种情况下，我问他一句话，我说你平时有没有感到心前区这个地方有点闷？他说是有点闷，但主要是这个地方的疼痛难以忍受。这样我们就知道，他是心气郁。气郁的概念是满、闷、胀。

今天我们在学习的时候，对于气郁要认识到，它可以产生一个症状，剧烈性疼痛，像针刺一样，像刀割一样。不过我们要抓住一个要点，凡是说的是心气郁疼痛，都不在心，都怎样？转移了。为何转移了？西医说是放射，中医说是牵引，解剖学上冠状动脉是不是就一个冠状动脉？冠状动脉有没有分支？多呀还是少？现在我们想想，冠状动脉心脏病，它是不是整个冠状动脉都出现问题了？它是某一个地方。如果是某一个地方，它正好放射到哪儿了？放射到这个地方了（在临床中经常见到一些慢性胆囊炎或者是胆结石，它的疼痛不在右胁，放射到左胁）。在这种情况下，它属于心气郁，前提是疼痛在左，再一个前提，右也不舒服，只不过是可以忍受，他觉得右不是主要方面。假如说病人就是说右痛，左就没有任何感觉，这就是正常，这说明他是神经性疼痛。因为我们刚才说，他心脏这个地方本身有什么？有气郁，气郁而疼痛，这个问题解决了。

第二个问题怎样解决呢？我们在临床中，见到有些人说胃痛特别难受，我们紧接着一问他，他说吃饭还可以，消化也可以。假如说病变部位在胃，应该出现不想吃饭呀，吃饭比原来不太正常。他说不影响吃饭，就是胃痛。在这种情况下，我们要问一下，有没有心前区闷，如果没有，可能是胃痉挛，也可能是其他方面。我们要多问一下，问的前提是什么？人家说胃痛不影响饮食。再一问大小便是否正常，这是我们解决的又一个问题。

再一个问题肩关节炎，他说用什么药都没有作用。尤其是问他肩关节炎与天气变化有没有关系？他说没有关系。但是我们一问他，他说心前区有点闷，不是很重。这样我们就抓住了病的主要矛盾方面，气郁会出现以疼痛为主的一个症状。但是这个症状不在哪儿？不在心。而在哪儿？而在其他地方。这是我们认识问题要引起重视的。刚才所说的，在临床实际中，有时辨证有一种假象，我们要通过病人的假象认清病变的本质。张仲景说："胸痹，心中痞，留气结在胸，胸满，胁下逆抢心。"他所说的"胁下逆抢心"应该给它颠倒一下，是心的病理变化影响到其他地方。从今天来看，实际上就是心影响到了其他地方。当然这个胸满，留气结在胸，这个概念都是比较大的。

我再举一个例子，在门诊上班，遇到一个病人，是慢性阻塞性肺疾病，简称就是慢阻肺。他就是喘、痰、呼吸困难，他说他家住在二楼，从一楼到二楼需要三十分钟。走一个台阶，都要喘一阵子，走到了家，刚一坐下，憋得不行，睁大眼睛看着天花板，把口张得大一点儿，好好地出上几口气才敢坐下，速度一快坐下去，面青脖子粗，差不多憋死了。根据他的病证表现，开枳实薤白桂枝汤。最后这样的病虽然不能彻底治愈，但是可改善症状表现，减轻病人的痛苦，经过一年多的治疗，他骑着自行车来找我。多大了？七十了，他还要骑自行车。不要把这个方局限在冠心病，这是我们学习枳实薤白桂枝汤治疗的病证，简单地说就是心气郁证，治疗西医的病是非常多的。

我们学习枳实薤白桂枝汤方与证之间的关系。方中用的枳实行气散结，厚朴呢？下气散结，也可以说是行气下气。现在我们想一个问题，我们在学习中药的时候，枳实、厚朴的主要作用是治哪里的病？实际上枳实、厚朴，它的行气下气是哪里需要哪里去。前面学过其中一个方叫作大承气汤，用枳实、厚朴，它行的是哪里的气？肠胃的气。枳实薤白桂枝汤行的是哪里的气？胸中的气。下面我们再看一个药，叫作薤白，就是通阳宽胸。宽胸是啥意思？假如说有些人遇到不顺心的事情了，有的人说去给他宽宽心。"宽心"实际上就是行气解郁，去给他行行气，去给他解解郁，让他把问题想通。瓜蒌也是宽胸的。瓜蒌宽胸和薤白宽胸，不完全一样，薤白是通阳，瓜蒌是化痰。在临床实际中，凡是实质性心脏病，大部分病人都有咽喉不舒服。咽喉不舒服，病人说有慢性咽炎，或者怎样说经常感到咽喉有痰，吐也吐不出来，咽也咽不下去。实际上就是无形之痰。辨实质性心脏病，在通常情况下，要问他一句什么话？有没有感到咽喉不舒服，有没有感到咽喉有痰？如果我们在前面介绍的三个病例，再加上这一句话，能不能就把它定成什么病？那是百分之九十九加一。可以说，有这样的病，应该化痰，这是我们学习的枳实薤白桂枝汤。

刚才我说这个方重要不重要？非常重要吧！我认为张仲景是治疗冠心病的专家，张仲景在治疗冠心病方面，的的确确积累了丰富而有效的方。现在我要随便问同学们一个问题，你们说张仲景治疗冠心病效果非常好，在很大程度上，是不是把一个完整的方告诉别人？我是随便说的，你们要认真地答。张仲景是不是这样想的，总结这个方效果这样好，见到谁都说。怎样解决这个问题？我是这样推测的，也是无据可查的。我是怎样想呢？张仲景在治病的过程中，总结了非常好而有效的方。他想，不告诉别人别人不知道我水平高，告诉别人别人水平和我一样高。张仲景告诉不告诉？可能说一半留一半。我写过一本《经方临证答疑》。怎样写呢？我认为这是一个系列性的方，很有可能他把方都给拆开了。有多少方？枳实薤白桂枝汤、瓜蒌薤白白酒汤、瓜蒌薤白半夏汤、茯苓杏仁甘草汤、橘枳姜汤、桂枝生姜枳实汤，还有前面我们学过的人参汤（又叫理中丸），还有薏苡附子散，还有乌头赤石脂丸。我们到临床中开方的时候，在一般情况下，最少要把三个方、四个方合在一起，治病的效果是非常显著的。这里有一个问题，什么问题？我举个例子，我在门诊上班，大概就是十点左右，有一个人二十七八岁，他叫了我一声，紧接他说你还认识不认识我？我一看到他，我说挺面熟的，我说你有什么事，他说没有事。到下班差不多就是一点半至两点左右了，他说我想问你个事情，半夏和乌头能不能配合在一个方中？我说你说的是啥意思。他说我问你能不能配合在一个方中？他从口袋里掏出来一个处方，我一看处方是我签的名字，上面正好有半夏、川乌。他说他在上学期间带着他的奶奶来看病，我开了一个方，一吃效果相当可以。他父亲在家开了个诊所，他说他父亲用这个方，在他们村庄附近几个邻近村治冠心病效果相当不错，有显著的疗效。最近，他父亲发现了一个问题，属于配伍禁忌，叫他来找我了。我说你奶奶现在怎样？他说好好的。我说你说能不能用？他说可以用。他说他父亲最近发现问题了，总是觉得心中不踏实。我说你毕业多长时间了？你在哪儿工作？简单地问了一下。我说你开了没有？他说他还没有开，他父亲经常用。

我做过一个实验，让老鼠喝半夏、川乌，喝死了就喝死了，也没有什么责任，当然我们的目的不是让老鼠喝死。当然张仲景还有一个方，我让老鼠喝了多长时间？喝了三个月，这个老鼠该跑还跑，该睡还睡，该吃还吃，最后杀了，把这个血抽出来化验化验，基本上都是正常的，把他的脏腑做个病理切片，基本上还是正常的。所以说这样配伍有没有大毒性？是没有的。这是我们通过验证没有毒性的。刚才所说的话，就是说张仲景有些方用乌头，有些方用瓜蒌、半夏，我们到临床中敢不敢把这个合在一起？是完全可以的，没有任何问题的，疗效是显著的。张仲景当时想来想去，不想完全告诉我们，不是不想，关键就是让人们治病的时候，要注重什么？思考、探索、总结，不断提高治疗效果。

半夏厚朴汤

【歌诀】半夏厚朴化痰郁，茯苓生姜共紫苏，
　　　　行气化痰开郁结，肺咽气郁皆能除。

【组成】半夏一升（24g）　厚朴三两（9g）　茯苓四两（12g）　生姜五两（15g）
干苏叶二两（6g）

【用法】上五味，以水七升，煮取四升。分温四服，日三夜一服。

【导读】学好用活半夏厚朴汤的第一步是辨清半夏厚朴汤由哪些药物组成。组成半夏厚朴汤有 4 组用药，第 1 组是行气药即厚朴、紫苏叶，第 2 组是燥湿化痰药即半夏，第 3 组是益气利湿药即茯苓，第 4 组是调理升降气机药即半夏、生姜。从 4 组用药分析半夏厚朴汤具有行气解郁，燥湿化痰作用，可辨治一切痰气郁结证。

现在开始上课，这一堂我们学习的方又变了，叫半夏厚朴汤。这个方是张仲景在《伤寒杂病论》中一个著名的治病效果好的方。方的组成有半夏、厚朴、茯苓、生姜、苏叶。这个方其中用一味药叫半夏，半夏用量相对来说是偏大的。说到这里，可以这样说，从当今治病来看，有很多人都知道半夏厚朴汤这个方的药物组成，但在治病的过程中，疗效总是平平的。这是为什么？其中一个主要原因就是用半夏的量有点儿偏小了。我们用张仲景的方，要用名副其实的量。我们还要看一个问题，相对而言半夏有没有毒？现在我们要看张仲景用半夏厚朴汤，煎煮的时间是多长？大概就是十五分钟。这说明要想取得好的疗效，煎煮该长就长，该短就短。还要看一个问题，在通常情况下，人们主张吃中药一天吃几次？张仲景在设半夏厚朴汤的时候，他主张是 4 次，白天 3 次，夜里 1 次。对于特殊的病，在煎煮、在服用等方面都要引起重视。这个方功用是行气散结，降逆化痰。药理作用有抗过敏、抗惊厥、降低肌肉神经紧张，以及镇静、保护胃黏膜等作用。

我们学习半夏厚朴汤治疗的病证，长期以来都说是梅核气。我们中医的证型叫作痰阻气郁证，也叫气郁痰阻证。中医针对的不是病而是证，梅核气是一个病，病的症状表现不完全相同，而它的证型呢，也不完全相同。学习半夏厚朴汤，治疗梅核气的证型应该是气郁痰阻证。张仲景在《伤寒杂病论》中说："妇人咽中如有炙脔，半夏厚朴汤主之。"张仲景在认识的时候，提出了两个问题，这样的病相对而言女同志偏多。第二个方面，症状表现好像是咽中贴了一块肉，多了一块肉，是吞之不下，吐之不出，咽中好像有一个东西在堵塞。说到这里，我们要认识到一个什么问题呢？学习四逆散，它的病变部位在哪儿？主要在肝。越鞠丸，它的主要病变部位在哪儿？主要在脾胃。枳实薤白桂枝汤主要在心。当然我们在学的时候，概念比较大，范围比较广，我们重点从某一个角度，说它是病变的部位在心。以四逆散为代表方治疗的病变部位在肝；越鞠丸为代表方治疗的病证在脾胃；枳实薤白桂枝汤为代表方治疗的病位在心。半夏厚朴汤这个方，我们在学习应用的时候，把它针对的病变部位定在咽喉，也就是说有些人一遇到不顺心的事，马上就感到咽喉部有东西，憋得气都上不来，咽呢，咽不下去，吐呢，吐不出来，像这样的病证，很像西医所说的慢性咽炎、咽喉异感症。它的主要病证表现就是在咽喉，咽喉异感症，现在西医叫咽神经紧张综合征。

再举个例子，在我们中医学院，有一个老师把他的亲戚带来看病了。他的亲戚总是觉得咽喉部多了一个东西，总是怀疑是肿瘤。检查的结果呢，不是肿瘤，她总是认为家人在骗她呢，她自己心中清清楚楚感到咽喉部有一个东西，她自己感觉，但是在检查的时候有没有呢？没有。她家人越跟她说宽心的话，她越觉得隐瞒她的程度有点儿深。她跟我说她是癌症。我说是真的假的，她说她是怀疑。我们中医学院这个老师就批评她，说你整天在瞎胡想瞎胡猜，你怎么没有向好的方面去想呢？她说她自己感觉病有半年了，最近这两个月加重呢。她一想，癌症还是发展比较快的。在这种情况下，看看她的舌质、舌苔。她的舌苔应该偏于什么？气郁痰阻应该是偏腻的。我也看看她的咽喉部，把口张得大一点儿，用声大一点儿"啊"一下，看看里边也真没有什么东西。她问我看到东西了没有，我说还真没有看到，她说你不要骗我。又一问她，她给我们提供了两个重要信息，一个她不能遇到不顺心的事情，换一句话说，情绪异常加重。再一个方面，她的亲戚给我提供了一个信息，在这个病之前，她生了一点儿闷气，当然人家没有说生的是什么气，但是她是默认的，她点点头。我们也不能问人家为了什么事，现在想通了没有。在这种情况下，根据她的病证表现，我问这个老师，我说你给她看过没有？他说前一段时间看过，这一段时间没有给她看，主要是其他大夫看的。他也是在我们中医学院找了几个大夫，她吃吃药，没有感到明显好转。我问他，给她开什么方？他说开半夏厚朴汤，那说明我们认识问题都是一致的。我问他，你用半夏用了多少？他说在一般情况下，用的都是在10g、12g左右，说明这个量有点儿什么？偏小了。说到这里，还要再补充一个问题，假如说我们见到一个病人是气郁痰阻咽喉证，如果他的病比较轻，说不定用 12g 就能达到治疗目的，因为她的病是比较重的，我当时按照张仲景半夏的量，当然张仲景用生姜量大不大呢？也是偏大的。当时我又给她加了一个方，加了一个四逆散。我认为是这样的，中医在治病的时候，一方面要治病求本，另外一个方面也应该适当地求标。根据我们所学的知识，我又给她加了一个方，叫桔梗汤。桔梗汤就两味药，一个是甘草，一个是桔梗，说明又加了一味药。我们治病的时候，有时治标也是非常重要的，又给她加了一味药，薄荷。我一看她的舌苔是白的，给她用的薄荷仅仅用了 5g，量是比较小的。我当时跟她说，给你开的药，在通常情况下，一周应该有治疗作用，如果作用不明显，第二周吃完以后，应该把症状控制得差不多。到了第二周，她真没有来找我，中间隔了一周，她来了，她说她的病她自己感觉好了三分之二，然后再巩固治疗，取得了良好治疗效果。这是我们认识问题，在用量方面应注意的，我问这个病人，我说你还怀疑不怀疑是癌症呢？她说她的心情好多了，思想包袱解除了好多。我跟她开了个玩笑，我说这个肿瘤，你和它没有缘分。这是我们学习的半夏厚朴汤，可以治疗慢性咽炎、咽神经紧张综合征。刚才所说这个女的，她很有可能就是咽神经紧张综合征。什么原因引起来的？就是情绪不佳所引起的。

说到这里，我又想到一个问题，在临床实际中，慢性咽炎大部分是什么咽炎而来的？大部分应该是急性咽炎。我们思考一个问题，在绝大多数情况下，病人是首先吃汤药，还是首先想到吃西药或者是中成药？西药或者是中成药，是吧？刚才我也说了，有没有同学吃过治咽喉的药？吃的时候，咽喉感到是热的凉的？是凉的，一凉咽喉就感到舒服，慢性咽炎在绝大多数情况下，都是急性咽炎转变而来的。急性咽炎如果是我们中医的热证，一吃西药，一吃利咽喉的药，大部分都好了。凡是急性咽炎吃西药，吃利咽喉的中药，没有多大作用，说明这个咽炎是寒证。

现在我们想这样一个问题，半夏厚朴汤这个方可以治疗慢性咽炎，这个方用的药是偏于凉了，还是偏于温了？半夏温，厚朴温，生姜温，苏叶温。这说明了一个什么问题？咽炎从我们中医辨证，应该是寒证。当然我们在认识问题的时候，还要认识到半夏的主要作用是什么？就是降逆化痰。厚朴呢？下气化湿。苏叶呢？行气宽胸。厚朴和苏叶，它们的作用共同点都是行气的，不过我们要知道，厚朴与苏叶它们的行气作用点不完全一样，厚朴偏于下，苏叶呢？偏于上。一上一下正好起到调理胸中、咽喉气机的作用。相对而言，半夏用量应该是偏大吧？半夏有没有毒？它在某种程度上是有的。生姜在某种程度上就可以解半夏之毒。同时我们还要知道半夏和生姜成为一对，半夏是偏于降，生姜呢？偏于升。它们起到的作用是辛开苦降。再一个方面，半夏化痰，生姜能不能化痰呢？我们要认识到半夏和生姜，既可以化有形之痰，也可以化无形之痰，这样的人他自己觉得痰多还是痰少呢？是感到多的，多的是吐，吐不出来；咽，咽不下去。在这种情况下，要用上茯苓，茯苓可以使痰湿从下而去，再一个方面，茯苓还有一个特点就是健脾益气，使脾能够运化水湿，杜绝痰邪变生之源。这是我们学习的半夏厚朴汤，可治疗气郁痰阻证，也可以说是痰阻气郁证。为何这样说呢？从治疗痰这个角度，半夏治吧？生姜治吧？茯苓呢？也治。从气这个角度，厚朴、苏叶主要就是行气、调气。说到这里，给同学们留一道思考题，我认为张仲景是治疗咽喉病证的专家，张仲景在治疗咽喉病证的时候，效果是非常好的。但是有一点，他把治疗诸多咽喉病证的方都给你拆开了。如果有时间的话，要把张仲景治疗咽喉病证的方做一个总结。它有多少？有桔梗汤、甘草汤、猪肤汤、苦酒汤、半夏散及汤，实际上还有麦门冬汤、升麻鳖甲汤，等等。我们到临床中，要善于什么呢？把两个方或者是三个方合在一起以增强疗效。

上一次给同学们所留的思考题，我看了一下，同学们都是非常认真的，同学们对我们学习方剂是高度重视，落实到行动之中的，希望这种学习态度和方法继续发扬下去。这是我们学习的半夏厚朴汤。

厚朴温中汤

【歌诀】 厚朴温中草陈皮，苓蔻木香生干姜，

辨治脾胃寒滞证，温中行气除痛胀。

【组成】 厚朴姜制　陈皮去白，各一两（各30g）　甘草炙　茯苓去皮　草豆蔻仁　木香各五钱（各15g）　干姜七分（2g）

【用法】 合为粗散，每服五钱匕（10g），水二盏，生姜三片，煮至一盏，去滓温服，食前。忌一切冷物（现代用法：水煎服）。

【导读】学好用活厚朴温中汤的第一步是辨清厚朴温中汤由哪些变化方和药物组成。组成厚朴温中汤有 1 个变化方和 4 组用药。变化方是二陈汤；第 1 组是行气化滞药即厚朴、陈皮、木香、草豆蔻，第 2 组是温阳药即干姜、生姜，第 3 组是益气利湿药即茯苓，第 4 组是益气药即甘草。从 1 个变化方和 4 组用药分析厚朴温中汤具有行气化滞，温阳燥湿，益气和中作用，可辨治一切寒湿气滞证。

我们学一个方，叫厚朴温中汤。这个方的组成有厚朴、干姜、陈皮、豆蔻、茯苓、木香、甘草。这个方用法，主张把药打成粉状，然后再以水煎煮。这是古人应用的一种特殊方法。方中用药，决定它的功用主要就是温中行气，燥湿除满；也可以说是行气除满，温中燥湿。药理作用主要还是作用于胃，保护胃黏膜、调节胃酸分泌、促进肠胃蠕动等作用。

厚朴温中汤治疗中医的证是寒湿气滞证。说到这里，我们想一个问题，在前面我们学习中有一个方叫越鞠丸，在学习越鞠丸的时候，我们说它治疗中医的证是脾胃气郁证。现在我们要用越鞠丸治疗脾胃气郁证，"证"之前给它加一个字，就是脾胃气郁热证，它是偏于热了，热了就是舌质红、舌苔应该偏于黄。厚朴温中汤，温中就是寒证，也可以简单地理解，为了临床中的应用，越鞠丸是脾胃气郁热证，厚朴温中汤我们把它理解为脾胃气郁寒证。它们的主要症状表现基本上都是一样的，在学习越鞠丸的时候，有没有脘腹胀痛？寒了、气滞了，会不会出现脘腹胀痛呢？也会的。嗳腐、吞酸，热了会出现嗳腐，寒会不会也出现消化不太好，饮食停留在胃中呢？停留在胃中，浊气上逆也是什么？嗳腐。现在我们再想一个问题，热会生酸，寒会不会生酸呢？会。假如是一个食物，冬天放上一个月，吃的时候，有没有变味呢？会变的。这样我们就知道，酸未必都是热，不过相对而言，热，酸多一些，寒也有。热会引起恶心、呕吐，寒会不会出现恶心、呕吐呢？也会。热会引起饮食不消，寒也会出现饮食不消。我们学习越鞠丸与厚朴温中汤对比一下，一对比，它们大部分症状是相同的，不同的是舌质、舌苔。一个舌质是偏于红，一个舌质是偏于淡；一个舌苔偏于黄，一个舌苔偏于白。在临床中治病重点要重视抓什么？同中之不同，也就是说，在同中要求异，只有异才能把病辨为脾胃气郁热证，或者是脾胃气郁寒证。

当我们辨清楚之后，下一步的问题就好办了，就给他开方了。当然这里的病是西医所说的胃炎、肠炎。

我们学习厚朴温中汤方的用药与病证之间的关系，这个问题是要搞清楚的。因为病是寒气阻塞于脾胃，厚朴是温中行气，行气之中偏于下气。干姜呢？就是温中散寒。厚朴散不散寒呢？也散寒。相对而言，谁散寒作用明显一些？陈皮也是温中行气的药。陈皮和厚朴这两味药，都是行气药，但是我们要知道，厚朴的作用点是偏于下行，陈皮的作用点是偏于上行。换一句话说，它们在理气方面有助于气机的一升一降。草豆蔻这一味药呢，既是行气药又是散寒药，它和姜配合在一起，增强了散寒作用；它和厚朴、陈皮配合在一起，增强了行气的作用。再一个木香也是行气的药，木香和草豆蔻这两个药都是行气的，木香的行气偏于下行，草豆蔻的行气偏于上行。厚朴、木香行气偏于下，草豆蔻和陈皮行气偏于上。这些药都是温性的，有助于散寒。中医在认识的时候，脾有寒有气滞，在运化水湿方面，很容易停湿。茯苓有什么作用？健脾益气渗湿。当然我们还要认识到，草豆蔻也祛湿，陈皮祛不祛湿？陈皮不仅祛湿，还化痰呢。厚朴祛不祛湿？脾胃有邪，很容易生湿。为何说脾胃很容易生湿？中医在认识脾的时候，脾的一个功能就是运化水湿。

我们再思考一个问题，越鞠丸治疗的有没有湿？也是有的，说越鞠丸治疗的是六郁，其中一个就是湿。我们在学习越鞠丸的时候，为了更好地应用，为了针对性更强，我们把它理解为什么？脾胃气郁证。我们再想一个问题，行气药在某种程度上，它伤不伤气？药偏于温性，在某种程度上，它伤不伤气？相对而言，人夏天感到精力充沛还是冬天感到力气旺盛？感到夏天有力气还是冬天有力气？夏天总是感到懒洋洋的，说明热伤气。甘草起什么作用？就是防止温热的药，行气的药伤人的正气，使药物在发挥作用的时候不出现弊端，这是我们学习厚朴温中汤要达到的目的。

暖肝煎（天台乌药散、橘核丸、加味乌药汤）

【歌诀】暖肝煎中乌药肉，当归茴香枸杞子，
　　　　沉香茯苓加生姜，温补肝肾阴能滋。

【组成】乌药二钱（6g）　肉桂一二钱（3~6g）　当归二三钱（6~9g）　小茴香

二钱（6g）　枸杞子三钱（9g）　沉香一钱（3g）　茯苓二钱（6g）

【用法】水一盅，加生姜三五片，煎七分，食远温服（现代用法：水煎服）。

【导读】学好用活暖肝煎的第一步是辨清暖肝煎由哪些药物组成。组成暖肝煎有5组用药，第1组是行气导滞药即乌药、沉香、小茴香，第2组是温阳药即肉桂，第3组是滋阴药即枸杞子，第4组是补血药即当归，第5组是益气利湿药即茯苓。从5组用药分析暖肝煎具有温阳行气，滋阴补血，益气渗浊作用，可辨治一切寒湿气滞或夹伤阴血证。

现在上课，这一堂我们学习一个方，叫暖肝煎，这个方也是临床中比较常用的一个方。方的组成有乌药、肉桂、小茴香、沉香、当归、枸杞子、茯苓。这个方，方的名字叫什么呢？叫煎。我们在前面学习有一些方也是叫煎，一贯煎、济川煎。这个煎，在某种程度上，和汤差不多。这个方古人煎煮的时间是更短还是长呢？是更短一些。从今天来看，结合临床中的应用，这个方在煎煮的时候，煎煮半个小时左右。根据药物组成，功用是温补肝肾，行气止痛。药理作用主要是改善微循环、抑制平滑肌痉挛，以及抗炎、抗菌、抗病毒等作用。

暖肝煎治疗中医的证就是肝肾寒滞证，同学们看一下教材，症状表现主要是突出一个"痛"字。怎样知道还有气滞呢？在临床中，暖肝煎治疗的病证，病变部位主要一个方面在肝，一个在肾。中医认为肾是开窍于二阴的，又认为肝的经脉是循阴器，抵少腹。病证表现为妇科痛经、男科睾丸疼痛，以及小腹、少腹疼痛。我们怎样知道是气滞？我们在前面学过一个方，说以疼痛为主，把它辨为气郁，什么方？叫枳实薤白桂枝汤。痛像针刺一样，痛像刀割一样，我们为何把它辨为气郁呢？主要就是疼痛的病变部位，不在所在的脏腑，而在所在脏腑的其他地方。从我们中医角度认识，属于什么？属于气窜。现在我们学习暖肝煎，小腹痛、痛经、睾丸疼痛，应该是以疼痛为主。为何把它辨为气滞？辨证的要点是这样的，这个地方痛又窜到另外一个地方痛。也就是说在临床实际中，如果是睾丸疼痛，会放射到少腹、小腹疼痛；如果是小腹疼痛，它会放射到阴部。如果女同志痛经，它会放射到腰部，凡是它的疼痛不局限在一个方面，既在这个方面又到那个方面，中医说是放射还是牵引呢？中医说是牵引疼痛，西医说是放射性疼痛。对于这样的疼痛，我们要把它辨为什么？气滞。疼痛怎样把它辨为寒证呢？怎样没有把它辨为热证呢？它有一个要点，一看舌质，一看舌苔，我们就知道它是寒证。有没有假象？

我举个例子，就是今年上半年，我们郑州有一个学校叫郑州轻工业学院，有一个男同学他的同学在我们中医学院上学。有一天给我打一个电话，他说想找我看病，时间就是晚上八九点钟了。他说病是急性睾丸炎、急性附睾炎，在一天左右睾丸肿得比拳头还要大。说明是炎症，肿了。路不能走，疼痛得非常剧烈。当时住到郑州一家省级医院，一检查就是急性睾丸炎、急性附睾炎。按西医的说法，如果一个人既有急性睾丸炎，又有急性附睾炎，这个病危害性是比较大的，其中一个危害性直接影响以后的生育能力。治疗十天病没有明显好转。住院的时候，睾丸像拳头这样大，十天了比拳头还要再大一点儿。在这种情况下，局部是红肿热痛，这算什么证？应该是热证。当时我摸他的脉象了，一摸脉象有个感觉，他的手没有我的手热，紧接着一摸他的手心，比我的手心要凉得多。有时疼痛剧烈，能不能把人的手疼得是冰凉？有这种可能性。现在睾丸局部红肿热痛是真相，还是手是真相呢？在这种情况下，我们要进一步地辨证，摸他脉象，疼痛比较明显，疼痛明显脉象是偏快偏慢？应该是偏快，说不定向热证靠拢了。我一问他，想不想喝水？他说一口水都不想喝，一看舌质偏淡、舌苔偏白。我是这样考虑的，如果属于我们中医的热证，他在西医医院住，肯定不是用我们中药为主，即使用也是辅助的，很有可能没有用。如果红肿热痛，是我们中医的热证，输了十天的液体，应该怎样？不应该再继续肿。想到这一点，我认为应该属于寒证，给他开了乌药、肉桂、当归、小茴香、枸杞子、沉香、茯苓。还要问同学们一个问题，在开方的时候，有没有可能也适当再加一点儿清热的药？我当时一问他，他说局部是红肿热痛的。我给他加了两味药，不过加的量是比较小的，大黄加了3g，芒硝加了3g。吃到第三天，这个肿基本上消了二分之一。一星期过去了，肿基本上消得差不多，最起码消得有五分之四。刚才所举的例子，如果他的病是热证，他的舌质、舌苔应该是什么？应该是热证的表现吧？我当时反复琢磨，给他加多少大黄、芒硝呢？这病人他的的确确局部是热的，是红的，他的病是以寒为主，热为次要方面。西药用了，激素也用了，但是没有达到治疗目的。在临床中会出现错综复杂的病证，我们适当地也要用一点儿寒凉的药，因为局部还真是热的。这是我们学习的暖肝煎，治疗的是肝肾寒滞证。当然这个方治疗女同志痛经，有时效果也是相当不错的。治疗西医的病，可以是睾丸炎，可以是前列腺炎，也可以是妇科的痛经。

下面我们学习暖肝煎方中用药与病证之间的关系。方中用的乌药和肉桂，这两个药都是什么药？都是温热的药。我们在学习中药的时候，乌药归在哪一类？它是温里药还是行气药？乌药其中一个作用就是散寒。当然和谁配合在一起，会增强散寒？乌药和肉桂这两味药，有一个特殊性，偏于走下焦，偏于走肝肾。我们在学习中药的时候，其中就有一个归经，我对归经的认识，并不是说它归某某经，它的作用就局限在某某经，只不过是偏于走一经。中医在认识的时候，一个方面是有寒，一个方面是有气机郁滞。乌药有行气的作用。肉桂它是不是辛的？辛有没有散？两个配合在一起，重点是散寒，次要方面也是行气的。小茴香、沉香这两味药，既是散寒药又是行气药，小茴香的芳香是偏于上行的。沉香的气味，它的作用是偏于上行还是偏于下？它用了一个"沉"，这样我们就知道，小茴香和沉香一方面可以协助乌药、肉桂散寒，另外一个方面它可行气，行气是一上一下，起到的作用是调理气机。人的气机必须是升降协调。现在我们还要考虑到一个问题，相对而言，肝肾虚的偏多，还是实的偏多？虚的偏多。肝是藏血的，肾是藏精的，精血很容易受损，再加上用温热的药，行气的药又容易伤肝肾。这样在组方的时候，一方面要针对病变证机选用方药，第二个方面要针对脏腑生理特性用药。当归可以适当地补血，枸杞子适当地补肾精，如果病人有虚，正好要补一下；如果没有虚，防止药物在发挥作用的时候出现弊端。茯苓在这个方中所起到的作用是两个方面，一个方面茯苓有补气的作用，为何要适当地补气？因为温热的药、行气的药，在某种程度上伤气。再一个方面，中医在认识问题的时候，主张使寒邪有一个去路，茯苓正好是利湿，使寒从下而去。这是暖肝煎方中的用药配伍，要达到的目的是散寒行气，兼以温补。

下面我们看一个方，叫天台乌药散。首先我们要看一下，药物的组成有乌药、木香、小茴香、青皮、高良姜、槟榔、川楝子、巴豆。这个方暖肝散寒，行气止痛，具有改善微循环、调节内分泌、促进消化液分泌的作用。天台乌药散理气的药多不多？我们可以这样理解一个问题，四逆散是治疗肝气郁结的一个重要代表方。相对而言，一个人气郁，在多数情况下，它是化寒了还是化热了？化热了。四逆散是偏于疏肝清热的，而天台乌药散是散寒的。不过我们要知道，四逆散上中下的病证表现都可以治，而天台乌药散主要局限在哪儿？在下焦寒凝气滞。再做一个解释，小肠疝气，就是腹股沟疝。一个小孩子一周岁或者是一周岁半，他一哭肠进入阴囊里边了，这就叫疝气，这绝大多数是不需要治疗的，注意不要让小孩子哭得太重，他会自己愈合的。如果两三岁了，二三十了，五六十了，出现的腹股沟疝，不治，吃中药是没有作用的，吃西药也是没有作用的，做手术见效是最快的。我们现在要认识到，古人所说的小肠疝气，这个疝气不是指腹股沟疝，相当于今天所说的肠痉挛。受凉了，痉挛性疼痛、剧烈性疼痛，有窜痛，要用天台乌药散。天台乌药散和暖肝煎作用差不多，相对而言，暖肝煎还是比较常用的一个方。

下面我们再看一个方叫橘核丸。橘核丸用了橘核、海藻、昆布、海带、川楝子、桃仁、厚朴、木通、枳实、元胡、桂心、木香。是干什么的？行气散寒，软坚散结。治疗的病证，是肝肾寒滞证。它的病证表现和暖肝煎呢？也是差不多的。不过我们要知道暖肝煎偏于治肿痛比较坚硬，橘核丸偏于软坚散结，行气活血通络，这个方我们可以把它作为一个一般的方。在临床中，重点还是用哪一个方？还是暖肝煎。

我们再看一个方，叫加味乌药汤。加味乌药汤方的组成有乌药、砂仁、木香、元胡、香附、甘草。这个方行气活血、散寒止痛，治疗中医的证是气郁寒凝证。相对而言，古人在设这个方的时候，主要是治疗妇科的痛经。相对而言，妇科的痛经热证多还是寒证多？寒证多。妇科的痛经，有没有这种可能性，就是血虚要偏多一些？我们在前面学习一个方，治疗血虚有寒引起的痛经，这个方叫当归四逆汤。当归四逆汤是治疗妇科痛经的，两个病变证机，一个是血虚，一个是寒，它有显著的治疗作用。加味乌药汤治疗痛经，局限在气郁有寒。遇到了不顺心的事情，在绝大多数情况下，很容易化热，还是很容易化寒？很容易化热。加味乌药汤呢？它是散寒的，这个方用的是偏少的。如果我们在临床中见到一个气郁痛经，即便是寒证，我建议把四逆散和加味乌药汤合在一起，效果会更好一些。气郁，郁很容易生热，当然有没有寒证？肯定有。在有的过程中，我们治病要重视什么呢？要重视兼顾到病人的具体情况。我们学习暖肝煎和加味乌药汤，相对而言哪一个方治疗的痛经应该会好一些？我认为应该还是暖肝煎。我们学习了四个方，一个叫暖肝煎，一个叫天台乌药散，一个叫橘核丸，一个叫加味乌药汤。这四个方可以说治疗的病证是差不多的，加味乌药汤可治气郁，暖肝煎行气，也散寒，我们学习重点是把暖肝煎作为一个基础方。把这个方学好了，我们在临床中对于不同的病证，都可以这个方为基础方，加减变化治疗。

第二节　降气

苏子降气汤

【歌诀】苏子降气橘半归，前胡桂朴姜枣随，

　　　　　肺有寒痰肾有虚，宣降肺气能助肾。

【组成】紫苏子　半夏汤洗七次，每二两半（各75g）　川当归去芦，一两半（45g）　甘草炙，二两（60g）　前胡去芦　厚朴去粗皮，姜汁拌炒，各一两（各30g）　肉桂去皮，一两半（45g）　陈皮一两半（45g）

【用法】上为细末，每服二大钱（9g），水一盏半，入生姜二片，枣子一个，苏叶五片，同煮至八分，去滓，热服，不拘时候（现代用法：水煎服）。

【导读】学好用活苏子降气汤的第一步是辨清苏子降气汤由哪些药物组成。组成苏子降气汤有7组用药，第1组是降肺药即紫苏子、半夏、前胡，第2组是宣肺药即紫苏叶、生姜、前胡，第3组是补血药即当归，第4组是行气药即厚朴，第5组是温阳药即肉桂，第6组是益气药即甘草。从6组用药分析苏子降气汤具有宣降肺气，补血行气，燥湿化痰作用，可辨治一切寒痰气逆证。

这一堂我们学习理气剂之降气。下面我们要学一个方，叫苏子降气汤。这个方的组成有苏子、半夏、当归、甘草、前胡、厚朴、肉桂。从

这个方我们可以看出来一个问题，苏子二两半（这是后人的一个方，不是张仲景的方，这一两应该是 30g），二两半应该就是 70 多克。开苏子、半夏 70 多克，显然有点儿多。在临床中用这个方的时候，按一两 3g，这个量又有点儿小了，又矛盾了。我在临床中用这个方，按一两 3g 再乘上一个 2，基本上接近常规的用量。不过，我们还要发现一个什么问题呢？古人在用这个方的时候，他不是把苏子降气汤的所有药都煎煮了，他是打成粉状，再用水来煎。我们还要认识到一个问题，苏子降气汤这个方，用的药重要，用法中的药也是同样重要的。它用了生姜、大枣、苏叶，这也是非常重要的。根据药物组成，这个方应该具备降气平喘，祛痰止咳的功效。药理作用就是抑制支气管平滑肌痉挛、改善微循环、抗组织胺、抗炎、抗菌。抗组织胺，实际上就是抗过敏。

根据它的作用，中医在认识的时候，有的人认为是上实下虚，我认为应该是肺实肾虚。肺实肾虚证的症状表现是在肺还是在肾？应该是在肺。肺是实证，辨肺的最基本的症状表现有三大症状，咳、喘、痰。对咳、喘、痰必须分辨寒热，辨寒热，痰对于辨证是最重要（的），苏子降气汤用的药，是偏温还是其他呢？偏温，痰应该是白的。肺实肾虚证的症状表现应该是在肺，咳、喘、痰，怎样知道病人有肾虚呢？关键是抓一个症状。肺主呼吸，肾主纳气，肺所呼吸之气由肾气的摄纳而下行。病证的表现部位应该在肺，为何又把它辨为在肾呢？其中有一个主要的病证表现，就是吸气困难。吸气困难，遇到这样的病人，我们不需要问就可以看出来。在门诊上班，凡是遇到哮喘病或者是阻塞性肺疾病，还是间质性肺疾病这样的病人，我发现一个症状，他总是想深深地吸上一口气。深深地吸，说明是吸气困难，我们就可以把它辨为肾虚。在临床中，出现腰酸、腿软、腰痛，这是比较少的。我们在辨证的时候，要重视看病人的呼吸，基本上就能把某一个问题搞清楚。病比较重，病在病变过程中，肺为水之上源，肺不能行水，会出现肢体水肿。所谓肢体水肿，就是今天所说的肺源性心脏病。这是我们学习的苏子降气汤，治疗的病证是肺实肾虚证。

下面我们要学习方的用药与病证之间的关系。方中用的苏子是降气的，半夏是降逆的，这两味药都是偏于降了。前胡这一味药呢，是宣降肺气，说明是既宣又降。这个方中其中一个药叫苏叶，苏子是偏于降，苏叶偏于什么呢？偏于升。它可以和苏子配合在一起，起到的作用是一升一降。再一个方面，方中用了一味药是生姜，生姜和半夏配合在一起，姜是偏于向上，半夏是偏于下行；半夏有毒，姜呢，适当解毒。苏叶、姜也是非常重要的。方中用的厚朴，痰多会不会出现胸中满闷呢？厚朴是下气宽胸。后人主张这个方中应该还有陈皮，陈皮理气偏于上行，厚朴理气偏于下行，一上一下，调理气机。肺实肾虚证，病的主要矛盾方面在肺还是在肾？应该是在肺。肾虚是次要方面，肾虚是偏于寒，肉桂温阳散寒。有人说肉桂引火归原，所谓引火归原，实际上就是散寒。虚了，什么虚了，阳少了，再把火引回来，达到的目的就是散寒。肾，用了温热的药，在某种程度上，它会伤阴血的，用点儿什么？当归补血，血得阳可以化阴，使阳从阴中而化生。阳虚实际上就是寒证加气虚。寒证，肉桂起什么作用？散寒。气虚，应该补气，用法中的大枣也是重要的，大枣和甘草配合在一起，起到补气的作用。补气散寒正好能治疗什么？能够治疗阳虚。下面给同学们留一道思考题，有一个方叫小青龙汤，有时间的话，把小青龙汤和苏子降气汤用药比较一下，它们的共同点是什么？不同点是什么？

定喘汤

【歌诀】定喘白果与麻黄，款冬半夏桑白皮，

杏苏黄芩同甘草，温肺定喘功用奇。

【组成】白果去壳，砸碎炒黄，二十一枚（10g）　麻黄三钱（9g）　苏子二钱（6g）　甘草一钱（3g）　款冬花三钱（9g）　杏仁一钱五分（5g）　桑白皮三钱（9g）　黄芩一钱五分（5g）　半夏三钱（9g）

【用法】水三盅，煎二盅，作二服，每服一盅，不用姜，不拘时，徐徐服（现代用法：水煎服）。

【导读】学好用活定喘汤的第一步是辨清定喘汤由哪些药物组成。组成定喘汤有1个变化方和5组用药；变化大是麻黄汤，第1组是温降肺气药即紫苏子、半夏、杏仁，第2组是温宣肺气药即麻黄、款冬花、白果，第3组是清热药即黄芩、桑白皮，第4组是益气药即甘草，第5组是收敛药即白果。从5组用药分析定喘汤具有宣降肺气，温肺化痰，或清郁热作用，可辨治一切寒痰气逆或夹热证。

下面我们学一个方，叫定喘汤，方的组成有麻黄、款冬花、白果、苏子、杏仁、半夏、桑白皮、黄芩、甘草。这个方的用法方面有没有特殊性？这个方古人在煎煮的时候，他说是一盅、两盅。结合我们在临床中的应用，在绝大多数情况下，主张煎煮三十分钟左右，这个方没有特殊的要求。方的功用是宣降肺气，温肺化痰。这也说明定喘汤和苏子降气汤都是治疗寒的，小青龙汤治什么的？也是寒的。

现在我们再看一下，定喘汤方的药理作用，抑制支气管平滑肌痉挛、抗组织胺、抗过敏、抗炎、抗菌、增强机体免疫力。定喘汤治疗中医的证是寒痰蕴肺证，也可以说是寒痰哮喘证。哮喘，它是肺在病变过程中出现的两个症状，一个是喘，一个是哮。哮的特点是什么？喉中或者是肺中有什么？有哮鸣音。相对而言，哮喘病寒证多还是热证多？应该是寒证多。寒证容易控制症状还是热证容易控制症状？相对而言寒证容易控制症状，热证呢，比较复杂。下面留一道思考题，哮喘热证应该用什么方？定喘汤治疗的病证有一个特殊性。现在我问同学们，在一般情况下，痰白在多数情况下，是稀的多还是稠的多？稀的多。有没有这样的病人：吐白痰，痰还是黏稠的？也有吧，相对来说，这样的人是少数，多数是什么？是清稀的。定喘汤治疗的病证就是黏稠的。舌苔是什么？是白腻的。

下面我举一个例子，我在门诊上班，某省级医院有一个大夫，他带着他的父亲来找我看病。他说他父亲吃西药耐药性（所谓耐药性就是没有治疗作用），是慢性阻塞性肺疾病，由支气管炎、支气管哮喘转变而来的。痰稠是白的，总是觉得肺中痰没有咯出来，实际上咯出来也并不少，没有感觉到咯利索的。输液体没有作用，吃中药总是觉得效果不够理想。根据他的症状表现，开定喘汤，脉象不是滑，而是弱，体质有虚。加了个人参、白术、茯苓，方本身有甘草，就相当于是什么方呢？四君子汤。吃了一段时间，把病人的症状基本上控制得像正常人一样，我总觉得我们中医治疗呼吸疾病疑难病具有独到的优势。

我们已经知道治疗西医的病，方中用药与病证之间的关系是怎样？方中用的麻黄、款冬花、白果、苏子、杏仁、半夏、桑白皮、黄芩、甘草，麻黄是什么性？是温性的。款冬花用的是一个"冬"字，它是什么性？也是温性的。白果是一个什么药？是一个温性的药还是平性的药呢？应该是平性。偏于什么？

偏于温。这是我们认识要注意的一个方面。这三味药作用偏于什么？偏于宣肺，麻黄宣肺、款冬花宣肺、白果宣肺。白果这一味药，它还有一个特殊的作用，不仅宣肺还敛肺，防止宣肺的过程中伤肺气。苏子、杏仁、半夏，这三味药都是什么药？都是降肺的药，这三味药都是温性的。麻黄、款冬花、白果是宣，苏子、半夏、杏仁是降，一宣一降，同时它还敛肺。哪一个敛？白果。现在我们再思考一个问题，寒痰蕴肺可致哮喘，痰质地是黏稠的，相对而言凡是黏稠的，咯痰利不利？现在用的麻黄、款冬花、白果、苏子、杏仁、半夏，是温性的，温在某种程度上有没有可能伤人的阴津？伤了人的阴津，咯痰更不利。在这种情况下，要用上桑白皮、黄芩，这两味药是寒性药，我们再看一下。黄芩、桑白皮用量与辛热药相比，它是占次要方面，所起到的作用，一个方面起到的作用是什么？热容易把痰咯出来还是凉容易把痰咯出来？应该是凉。凉，有利于痰咯出来。第二个非常重要，可以制约温热的药温化宣降而不伤津液。不伤津液，是针对药物出现的弊端而制约的。

我们再想一个问题，有没有这种可能性？一个病人在病变的过程中，吐的痰是白的，舌苔是白腻的。有没有这种可能性呢？一个寒证，在病变的过程中，舌质是淡的，舌苔是白腻的，有时咯一点儿黄痰，或早上吐的是白痰，下午吐的痰白中有点黄，或者下午痰虽然不多，它是黄的。这样病人属于寒证之中又有夹热。如果这个人就是寒证，桑白皮、黄芩，就是制约温热的药温化宣降而不太过。如果这个人还真有一点儿热，桑白皮、黄芩，也清热。药物在发挥作用的时候，有这样的病证，就发挥这样的作用；如果没有这样的病证，就是制约弊端。甘草补益肺气，调和中气。这个方用的药，应该有五味药是辛热的，两味药是寒凉的，两味药是平性的。平性的药，其中白果的平性偏于温，甘草的平性偏于清，两个基本上明显的偏向性不太明显了。这是我们学习的定喘汤，要知道这个方是治疗寒痰哮喘证的。

说到这里，我们还要额外说一个小小的问题。就是我们中医院校，古代有没有中医院校？这个问题不好说清楚，我们国家成立中医院校，在编写《方剂学》的时候，把定喘汤说是热哮，一下沿用了很多年，到了今天仍然把定喘汤定位是什么？治疗热哮的一个方。我们学习《中医内科学》热哮的时候，代表方还是什么？定喘汤。给同学们留一道思考题。热哮难治还是寒哮难治？人们把定喘汤作为热哮的一个方，热哮用这个方，效果怎样？总是不理想。留一道思考题，用一个什么方治疗热哮效果比较理想？张仲景有一个方，叫泽漆汤，治疗热哮效果比较理想。

旋覆代赭汤（橘皮竹茹汤、大黄甘草汤、丁香柿蒂汤、四磨汤）

【歌诀】旋覆代赭人参同，半夏姜甘大枣正，
　　　　心下痞硬有噫气，辨治中虚痰饮证。

【组成】旋覆花三两（9g）　代赭石一两（3g）　人参二两（6g）　生姜五两（15g）　甘草炙，三两（9g）　半夏洗，半升（12g）　大枣擘，十二枚

【用法】上七味，以水一斗，煮取六升，去滓。再煎取三升。温服一升，日三服。

【导读】学好用活旋覆代赭汤的第一步是辨清旋覆代赭汤由哪些药物组成。组成旋覆代赭汤有5组用药，第1组是轻宣降逆药即旋覆花，第2组是重镇降逆药即代赭石，第3组是燥湿化痰药即半夏，第4组是益气药即人参、大枣、甘草，第5组是调理气机药即半夏、生姜。从5组用药分析旋覆代赭汤具有降泄浊逆，调理气机，益气化痰作用，可辨治一切气虚气逆夹痰证。

现在上课，这一堂我们学习的方叫旋覆代赭汤。这个方是《伤寒杂病论》中一个著名而有效的方。方的组成有旋覆花、代赭石、半夏、生姜、人参、大枣、甘草。这个方在用量方面要注意。

给同学们举一个例子，我在门诊上班，有一个人说她丈夫就是旋覆代赭汤证，她没有说什么症状，直接跟我说旋覆代赭汤证。开一个什么方最好？张仲景在《伤寒杂病论》中第161条说："伤寒，若吐、若下，解后，心下痞硬，噫气不除者，旋覆代赭汤主之。"人家不说症状，我们也不知道症状，我们就知道张仲景所说的是什么，"心下痞硬，噫气不除"。在这种情况下，我说应该开旋覆代赭汤，她说开这个方没有作用。这个人将近五十岁了，她在我们中医学院上学毕业最少也有二十多年，她说她给她丈夫开旋覆代赭汤没有作用。在当地也找了一些有名中医，基本上都是开旋覆代赭汤。她丈夫的病最起码在她的印象中结婚的时候就有。她说她就一直在琢磨慢性胃炎怎样治疗，百分之九十的

中医大夫开旋覆代赭汤作用不明显，换个方吃吃药又重了。她丈夫总是觉得胃中有气体，气体到了咽喉部这个地方上不来，憋得非常难受。我给他开了一个方：旋覆花10g、代赭石3g。我一开，她说你开这个方，根本降不下去。她说她已经用代赭石30g，甚至50g都没有降下去。我认为在临床中，如果这个病人时间比较短，用代赭石可以用到10g、20g、30g。如果这个病人是慢性病，用代赭石量一定要小。这个方怎样煎煮有个特殊性，"以水一斗，煮取六升，去滓，再煎，取三升"。煎的时间应该怎样？偏长一点儿。从今天来看，煎三十分钟有点偏短。煮取六升，把药汤倒出来，再倒进，消耗不消耗一定的热量呢？煎煮时间是不是有点偏长呢？吃了一星期，她带着她丈夫又来找我们了。她说症状消除有三分之二，她问我用代赭石量怎么这样小呢？我说，张仲景说了一个什么？伤寒，若吐、若下，就告诉我们这个病有一个过程了。刚才举的例子，告诉同学们旋覆花、代赭石用量，病时间短，代赭石的量是可以大的；病久了，量一定不能大。

旋覆代赭汤功用是降逆化痰，益气和胃。现代药理研究认为，还有保护胃黏膜、促进胃排空、增强肠胃蠕动、降血脂、改善微循环等作用。

下面我们要学习旋覆代赭汤治疗的中医的证，简单地理解就是中虚痰饮证。中虚，中指的是什么？脾胃，脾胃虚弱。脾的生理特性是什么？是升的；胃的生理特性是降的，脾胃虚了，不升不降，浊气壅滞在脾胃，会出现心下痞硬。我在门诊上班的时候，有时听到病人说，别的人吃的是饭，他吃的是钢筋。摸摸他的胃部，感到满闷硬胀，这样的病人是中气虚弱，胃气不降，浊气上逆，尤其是一个虚，胃中的气体总是憋在咽喉部上不来。这样的人，如果气体出来了，他觉得舒服，可以说气体十次最起码有九次都憋到咽喉部。到临床实际中，遇到这样的病人，有时病人怎样说呢？他有慢性咽炎，他感到咽喉部堵塞，憋闷。从中医认识这是浊气上冲，未能溢于口而结于咽中。这样的病，我们怎样知道是中虚呢？有两个特点，一个特点是乏力，一个特点是脉象虚弱。如果是以痰为主，也可能出现滑脉。我们再考虑一个问题，病人既有脾胃虚弱又有痰，他的脉象会不会出现既虚又滑？虚和滑能不能并见？它是根本不可能并见的。因人不同，有些人是以虚弱为主，有些人是以滑为主。我认为摸脉象，在一般情况下需要十年，有时都不一定能摸得准确。为何这样难摸呢？我结合临床中治病的体会所总结出来的。比如说在学习《中医诊断学》的时候，有一个紧脉，还有一个弦脉，紧脉和弦脉从理论上说，是容易区分的，事实上摸着差不多的。张仲景这样说的，脉浮而紧者，名曰弦。弦脉本身就包括什么？紧脉也应该包括什么？能不能摸清楚？不是那么容易的，需要一个漫长的积累过程。

在临床中辨证，要抓住两个核心的内容，一个核心的内容要问，第二个核心的内容是要看。在诸多情况下，我们在认识一个病的时候，不是从脉象上摸出来它是什么病，而是根据病人的形态、舌质、舌苔，而判断是某一方面的病证。所以我们在学习的时候，重点强调的是主要的症状，加上舌质、舌苔，基本上就辨清寒热了。再一摸脉象，虚不虚？虚实辨清楚了。假如说，一看这个人表情比较庄重，再说一句话，沉默，就像什么证了？一看这个人说话比较急躁，就是什么？再一看他的舌苔腻了，再一看舌质有点暗了，基本上把什么都辨清楚了？郁、瘀。一个是气郁的郁，一个是血瘀的瘀，一个是痰。在临床实际中，痰、饮、湿、水，有时是很难区分清楚的，病变的部位不同，起的名字也不同。旋覆代赭汤应有什么症状？气虚的症状。既然辨为痰，痰很重要的一个症状，就是看舌苔立竿见影。再一个方面，凡是痰湿水饮，这样的人绝大部分都有肢体困重。我们辨证只抓什么？要点。

下面我们要学习这个方用药与病证之间的关系。旋覆花、代赭石这两味药，都是降逆的药，它们在降逆方面是不完全一样的。旋覆花轻清之降，代赭石重镇之降，它两个配合在一起，相当于是一个药对，一轻清，一重镇。举一个例子，不一定恰当，但是可以说明一个问题。假如说，从楼上往楼下扔一个东西，这个东西还不想让它摔破，上边拴一个棉球，下边拴一个小石头，这个石头应该大一点儿还是小一点儿？如果这个石头大，我估计这个棉花不起太大作用，也就是棉花多一点儿，石头小一点儿，石头本身就是重的，起到的是轻清而不上逆，重浊而不伤胃。看电视，"神舟八号"今天又要回到地球上，上边好像就是一个旋覆花，上边的降落伞，就是很大。"神舟八号"一点点下来的时候，是既达到了降逆的作用，没有让它跑到月球上，又达到了平稳过渡到地球上（的效果）。这就是旋覆花、代赭石。再一个方面，在认识的时候，旋覆花本身化不化痰？半夏化不化痰？姜化不化痰？还要认识到，张仲景在用方的时候，特别重视某某药和某某药配合在一起，在多数情况下，开半夏总是想开生姜，有时不开生姜用干姜。我认为，干姜和生姜肯定有区别，但是它们的区别应该是不大的。为何这样说呢？生姜辣不辣？干姜辣不辣？生姜暖不暖胃？干姜呢？生姜发不发汗？干姜出汗不出？如果不出，说明这个姜？假的。病人不仅仅有邪，这个邪就是痰吧？还有什么？脾胃中气虚弱。张仲景在治疗虚弱的时候，常常用的是人参、大枣、甘草，这说明药物与药物之间，它们有一定的协同关系。再一个方面，它们关系好配合在一起，总是能起到良好的治疗作用。这是旋覆代赭汤治疗的病证，就是中虚痰阻气逆证，简单地说，就是中虚痰逆证。这个方治疗如反流性胃炎、反流性食管炎都有良好的作用。

下面我们看一个方，叫橘皮竹茹汤，这个方的组成有橘皮、竹茹，用量大不大？大到多少？用了两升，差不多就是50g。再看一下，用的大枣量大不大？用了三十枚，也是够多了。再看一下用的生姜量呢？也不能算小的。再看一下，甘草的用量，也不能算小。我们再看一下，人参偏小的。这就是说，用甘草、用大枣，它们补，是峻补是缓补？它是缓补。缓补的时候，它们除了补之外，还有缓急。橘皮竹茹汤这个方，功用是补虚清热，降逆止呃，治疗的病证是胃虚夹热呃逆证。相当于今天所说的膈肌痉挛，膈肌痉挛有些不治就好了，有些治也很难达到预期治疗目的。再举一个例子，中医学院有一个退休的老师，他说有人膈肌痉挛，我问他这个人是谁？他用手指指他本人。我说你开什么方？他说他开的是橘皮竹茹汤。我说治疗效果怎样？他说一开始效果是有的，随着用药时间的推移，产生了耐药性。（吃）西药会耐药，（吃）中药也会耐药。他说你是研究张仲景的方，我说我们都是研究张仲景的方，他说你用的时候可能会多一些。我问他，你怎样定量呢？他说你说怎样定量？我说橘皮、竹茹，应该开到50g左右，大枣应该不低于30枚，可以多放一点儿生姜，甘草量也偏大一些，人参用量一定要偏小。他问我需要不需要加药，我说你平时解大便干不干？他说大便有点干。我说张仲景还有一个方叫大黄甘草汤。大黄甘草汤就两味药，甘草是重复的，可以加6g大黄。他问我会不会拉肚？我说有30个大枣，还有姜。到了第二天他正好看到我，说他的病减轻了好多。他说这个病虽然不算大病，就是不舒服。他连续吃了有两周，病证得到了有效的控制，这个方就是既补又清还在降。

还有一个方叫丁香柿蒂汤，这个方和橘皮竹茹汤对比一下：橘皮竹茹汤是胃虚夹热，丁香柿蒂汤是胃虚夹寒。在辨证的时候，主要症状是相同的，就是什么不同？看一下舌质、舌苔就行。脉象，为了我们总结经验，为了更好地认识病变的本质，也是要摸的。重点是看舌质、舌苔。为了取得好的疗效，在临床中，通常情况下是这样开的，旋覆代赭汤能不能治疗膈肌痉挛？也是可以的，不能把它截然分开。开旋覆代赭汤和丁香柿蒂汤合在一起，治疗胃气上逆寒证。如果是胃气上逆夹热，橘皮竹茹汤可以合张仲景的大黄甘草汤。如果大便干结比较重，用大黄量可以大一些；如果比较轻，用量小一点儿。

再一个，降气里还有一个特殊的方叫四磨汤，方的组成有槟榔、沉香、乌药、人参。功用行气降逆、益气散结，具有调节内分泌，调节神经等作用。治疗的是肝郁气逆夹喘。再举个例子，在门诊上班，遇到一个男同志，他说他本身有支气管哮喘，他和某某人吵架了，后来他一见到这个人，他的病证就要发作。我们在前面学某某方的时候，提到咳嗽病人，她也是见到某某人咳嗽。那个人是气管炎，这个人是哮喘，如果是以咳嗽为主，我们用什么方？用四逆散。如果是以喘为主，我们用什么方？用四磨汤和四逆散的合方。四磨汤针对的是肝郁气逆夹喘，效果比较理想。有一年夏天，带着同学们下乡了，遇到一个人，他说他是不能见到某某人，一见到某某人，喘得路都不能走，我们给他开四磨汤、四逆散，最后达到了预期治疗目的。这是我们学习的旋覆代赭汤，同时又介绍了其他一些方。

第十二章　活血祛瘀剂

上课，今天我们学习第十二章活血祛瘀剂，之前已经学习的方还是比较多的，学了解表的方，泻下的方，和解的方，清热的方，祛暑的方，温里的方，补益的方，固涩的方，安神的方，开窍的方及理气的方。我们在课堂上所讲的方，都是比较重要的，对方的功用、方治疗的中医的证、药理作用、西医的病、方证之间的关系都要引起高度重视。

活血祛瘀剂，指的是以活血药为主组成的方剂，具有活血化瘀的功效，治疗的病证是瘀血。我们中医在认识瘀血的时候，要从两个大的方面去理解，一个大的方面是有形的瘀血，比如说外伤；第二个大的方面指的是无形的瘀血。比如说，我在门诊上班，来了一个女同志，她说她的胳膊有一块肌肉经常疼痛，西医说是神经痛，从我们中医说，就是固定在这一点，疼痛像针刺一样。看看舌质没有多大变化，摸摸脉象没有多大变化。我们中医怎样辨证呢？就根据固定不移，疼如针刺，符合我们中医瘀血的特点，给她开活血化瘀的方，最后取得了预期治疗效果。刚才所说的话，就是说在临床实际中，中医所说的瘀血，在绝大多数情况下，属于无形的瘀血。中医是根据症状表现而判断属于中医的瘀血，当然也有有形的瘀血。血的运行靠的是什么？靠的是气。也就是说，在临床实际中，治疗瘀血的时候，要从两个方面考虑，或者配上一点儿理气的药，或者配上一点儿补气的药。气有一个什么特点？气能帅血而行。我们在前面学习的时候，提到过一个问题，辨血的病证，不辨病变的部位，主要辨病变的属性。这对于我们学好方、用好方、治好病起到至关重要的作用。

第一节 泻热祛瘀

桃核承气汤

【歌诀】桃核承气汤大黄，桃仁芒硝桂甘草，

脏腑瘀热诸般证，泻热活血效果好。

【组成】桃仁去皮尖，五十个（8.5g） 大黄四两（12g） 桂枝去皮，二两（6g） 甘草炙，二两（6g） 芒硝二两（6g）

【用法】上五味，以水七升，煮取二升半，去滓。内芒硝，更上火微沸，下火。先食，温服五合，日三服。当微利。

【导读】学好用活桃核承气汤的第一步是辨清桃核承气汤由哪些基础方和药物组成。组成桃核承气汤有 1 个基础方和 4 组用药，基础方是调胃承气汤，第 1 组是活血药即桃仁，第 2 组是通经药即桂枝，第 3 组是泻热祛瘀药即大黄、芒硝，第 4 组是益气药即甘草。基础方调胃承气汤清泻积热。从 1 个基础方和 4 组用药分析桃核承气汤具有活血通经，益气泻热作用，可辨治一切瘀热证。

下面我们要学习第一节的内容，就是泻热祛瘀。泻热祛瘀的一个方就是桃核承气汤，这个方是张仲景《伤寒杂病论》中一个著名而有效的方。最近有些同学问我，他说我们是中西医结合班的，我们没有开《伤寒杂病论》的课，没有开《金匮要略》的课，是真的假的？真的。我觉得或多或少对于我们学习有一点点儿小小影响，同学们提了一个问题，他说我们想学习《伤寒杂病论》要看哪些书，对于我们学习有帮助？给同学们介绍如《〈伤寒杂病论〉增补用方》《〈伤寒杂病论〉思辨要旨》《〈伤寒杂病论〉释疑解惑》《〈伤寒杂病论〉症状鉴别与治疗》《〈伤寒杂病论〉大辞典》《〈伤寒杂病论〉临床用方必读》，对我们以后当一个大夫，启发我们的辨证思维，在很大程度上，我认为是有帮助的。

下面我们接着说桃核承气汤，它是张仲景《伤寒杂病论》中一个著名而有效的方。组成用药有桃仁、大黄、桂枝、芒硝、甘草。这个方在用法方面，煎煮的时间大概就是二十分钟多一点。再看一个，芒硝煎的时间长不长？就是放

到里边轻微地一沸腾就行了。我们学习桃核承气汤，应当是在饭前服还是在饭后服？先食。一天吃几次？三次。这个方的功用是逐瘀泻热，这是我们中医认为的，药理作用是改善微循环、抑制血小板聚集、抗自由基、抗缺氧。看到舌质有点儿紫，有点儿暗，就认为是瘀血吧？在某种程度上，口唇发紫，舌质发紫，从西医的角度就是什么？就是在某种程度上缺氧。这个方有抗缺氧、抗肿瘤等作用。

桃核承气汤治疗中医的证，长期以来说是下焦蓄血证。为何没有说是下焦瘀血证呢，而说是蓄血证？因为古人成无己是第一个开始给《伤寒杂病论》注释的，他在解释的时候没有说是瘀血，用了一个蓄血。后人就根据他说的蓄血沿用到了今天。我们在学习的时候，根据张仲景的论述，他在《伤寒杂病论》中第 106 条说："太阳病不解，热结膀胱。"张仲景明确提出来病变的部位在哪儿？在膀胱。我们在一开始介绍活血祛瘀剂的时候，就提到一个什么问题呢？辨血的病证，只辨病变的属性，不辨病变的部位，从张仲景论述就是膀胱瘀血证。刚才我们说了，只辨病变的属性，瘀血一定要分清楚是热还是寒。从最大的方面考虑，就是瘀热。不辨病变的部位，张仲景有没有这样的潜在论述呢？他是这样说的："热结膀胱，其人如狂。"狂的病证表现应该是在哪儿？应该在心吧？得出一个结论，张仲景所说的"热结膀胱"告诉我们桃核承气汤可以治疗膀胱的病证。第二个，又说"其人如狂"，就是告诉人们可以治疗上焦心的病证。不管怎样说，它的病变证机必须是瘀热。说到这里，忽然想到一个问题，我们在前面学习其中一个方的时候，我说这个方可以治疗精神狂躁症，效果是比较理想的。在学习大承气汤的时候，还没有学习桃核承气汤，学习桃核承气汤的时候，要补充一句话，在临床实际中治疗精神狂躁症，仅仅用大承气汤还是有一定的局限性，要想治疗的效果好，应该怎样开方？应该是大承气汤和桃核承气汤合方。比如说，中医给心封了一个官是君主，君主，应该喝什么血？应该是喝新鲜的血还是喝瘀血？现在君主喝瘀血，君主会不会大发雷霆呢？像狂躁精神病一样，心只能得到新鲜的血的滋润，不能受到瘀血的侮辱，也就是说瘀血的侵犯，就出现心神不得所安，出现狂躁症。张仲景又怎样说呢？"血自下，下者愈"。告诉人们什么道理呢？前面说是热，后边说是血。也就是说，血和热相结成为瘀热，这是辨病变的属性是瘀热。当然张仲景进一步又说："其外不解者，尚未可攻，当先解其外；外解已，但少腹急结者，乃可攻之，宜桃核承气汤。"前面说的是膀胱，后边说的是上焦，最后说的是又到了下焦。

现在我举一个例子，在门诊上班，遇到一个女同志，她说她是神经性头痛。我说你头痛是哪一点疼痛最明显？她用手摸摸头，她说她说不清。说明什么问题？整个头都痛。她又说，痛起来就像刀割一样。一看她的舌质偏于红，又仔细一看，两边有点发紫。现在我们心中已经有数了。她属于什么？瘀热。我们学习桃核承气汤，把它作为一个瘀热的代表方，可以治疗哪里的病证？哪里需要哪里用。再举一个例子，我在门诊上班，来了一个女同志，我一问她什么病，她说银屑病，银屑病是红的还是白的？是银色。银是什么颜色？银是白色。如果银不是银色，怎么能叫作银呢？银屑病掉落的东西是银白色，留在她身上的是红色，红色高于了皮肤。中医认为就是什么？热与血相结。这样的病人，他（她）的大便是偏于什么？干结的。这样一说，更符合我们中医所说的瘀热。开什么方？以桃核承气汤为基础方。其中有一个女同学，她就问我银屑病要想达到预期治疗目的，在一般情况下，需要多长时间？我说应该在半年以上。她说她找了一个某某大夫，她问人家，人家说三个月。我说人家水平高，她说吃了三个多月和没有吃药差不多。我说如果坚持吃半年，应该把病控制得像正常人一样。吃了三个月，最起码应该把症状减少三分之二。银屑病瘀热这个证型还是偏多的。在绝大多数情况下，我们应该选桃核承气汤。

再一个方面，我们在前面学过一个方，叫作当归四逆汤。这个方我们在前面学习的时候，就提到可以治疗妇科的痛经、闭经。同学们还记忆犹新，当归四逆汤治疗的痛经、闭经是以寒为主，而我们学习的桃核承气汤治疗的痛经、闭经应该是以热为主。这样的女同志，来月经的时候，很有可能有血块，把它辨为有瘀。紧接着我们看一下，舌质是偏淡还是偏红，舌苔偏白还是偏黄，这样我们就可以选方了。选什么方？桃核承气汤。

下面我们要做一个解释，假如说，病是膀胱瘀热证。张仲景所说的膀胱，这个概念是大还是小？大到什么程度？包括整个泌尿系，相当于肾炎、肾病综合征、输尿管炎、膀胱炎、尿道炎，只要它的病证表现符合两个要点，一个是瘀，一个是热，都可以用。

下面我再举一个例子，就是今年的上半年，来了一个女同志，西医诊断的是肾病综合征，主要有几大症状？血压偏高，尿中蛋白，出现水肿。同学们说这样的病人，怎样能把他她诊断为瘀热呢？我在辨证的时候，这样的病人没有明显的腰痛。没有明显的腰痛，辨像针刺一样，夜间加重，固定不移有点儿牵强了。怎么把它辨为瘀热呢？我在辨证的时候，见她的舌质有点儿瘀紫，这符合我们的瘀血了吧？当然舌质偏红了。我一摸她的脉象，脉象还真有点儿不太流利，就是向哪儿靠拢了？向脉涩。舌质红，脉象涩，舌质有点儿暗，就是我们辨证的要点。这个病人一吃，血压降下来了，水肿消了，一检查，第一次找我的时候，她尿中蛋白是四个加号，后来变成了三个，后来变成了两个，后来变成了减号。需要不需要巩固治疗？仍然需要巩固治疗，坚持治疗肯定能像正常人一样。

桃核承气汤治疗西医的病多不多？"司令部"的能不能治？头部的，胸部的，腹部的，妇科的，男科的能不能用？假如说前列腺炎出现痛如针刺，固定不移，解小便有灼热感，或者是舌质红、苔黄。我们主要抓它的辨证要点，瘀热。万变不离什么？瘀热。这是我们用桃核承气汤要牢牢把握的一个大的方面。

下面我们要学习桃核承气汤方与证之间的关系。首先，我们要想一个什么问题？病是瘀血。方中用的桃仁活血化瘀，这一味药是作用峻猛还是比较平淡，还是在作用峻猛与平淡之间呢？用了这样一个词语，叫作破瘀。它虽然不属于峻猛的药，但是活血化瘀的作用并不弱，虽然不是平淡的活血化瘀药，但是和活血化瘀药也是可以靠近的，说明这是介于二者之间的一个药。再一个方面，我们在认识问题的时候，病人是热还是瘀血搞清了吧？热。方中用的大黄、芒硝是干什么的？就是泻热的。大黄、芒硝不仅仅可以泻热，在某种程度上能不能泻瘀？芒硝能不能治瘀？是软坚化瘀散瘀。现在我们还要考虑到一个重要的问题。瘀血的运行在很大的程度上，是得温容易消散还是得寒容易消散呢？应该是得温。不用大黄、芒硝达不到泻热的目的，用大黄、芒硝，虽然能泻热，但是又会出现寒凝。桂枝这一味药，我们在学习中药的时候，明确提出来是活血化瘀药，说了没有？虽然没有说，但是用了这样一句话，通经。经通了，瘀血行散了没有？有一个古人叫钱天来，他说桂枝是活血化瘀第一要药也。把桂枝作为活血化瘀的第一个重要的药，如果我们有时间，认真地仔细地去研究张仲景的方,张仲景凡是治疗顽固性的瘀血,在绝大多数情况下,都用桂枝。虽然没有明确提出来桂枝化瘀,但是提出来桂枝是通经。经通了,应该是瘀血得以消散。如果瘀血还结在那里,能不能起到畅通经脉的作用呢?换一句话说,能不能达到通经的作用呢?桂枝是活血化瘀第一要药。我们在临床中,治疗瘀血要用上桂枝。桂枝是辛的,辛是行散的,有利于血脉的畅通。甘草呢?甘草就是益气的。我们在前面学习的时候,就提到治疗瘀血要重视配伍两方面的药,或者是行气理气的药,有利于气机的畅通,有利于血脉的畅通;第二个方面要配伍什么呢?补气的药。气有什么作用?气能帅血而行。人们常常怎样认识呢?认为气为血之帅,气得到了补充,气可以帅血而行。当然我们在认识甘草的时候,除了益气帅血的作用之外,它还有一个重要作用。大黄、芒硝是寒凉的,寒凉的药在很大程度上会不会伤胃气?会。

再想一个问题,这样的瘀热,是短时间就能把病驱除,还是需要一段时间?寒凉的药在很大程度上会伤胃气,甘草正好有固护胃气,防止寒凉的药伤胃气的作用。这是我们学习桃核承气汤,方的配伍,针对的病证是什么?两个字就是瘀热。张仲景明确提出来的四个字是膀胱瘀热,从张仲景的辨证精神来看,既可以治疗膀胱瘀热,少腹急结,急结包括疼痛、胀满,又可以治疗上焦。当然张仲景没有这样说,照样可以治,我们在应用的时候,牢牢抓住两个字就行,瘀热。

第二节　行气祛瘀

血府逐瘀汤

【歌诀】血府逐瘀归地桃,红花赤芍枳壳草,
　　　　柴胡芎桔牛膝药,活血行气效果好。

【组成】桃仁四钱(12g)　红花三钱(9g)　当归三钱(9g)　生地黄三钱(9g)　川芎一钱半(5g)　赤芍二钱(6g)　牛膝三钱(9g)　桔梗一钱半(5g)　柴胡一钱(3g)　枳壳二钱(6g)　甘草一钱(3g)

【用法】水煎服。

【导读】学好用活血府逐瘀汤的第一步是辨清血府逐瘀汤由哪些基础方

和药物组成。组成血府逐瘀汤有3个基础方和5组用药，基础方之一是四逆散，之二是桃红四物汤，之三是桔梗汤；第1组是活血药即桃仁、红花、赤芍、川芎、牛膝，第2组是补血活血药即当归，第3组是清热凉血药即生地黄、赤芍，第4组是行气药即柴胡、枳壳，第5组是益气药即甘草。基础方四逆散疏利气机，桃红四物汤活血补血凉血，桔梗汤宣利气机。从2个基础方和5组用药分析血府逐瘀汤具有活血行气，凉血益气作用，可辨治一切血瘀气郁或夹热证。

现在上课，这一堂我们学习的方又换了一个。上一堂是什么方呢？叫桃核承气汤。这一堂我们学的方是血府逐瘀汤，它是《医林改错》中一个非常重要且常用的方。这个方的组成有桃仁、红花、川芎、当归、生地、赤芍、柴胡、枳壳、牛膝、桔梗、甘草。这个方，其中用了桃仁、红花、川芎、当归、生地、赤芍，这六味药有一个名字，叫桃红四物汤。四物汤，我们在前面还真学过一个四物汤。四物汤用的是川芎、当归、白芍、熟地。现在我们要知道最少有两个四物汤：一个是熟地、白芍、当归、川芎，四物汤；一个是生地、赤芍、当归、川芎，这也叫四物汤。相对而言，一提到四物汤，我们常常想到了哪一个方？是熟地和白芍。桃红四物汤也是两个，一个是以生地、赤芍，叫桃红四物汤；一个是熟地、白芍，这个也叫桃红四物汤。在临床中，用桃红四物汤，生地、赤芍较多，而用四物汤是熟地、白芍多。还有一个不一定和血府逐瘀汤药物是一样的，柴胡、枳实、芍药、甘草，是什么方？四逆散。芍药，两个芍药，赤芍、白芍。枳实和枳壳两个，作用应该是怎样？差不多，一个年龄大一点儿，一个年龄小一点儿。小的作用明显还是大的作用明显？有这样一句话，初生牛犊不怕虎。又加了哪些药？牛膝、桔梗。这个方就是水煎服，在煎煮方面没有特殊的要求。说到煎煮，到目前为止，有些同学还是问我，怎样煎煮？煎煮的时间怎样计算？我认为凡是在药没有煮沸腾之前，这个时间通通不算数，沸腾之后才算数。煎药在通常情况下，就是二十分钟、三十分钟、三十多分钟。张仲景对于煎煮比较讲究，主张煎煮最短几秒钟，最长三个多小时。因人不同，因病证不同，因用药不同，煎煮的时间不完全相同。血府逐瘀汤，这个方的煎煮呢，没有特殊的要求。血府逐瘀汤功用活血化瘀、行气止痛。药理作用有改善微循环、抑制血小板聚集、扩张冠状动脉、抗炎、抗肿瘤、降低血脂。

我们在认识中医证的时候是胸中瘀血证。今天我们学习的血府逐瘀汤，在认识证型的时候，对于胸中瘀血证，后边再加上两个字，叫瘀郁证。我们学习桃核承气汤，把它作为一个瘀热。血府逐瘀汤把它作为一个瘀郁，就是血瘀气郁证，它的主要矛盾方面是瘀血。我们也提到过一个问题，说辨血的病证，不辨病变的部位，只辨病变的属性。王清任在设血府逐瘀汤的时候，主要针对的病证在胸中，相当于今天所说的冠心病。冠心病的主要症状表现，在临床中会出现心绞痛。为何能把它辨为瘀血呢？有几个要点，痛如针刺，疼痛固定不移，夜间加重。为何瘀血病人在夜间会加重呢？中医认为血属于阴，血瘀了，到了白天，相对而言阳气盛，还能运行；到了夜里，阴气比较盛，血行没有白天畅通，所以到了夜里加重。

我们在临床中，用血府逐瘀汤治疗的病证，常常伴随有两个方面的症状，一个方面的症状常常有急躁易怒，也就是说这样的人很容易和别人在交流的时候怎样？想吵架。亦即在说话的过程中，三说两不说，就想把自己想发泄的话，或者是把自己不该说的话说出来了。这样我们中医就把它辨为肝郁，这是一种可能性。第二种可能性，这样的病人在绝大多数情况下，因情绪异常加重或者是诱发。

举一个例子，我在门诊上班，遇到一个女同志，多大了，六十多岁了。我问她主要是哪儿不舒服，她说冠心病心绞痛，我摸脉象，在摸脉象的时候，手刚摸着脉，就能摸一个所以然吗？最起码也得摸到五十秒，快一分钟。摸她脉象的时候，是不是用眼睛看一下她的面色呢？我一看，这个人有一个特点，表情非常稳重还是沉默？用哪个名词比较恰当呢？一看她的表情，摸完脉象，我说了一句话，我说你的心绞痛与你的脾气性格不太好有直接的关系。她说你真说对了，摸得真准确。事实上在很大程度上，是从表情沉默看出来的，我们应该开血府逐瘀汤。病人一吃，两吃，最后还真达到了预期治疗目的。我们所说的达到了预期治疗目的，不是说把这个病人彻底治愈了，永远不复发了，而是说目前症状解除了，很有可能半年、一年不复发，复发的概率还是比较高的。假如说她生活得总是不顺心，有谁总是生活在顺心的事情（环境）之中呢？这个多还是少？当然在治疗的过程中，她总的心情好多了。下面我们还要考虑到，头痛能不能用血府逐瘀汤？辨证的要点变了，怎样变了？桃核承气汤是以热为主，这个是急躁，一头痛就急躁，想发脾气，总是想和别人吵架。假如说是一个男的，总是说他爱人不关心他，或她就是想和她丈夫吵架，你怎么就不知道我头痛，她丈夫说，昨天刚看过。昨天看过今天怎么忘了？他说正在吃药。吃药你怎么就没有想到去煎药呢？总是没有事找事，总是想把问题扩大化。我们在临床中，一遇到疼痛像针刺一样，总是想和别人吵架的人，我们就要想到血府逐瘀汤。说到这里，胃痛能不能治？也是可以治的。肌肉疼痛呢？关节疼痛呢？关节疼痛有没有瘀血？疼痛的时候就是关节疼痛，不像风湿窜痛，他说就是关节疼痛固定不移，又说胀痛。这一下子，又给我们提供了一个什么？辨证的思路是什么？是瘀郁。学习血府逐瘀汤，要抓住它的瘀郁，换一句话，那就是血瘀气郁，有时人们不说是血瘀气郁，而是说血瘀气滞。我们学习血府逐瘀汤，还要知道它治疗另外一个病，古人的认识叫灯笼病。

下面举个例子，在门诊上班，来了一个女同志，我一问她哪儿不舒服，她说更年期，每天晚上整个胸中像一团火在燃烧，烧得心烦、急躁、失眠、多梦；胸中热、心烦、急躁、失眠、多梦，像不像阴虚？她又说心中像一团火，当用她的手去摸胸的时候是冰凉的，即里边是热的，外边是凉的，这符合我们中医的瘀郁证。瘀血郁而化热，瘀血化热里边是热。气郁，气还通不通？不通。里边的阳气能不能外达？不能。里有热是瘀血化热，外是凉是气郁阳气不能外达。这就是古人在认识的时候称为灯笼病的原因。我们再想一个问题，那阴虚的特点是什么？阴虚的特点"阴虚则内外热，阳虚则内外寒"。这和我们以前所学《中医基础理论》《中医诊断学》的内容不完全一样，它们是这样说的："阴虚则内热，阳虚则外寒。"我刚才怎样说呢？"阴虚则内外热，阳虚则内外寒。"阴虚不仅仅感到里边热，外边怎样？也是热的。这就是阴虚与瘀血出现的内热，有没有本质的不同？这里还要知道一个问题，就是围绝经期综合征这样的病人，我们没有提到舌质是暗的，这个病人我一看舌质，的的确确就没有紫暗。摸了一下脉象，她还真不是涩，基本上接近正常人，舌质就是有点儿偏红，我们怎样把她辨为瘀郁呢？主要根据一个内部有热，热在夜里。同时她还有什么？外边是凉。只要具备了里边是热，外边是凉，就可以把她辨为瘀郁证。这样我们认识问题又发生变化了，瘀血不一定出现疼痛。当然以疼痛为主，也不一定是瘀血。我们在前面学习的时候气郁的概念发生了变化，疼痛也可辨为气郁。痛像针刺一样，我们把它辨为血瘀；这个地方刺痛，窜到那个地方刺痛，也可辨为气郁；再一个以疼痛为主，它有牵引疼痛，我们也把它辨为气郁。我们在学习认识问题的时候，气郁、血瘀的概念不断在扩大，扩大到一定程度，我们到临床中遇到怪病、错综复杂的病，都会有解决的方法。有这样一句话，难者难，不难者不难，会者会，难者不会。如果我们基础知识扎实了，我们在基础知识之上，又把我们的知识扩充了，认识问题、解决问题就会发生质的变化。今天我们学习血府逐瘀汤，治疗的证型应该是两个字，瘀郁。在通常情况下，人们在认识的时候主要局限在瘀血。通过我们在临床中的应用，发现不仅仅有瘀血，还有气郁。比如说，一个人胃痛，就说像针刺一样，他又怎样说呢？一痛就想发脾气，或者说和别人一吵架就胃痛，我们就把它辨为什么？瘀郁。我们学习从一个角度可以把它局限在哪儿？胸中。从另外一个角度，可以把它扩展到全身的任何一个地方。

下面我们学习血府逐瘀汤方与证之间的关系，桃仁、红花、川芎，这三味药共同点是什么？都是活血化瘀的，不过这三味药，在活血化瘀的同时，川芎和桃仁、红花有一点儿不同，也就是说桃仁、红花作用偏于活血，川芎在某种程度上，它是活血行气并重的一个药。我们还要考虑到一个问题，考虑到活血化瘀在某种程度上，有没有可能伤人的阴血？凡是活血的药，都应该有点儿伤血。其中有一个药叫当归，当归是活血补血的药。川芎是活血行气并重的，当归补血活血，当归有没有偏向性？有没有偏于补血、偏于活血呢？当归应该偏于补，一方面要协助桃仁、红花、川芎活血，另外一个方面要制约桃仁、红花、川芎活血伤血。再一个方面，瘀血很容易化热，用生地、赤芍，凉血养阴，活血散瘀。桃仁、红花、川芎、当归、生地、赤芍这六味药有三大作用，活血、补血、凉血，重点是活血。这六味药又叫什么方？又叫桃红四物汤。方中用的柴胡、枳壳、芍药、甘草，相当于四逆散。柴胡是理气药，理气偏于升还是偏于降？偏于升。枳壳也是理气药，它的作用是偏于升还是偏于降？偏于降。这样就知道了，柴胡和枳壳配合在一起，调理气机，一升一降，升降有序，气机畅通。再一个方面，柴胡和芍药是怎样配伍呢？柴胡是疏泄，芍药在某种程度上收敛，一疏一敛，也是起到调理气机的作用。再一个方面，牛膝和桔梗，牛膝在通常情况下是引血下行，实际上就是活血化瘀。桔梗作用偏于上行。这样牛膝和桔梗也构成了什么？上、下，上可以治疗在上的病证，下可以治疗在下的病证。甘草就是益气帅血，防止活血化瘀药伤人的气，伤人的胃。这是甘草在方中的作用。血府逐瘀汤，治疗的病证是瘀郁。全身不管是哪一个部位，只要出现了瘀郁，都可以应用。

第三节　益气祛瘀

补阳还五汤（风引汤、黄芪桂枝五物汤）

【歌诀】补阳还五用黄芪，桃红芎赤归地龙，

　　　　气虚络瘀身不遂，活血通络补气从。

【组成】黄芪生，四两（120g）　当归尾二钱（6g）　赤芍一钱半（5g）　地龙一钱（3g）　川芎一钱（3g）　红花一钱（3g）　桃仁一钱（3g）

【用法】水煎服。

【导读】学好用活补阳还五汤的第一步是辨清补阳还五汤由哪些变化方和药物组成。组成补阳还五汤有1个变化方和4组用药，变化方是桃红四物汤；第1组是补气药即黄芪，第2组是活血药即桃仁、红花、川芎、赤芍，第3组是补血活血药即当归，第4组是通络药即地龙。变化方桃红四物汤活血补血凉血。从1个变化方和4组用药分析补阳还五汤具有补气活血通络作用，可辨治一切气虚血瘀证。

现在上课，这一堂我们学习的方叫补阳还五汤，它是《医林改错》中一个影响比较大的方。这个方的组成有哪些？当归、桃仁、红花、川芎、赤芍，相当于桃红四物汤去了一个"地"前面的一个"生"字，加了"地"的后边一个字"龙"，即地龙。也就是说，补阳还五汤药物的组成，有桃红四物汤去"生地"加"地龙"，再加一味药黄芪。黄芪用的量是120g，再看一下，当归、桃仁、红花、地龙、川芎、赤芍，加起来有没有120g？有没有

120g 的二分之一？有没有 120g 的四分之一？这个方在煎煮方面没有特殊的要求，就是水煎服。补阳还五汤，方中重用黄芪，就决定这个方的功用，其中一个主要作用就是补气，接着是活血通络，即补气活血通络。药理作用就是改善微循环、调节神经、调节内分泌等。补阳还五汤治疗中医的证就是气虚血瘀证。到目前为止，我们治疗瘀血有三个代表方。一个是瘀热，代表方名叫桃核承气汤。一个是瘀郁，代表方是血府逐瘀汤。血府逐瘀汤后边还有一个方，叫复元活血汤。复元活血汤治疗的病证，也是有气郁血瘀。相对而言，在治病方面，血府逐瘀汤治疗的病证比复元活血汤效果要好一些。

我们学习补阳还五汤，要抓住一个什么呢？气虚血瘀证。王清任在设补阳还五汤的时候，主要针对的病证是中风后遗症，它的主要症状表现就是半身不遂、口眼㖞斜、语言謇涩、口角流水、小便不禁、肢体麻木，疼痛，肢体困重。病人的主要症状表现是在气虚还是在血瘀？主要是胳膊抬不起来，还是胳膊疼痛？主要是腿不会走，还是腿疼痛呢？抬不起来，从我们中医角度就属于气虚。中医是中风，西医是什么病呢？一种是出血性中风，一种是缺血性中风。今天给同学们留一道思考题，假如说从西医这个角度，怎样判断病人是出血性中风，怎样知道病人是缺血性中风？我们不摸脉象，不和他说话，一看就知道病人原来是出血性中风，还是缺血性中风。在门诊上班，一个病人是中风后遗症，我不摸他的脉象，不和他说话，我就知道积极治疗有些病人肯定能站起来，自己照顾自己；就知道积极治疗有些病人也站不起来。

举一个例子，在五年前，我们中医学院有一个男同学，他的父亲在郑州打工，突然出现中风了，在郑州一家省级医院治疗。二十天过去了，他去我家找我，他说医院的大夫会诊了，说能站起来的可能性是非常小的。他说想让我去看一看，我到那个地方，一看，还没有说话，我说我的感觉，你父亲应该能够站起来。我一说，他在笑，他哥哥也在笑，笑得是既高兴又觉得站起来的可能性非常渺小。我说应该是这样，他没有说话，他哥哥说话了，说摸摸脉象。我说只要积极治疗，肯定能站起来，自己照顾自己没有问题。这个人家庭条件比较差，当时他父亲住院了，他的姐姐是肺癌，他哥哥的小孩子是白血病。我跟他说，你家的经济状况，应该给某一个地方打个电话，呼吁呼吁社会。他觉得我说的有一定道理，他跟他们班的一个男同学一商量，计划给《都市报道》打个电话。谁知道一打两打，打到第八公共频道了。一采访，得到了一定的经济救助。我给他开了两个方，一个方就是补阳还五汤，另外一个方是张仲景的一个方叫风引汤。早上吃风引汤，中午补阳还五汤，下午风引汤；早上补阳还五汤，中午风引汤，下午补阳还五汤。即交叉服用，一天服三次，连续服一个月。然后用补阳还五汤和张仲景的黄芪桂枝五物汤合方，还开了一个风引汤，打成粉状。只要有信心，只要坚持治疗，应该能站起来，自己照顾自己没有问题。需要多长时间？需要四个月到半年左右。这个男同学到了六月底毕业了，到春节的时候，他来找我说他父亲站起来了，四五月份到春节，多长时间呢？半年多了。他说他父亲恢复得相当不错。我在临床中发现，要注意观察病人的大拇指，如果他的大拇指向外伸直，只要积极治疗，都能站起来。如果他的大拇指向内弯曲，即使积极治疗也很难站起来。凡是向内弯曲，基本上都是出血性中风；凡是向外伸直，即使病情很重，基本上都是缺血性中风。在临床中，我认为单用补阳还五汤治疗有很大的局限性，应和张仲景的一个方黄芪桂枝五物汤合在一起。如果是在病重期间，可以和风引汤合在一起。张仲景在论述风引汤的时候，他用了三个字，热、瘫、痫。瘫就是瘫痪。中风后遗症是不是就是我们所说的瘫痪呢？

下面我们再说一个问题，假如说来了一个病人，他不是中风后遗症，而是气虚血瘀证，我们在应用补阳还五汤的时候，可以把这个方的应用范围扩大。手震颤，手麻木，再结合看看舌质，摸摸脉象，如果有瘀血，我们考虑用补阳还五汤。比如今天所说的帕金森病、重症肌无力、末梢神经炎、多发性神经炎、肌肉萎缩。我们在临床实际中，大部分都要用补阳还五汤的。我们学习千万不能把补阳还五汤就局限在中风后遗症，一定要把它适应到气虚血瘀证。这个方是王清任创造的一个重要的方，它还可以治疗神经炎、肌肉萎缩等方面。

下面我们学习补阳还五汤方与证之间的关系。刚才就提到一个问题，半身不遂属于气虚。从西医的角度，它就是神经受到了损伤。人参偏于补哪里的气？脏腑之气。黄芪偏于补哪里的气？肌表之气。现在我们要认识到，黄芪偏于补肌表之气，实际上在某种程度上它能调节神经末梢神经炎，多发性神经炎，就是出现麻木震颤。黄芪一个主要作用就是补气，偏于补肌表之气，就是调节神经。方中用的当归，就是活血养血，气从血中化生。也就是说在补气的时候，一定要用补血的药。方中用的桃仁、红花，这两味药主要是活血化瘀。当归活血补血，不过偏于补血，因为需要补血。为何需要补血？气从血中化生。同时还要活血，活血的过程中，还会伤血。地龙通经活络活血。方中用的川芎，在某种程度上就是行气活血。方中用的赤芍，就是凉血散瘀。这是我们学习的补阳还五汤，治疗的病证是气虚血瘀证。从王清任这个角度主要治疗的是中风后遗症。

我们在学习的时候，再强调一遍，辨血的病证，不在于辨病变的部位，而在于辨病变的属性。在临床实际中，不管他的病变部位在哪儿，只要具备气虚血瘀，都可以选用补阳还五汤。我们在前面学习桃核承气汤，针对的是什么？针对的是瘀热。不管他的病位在哪儿？都可以用。你比如说，有的人他说面上青春痘有点儿多，我们辨符合瘀热。开什么方？桃核承气汤。假如说，又见到一个人，他说面上青春痘比较多，思想一紧张就加重，用什么方？血府逐瘀汤。他说面上青春痘比较多，这一段时间比较劳累，用什么方？补阳还五汤。这说明我们学习活血方，都是青春痘，要根据病人的情况而选方，这是我们学习补阳还五汤要达到的目的。

第四节　温经祛瘀

温经汤（生化汤）

【歌诀】温经归芍桂萸芎，姜夏丹皮与麦冬，
　　　　参草益气胶益血，虚瘀寒证皆能医。

【组成】吴茱萸三两（9g）　当归二两（6g）　川芎二两（6g）　芍药二两（6g）人参二两（6g）　桂枝二两（6g）　阿胶二两（6g）　生姜二两（6g）　牡丹皮去心，二两（6g）　甘草二两（6g）　半夏半升（12g）　麦门冬去心，一升（24g）

【用法】上十二味，以水一斗，煮取三升，分温三服。亦主妇人少腹寒，久不受胎；兼取崩中去血，或月水来过多，及至期不来。

【导读】学好用活温经汤的第一步是辨清温经汤由哪些变化方和药物组成。组成温经汤有4个变化方和6组用药，变化方之一是桂枝汤，之二是桂枝甘草汤，之三是芍药甘草汤，之四是吴茱萸汤；第1组是温阳药即吴

茱萸、桂枝，第2组是活血药即川芎、当归，第3组是补血药即当归、芍药、阿胶，第4组是益气药即人参、甘草，第5组是调理气机药即半夏、生姜，第6组是滋阴凉血药即麦冬、丹皮。变化方桂枝汤调理内外，桂枝甘草汤调补心肺脾胃，芍药甘草汤调补气血，吴茱萸汤温阳散寒，益气降逆。从4个变化方和6组用药分析温经汤具有温阳散寒，补血活血，益气降逆，兼清郁热作用，可辨治一切虚瘀寒或夹热证。

现在上课，这一堂我们学的方叫温经汤，温经汤是张仲景《伤寒杂病论》中一个非常著名而有效的方。这个方能解决许许多多疑难杂病。方的组成有十二味，吴茱萸、桂枝、川芎、当归、芍药、阿胶、半夏、生姜、人参、丹皮、麦冬、甘草。这个方的用量，是偏大还是适中呢？应该是适中。这个方在用法方面，张仲景也提出了一些特殊的说法，与用法关系不太密切，主要涉及的是治疗病证。从温经汤方名来看，就是温补冲任，养血祛瘀。这个功用有点儿局限性。我们可以给它这样改一下，怎样改呢？温经散寒，养血祛瘀。它的药理作用是改善微循环、促进造血功能、增强机体免疫力、抗肿瘤等。

这个方治疗中医的证，从张仲景的论述看属于胞宫虚寒瘀证。从方名来看，我们最简单用两个字来概括，就是寒瘀。我们从张仲景的角度看本方是治疗妇科病证的。从药物的组成，从临床实际来看，它的中医证远远大于妇科。为了比较全面地认识，我们就抓两个字，就是同学们刚才所说的，寒瘀。

我们学习的时候，可以从几个大的方面去理解，第一个大的方面就是妇科的病证。妇科的病证，痛经、闭经、月经不调、崩漏，张仲景在论述的时候明确提出来，可以治疗婚后久不受孕，从治疗痛经、闭经、月经不调、崩漏，我们在认识的时候，可以把它理解为寒瘀，可以治疗不孕症。不孕症，我们在前面学过一个方，就提到说肾阳虚不孕症，代表方是什么方？应该是右归丸。如果是肾阴虚，应该是左归丸，六味地黄丸也是可以的，六味地黄丸作用有点儿弱。我们在前面学习的时候，也提到六味地黄丸是保健的方，还是治病的方？温经汤治疗不孕症，不要把它局限在寒瘀。

我在临床中是这样考虑问题的，一个女同志就是不孕，她没有阳虚的症状，也没有阴虚的症状，她没有症状，她就是正常人。应该开什么方？温经汤。我们学习还要知道一个问题，西医有一个病，叫作多囊卵巢、卵巢囊肿、卵巢综合征。这样的病都影响怀孕。大概是今年阴历二月份，有一个女同志，她给我一个报告单，是多囊卵巢。她又说结婚六年了，我问她在结婚的六年之中怀孕过没有，她仅仅是摇摇头。在这种情况下，我问她吃过中药没有，她说最近这几年吃了很多药。她说某省级西医医院治疗，大部分开妈富隆，听别人说吃西药是不行的，又在我们郑州几家省级的中医机构治疗，觉得还是没有什么治疗作用。补充一句话，凡是治疗多囊卵巢，病属于寒瘀，我通常情况下说先吃半年，让她心中知道，这半年之内怀孕的可能性非常渺小。在这种情况下，病人思想会不会放松，在吃药的过程中？她想着这半年就是吃药，也不会怀孕，思想越放松，对于我们的治疗帮助越大。如果跟她说吃三个月会怀孕，她吃了一天，她说剩八十九天了，吃了一星期，剩八十几天了。她天天在算这个时间，说着说着，九十天算到了还没有怀孕。我跟她说先吃半年，然后再说。她说能不能达到治疗目的？我说如果没有治疗信心，我就不给你开方。这个女同志，她就吃药，大概吃有四个多月，她给我打了一个电话。她说一检查，怀孕了。说明温经汤的的确确是一个解决实际问题的重要方。我可以告诉同学们，在临床实际中，西医所说的多囊卵巢、卵巢囊肿、卵巢综合征，这样的病在很大程度上，会影响怀孕的。这样的病除了月经不正常、月经不来之外，很多人都没有什么太多的症状。我们开温经汤，坚持服用，基本上都能达到预期治疗目的。每年我们开这样的方，都有诸多病人实现自己的愿望。这是我们学习的温经汤，可以治疗不孕症。

再一个方面，我们还要知道带下病，在临床中主要有三种带下，一种是带下色黄。根据我们以前所学习的内容，应该以什么方为代表方？龙胆泻肝汤。如果一个人她是带下色白，应该用什么方为代表方？应该是完带汤。如果一个人，带下色黄、质地清稀应该用什么方？完带汤。今天我们学习温经汤，它可以治疗带下色赤，所谓带下色赤，就是指带下有血或者说有血丝，或者说带下颜色偏红。在临床实际中，我们用这个方治疗赤带，效果也是非常好的。不过，我们用这个方治疗赤带，它的病变证机是寒瘀。我又要问同学们一个问题，这个带下色赤、舌质红、苔黄，我们把它辨为什么？瘀热。开什么方？桃核承气汤。也就是说，在临床实际中，带下色赤，它有两个大的证型，一个大的证型是偏于寒，选用温经汤；一个大的方面是热，用桃核承气汤。张仲景所说的带下病，指的是带脉以下的病。带脉以下的病，应该包括两个内容，一个是月经病，一个是带下病。下面给同学们留一道思考题，中医所说的带下病，实际上就是西医所说的什么病？中医所说的月经病，实际上就是西医所说的什么病？中医所说的月经病，它就是西医所说的内分泌失调。这说明一个什么问题？温经汤可以治疗内分泌失调。中医所说的带下病，实际上就是西医所说的妇科炎症。换一句话说，温经汤可以治疗妇科的炎症。从大的方面考虑，温经汤既可以调节内分泌，又可以消炎抗菌。

再一个方面，我们认识温经汤的时候，一定要把温经汤治疗的病证扩大。比如说，一个人是风湿性关节炎，一受凉就加重，疼痛像针刺一样。把它辨为什么？寒瘀。用什么方？温经汤。

举一个例子，就是今年的上半年，有一个男同志，他告诉我他是血管神经性头痛。又告诉我，他吃了扩张血管的西药，吃了调节神经的西药，又吃了止痛类的西药。他说不管用扩张血管的药，还是调节神经的药，还是止痛的药，都有治疗作用。一吃就缓解了，一天不吃，到了第二天又出现了。他有一个特点，怕凉。我又问他，他说疼痛像针刺一样。这样我们就抓住是寒瘀，应该开温经汤。我把方一开，他一看，他问我，怎么开温经汤呢？他说是中医学院毕业的。我说你毕业多长时间了？他说时间不算太长，十几年了。我说你对温经汤有什么意见？他说温经汤是治妇科的。我说你在临床中开温经汤是治什么的？他说是治妇科的。我说男科呢？他说男科不开。我说头痛算妇科还是算男科？我跟他说了一句话，辨血的病证只辨病变的属性，不辨病变的部位。我说你的头痛就是要用温经汤的，他说那就吃吃试试吧。过了两周，他又来了。他说头基本上不痛了。他又想问一问，在临床中怎样用温经汤呢？我又给他重复了一遍，中医辨证，凡是血的病证，只抓它病变属性，只要寒瘀，就开温经汤。他说毕业这么长时间，他把温经汤都作为一个什么方？妇科方。在临床中，用温经汤可以治疗头痛，治疗关节疼痛。温经汤能不能治疗肠炎？肠炎会出现腹泻的，这个方能不能治？方中用的吴茱萸、桂枝、人参、姜、半夏，它是不是治肠胃的？也是要辨一个寒瘀。假如说，有些女同志痛经、腹泻，这个问题解决了没有？两个问题都解决了。

　　下面我们要学习温经汤，方与证之间的关系。吴茱萸散哪里的寒？哪里需要哪里去。头部的寒能不能散？能不能治疗头痛？心痛能不能用吴茱萸？胃痛能不能用？张仲景在《伤寒杂病论》中第243条说："食谷欲呕者，属阳明也，吴茱萸汤主之。"吴茱萸汤有几味药？四味药。温经汤用了吴茱萸汤中的几味药？三味药，人参用了，姜用了，虽然没有用大枣，但是用有一个药也是甜的，叫甘草，大枣也是甜的。桂枝散哪里的寒？头部寒能不能散？心中的寒能不能散？肺中的寒能不能散？有没有这样的代表方？胃中的寒能不能散？桂枝不仅散寒，还温经通经。川芎、当归、芍药，这三味药是干什么的？就是补血活血的。还有一个药，补的作用也是比较明显的，叫阿胶。我们学习认识一个方，要知道方中用的吴茱萸、桂枝主要针对的是寒。散寒的同时，川芎、当归主要是活血行血，偏于什么？偏于行了。为何是偏于行了？当归活血补血，偏于补。川芎是什么？活血吧？两个活血相加，应该大于补血。再一个方面，桂枝也是活血的，散寒活血。这样的病人在绝大多数情况下，他会出现血虚的。虚、瘀、寒，当归、芍药、阿胶，就是要补血。桂枝和吴茱萸配合在一起集中力量散寒。桂枝、川芎、当归配合在一起，集中力量活血化瘀。当归和川芎、桂枝配合在一起活血。当归和芍药、阿胶配合在一起补血。半夏干什么？生姜干什么？这样的病人吃药时间长还是短？应该不应该调理一下脾胃？调理一下气机？半夏和姜，半夏偏于什么？降了。姜偏于什么？升了。调理脾胃的气机。散寒伤不伤气？血的运行需要不需要气？血的化生，需要不需要气？人参也很重要。这里有两味药叫丹皮、麦冬，它们肩负的任务是两个方面。假如说，这个人就是寒证，没有热，有没有必要用丹皮、麦冬？还是要用的。为何要用呢？因为用温热的药，有点儿偏多了。在服药的时候，像我们所说的多囊卵巢，一吃半年过去了，有没有可能温燥呢，上火呢？有，我们要用丹皮、麦冬，制约它们的温燥之性。吴茱萸、桂枝散寒？半夏、姜，它们散不散寒？虽然说是调理脾胃，实际上也是调理脾胃之中而散寒。在这种情况下，妇科的病，中医认为寒在胞中，阳气在正常的情况下，应该不应该进入胞中呢？但是胞中的寒比较盛，阳气想进不能进，郁在经脉之中，会出现手心发热，其他都是凉的，也会出现口唇干燥，这说明以寒为主，还有点儿热。丹皮、麦冬，有没有适当地清一下热？我们在前面学习的时候，药物是因人的病证表现而发挥作用。我们认识一个方，有什么样的药，就发挥什么样的作用，这是一个思路。第二个思路，有这样的药，不一定发挥这样的作用，为何这样说呢？也就是说没有热，丹皮、麦冬制约药物的弊端；有热，丹皮、麦冬就既制约又清热。不过我们在认识问题的时候，还要酌情调整用量。如果这个人手心热得还比较明显，口唇干燥得比较明显，应该把丹皮的量酌情加大。丹皮，张仲景用的量有点儿偏小了，我们可以由2变成4，就是12g。麦冬，张仲景用的量不算大也不算小，24g基本上是可以的。说到这里，我们在应用这个方的时候，尤其是治疗不孕症，有些女同志，一开始她说挺好的，吃着吃着上火了。这说明我们要调整谁的用量？丹皮的用量。能不能再加一些其他药呢？能不能把吴茱萸、桂枝、姜的量，适当调整偏小一点儿呢？都是可以的。方中用的甘草，起什么作用？就是益气和中。和人参配合在一起，气能行血，气能化血，气能帅血，气能散寒。这是我们学习温经汤要达到的一个目的。

下面看一个方，叫生化汤。我们看一看，温经汤有没有当归？有没有川芎？有没有桃仁？有没有姜？有没有甘草？其中这里哪一个药没有？没有桃仁。没有桃仁，相对而言，温经汤作用明显还是生化汤作用明显？应该是温经汤。病轻用生化汤，病重用温经汤。实际上，可以这样说，生化汤就是温经汤减了一些药，变成一个比较简单的方。生化汤就是治疗产后腹痛。产后腹痛，假如说比较轻，用生化汤，还是用其他？可以告诉同学们，在我们老家，如果出现产后腹痛比较轻，都不用生化汤，而用红糖。如果重了，用生化汤也不行，应该用什么？温经汤。温经汤也给它起个名字，叫生化重汤。这是我们学习要认识到的，临床中开方应用就是要这样用的。如果我们把温经汤学好了，好多问题都可以解决了。

第五节　消癥祛瘀

桂枝茯苓丸（鳖甲煎丸）

【歌诀】桂枝茯苓桃芍丹，脏腑癥积基础方，
　　　　妇科男科皆可治，活血消癥效非常。

【组成】桂枝　茯苓　牡丹去心　芍药　桃仁去皮尖，熬，各等份（各12g）

【用法】上五味，末之，炼蜜和丸，如兔屎大，每日食前服一丸。不知，加至三丸。

【导读】学好用活桂枝茯苓丸的第一步是辨清桂枝茯苓丸由哪些药物组成。组成桂枝茯苓丸有5组用药，第1组是通经药即桂枝，第2组是活血药即桃仁，第3组是补血收敛药即芍药，第4组是益气渗利药即茯苓，第5组是凉血活血药即赤芍。从5组用药分析桂枝茯苓丸具有温经消癥，益气补血作用，可辨治一切瘀结癥瘕证。

现在开始上课，这一堂我们学习一个方，叫桂枝茯苓丸，这个方是张仲景《伤寒杂病论》中一个著名而有实用价值、效果好的方。方的组成有桂枝、桃仁、芍药、茯苓、丹皮。这五味药，有没有一些特殊的用药呢？看上去这些药都是比较常用的药，可以这样说吧？这五味药是在平凡之中做出不平凡的事情。这个问题，我们作为暂时的思考题。这个方的用法，药是一个丸剂。丸剂，根据张仲景的论述，每次服一丸，如果没有达到治疗目的，可以加到三丸。用汤剂多还是丸剂多呢？在应用汤剂的时候，可以因人而变化用方中的用量。这个方，根据药物组成，它的作用是活血化瘀，缓消癥块，消癥散结。癥，相当于今天所说的什么病呢？肿瘤。我们学习过桂枝茯苓丸，在某种程度上可以把桂枝茯苓丸作为治疗肿瘤的基础方。药理作用有抗肿瘤、改善微循环、降血脂及镇痛、镇静等，这些作用其中一个就是抗肿瘤。

这个方治疗中医的证，从张仲景的论述，应该是胞宫癥积证。从我们今天临床中的应用体会来看，可以把它理解为水血相结癥积证。我们在前面学过几个方，一个方属于第一节的内容，就是泻热祛瘀，针对的病是瘀热，代表的方是桃核承气汤。第二节我们学习的内容是活血行气，也可以说是行气活血，治疗的病证是瘀郁证，代表的方是血府逐瘀汤。第三节的内容是益气活血，也可以说活血益气，治疗的病证两个字概括是虚瘀，四个字更准确，就是气虚血瘀，代表方是补阳还五汤。第五节学习消癥祛瘀。消癥祛瘀适应的证是水血相结癥积证。

我们学习活血祛瘀，主要有几大方面，血与水相结，久而不愈，积而为癥。

癥相当于今天所说的肿瘤。张仲景论述桂枝茯苓丸治疗的病证，其中一个相当于今天所说的子宫肌瘤。子宫肌瘤的症状表现有两种可能性：一种可能性就是月经正常，病人没有明显的症状表现；第二种可能性，指的是病人没有明显的症状，就是月经淋漓不断夹血块。我在临床中运用桂枝茯苓丸治疗子宫肌瘤，最大的像鸡蛋大。就是去年的下半年，有一个女同志，她的子宫肌瘤像两个鸡蛋大。我给她开的是两个方的变化用方，其中一个方就是桂枝茯苓丸，第二个开了一个，这样的病变证机是什么？水血相结而为癥积。在这种情况下，我给她开了一个十枣汤，加了两味药，一味药是海藻，一味药是甘草。这个人连续吃药，吃不到三个月，变得比一个鸡蛋小，大概吃了有七个月，经检查基本上就消除了。这是我在多年临床中治疗最大的一个子宫肌瘤，达到了预期治疗目的。

今天上午（上课当天），在门诊上班，其中有一个病人没有来，病人的母亲来了。她女儿就是子宫肌瘤，在几年前怀孕了，怀孕后流产，后来没有再怀孕过。经检查，子宫肌瘤比原来小。今天她没有来，因为她今天在上课，让她母亲把情况说了一下，给她开了一个方。刚才所说的话，就是说桂枝茯苓丸，看上去这些药都是比较平常的药，但是它做的事情是不平常的。

第二个方面，桂枝茯苓丸还可以治疗什么呢？卵巢囊肿。我在门诊上班，遇到最大的卵巢囊肿有多大？B超上显示卵巢囊肿十三厘米。手比一比，大概有多大？影响不影响怀孕？这个人她曾经做过两次手术，做完手术时间不太长就复发。这一次一复发，就复发到十三厘米。给她开桂枝茯苓丸，最后达到了怀孕的目的。

第三个，我们学习桂枝茯苓丸，可以治疗子宫内膜异位症、子宫腺肌症。这两个病有一个共同点就是痛经，痛经是剧烈性的。还有一个共同点，影响怀孕。举个例子，在我们中医学院有一个女老师，带着她的姐姐来找我看病，是子宫内膜异位症。结婚多年没有怀孕，剧烈性痛经，每次来月经都要吃西药。如果不吃西药，她说很难度过这几天。我根据她的病证表现，给她开桂枝茯苓丸，又开了一个方，叫蛭虻归草汤，就是水蛭、虻虫、当归、甘草，还加了三棱、莪术、海藻。这个人连续吃到了第三个月，没有出现痛经。大概吃到第八个月左右，这个女同志怀孕了。当然我们说了，第三个月症状就控制得怎样？

差不多了。第四个月呢？第五个月呢？第六个月呢？第七个月呢？那应该是不是一个月比一个月更好一点儿呢？

刚才所举的四个病，子宫肌瘤、卵巢囊肿，还有子宫内膜异位症、子宫腺肌病，这都局限在妇科。我们学习桂枝茯苓丸，一定不能把桂枝茯苓丸的作用与治疗中医的证局限在妇科。简单地理解是水血证，也可以说是水血癥积证。在临床中把桂枝茯苓丸作为活血化瘀其中的一个基础方，也可治疗高血压。血压高是什么原因造成的？主要是血管的弹性降低了。可以这样说，我在临床中发现，百分之八十的高血压病人，都可以桂枝茯苓丸为基础方，病人一吃，血压就能基本上降到正常。下面给同学们留一道思考题，在临床实际中，我们用桂枝茯苓丸，假如说治疗的病证不是妇科病证，而是高血压，在通常情况下，调整哪一味的药？量适当地加大，降血压的作用比较明显。我们中医不说是降血压，而是说补肝泻肝，平肝抑阳。还可以把桂枝茯苓丸，作为治疗肿瘤增生的一个基础方。

下面再举一个例子，是妇科方面的，乳腺增生，还有什么？纤维瘤，就是乳腺纤维瘤。我在临床中发现，用桂枝茯苓丸治疗乳腺增生相对而言，作用要比乳腺纤维瘤作用快得多。可以这样说，西医主张这样的病应该做手术，也可以这样说，乳腺纤维瘤术后复发率要占到百分之八十以上。也就是说，十个人做了手术，最少有八个人会复发的。可以告诉同学们，在临床中用桂枝茯苓丸为基础方，治疗的有效率很高，控制复发，如果没有做手术，能把纤维瘤变小，最起码也在百分之八十以上。这说明桂枝茯苓丸能在平凡之中做出不平凡的事情。

再一个，我们可以把桂枝茯苓丸，作为治疗前列腺增生一个重要的基础方。比如说，我在门诊上班，其中有一个病人，是甲状腺肿。根据他的舌质、舌苔，我以桂枝茯苓丸为基础方，通过两个月的治疗，她的甲状腺肿要比原来的要小。还有一个男同学说，身上有脂肪瘤，也是以桂枝茯苓丸为基础方治疗的。我们学习桂枝茯苓丸，治疗西医的病多不多？妇科的病、循环系统的病、消化系统疾病中的肿瘤病，用桂枝茯苓丸效果是显著的。其中，我给同学们介绍过在前面学习其中一个方，小柴胡汤煎煮的时间长，可以抗肿瘤。我在临床中，在绝大多数情况下，既用小柴胡汤又用桂枝茯苓丸合在一起，取得了明显治疗效果。它还可以治疗哪里的病证？呼吸系统的、神经精神系统的、男科的等，屡用屡效。

下面我们要学习桂枝茯苓丸方中用药与病证之间的关系。桂枝起什么作用？"桂枝是活血化瘀第一要药也"。张仲景在临床实际中治疗肿瘤常常用桂枝。桃仁什么作用？活血破瘀。桂枝和桃仁虽然能散瘀破瘀，但是它们有没有可能伤血？芍药有没有适当地补血？血与水相结，血溶于水，水溶于血。茯苓，是什么作用？渗水通降，可以使血与水不能相结而分离。丹皮什么作用？散瘀消肿。丹皮偏于寒的，桂枝偏于温的，这两味药，配合在一起可以使这个方既不凉也不温。相对而言，瘀血得以消散，温容易消散还是寒容易消散？同时还要知道，瘀血，瘀很容易化热还是化寒？化热。这样，桂枝容易消散，丹皮还可以清热。使这个方的作用，治病效果更理想，但是又没有明显的弊端，或者说没有明显的偏性。

下面我们看一个方，叫鳖甲煎丸。鳖甲煎丸有多少味？二十三味。方的组成有鳖甲、乌扇、黄芩、柴胡、鼠妇、干姜、大黄、芍药、桂枝、葶苈子、石苇、厚朴、丹皮、瞿麦、紫葳、半夏、人参、䗪虫、阿胶、蜂窠（蜂窝）、赤硝、蜣螂、桃仁。这个方张仲景就明确提出可以治疗癥瘕、疟母。这个方也是治疗肿瘤的一个重要方，但是存在一个问题，这个方在很多情况下，总是会出现开方的时候少一味药。怎样少了一味药？就是在药房的时候，有些药有时不容易搞到，其中有一个药叫鼠妇。这个方我在临床中开的时候，我们把药都开上，跟病人说能买多少就买多少，真少了一味两味，也没有太大的关系，不管怎样说都有一定的疗效。这个方，我们可以用它治疗什么病呢？肝硬化、肝脾肿大，以及各类肿瘤这样的病。这个方用的药味比较多，可以治疗痰瘀相结证，痰和血相结，形成了痰瘀，或者说瘀痰相结。这个方主要突出活血化瘀，又突出燥湿利湿化痰。有没有用桂枝呢？张仲景在《伤寒杂病论》中，在论述方的时候提出因证而设，代表方基本上都用桂枝。我们学习应用桂枝，不要把它局限在解表、温阳，还要知道它一个主要作用，就是温经散瘀、温经通络、温经消癥，把它的作用提高到一个高度去认识。到目前为止，我们把活血祛瘀的方又学完了。

第十三章 止血剂

现在上课，这一堂，我们学习第十三章止血剂。止血剂，前面我们学了活血祛瘀。我们是如何认识瘀血这个概念的？一个是有形的瘀血，一个是无形的瘀血。中医根据它的症状表现而辨为瘀血。现在我们要思考一个问题，出血，它是有形无形？假如说一个人就没有出血，辨为出血这种可能性容易不容易？说了病人也不相信。血的病证不辨病变的部位，只辨什么呢？病变的属性。出血，从大的方面，病变的属性是六个方面，一个方面是热，一个方面是阴虚，一个方面是气虚，一个方面是阳虚，一个方面是血虚，一个大的方面是瘀血。瘀血出血，相当于河里的瘀泥多了，水溢出来了。

第一节 清热止血

十灰散

【歌诀】十灰散清热凉血，柏荷茅茜丹棕从，

二蓟栀子与大黄，血热妄行此方宗。

【组成】大蓟 小蓟 荷叶 侧柏叶 茅根 茜草根 山栀子 大黄 牡丹皮 棕榈皮各等份（各10g）

【用法】上药各烧灰存性，研极细末，用纸包，碗盖于地上一夕，出火毒。用时先将白藕捣汁或萝卜汁磨京墨半碗，调服五钱（15g），食后服下（现代用法：水煎服）。

【导读】学好用活十灰散的第一步是辨清十灰散由哪些药物组成。组成

十灰散有6组用药，第1组是凉血止血药即白茅根、荷叶，第2组是化瘀止血药即茜草、大蓟、小蓟，第3组是收敛止血药即棕榈、侧柏叶，第4组是化瘀凉血药即牡丹皮，第5组是泻热凉血药即栀子，第6组是泻热祛瘀药即大黄。从6组用药分析十灰散具有清热凉血，化瘀止血作用，可辨治一切血热出血证。

下面我们要学习第一节清热止血，一个方叫十灰散。方的组成有大蓟、小蓟、侧柏叶、荷叶、茜草、白茅根、栀子、大黄、棕榈皮、丹皮，各等份，我们今天在应用的时候，用汤剂可以开各12g。这个方名是散剂，今天主要作为汤剂，汤剂效果会明显一些。方的功用就是清热凉血止血，中医认为是凉血止血。药物研究证明本方具有降低毛细血管通透性，促进血管收缩，促进血小板聚集的作用，因为有清热作用，所以有抗炎、抗菌等作用。十灰散治疗中医的证是血热妄行，简单地理解就是血热出血证。出血只辨病变的属性，不辨病变的部位。一句话概括，一切出血证只要具备了口渴、舌红、苔黄，都可以把它辨为血热出血证，都可以用十灰散。十灰散治疗中医的证是血热出血，这样的病辨证是难还是不难？应该说是比较容易的。不管是哪里的出血，只要我们一看舌质偏红、舌苔偏黄，就可以把它辨为血热，就可以用十灰散。我又想到一个问题，这方名是十灰散，我不主张把这个方烧成灰。同学们下课以后，往大楼的南边看有没有树？这些树是不是止血的树？在我们老家有没有杨树？杨树是不是止血的树？目前还不太清楚。把这个杨树烧成灰，有没有止血的作用？与我说的话是矛盾的，怎样矛盾呢？我不主张把药烧成灰，事实上，不是药烧成灰就有止血的作用。矛盾之中有矛盾，如何解决这个矛盾呢？是这样的，如果我们把药烧成了灰，清热的作用还有没有呢？不明显了。就是一个什么作用？就是止血。现在我们学习十灰散，突出的作用应该是清热，当然又有止血。为了用十灰散取得良好治疗作用，我主张把这十味药，烧黑就行了。烧黑增强它的止血作用，仍然保留它的部分清热作用，这是我在临床中应用的一种体会。

现在我们要看一下方与证之间的关系。大蓟、小蓟、荷叶、白茅根，这四味药都有清热的作用，都有凉血的作用，所针对的病证是血热。现在我要问同学们一个问题，中药止血药见效快，还是西药止血药见效快？西药。中医在治疗出血方面，优势在哪一点？中医治疗出血有没有优势？假如说，方中用了侧柏叶、棕榈，这些药是什么药？收敛止血药。中医在止血方面没有西药止血作用明显，用了清热的药，又用了收敛止血的药，也未必有西药止血速度快。我们在临床实际中，治疗出血能不能用上西药？用上西药，可以增强中药的治疗作用。中医在治疗出血方面，优势在哪一点？

举一个例子，在门诊上班，遇到一个女同志，我问她主要是哪儿不舒服？她说全身肌肉痛、关节痛。我问她哪一点的肌肉不痛？她说没有一点是好东西，全身都是痛，她说她被全身的疼痛折磨得无可奈何。她说睡不得睡，坐不得坐，在痛苦之中生活。她又说在几年前，有一次月经特别多，多到了什么程度？休克了。休克了，应该怎么办？送到医院吧？用了西药止血，输液体。还休克不休克了？这个问题解决了吧？医院大夫跟她这样说，这出血太多了，需要连续输几天液体。她说第二天输，第三天输，月经都没有再来，觉得身体也挺好呢。她说大概在一个月左右，她出现全身的肌肉，甚至关节，这个地方痛那个地方痛，逐渐在加重。多次检查，什么问题也没有，完全靠吃止痛类的西药。她说吃吃好一点儿，也没有达到预期治疗目的。她这样一说，我想到她在用西药止血药的时候，说不定有点儿多了。符合我们中医的特点，止血虽然能止血，但是会留瘀血。止血留瘀，瘀阻塞于经脉之中，出现经脉不通。她这样一说，我想到给她应该开什么药？活血化瘀的药，达到了预期治疗目的。刚才举的例子，就是告诉我们，我们中医虽然止血没有西药见效快，但是我们中医开的方，就能避免用西药留下的后遗症。中医既止血又化瘀，达到的目的是止血不留瘀，这是我们中医的优势。由于是热，栀子、大黄清热泄热，可以使热从下而去。这是我们中医的优势。可能没有西药见效显著，今天我们仍然可以再开上西药。如中药茜草这样的药，又如丹皮既是凉血止血的，又是什么？化瘀的，可以制约方药在发挥作用时出现的弊端。

咳血方

【歌诀】 肝火犯肺咳血方，青瓜海诃栀子主，
咳血痰黄心烦怒，胁痛颊赤皆能除。

【组成】 青黛（10g） 瓜蒌仁去油（12g） 海粉（10g） 山栀子炒黑

（12g） 诃子（9g）［原方无用量］

【用法】上为末，以蜜同姜汁为丸，噙化（现代用法：水煎服）。

【导读】学好用活咳血方的第一步是辨清咳血方由哪些药物组成。组成咳血方有3组用药，第1组是清肺止咳药即瓜蒌、海粉，第2组是清肝泻火药即青黛、栀子，第3组是收敛药即诃子。从3组用药分析咳血方具有清泻肺肝，收敛止咳作用，可辨治一切肺肝郁热夹痰证。

下面我们看一个方叫咳血方。咳血方，方的组成，青黛是不是止血的药？学中药的时候，是不是归在止血药里的？不是。瓜蒌仁是不是？不是。海粉（就是海蛤）是不是？也不是。栀子是不是？不是。诃子是不是？也不是。这个方的功用是清肝宁肺，凉血止血。看一下这个方，止血是直接止血还是间接止血？间接止血。这个方名是咳血方，治疗的病证应该以什么为主？以咯血为主。咳嗽、咯血，我们根据方的用药，能不能达到止血的目的？即便是能，作用是偏慢的。咳血方，这个方就是治支气管扩张、肺结核的咯血。由于没有用什么止血的药，所以它的疗效是非常平淡的。建议同学们治疗咯血、血热开什么方？十灰散和咳血方合在一起，效果会好一些。再强调一遍，在治疗出血的时候，一定要重视用什么药？不一定要用西药，最起码也得大胆用中药的止血药。当然，同学们很有悟性，一定要用西药，这是非常正确的。

小蓟饮子（槐花散）

【歌诀】小蓟饮子藕蒲黄，木通生地滑石裹，

归草栀子淡竹叶，湿热下焦此方良。

【组成】生地黄洗，四两（120g） 小蓟半两（15g） 滑石半两（15g） 木通半两（15g） 蒲黄炒，半两（15g） 藕节半两（15g） 淡竹叶半两（15g） 当归酒浸，半两（15g） 山栀子半两（15g） 炙甘草半两（15g）

【用法】哎咀，每服四钱（12g），水一盏半，煎至八分，去滓温服，空心食前（现代用法：水煎服）。

【导读】学好用活小蓟饮子的第一步是辨清小蓟饮子由哪些基础方、变化方和药物组成。组成小蓟饮子有1个基础方、1个变化方和6组用药，基

础方是蒲灰散，变化方是导赤散；第1组是清热利水药即滑石、木通，第2组是清热凉血药即生地黄，第3组是凉血止血药即小蓟、藕节，第4组是清热泻火药即栀子、竹叶，第5组是化瘀止血药即蒲黄，第6组是益气药即甘草。从6组用药分析小蓟饮子具有清热凉血，化瘀止血作用，可辨治一切郁热伤血证。

下面我们学一个方，叫小蓟饮子。这个方也是一个治病比较理想的方。方的组成有小蓟、生地、藕节、蒲黄、竹叶、滑石、木通、当归、栀子、甘草。这个方用了清热凉血药之外，它又用了哪一类的药？有什么特殊性？小蓟饮子是汤剂还是什么剂？属于水煮散剂。把药不是打成粉，是切小一点儿，然后每一次煮多少？空心服，叫什么服？饭前服。小蓟饮子功用是什么？凉血止血，利水通淋。这就是刚才说的又加了利水通淋的药，就增加了利水通淋的作用。药理作用主要是降低毛细血管通透性，突出了利尿的作用，保护肾功能。再一个清热，在某种程度上有抗菌等作用。这个方治疗的病证是血热淋证。血热淋证，主要抓住四句话，尿血、尿急、尿频、尿痛。这是由于邪热侵犯于下焦，热灼引起来的。我们在辨证的时候，主要抓住舌红、苔黄。这个方又用了利水的药，在某种程度上，局限到泌尿系，西医说的是炎症，中医说的是热证。

下面我们学习方和证之间的关系。小蓟、生地、藕节，这几味药共同点是什么？是凉血止血的。生地清热凉血，止血不止血呢？有一个成语"藕断丝连"，藕节主要作用就是激活血小板，使血小板聚集，形成一个凝状物，叫作藕断血小板在连。起到什么作用呢？达到止血的作用。有人得出一个结论，平时能不能吃藕，即使想吃是不能吃多的，吃多了就会引起血小板聚集的。那平时敢不敢多吃莲菜？敢，真说对了，是真敢。是这样的，如果病人出血了，藕就起到什么作用？就起到激活血小板，使血小板聚集，达到止血的目的。如果没有出血，藕就不发挥这样的作用。如果吃得多，肚子不饿，如果吃得少，就觉得香。看概念是什么？少，香；多，怎样？不饿，起到什么作用了没？是没有的。药物是根据这个人，有病证就发挥作用；如果没有这个病证，在很大程度上就不发挥这个作用。中医在治疗的时候，还特别重视活血化瘀。蒲黄既是止血的药又是化瘀的药，这是我们中医的优势。竹叶、滑石、木通，就是利水，这个作用主要在哪儿？下焦泌尿系。中医不说是泌尿系，而说是膀胱，而说是肾，下焦湿热。当归什么作用？活血益血，在某种程度上协助蒲黄化瘀，化瘀伤不伤血呢？伤，当归又益血。栀子重点是泻热。甘草重点是什么？缓急止痛。当然，甘草是甜的，是益气的。防止苦寒的药伤什么？伤人的胃气。这是我们学习小蓟饮子要达到的目的，治疗的病证是血热淋证。

下面看一个方，叫槐花散，这个方的组成有槐花、柏叶、荆芥、枳壳。这个方清肠止血，疏风行气，治疗的病证是肠风脏毒。肠风是什么？相当于今天所说的痔疮、肛裂。脏毒，相当于今天所说的肠胃出血。这个方治疗脏毒，效果不够理想，治疗肠风有作用，但是也不够理想。肠风是什么？肛裂、痔疮。大概在三周之前，中医学院有一个女同学，她跟我说她有多年痔疮，最近痔疮大概比红枣还要大，每次解大便都要出血，出血还比较多。她说做过手术，现在又有了，和原来的大小没有区别。我说给你说一个小单方，吃生花生，一天吃最少两把，当然吃三把更好，早上吃，中午吃，下午吃，一定要吃生的。吃到第三天，她给我打了个电话，她说痔疮摸不到了，效果相当好，还需要不需要吃？我说最少吃上半个月。到临床中凡是遇到这样的病，吃花生，屡用屡效，没有一个达不到治疗目的，既经济又实惠。这是我们学习本方要达到的目的。

第二节　滋阴止血

固经丸

【歌诀】固经丸中芩柏龟，香附白芍与椿皮，

阴虚血热经崩漏，滋阴清热功用奇。

【组成】黄柏炒，三钱（9g）　黄芩炒，一两（30g）　椿根皮七钱半（23g）　白芍炒，一两（30g）　龟板炙，一两（30g）　香附二钱半（8g）

【用法】为末，酒糊丸，空心服，酒或白汤下五十丸（9g）（现代用法：水煎服）。

【导读】学好用活固经丸的第一步是辨清固经丸由哪些药物组成。组成固经丸有 3 组用药，第 1 组是清热燥湿药即黄柏、黄芩、椿根皮，第 2 组是滋阴血药即龟板、白芍，第 3 组是行气药即香附。从 3 组用药分析固经丸具有清热燥湿，滋阴行气作用，可辨治一切湿热阴虚伤血证。

上课，今天我们学习一个方叫固经丸，这个方是《丹溪心法》中的一个比较重要的方。方的组成有龟板、白芍、黄芩、黄柏、椿根皮、香附。这个方在用量方面，有些药用的量还是比较大的。这个方名是固经丸，古人在用的时候，主张用一点点儿酒，空心温服，水送服。从今天来看，用固经丸主要用的还是汤剂。在通常情况下，用这个方的二分之一量就行。这里龟板用到 15g，白芍 15g 就行了。这是汤剂、丸剂在用量方面的不同。固经丸这个方，功用是滋阴清热，固经止血。药理研究有促进平滑肌收缩、促进血小板聚集，以及抗炎、抗菌、调节内分泌等作用。

固经丸治疗中医的证是阴虚血热证。在理解阴虚血热证的时候，把它理解为是阴虚出血证。在临床实际中治疗出血的病证，就是血热出血，代表方是什么方呢？血热妄行也可以说是血热出血，代表方是十灰散。我们学习十灰散，一定要知道，它是治疗一切血热出血，不管它的病变部位在上在下，只要辨为血热都可以用。今天我们学习固经丸治疗的病证是阴虚出血。长期以来，我们在认识固经丸的时候，把固经丸治疗的病证局限在妇科。我们学习的时候，第一个概念，知道固经丸可以治疗妇科疾病，如月经过多、崩漏。同时我们还要知道，固经丸治疗的病证不局限在妇科，可以说一切出血证，只要符合阴虚都可以选用固经丸。这就是我们在前面所说的辨血证。血证，有血虚、血瘀、出血几个方面。辨血的病证，在通常情况下，是不辨病变的部位，只辨病变的属性。所谓病变的属性，就是说我们在临床中，治疗出血的病证，抓住它的病变证机是阴虚，阴虚的病人都有热，血热也是热。在这种情况下，我们怎样在临床实际中，把血热出血和阴虚出血辨别清楚呢？从热这个角度考虑问题，如果是血热出血，发热是不是就是局限在手心发热呢？不是的。阴虚是什么？仅仅就是感到手心发热，或者说脚心发热，或者说手足心热，也可以说是五心烦热。

这样血热发热和阴虚发热都是热，它们的要点是不同的。

再一个方面，血热出血的出汗与阴虚的出汗有没有区别？阴虚的出汗是什么？它是盗汗。血热出汗，在多数情况下，不一定就是盗汗，有可能是什么？自汗，它是血热迫津外泄。这样我们就知道，在出汗及发热方面是不完全一样的。再一个方面，有的人认为血热出血是鲜红的，阴虚出血是暗红的。这种说法，我是不赞同的，假如说一个人发热，不是阴虚，就是发热，有没有有一种放血的疗法？血热在手指，或者是在耳尖放血，出的血是鲜红还是暗红？是暗红的。除非是什么人？正常人不发热，刺破了流的血是鲜红的。只要是热，它的血的颜色都是偏于暗红的。

我们学习还要知道，一个辨证的重要方面，如果这个人是血热出血，很有可能出的血比较多，阴虚出血很有可能出的血是多少？是偏少的。假如说局限在妇科，用了两个字来表达，就是崩漏。如果是血热引起的崩漏，很有可能持续的时间比较长，量也是比较多的。中医是怎样认为？认为血热迫血而妄行。如果是阴虚崩漏，很有可能第一次出血有点儿多，紧接着就成什么呢？点点滴滴，淋漓不断。这样我们从一个角度认识，血热出血和阴虚出血也是有很大区别的。关键一个辨证的要点是这样的，血热出血以热为主要矛盾方面，它的舌苔是偏黄的；阴虚出血，它以阴虚为主要矛盾方面，它的舌苔是少苔的。在辨证的时候就抓住了要点。阴虚热、血热也是热，出血量不同，发热不同，舌苔不同，舌质相同。舌质都是什么？都是红的。这是我们学习的固经丸，它治疗的中医的证是阴虚出血证。相当于内分泌失调，也相当于是妇科病；也相当于西医所说的血小板减少一类的病证；也相当于有些病，西医不容易搞清楚的功能性出血，这是我们学习固经丸治疗的病证。

下面我们学习固经丸这个方药与证之间的关系。现在我们首先要想一个问题，病的主要矛盾方面是什么？是阴虚。治病必须针对病变的证机，应该首先选用什么药？应该选用滋阴的药，有什么样的病变证机，应该选用什么样的药。哪一个药是滋阴的？龟板是滋阴的。同时根据我们中医理论，阴虚的人应该有血虚，在这种情况下，又用上了芍药，这一味药是补血敛阴，也可以化阴。这两味药配合在一起，重点就是治疗阴虚的。凡是中医所说的阴虚，都有血虚，还都有热。如果没有热，就不叫阴虚。方中用的黄芩、黄柏、椿根皮，这都是清热的药,增强了清热的作用。现在我们还要考虑到一个问题,滋阴的药,壅滞气机,苦寒的药,凝滞气机,应该配行气的药,就是香附。香附就是行气,防止药物在发挥作用的时候出现弊端。我们在前面学习的时候,提到一个问题,要针对方药弊端而选用药物。

这个方,同学们也发现了一个大的问题,什么大的问题呢?止血的方没有用止血的药,这也是很大的欠缺。从我们中医这个角度认识问题,治病求本固然重要,但是治疗的病证是出血,应该考虑到止血的重要性,我们在临床中应用固经丸的时候,一定要在这个方中加止血的药。在治病的过程中,病的出血已经被止,用固经丸的时候,可以不加。在临床中治病的时候,绝大多数病人来看病,他的矛盾方面是什么?是出血。我们学习古人的方,既要认识到古人的方在治病方面的重要性,也要认识到古人在组方方面有或多或少不够完美之处。我们在临床中,要重视把古人的方进一步完善,以取得良好的治疗效果。

第三节 益气止血

固冲汤

【歌诀】固冲汤中用术芪,龙牡芍萸茜草施,

倍子海螵棕榈炭,崩漏经多皆能医。

【组成】白术炒,一两(30g) 生黄芪六钱(18g) 龙骨煅,捣细,八钱(24g) 牡蛎煅,捣细,八钱(24g) 山萸肉去净核,八钱(24g) 生白芍四钱(12g) 海螵蛸捣细,四钱(12g) 茜草三钱(9g) 棕边炭二钱(6g) 五倍子轧细,药汁送服,五分(2g)

【用法】水煎服。

【导读】学好用活固冲汤的第一步是辨清固冲汤由哪些药物组成。组成固冲汤有5组用药,第1组是益气药即黄芪、白术,第2组是潜阳固涩药即龙骨、牡蛎,第3组是固精药即山萸萸,第4组是止血药即海螵蛸、棕榈、茜草、五倍子,第5组是补血收敛药即白芍。从5组用药分析固冲汤具有益气止血,固涩补血作用,可辨治一切气虚出血伤精证。

下面我们学习第三节的内容，就是益气止血，介绍一个方是固冲汤，这个方来源于《医学衷中参西录》，是张锡纯的一个著名方。这个方组成有黄芪、白术、龙骨、牡蛎、棕榈、五倍子、海螵蛸、茜草、白芍、山茱萸。根据药物组成，在煎煮方面，古人有没有特殊要求呢？就是主张水煎服，在通常情况下，煎煮的时间就是三十分钟左右。这个方的功用是益气健脾，固冲摄血，也可以说是固冲止血。现代药理研究具有促进平滑肌收缩，促进血小板聚集，抗菌、抗炎，增强机体免疫力的作用。固冲汤的药理作用和固经丸差不多，从我们中医这个角度，是差得多还是差得少呢？固经丸是阴虚出血证。现在学习固冲汤，用简单的语言表达，就是气虚出血证。古人在认识固冲汤的时候，主要把这个方局限在妇科的月经过多、崩漏。补充说明一个问题，月经过多和崩漏有什么不同？月经过多指的是月经周期正常，月经的量多，持续的时间长。崩漏指的是月经周期不正常，不是来月经的时间突然而来，叫作崩。崩之后是什么？漏。古人怎样说，忽然大下谓之崩，淋漓不断谓之漏。这样我们就知道，月经过多和崩漏不是一个病，只要是气虚引起来的，在治疗的时候都可以选固冲汤。

固冲汤治疗气虚出血，一个方面是妇科，另外一个方面举一个例子。我在门诊上班，遇到一个男同志，他说他每天早上起来，吐的第一口唾液不是白的，他又说，说话多了牙龈出血，适当地劳累牙龈出血。在临床中根据治病的体会，我是这样认为的，假如说来了一个病人，他说经常牙龈出血，出血量偏多。我说你化验过血常规中的血小板没有？如果说血小板减少，说明是实质性的病，治疗的难度要大一些。如果他说，经常去看病，大夫经常让他化验血常规，每一次化验血常规正常。他这样一说，我们就知道不是实质性的病变。这个男同志，我一个问他，他说血小板都正常，他说什么问题都没有，就是牙龈出血，早上起来就是一说话，一劳累也会出血多。一摸他的脉象虚弱，就把他辨为什么？气虚出血。开了固冲汤，连续吃有两周，牙龈出血得到了完全的控制。当时我一开完方，其中有一个实习生站在我旁边，他问我你为何开固冲汤？我跟他开了个玩笑，我说你说开什么方？他笑笑，他没有说。他问我的意思，男同志，固冲汤。我跟他怎样说呢？我们在学习方剂的时候，我经常要说一句话，辨血的病证，不辨男女，不辨病变部位，只辨病变的属性。凡是治疗血，我们在应用方的时候，标准就是这样的标准，不要把它局限在妇科。我们认识问题重点抓气虚出血。如果这个人他没有说，一说话呀劳累呀出血多，他说经常感到困、乏力，精力没有别人旺盛，我们能不能把他辨为气虚呢？也是可以的。

下面我们学习方与证之间的应用关系。方中用的黄芪益气固表，白术健脾益气，这两味药配合在一起，在某种程度上，就属于治病求本的。益气，气能固摄。同时我们还要知道固冲汤在治病的时候，一个是气虚，一个是出血。出血，方中用的龙骨是固涩的药，牡蛎是固涩的，棕榈是固涩的，五倍子也是固涩的。这四味药配合在一起，就是固涩止血。解决了大问题，有一个补气，一个止血。我们在前面学习止血方的时候，也提到一个问题，中药止血的作用见效快，还是西药止血作用见效快？我们中医的优势就在于止血不留瘀，也就是说，不管是用中药的止血药，还是用西药的止血药，在止血的过程中，会出现止血留瘀。所谓止血留瘀，指病人吃了药血止住了，但会出现肌肉疼痛、关节疼痛。我们中医就有一些药，既能止血又能化瘀，这就是方中用的海螵蛸、茜草，这两味药血止了，瘀是不能留的，制约了方药在发挥作用的时候出现的弊端。我们还要认识到一个问题，出血在某种程度上伤不伤血？白芍就是补血敛阴。再一个方面，中医在认识问题的时候，出血，假如说是妇科出血了，会不会出现腰酸、腰困呢？假如不是妇科的话，出血多了会不会伤人的阴津呢？也是会的。所以在这种情况下，应该再用上山茱萸，补益固精。同学们见过山茱萸没有？山茱萸的颜色是红的，是酸的，涩的。换一句话说，山茱萸除了补益固精作用之外，它有个重要作用是收敛止血。这样我们就知道方药的配合，相互结合，增强了什么作用？益气健脾，固冲摄血。

第四节　温阳止血

黄土汤

【歌诀】黄土汤中术附草，地黄黄芩与阿胶，
　　　　阳虚出血诸般证，温脾摄血有奇效。

【组成】甘草三两（9g）　干地黄三两（9g）　白术三两（9g）　附子炮，三两

（9g） 阿胶三两（9g） 黄芩三两（9g） 灶心黄土半斤（24g）

【用法】上七味，以水八升，煮取三升。分温二服。

【导读】学好用活黄土汤的第一步是辨清黄土汤由哪些药物组成。组成黄土汤有1个变化方和5组用药，变化方是甘草附子汤；第1组是温阳止血药即灶心黄土，第2组是温阳药即附子，第3组是益气药即白术、甘草，第4组是补血药即阿胶、干地黄，第5组是清热药即黄芩，变化方甘草附子汤益气温阳。从1个变化方和5组用药分析黄土汤具有益气温阳，止血补血，或清郁热作用，可辨治一切阳虚出血或伤阴或夹热证。

上课了，这一堂我们学习第四节的内容，就是温阳止血的一个方，叫黄土汤。这个方是张仲景在《伤寒杂病论》中一个著名而有效的方。这个方药物组成有灶心黄土、干地黄、白术、附子、阿胶、黄芩、甘草。这个方用到灶心黄土，我们校园黄土有没有止血的作用？我记得小的时候，大概就是四五岁、五六岁、六七岁，我们家在农村，有时不小心把哪个地方搞破了，出血了，历来没有去医院，也没有用什么药，都是抓一把土往这个地方一盖，如果伤口比较大，用一个布，把它一系就行了。感染过没有？没有。不过张仲景对这个黄土进行了改进，用的是灶心黄土。这个方在煎煮方面，大概就是二十五分钟左右。这个方和好多张仲景的方不完全一样，好多方张仲景主张一天吃三次，这个方是两次。不过我有一种认识，在临床中开这个方的时候，我还是主张用三次。我发现用三次总比两次效果要好一些。希望同学们开这个方，让病人一天吃三次。这个方的功用是温阳健脾，养血止血。药理作用一个就是降低毛细血管通透性，促进血小板聚集；第二个方面就是保护胃黏膜；再一个方面就是增强机体免疫力，是抗炎、抗溃疡。从药理作用来看，黄土汤这个方的使用范围还是比较大的。

黄土汤治疗中医的证，简单地认识就是阳虚出血证。到目前为止，我们学了四大方面：一个是血热出血，一个是阴虚出血，一个是气虚出血，现在学习的是阳虚出血。阳虚出血，我们在认识的时候，不要局限在张仲景所说的黄土汤治疗的出血。张仲景在设黄土汤的时候说："下血，先便后血，此远血也，黄土汤主之。"先便后血，应该是大便出血还是小便出血呢？小便出血会不会是先尿后血呢？它应该是尿血混杂。张仲景所说的先便后血，在很大程度上，指的是大便出血。大便出血，在很大程度上不是肛裂不是痔疮。想想肛裂、痔疮，它应该在什么时候出血？应该是先血后便。黄土汤治疗的出血是消化道出血。消化道出血的概念也是比较大的。肝属于不属于消化道出血呢？肝怎样出血呢？胃能不能出血呢？肠能不能出血呢？肝怎样出血呢？肝病西医有两个静脉丛还是三个静脉丛？其中一个是食道静脉丛，肝硬化引起出血；一个是肠道静脉丛。再一个肝硬化可以引起胃出血。我们学习黄土汤，不要局限于消化道出血。

再举一个例子，我在门诊上班，有一个小孩子大概就是不到十岁。她母亲首先把一叠化验单给我了，化验单差不多有一百张，化验的结果基本上是一样的。她说她的小孩子各方面都是正常的，有一次她们单位体检，她每年体检检查的结果都是正常的。她想给小孩子检查，结果就是一个尿中有红细胞。她问了好多西医的大夫，西医大夫没有一个说是正常的。开始吃西药，在吃西药的过程中，有时多了，有时少了，没有正常过。后来西医大夫说，你小孩子用西药效果是不够理想的，应该用中药调理，也用了中药，和西药作用差不多，轻轻重重。在治疗的过程中，有一个人推荐我。我问主要是哪儿不舒服。我一问她，这个小孩子哭了，哭得非常伤心。她小孩说她本来好好的，她母亲让她化验之后，又让她吃药，吃药的过程中，吃得她不舒服。当时我一摸她的脉象，我发现她的脉象有点儿弱，就是虚证，摸摸她的手，她的手没有我的手热，面色有点微黄，气虚。她母亲说在没有吃中药、西药之前，小孩子的面色是正常，吃药吃得不正常了，一看舌质偏淡，舌苔偏白。我仔细一看，她的舌苔白中隐隐约约有点黄。我问这个小孩子，怕冷不怕？她摇摇头。我又问她，你怕热不怕？她又摇摇头。在通常情况下，阳虚应该怕冷吧？这个小孩子，她小，阳气还比较旺盛，但是我们在辨证的时候，仍然把它辨为什么呢？阳虚。我给她开方，大概吃了两三周左右，一化验尿中的红细胞没有了。

我们再想一个问题，一般情况下，出血应该是热证偏多，还是阳虚多呢？应该是热证偏多。我刚才还说了这样一句话，舌质淡、舌苔白，仔细一看，就是前面有点儿白，后边有点儿黄，很容易把它诊断为热。我们通过开方，达到了预期治疗目的。举的例子，就是告诉同学们，我们学习黄土汤，从张仲景的论述应该是大便出血，在临床中应用既可治疗大便出血，也可以治疗小便出血，更可以治疗妇科出血，比如说，月经过多、崩漏。我们在辨证的时候，怎样知道病人是阳虚呢？要牢牢记住，辨阳虚出血它是两方面症状相加，一个是气虚，一个是寒证。气虚就是脉象虚弱，疲倦，阳虚一个突出症状就是寒证，就是手足不温。我们学习应用要重视抓辨证的要点。

下面再举一个例子，我在门诊上班，遇到一个女同志，有二十多岁。我问她主要是哪儿不舒服，她直接告诉我西医的一个病名，她说功血，就是功能性子宫出血。我说你怎样知道是功血呢？她说人家西医大夫都是这样说的。我们中医是月经病，西医对待月经病都归在内分泌失调。我问她吃了哪些药？她说吃了西药，激素的药，又吃了中药等。根据她的说法，我给她开黄土汤，取得了预期治疗效果，说明黄土汤是一个非常重要的治疗阳虚出血的方。

下面我们学习黄土汤方与证之间的关系。我们学习黄土汤这个方，黄土，我们校园的黄土是热性呢还是凉性呢？可以告诉同学们，夏天你摸的时候，冬天摸的时候，随着四季变化而变化。不过灶心黄土是什么性？热的。灶心黄土，就是在炉灶里边烧很长时间，比一般的土还要黄。土是止血的，经过长期在炉灶里边烧烤，变成了温性。灶心黄土和附子配合在一起，就增强了温阳的作用。当然，我们要知道黄土本身是止血的。

我们还要思考一个问题，阳虚出血多，还是热证出血多？附子温阳的作用是一般还是比较明显呢？附子用量也不能算小。这两个药温阳吧？能散寒吧？根据我们刚才所说的，温阳之中，也会热化动血的。在这种情况下，要用上两味药，一味是黄芩，一味是干地黄，这两个药应该是寒性吧？黄芩起到的作用是两个，一个作用可以制约附子、灶心黄土的温热之性；第二个，黄芩本身也有止血的作用。干地黄，一方面可以制约灶心黄土、附子的温热之性；再一个方面，出血也会伤血。干地黄也可以达到养血止血的目的。

我再举一个例子，一个小孩子，我们一看舌苔前面是白的，仔细往后边一看，还是有黄的。在这种情况下，根据整体情况，应该属于阳虚，但是舌苔还真有点儿黄，如果有热，黄芩和干地黄发挥不发挥清热的作用？应该发挥吧？如果这个没有热就不发挥清热，就制约温燥之药燥化弊端。

再一个方面，我们还要考虑到一个问题。气虚应该用白术，健脾益气，益气摄血，病人出血应该止血。其中我们在认识阿胶的时候，它的作用应该是有两大方面，一个大的方面就是止血，一个大的方面就是补血。阿胶在某种程度上，也可以协助灶心黄土止血。甘草益气和中，能不能协助白术，也健脾益气止血呢？也是可以的。说到这里，我想到了一个问题，我们在前面学习张仲景的某一个方的时候，也提到它可以治疗阳虚出血，在说那个方的时候，我说过，张仲景治疗阳虚出血有一个著名的方，就是我们今天所学的黄土汤。前面那个方，就是理中丸。为何还要提一下理中丸？结合在临床中治病的体会，我认为在治病的时候，把黄土汤和理中丸合在一起，效果会更好。我们以后要当大夫，要为病人治病，要想取得治疗效果，治疗阳虚出血，最好选用黄土汤与理中丸的合方。

第五节　补血止血

胶艾汤

【歌诀】胶艾汤中芎甘草，当归芍药与地黄，

杂病血虚诸般疾，补血养血效非常。

【组成】川芎　阿胶　甘草各二两（6g）艾叶　当归各三两（9g）芍药四两（12g）干地黄六两（18g）

【用法】上七味，以水五升，清酒三升，合煮取三升，去滓，内胶，令消尽。温服一升，日三服。不差，更作。

【导读】学好用活胶艾汤的第一步是辨清胶艾汤由哪些药物组成。组成胶艾汤有5组用药，第1组是补血止血药即阿胶，第2组是温阳止血药即艾叶，第3组是益气药即甘草，第4组是补血药即阿胶、干地黄、当归、芍药，第5组是行血药即川芎。从5组用药分析胶艾汤具有补血止血，益气行血作用，可辨治一切血虚或夹出血证。

下面我们介绍一个方面，就是第五个方面补血止血。补血止血有一个方叫胶艾汤。这个方是张仲景的一个著名的方。张仲景设胶艾汤的

时候，主要是治疗血虚出血的。出现了一个问题，血虚怎样会出血呢？凡是血虚出血，都有气虚，也就是气和血的关系，血虚无以化气，气又不能摄血，血不得气摄而溢于脉外出现出血。在今天，我们见到这样的病，还是比较多的。张仲景论述胶艾汤主要治疗的病证是妇科的崩漏等方面。

我再举个例子，就是去年的下半年，我在一个班上课，其中有一个女同学，把她的弟弟带来看病了。她的弟弟是紫癜性肾炎，就是皮肤上有出血点紫斑，再一个方面就是尿中有红细胞，有蛋白。找我看病的时候，尿中的红细胞还是比较多的，尿蛋白有四个加号。当时他是正在吃西药激素类的药，如强的松，治疗尿中的蛋白效果是非常显著的，但复发率是非常高的。它仅仅解决了个什么问题？一个当前的问题。我根据他的面色、舌质、舌苔，以及脉象，给他开胶艾汤。当时根据他的病情，气虚也是比较明显的，给他又加了两味药，一味是黄芪，一味是当归，就相当于前面的一个基础方，叫作当归补血汤。吃了一星期，她问我，需要不需要化验？我说不需要，但是她着急，一化验，她见到我，她说变成了两个加号。我说吃西药了没有？她说她弟弟吃西药吃得面部浮肿。她说停了，我说那不能停得这样快。她说停了，我说停了也行。在特定的情况下，它就有这样的疗效。星期一，我在门诊上班的时候，有一个女同志，六十多岁。她是糖尿病，长期以来用西药，血糖值都是在八点多。我给她开方，吃了一星期，她一化验，变成了多少？变成了4.8，病人她也觉得以前就没有降到过这样低。说明我们中药在特定的情况下，一天不可能，两天不可能，必须要吃一星期左右，或者是更长一些才能起作用。刚才举的例子，就是紫癜性肾炎。几年过去了，总是反反复复，我给他开胶艾汤，达到了把病证完全控制的目的。前一段时间，这个女同学见到我，她还怎样说呢？她弟弟吃药，汤剂连续吃了有六个多月，后来病情控制了。她怕复发，又打成粉状，又吃了两三个月，她说都是好好的。一年过去了，她说，她母亲、她父亲都非常高兴。这是我们学习的胶艾汤，它可以治疗血虚出血，不要把它局限在妇科出血。

第六节 化瘀止血

震灵丹

【歌诀】震灵丹中禹余粮，紫石赤石与赭石，

　　　　乳香没药五灵脂，朱砂相和止血宜。

【组成】禹余粮火煅醋淬　紫石英　赤石脂　丁头代赭石如禹余粮炮制，各四两（各120g）　乳香别研　五灵脂研　没药研，各二两（各60g）　朱砂水飞，一两（30g）

【用法】八味共为末，以糯米煮糊为丸，如小鸡头大（15g），晒干出光，每一粒，空心温酒下；妇人醋汤下（现代用法：水煎服）。

【导读】学好用活震灵丹的第一步是辨清震灵丹由哪些药物组成。组成震灵丹有1个基础方和4组用药，基础方是赤石脂禹余粮汤；第1组是活血药即乳香、没药、五灵脂，第2组是固涩药即禹余粮、赤石脂，第3组是重镇药即紫石英、代赭石，第4组是清热止血安神药即朱砂。从4组用药分析震灵丹具有活血止血，重镇固涩作用，可辨治一切瘀血出血夹热证。

第六节化瘀止血，介绍一个方叫震灵丹。方的组成有禹余粮、紫石英、赤石脂、代赭石、乳香、五灵脂、没药、朱砂。这个方它治疗的病证就是瘀血出血。相当于河里的瘀泥多了，水溢出来了。我们在临床中，遇到这样的病，就要用什么方呢？就是要用震灵丹，既活血又止血，这个方是长期以来没有引起重视的一个方。我认为，我们到临床中，遇到瘀血出血，一定要活血，不要考虑到活血引起更多的出血。但是一定要知道，里面还得用上什么药？止血的药。这是我们学习本方要注意的一个问题。

第十四章　治风剂

　　上课，这一堂我们学习第十四章治风剂。我们学习治风剂，到目前为止，学的内容还是比较多的。其中我们学了止血剂，重点学了四大类的方，一个是血热出血，一个是阴虚出血，一个是气虚出血，一个是阳虚出血，我们介绍了血虚出血，简单地介绍了瘀血出血。我们又学了活血祛瘀，有瘀热代表方、瘀郁代表方、虚瘀代表方、寒瘀代表方、水血相结代表方等。同学们把我们前面所学的方，要把方的组成背会、功用背会、中医证背会；药理，西医的病要了解；方证分析要熟悉。我们从这几个方面学习，基本上把我们的方剂就可以掌握得比较全面了。希望同学们再接再厉，把我们的方剂学得更好，更上一层楼。很快再有几周，就会结束的。一边学习，一边复习，达到两个目的，一个目的就是要考一个好的成绩，第二个目的就是我们以后当大夫开好方，取得良好的治疗作用。我们考试中方的组成是非常重要的。假如说，方的组成都没有记住，怎样开方呢？所以我们在考试的时候，组成占的比例说不定会大一些。这是我的认识，希望同学们背方，再提高到一个高度去认识。由于张仲景的方，在临床中应用的比例比较高，希望同学们把我们在课堂上学的方都学好，重点应该把张仲景的方学得更好一些。

　　下面我们学习第十四章治风剂。风，有几种风？一种外风，一种内风。相对而言，外风容易治疗还是内风容易治疗？风湿性关节炎，这算内风还算外风？好治不好治？在临床实际中，有些外风好治，有些内风好治，都有好治的，都有不好治的。中医所说的风，内风和外风，能不能截然分开？不太容易。我们在治疗的时候，在注意事项里，第一个方面，就是辨清病变的属性，第二个方面，是非常重要的，直接关系到我们以后治病效果的，即辨治风病证，外风治以疏散，酌情配伍平息内风药；内风治以平息，酌情配伍疏散外风药。我们使用的教材与其他教材有一个重要的不同。好多方剂学教材，它都是怎样说呢？外风治以疏散，不宜用平息内风的药；内风治以平息，忌用疏散外风的药，好多方剂学教材都是这样说的，它把外风和内风截然分开，是不符合临床实际的。我们在临床中治疗外风、内风，一定要牢牢记住，不要把外风、内风截然分开。治外风适当地用治内风的药，治内风适当用治外风的药。比如说，一个国家出现了恐怖分子，这个恐怖分子在很大程度上，有没有外部势力的支持？假如说，没有外部势力的支持，比较容易解决问题；有外部的支持，你一行动，有些人跑了，过段时间再组织一帮人，再来搞这个恐怖活动。风不能截然分开，临床中一定要重视，有主有次，相互结合。

第一节　疏散外风

川芎茶调散

【歌诀】川芎茶调白芷羌，细辛薄荷草荆防，
　　　　偏正巅顶诸头痛，疏风散寒效非常。

【组成】川芎　荆芥去梗，各四两（各120g）　白芷　羌活　甘草爁，各二两（各60g）细辛一两（30g）　防风去芦，一两半（45g）　薄荷不见火，八两（240g）

【用法】上为细末，每服二钱（6g），食后，用茶清调下（现代用法：水煎服，清茶调服）。

【导读】学好用活川芎茶调散的第一步是辨清川芎茶调散由哪些药物组成。组成川芎茶调散有4组用药，第1组是辛温疏散药即荆芥、白芷、细辛、羌活、防风，第2组是辛凉药即薄荷、茶叶，第3组是理血行气药即川芎，第4组是益气药即甘草。从4组用药分析川芎茶调散具有辛温疏散，益气活血作用，可辨治一切风寒头痛证。

下面我们学一个方，叫川芎茶调散，这个方的组成有川芎、荆芥、细辛、防风、白芷、羌活、甘草、薄荷。这里还有一个什么药？茶叶。

茶叶在用法中，方的名字是川芎茶调散。这个方从今天来看用的绝大多数都是汤剂。这个方功用就是疏风散寒止痛，简单地说，就是疏风止痛。风不是偏于凉，就是偏于热。

川芎茶调散治疗的病证，根据功用，根据药物组成，应该是偏于寒，就是疏风散寒止痛。药理作用有改善微循环、调节神经、增强机体免疫力等。川芎茶调散治疗中医的证，在一般情况下，人们说是风邪头痛，准确地说就是风寒头痛。头痛，我们想一个问题，头痛有几种情况呢？应该有六种，一个是厥阴，一个是少阴，一个是太阴，一个是少阳，一个是阳明，还有一个是太阳。不过这六种是在一个头上的不同部位。现在我要问同学们一个问题，偏头痛有几种？是一二还是三种？偏头痛应该有两种，不是偏于左，就是偏于右。正头痛有几种？正的应该有四种，正前方，正后方，正上方，还少了一个，正下方还找不到。一般情况下，正前方叫什么？叫阳明。正后方？太阳。正上方？叫厥阴。现在还少了两个，还少了一个少阴、太阴。这就麻烦了，太阳头痛这个问题解决了吧？阳明呢？少阳在两边吧？太阴找不到了，少阴头痛在哪儿？少阴头痛没有准确的部位，在通常情况下，指的是整个头头痛。在临床实际中，如果来了一个病人，我们问他哪儿不舒服，他说头痛。紧接着我们要问哪一点痛得最明显，他用手摸摸头，他说搞不清楚，那说明整个头都痛。我们在前面学习某某方的时候，也是说整个头头痛，但是我们把它辨为厥阴头痛。有这个印象吧？我们见到一个病人，是整个头头痛，为何没有把它辨为少阴，而把它辨为厥阴呢？其中就提到这样的人头一痛，痛得干恶心，或者是痛得流口水。对于这样的头痛，虽然是整个头头痛，但是我们不把它辨为少阴，而是辨为厥阴。这是我们认识中医所说的头痛。还有一个头痛呢？那就是太阴头痛。结合临床实际，太阴头痛也是整个头头痛，它与少阴、厥阴相混淆了。张仲景在论述六经的时候，三阳经界限是非常清楚的。唯独三阴界限是不太清楚的，有相互交叉现象。太阴头痛，在绝大多数情况下，不是以痛为主，而是以头沉、头重为主。这说明脾有个什么特点？是运化水湿，湿邪阻滞清窍，这是我们认识要重视的一个方面。怎样知道是风寒头痛？一个辨证要点就是怕风，风一吹头就痛。再一个要点，假如说，见到一个病人，问他怕风不怕风，他摇摇头。问他怕热不怕，他摇摇头。这一下子给我们辨证或多或少带来小小的困难。不要害怕，让他把舌头伸出来，一看舌偏淡，苔偏白。问题解决了没有？当然我们还可以再问一下，平时想不想喝水？问题就完全搞清楚了。川芎茶调散可以治疗好多的头痛，不仅可以治疗头痛，还可以治疗鼻炎。

下面我们学习川芎茶调散方与证之间的关系。从我们中医来说风寒，第一概念应该是疏散风寒，就是要用荆芥、防风。川芎这一味药，它治疗头痛偏于治少阳头痛、厥阴头痛。细辛呢？偏于治少阴头痛。少阴头痛是要用细辛的，少阳厥阴是要用川芎的。阳明呢？是白芷。太阳呢？是羌活。我们在学习的时候加了两个字，什么字？偏于。白芷偏于治阳明，羌活偏于治太阳。细辛止痛，治不治少阳？治不治阳明？假如说不治太阳，说明这个细辛是假的。中医的特点是什么？就是有什么样的病证，就用什么样的方。不要认为某某方就是治疗某某证，不要把它局限在一个方面，如果局限在一个方面，用这个方就有很大的局限性。还要想到一个什么问题？头痛的过程中，绝大部分大脑是清醒还是不太清醒？不太清醒吧？现在我们想一个问题，荆芥、防风、细辛、川芎、白芷、羌活都是温性的药。应该用点儿什么药？凉性的药。薄荷，它就起到两个作用，一个作用是清凉的，让人的头脑清醒一些；第二个作用，就是防止温性的药燥化，伤人的阴津。茶叶是偏凉性还是偏温性？茶叶是凉性。甘草起什么作用？益气缓急止痛。现在我们还要知道，辛散的药，在某种程度上，会不会伤人的阴津？会不会伤人的气？会伤气。甘草正好益气缓急止痛又生津。

现在我们看一下川芎茶调散用的药，基本上是什么药？荆芥、防风，解表药；细辛、白芷、羌活、薄荷，都是解表药；川芎虽然不是解表药，也是辛散的。得出一个结论，治疗头的病证，都要用点儿什么药？在治病求本的同时，不可忽视用解表的药，在特定的情况下，就能提高疗效。我们学习川芎茶调散，这个方很重要，事实上用这个方，该没有效还是没有效。我们把川芎茶调散作为一个治头痛的基础方。如果是少阴头痛，一定要加一个方，叫麻黄附子细辛汤。如果是少阳头痛，我们要加一个方叫小柴胡汤。川芎茶调散治疗的头痛是风寒，我们在学习小柴胡汤的时候，是以清热为主。

下面再举一个例子，在一个班上课，有一个女同学，她说偏头痛怎样治？她又说川芎茶调散没有多大效果。所谓少阳头痛实际上就是偏头痛。到临床中可发现偏头痛这样的人，风一吹痛加重，舌质绝大部分都是偏红的。这说明少阳头痛会夹热的，用上小柴胡汤能够达到预期治疗目的。这个女同学，我跟她一说，她说是她母亲偏头痛。我说你往家打一个电话，问问你母亲，如果在家，叫她拿个镜子看一看，是不是舌质偏红？我跟她说舌质偏红的可能性要占到百分之九十以上。我说我估计你母亲就是舌质红。她打了个电话，一问果然不错。就是这样开方，达到了预期治疗目的。得出一个结论，偏头痛绝大部分舌质是什么？是偏红的，它是寒热夹杂。厥阴头痛，应该加一个什么方？吴茱萸汤。阳明头痛，应该因人不同加不同的方，中医所说的阳明头痛，在某种程度上，就是相当于今天所说的鼻窦炎、额窦炎。一定要问一问，流的鼻涕是什么颜色？如果流的鼻涕是清稀的，应该加一个葛根汤；如果流的鼻涕是黄稠的，应该加白虎汤。太阳头痛，一定要问一问有没有汗出。如果无汗，加麻黄汤；汗出，加桂枝汤。

我们刚才所说的，少阴加麻黄附子细辛汤，少阳加小柴胡汤，厥阴加吴茱萸汤，阳明两个方，太阳两个方。如果治疗效果还不够理想，可以再加平息内风的药，可以加全蝎、僵蚕、白花蛇，加上会更好一些。这就是我们一开始所说的，治病不要把外风和内风截然分开。

牵正散

【歌诀】牵正散中白附子，僵蚕全虫各等分，
口眼㖞斜面抽搐，解痉通络能祛风。

【组成】白附子　白僵蚕　全蝎去毒，并生用，各等份（各10g）

【用法】上为细末，每服一钱（3g），热酒调服，不拘时候（现代用法：水煎服）。

【导读】学好用活牵正散的第一步是辨清牵正散由哪些药物组成。组成牵正散有3组用药，第1组是祛风解痉药即白附子，第2组是化痰解痉药即僵蚕，第3组是通络解痉药即全蝎。从3组用药分析牵正散具有祛风化痰，息风解痉作用，可辨治一切风中经络证。

这一堂，我们学习一个方叫牵正散，这个方的组成有白附子、白僵蚕、全蝎。说到牵正散的组成，我想到一个问题，附子和白附子是不是一个药？不是。作用呢？不完全相同的。牵正散这个方，古人用的是散剂，散剂主张用酒冲服。我们在开牵正散的时候，开的绝大部分是汤剂。开汤剂的话，在一般情况下，根据古人的论述，用量都是相等的，效果会好一些。

它的功用，就是祛风化痰、通络止痉。说这个风，是什么风？现在还搞不清楚。药理作用有抑制骨骼肌痉挛、调节神经、改善微循环等。祛的风是什么风？刚才说还搞不清楚。我们学习牵正散，治疗中医的证是风中经络。风中经络，这个风应该是外风。外风，再回想一下药物的组成，在学习中药的时候，僵蚕、全蝎，属于疏散外风药还是属于平息内风药呢？属于平息内风药。我们在学习的时候，提出来外风和内风，在诸多情况下很难截然分开。风中经络，为了学习应用得更准确，可以把它理解为风中于面，相当于今天所说的面神经炎，原来说的是面神经麻痹，现在西医把它改成面神经炎。它的主要症状表现是什么？它的主要症状表现就是口眼㖞斜，把口闭上，让他鼓气，能不能鼓成？漏不漏气？大部分都漏气。我们学习要认识到风中经络，简单地说就是风中于面，它的主要症状就是口眼㖞斜。第二个是什么？口角鼓气漏风。有这样的病证，还没有出现口眼㖞斜。

下面我再举一个例子，我在门诊上班，遇到一个男同志，二十多岁。我问他主要是哪儿不舒服？他说眼皮跳没有多大关系，接着又说和别人的眼皮跳不一样。根据在临床中治病的体会，我说你要抓紧时间治，不要让病发生其他变化。他接着说，之前找了其他大夫，其他大夫说跳着跳着，就不跳了。我跟他怎样说呢？应该抓紧时间治。他说最近这几天要出差，我说你要抓紧时间治。他说他要问一问情况，回来以后再治。我说建议你放弃出差的机会。我在临床中发现，好多这样的病，都是面部一个地方的肌肉跳都没有事，不会出现问题的；如果跳的范围有点儿大，很有可能是面神经炎的先兆。说着说着，这个人出差回来，又来找我了。上一次是跳，这一次变成㖞斜。在肌肉抽搐跳动的时候就治疗，可以说效果是显著的，病人的痛苦是小的，后遗症是没有的。如果出现了口眼㖞斜，积极治疗，也可以没有后遗症，但是病人吃药相对来说，时间会长一些。这个人他说出差到了路上，发现有问题，他又抓紧时间回来。这一去一回，也差不多两天了，这样的病重在防，当然治疗用牵正散也是可以的。

下面我们要学习牵正散方与证之间的关系。方中白附子偏于治什么？面风。古人说白附子祛面风，治游走。僵蚕呢？偏于化痰。全蝎呢？偏于解痉。我刚才说的是偏于祛风，偏于化痰，偏于解痉。白附子，化不化痰，解不解痉？白僵蚕，祛不祛风，解不解痉？全蝎，祛不祛风，化不化痰？这三味药的共同点都是祛风、化痰、解痉。只不过是说，有自己的偏向性。说到这里，我想到了一个问题。我在临床中发现，口眼㖞斜发作，有没有可能素体有正气不足？口眼㖞斜，有没有正气不足，我们暂时先不说。眼皮跳与疲劳劳累有没有直接关系？在治疗的时候要重视口眼㖞斜，突出一个缓急。在临床中治病，用一个什么方呢？叫牵正星芍汤，就是牵正散加上芍药、甘草，芍药、甘草正好是张仲景的一个方，叫芍药甘草汤，再加上天南星，祛风化痰解痉，疗效会更好一些。就是今年的下半年，有一个人，是男同志，他来找我看病，就是口眼㖞斜。我给他开方，他吃了两周，病就解除了。这是我们学习的牵正散，牵正散是治一个什么病呢？就是风中于面，就是今天所说的口眼㖞斜。

小活络丹

【歌诀】小活络丹川草乌，天南地龙乳没药，
　　　　　酒剂丸剂皆可用，风寒湿痹效果好。

【组成】川乌炮，去皮脐　草乌炮，去皮脐　天南星炮　地龙去土，各六两（各180g）　乳香研　没药研，各二两二钱（各66g）

【用法】上为细末，入研药和匀，酒面糊为丸，如梧桐子大，每服二十丸（6g），空心，日午冷酒送下，荆芥茶下亦得（现代用法：水煎服）。

【导读】学好用活小活络丹的第一步是辨清小活络丹由哪些药物组成。组成小活络丹有4组用药，第1组是散寒通络药即川乌、草乌，第2组是活血止痛药即乳香、没药，第3组是通络药即地龙，第4组是化痰通络药即天南星。从4组用药分析小活络丹具有散寒通络，活血化痰作用，可辨治一切筋骨寒湿证。

下面我们要学一个方，叫小活络丹，这个方组成有川乌、草乌、地龙、天南星、乳香、没药。同学们看一下教材，川乌、草乌、天南星后边都有一个"炮"字。就是说，川乌、草乌、天南星都是炮制过的，目前就有小活络丹这样的成药。在临床中用小活络丹治病的时候，总是效果一般。为了提高疗效，我用小活络丹变成汤剂，效果会提高好多倍。在用汤剂的时候，应该调整两方面的内容。第一个调整用药，我开汤剂，在用量方面做了一个调整，生川乌、生草乌各用6g；其他的四味药，各用12g。汤剂在煎煮的时候，先用水泡上三十分钟，大火烧开，小火煎熬五十分钟左右，太短会中毒，太长也会有不良反应，五十分钟是恰到好处。这是我们学习的小活络丹，如果用成药效果一般，用汤剂效果显著，一定要重视调整用量。如果用丸药，最好用酒送服，如果是用汤剂，放酒行不行？也是完全可行的。这个方的功用是祛风除湿，化痰通络，活血止痛。药理作用主要是抗风湿、抗增生、抗炎、抗菌、抗病毒、改善微循环等。

小活络丹治疗的中医证是风寒湿痹证，也可以说是风中筋脉证。风寒湿痹证，相当于今天所说的风湿性关节炎、类风湿性关节炎、骨质增生等。这样的病，我问同学们，辨证难不难？为何说辨证不难呢？一句话基本上就能搞清楚，与天气变化有没有关系？同学们说今天冷不冷？关节疼痛会不会因天气变化而诱发？有没有可能加重？这种可能性都是非常大的。

举一个例子，去年的下半年，还是今年的上半年，记得不太准确了，中医学院有一个成教班，成教班有一个男同学，他是强直性脊柱炎，上课是不能坐的，总是靠在后边的墙上。我给他开方，其中开的有生川乌、生草乌、生天南星、地龙、乳香、没药。我开的量就是我刚才给同学们所说的量。他吃了一天，觉得没有感觉，强直性脊柱炎，是不是一吃药就有明显的治疗作用呢？不一定。第三天，觉得效果也是不明显的。在这种情况下开了六天的药，吃了三剂药，还有三剂药，他觉得效果不明显，把三剂药合到了一起。生川乌、生草乌用到了多少？十几克了，差不多快二十克了。天南星生的用到多少克了？三十多克。他把三剂一合，把三剂药一次喝了。他没有告诉一个人，喝完之后，就去睡觉，会不会中毒？他说第二天早上没有起来，到了第二天晚上醒来了，他一醒来，发现穿衣服比以前快，站到床跟前了，觉得怎么变了？觉得是不是在做梦？离开了房间，见到了家人，他说是不是在做梦？完全变了，不痛了。在这种情况下，他又取药了，干脆把三剂药合在一起。他说他体会到中毒的好处了。当然，他中毒他知道不知道？他也不知道。他就知道治疗的效果。刚才所说的一个目的，用我们学习的小活络丹，要用生的，效果是显著的。用量调整，煎煮注意，方的重要性是不能忽视的。

现在我们学习小活络丹方与证之间的关系。方中用川乌、草乌散寒祛风止痛。天南星？就是化痰通络。地龙？通络止痛。乳香、没药，活血化瘀止痛。用药涉及了几大方面？三大方面，一个是散寒，一个是通络，一个是活血化瘀止痛。在治病的过程中，是不是就仅仅用这几味药？不是的。首先，想一个问题，风湿性关节炎、类风湿性关节炎、骨质增生及强直性脊柱炎，这样的病人来找我们看病的时候，他的病史有没有可能已经超过了一年？这种可能性还是比较大的。超过了一年，病有没有虚？我在临床中开方可以说百分之九十，当然这个风寒湿痹证必须是寒。假如说是热证，肯定不能开。寒证百分之九十开方，都是把两个方合在一起。一个方就是小活络丹，一个方就是张仲景的一个方叫乌头汤。乌头汤，其中用有黄芪，这个人病久了，有气虚。乌头汤，还用有白芍，也说明这样的人病久了，有血虚。再一个方面，乌头汤还有一个麻黄。凡是病在肌表，在骨节，最好都要用一点儿解表的药，有利于邪向外散。再加上麻黄散寒也是比较明显的。这是我们认识的一个问题。

刚才我还没有说到，有一个同学说，乌头汤还有一个药，叫甘草。说明我们班的同学们，不仅仅预习了小活络丹，还预习了乌头汤。治疗风寒湿痹证，甘草有什么作用？既可以补气，又可以解川乌、草乌、天南星的毒。这是我们学习小活络丹，在临床中治病应该重视与乌头汤合方，屡用屡效。不过，治病一定有它的局限性。局限性在哪儿？寒证。如果是热证，用它会不会加重病情？可能性是非常大的。这一堂，我们学了两个方，一个牵正散，它是治疗风中经络，也可以说风中于面的基础方。其中有一个方，叫大秦艽汤，这个方药味比较多，疗效很平淡，所以我们没有作为重点去介绍。小活络丹这个方，我们到临床中用成药作用一般，为了提高疗效，为了减轻病人的痛苦，为了使我们治病取得显著疗效，最好用汤剂。用汤剂，一定要重视什么？调整用量，煎煮方法。按照我们所说的，到临床中，屡屡取得好的治疗效果。

消风散（玉真散）

【歌诀】消风散中荆芥防，蝉蜕胡麻苦参苍，

知膏蒡通归地草，风疹湿疹常用方。

【组成】荆芥 防风 牛蒡子 蝉蜕 苍术 苦参 石膏 知母 当归 胡麻仁 生地各一钱（各3g） 木通 甘草各五分（各2g）

【用法】水二盅，煎至八分，食远服（现代用法：水煎服）。

【导读】学好用活消风散的第一步是辨清消风散由哪些药物组成。组成消风散有7组用药，第1组是辛温行散药即荆芥、防风，第2组是辛凉行散药即蝉蜕、牛蒡子，第3组是清热药即石膏、知母，第4组是活血凉血药即当归、胡麻仁、生地黄，第5组是清热燥湿利湿药即苦参、木通，第6组是苦温燥湿药即苍术，第7组是益气药即甘草。从7组用药分析消风散具有疏散清热，活血燥湿，益气缓急作用，可辨治一切风中皮肤证。

上课，我们今天学习一个方叫消风散。这个方来源于《外科正宗》。想问同学们一个问题，中医的外科包括的是哪些内容？根据以前所学习的知识，中医外科与西医外科，这个概念一样不一样？不一样，差距是比较大的。中医的外科在某种程度上相当于西医的皮肤病，消风散来源于外科。

消风散方的组成有荆芥、防风、蝉蜕、牛蒡子、苦参、苍术、石膏、知母、麻仁、生地、当归、木通、甘草。应用这个方，要重视两方面的内容，一个方面知道这个方药物的组成，紧接着要知道用量。这个方药味比较多，用量比较小。这个方是散剂还是汤剂？是水煮散剂。从今天来看，应用基本上都是汤剂。如果要用汤剂，在一般情况下，量应该加大三倍到五倍。如果按古人所定的量，远远不能满足临床中治病的需要。消风散的功用是疏风除湿，清热养血。药理作用主要有抗过敏、抗菌、抗炎、抗病毒、改善微循环等。

消风散治疗中医的证是风疹、湿疹。风疹、湿疹相当于西医所说的皮肤病。中医在认识的时候尽管病邪有很多，但在绝大多数情况下，与风有一定的关系。这一章，我们学习的内容是治风剂。风包括两个大的方面，一个是外风，一个是内风。外风，可以从四大方面简单地理解：第一个大的方面是风中于头；第

二个大的方面风中于面；再一个大的方面风中于关节；再一个大的方面风中于皮肤。风中于头的主要症状是头痛，代表方是川芎茶调散。风中于面，代表方就是牵正散。风中于关节就是关节疼痛，代表方是小活络丹。在学习小活络丹的时候，明确提出来用汤剂效果最好。学习消风散，主治风中肌肤证。在通常情况下，风疹、湿疹，主要病证表现就是痒。现在我们所说的风疹、湿疹，用手摸一下起不起作用？能不能缓解？皮肤的痒，会不会用手挠一挠？能不能缓解？有没有有些痒，越挠越痒，越痒越挠？挠得人是钻心痒。风疹、湿疹，这个概念是比较大的，包括西医诸多皮肤病。在临床实际中有没有必要把风疹、湿疹辨清楚呢？如果在临床中见到一个病人，是风疹，用中药治疗不到一个月，或者是时间更短，就能达到预期治疗目的。如果这个病人是湿疹，病人吃了一个月，再吃一个月，也不一定能达到预期治疗目的。

就是告诉同学们，在临床中治病的时候，作为大夫一定要辨清楚，病人是风疹还是湿疹，有利于我们告诉病人，吃药一个月就能达到预期治疗目的，或者是一个月多一点儿。也可以告诉病人，即便是积极地吃药，两个月也很难控制症状。辨风疹、湿疹，结合在临床中我治病的体会，痒的特点是，痒挠，挠痒，痒，再挠，最后不痒了，不说不痒了，最起码痒轻了。遇到一个病人，他说，不挠不行，挠还不行，挠得是钻心痒，挠得把皮肤挠流血，还是继续挠，挠得最后血都流不出来，流的是黄水，痒缓解了，或者不痒了。我们刚才所说的话，有一个界限，假如说痒，挠，一挠，不太痒了，我们把它辨为风疹。如果挠不到流黄水，痒不罢休，我们把它辨为湿疹。在诸多情况下，见到一个风疹、湿疹，这个疹本身就流黄水，这个好辨不好辨？皮肤就是痒，也不流水，治起来的难度又大，再进一步分风疹还是湿疹，就容易搞清楚风疹、湿疹的病证表现了。现在我要让同学们考虑一个问题，这个疹在绝大多数情况下，让风吹一下，痒是轻了还是重了？这说明它有一个什么特点？怕风的。再一个方面，我还要问同学们一个问题，风疹、湿疹这样的病，是红点点还是白点点？是红的。这红应该属于热。得出一个结论，风疹、湿疹，在绝大多数情况下，怕风说明一个问题，是寒。又从它的形态上来看，是红的，内部有热。再加上病人的舌质偏红，舌苔是黄白相间。从今天来看，消风散治疗诸多的都是皮肤病，如过敏性皮炎、日光性皮炎、神经性皮炎等。神经性皮炎是我们治疗皮肤病比较难治的其中的一个。它表现有几个特点，一个特点，它侵犯的部位在关节附近；第二个特点，绝大部分都呈对称性。

我在门诊上班，其中有一个男同志，是神经性皮炎，又叫苔藓样改变，表面是白的，说明是寒吧？痒了一挠，白的掉了，剩下什么了？剩红的了。得出一个结论，既有寒又有热，在临床中的治疗需要六个月，最后取得了预期治疗目的。

我们学习方的配伍，第一概念，病人有风寒，用荆芥、防风疏风散寒，止痒。这个疹是什么样的颜色？红的，有热。这个热，用牛蒡子、蝉蜕疏散透热。临床实际中在诸多情况下，病变比较复杂，既有寒又有热。疹，挠流出水？这就是湿疹吧？水又有热，叫湿热。这个湿热是在里还是在外呢？我们再想一个问题，是从里向外透达的，还是从外侵到皮肤的？应是从里向外。有水，应该是清热燥湿。这个湿，用寒凉的药祛湿快，还是温性的药祛湿快？应该是温性的。单用苦参，清热燥湿，很容易出现寒凝，经气不通。苍术是苦温燥湿，湿得温易化。在用药的时候，考虑问题既要考虑到清热，还要考虑到清热不寒凝。再加上在表风疹，既有热还有寒。我们在治疗的时候，两方面要兼顾。这个热是从里向外透达，还是从外而侵肤？它的致病原因不能截然分开。大部分情况下，是内部有热，外部有寒，寒把热包围，热不能透达。不能透达，聚集于皮肤。一个重点，石膏、知母干什么的？就是要清热的，清泻里热。思考一个问题，这个疹，它是红的，它有没有一个形态？有没有高出皮肤？中医认为是与血相互搏结。什么与血相互搏结呢？其中一个就是热，热与血相互搏结了。古人总结治风与治血之间的关系，治风必治血，治血风自灭。方中麻仁、生地、当归，是既补血又活血更凉血，有利于消疹。治疗风疹、湿疹，在考虑问题的时候，要从多个角度认识问题。再一个方面，治疗湿，从燥去得快，还是从利去得快？应该是利，用上木通，就是通利小便，使湿从下去。再一个方面，病人皮肤是痒。痒，中医要突出缓急，为何还要突出一个益气？疏散的药伤气，苦寒的药伤胃气。说到这里，我给同学们说过，治疗其他病的时候，说过一个什么问题呢，在临床中治疗出血，除了用我们中药之外，最好加点儿西药。这是很重要的。如果我们在临床中，治疗顽固性失眠，除了用我们中药之外，也要加点儿西药。说这样的话，就是告诉同学们，身上痒钻心痒，痒得特别难受，在这种情况下，我们中医治疗的时候，有没有必要适当地配伍抗过敏的西药？我认为是非常必要的。中医认识消风散的时候，虽然说消风散抗组织胺、抑制过敏，实际上它的作用没有西药作用明显。我们治疗这样的病，病人痒是非常痛苦的，我们首先要把痒这个问题解决了。治疗风疹、湿疹，我发现消风散虽然有一定的治疗效果，但是疗效不够十分显著。

下面给同学们推荐一个方，治疗风疹、湿疹效果应该比消风散还要好一些。张仲景的三个方，一个方麻黄汤，受凉，麻黄汤发汗作用明显，还是荆芥、防风明显呢？麻黄汤。第二个方，张仲景的一个方是白虎汤，这里本身也有白虎汤呀，石膏、知母、甘草，再加上一味药，就是白虎汤。再一个方，是张仲景的当归芍药散。张仲景的当归芍药散，用芍药的量是比较大的，用了多少？50g。芍药作用有很多，其中一个作用就是缓急，缓急止痛，也可以说是缓急止痒。希望同学们把张仲景的另外一个方，就是当归芍药散组成记一记。麻黄汤不需要记吧？白虎汤，永远留在你的心中。当归芍药散是张仲景其中的一个著名的方，效果也是相当好的，这是我们学习的消风散。

下面介绍一个方，叫玉真散。方的组成有天南星、防风、白芷、天麻、羌活、白附子。这个方功用是祛风化痰，定搐止痉。从今天来看，有抗风湿、抗炎、抗菌等作用。古人在设这个方的时候，主要是治疗破伤风。我要问同学们一个问题，从今天治病情况来看，遇到一个破伤风，有没有必要用中药？打一针就行，就是破伤风抗毒素。学习认识玉真散，从今天来看，治疗破伤风很难达到最佳治疗效果。我们学习玉真散，把它作为一个风扰经筋证。如果出现风寒经筋证，牙关紧，或者是经脉抽搐，我们可以用，不要把它局限在破伤风。这是我们对玉真散做了一个简单的认识。

第二节　平息内风

羚角钩藤汤（风引汤、天麻钩藤饮）

【歌诀】清肝羚角钩藤汤，桑菊茯神鲜地黄，
　　　　贝草竹茹同芍药，肝热风动效非常。

【组成】羚角片先煎，一钱半（5g） 双钩藤后入，三钱（9g） 霜桑叶二钱（6g） 滁菊花三钱（9g） 鲜生地五钱（15g） 生白芍三钱（9g） 川贝母去心，四钱（12g） 淡竹茹鲜刮，与羚羊角先煎代水，五钱（15g） 茯神木三钱（9g） 生甘草八分（2.4g）

【用法】水煎服。

【导读】学好用活羚角钩藤汤的第一步是辨清羚角钩藤汤由哪些药物组成。组成羚角钩藤汤有6组用药，第1组是清肝息风药即羚羊角、钩藤，第2组是辛凉疏风药即菊花、桑叶，第3组是凉血补血药即生地黄、白芍，第4组是清热化痰药即贝母、竹茹，第5组是益气安神药即茯神，第6组是益气药即甘草。从6组用药分析羚角钩藤汤具有清热息风，疏散透风，凉血养阴，益气化痰作用，可辨治一切热极生风或夹痰证。

上课了，这一堂，我们学习第二节平息内风，一个方叫羚角钩藤汤。羚角钩藤汤是《通俗伤寒论》中一个比较理想的方。我们学习羚角钩藤汤，首先要知道方的组成有羚羊角、钩藤、桑叶、菊花。说到桑叶、菊花，这两个药算不算疏散外风的药？我们在用古人方的时候，要有一个明确的概念，就是外风、内风，虽然有主次，但是不能截然分开。比如说，我们在前面学习，治外风可以酌情配伍平息内风的药；治疗内风酌情配伍疏散外风的药。生地、白芍、茯苓、竹茹、贝母、甘草。这个方用量，其中有一味药，就是羚羊角，古人主张用大概就是5g左右。这个羚羊角的的确确有点贵，用上2g、3g不明显。河南有没有羊？河南有几个羊？最起码应该有两个羊，一个叫山羊，一个叫绵羊。山羊角和羚羊角最上端的怎样？差不多。得出一个结论，羚羊角有点儿贵，山羊角便宜，在用量方面可以酌情加大。如果开方，用羚羊角用1g或2g不起多大作用，一般要用到5g左右。5g用量有多大？山羊可以用到10g、20g，作用和羚羊角的作用差不多。这个方在用法方面，古人没有特殊的讲究。主张羚羊角煎的时间应该偏长一点儿。钩藤呢？煎煮的时间偏短一些。桑叶、菊花呢？古人没有明确说，我们应该怎样呢？酌情处理。羚角钩藤汤这个方的功用是凉肝息风，增液舒筋。药理作用主要有几个大的方面，一个大的方面是调节神经、抑制肌肉痉挛；再一个方面就是降血压、降血脂；再一个方面，抗炎、抗菌、抗病毒。

羚角钩藤汤，治疗我们中医的证是肝热生风证。肝热生风，首先要知道风的基本症状，主要在哪儿？就是头。同学们见过刮风，如果风比较小，哪儿先动？树的头。有一个同学没有说头，说是什么？树的"手"，就是树梢、树枝。这样我们就知道，风引起的病证，一个在头。在头的症状表现应该是什么？头晕目眩。头晕目眩，就是风邪致病的一个主要症状。血虚会不会？其他会不会？都会的，它不属于一个典型的症状。典型的症状，一刮风树枝在摇摆，这叫什么？叫手足抽搐。再一个方面，刮的风比较大，能不能把树刮弯了？这叫什么？手足抽搐是不是痉？是。

说到这里，我星期五上午在门诊上班的时候，其中有一个男同志，总是想把自己的头向后仰，这叫作角弓反张，这就是风的特点。手足抽搐，重的话，牙关紧闭，再重的话，就是痉厥。厥，指的是什么？它的症状表现主要体现在两个方面，一个方面是神志昏厥。肝热生风，热能不能把人热休克？中医不说是休克，而说是神志昏厥。第二个方面，它的症状表现指的是什么？手足厥冷。中医怎样认识问题呢？邪热太盛，热阻遏阳气不能外达，出现四肢末端是冰凉的。这是我们认识肝热生风证的主要症状表现，用两个字概括，一个是惊，一个是厥。再一个就是在头部的症状。

我们要抓辨证的要点，一个肝热生风，一个高热。这个高热，在临床中理解的时候，从两个方面去理解，一个方面体温升高到40℃以上，这是高热吧？热到了40℃以上，会不会出现风的症状？抽搐呀，会吧？第二个，是病人自觉高热不退，体温正常。下面我们再举一个例子，去年上半年，遇到一个病人，这个病人说，自觉睾丸是热的。热有一百度，热得心烦，急躁，坐不得坐，睡不得睡，热得他想跳楼。大概热到十几分钟左右，自己觉得睾丸在里边转，他说就像骑自行车的飞轮一样转，转得他头晕恶心，说明症状又加重了。在说的过程中，他说病证发作了，这种情况下他说热的就是一百度。我用手一摸，它是冰凉冰凉的。我说你平常摸了没有？他说没有敢摸。我说你为什么没有摸呢？他说太热了。这说明邪热太盛，阻遏阳气不能外达。再想一个问题，这个是自觉发热还是体温升高呢？自觉发热。根据他的症状表现，一个是他自己说热，第二个他说像自行车的飞轮那样转，就是风，热极生风。我们给他开方，达到了预期治疗目的。我们中医辨证要抓辨证的要点，辨证的要点看舌质也是非常重要的。

　　我们学习羚角钩藤汤，还要认识到一个什么问题呢？可以治疗高血压，降血压吧？现在思考一个问题，一个人是高血压，从我们中医辨证，他的面色偏什么颜色？偏红吧？高血压这样的人面色偏红。高血压这样的人会不会出现头晕目眩呢？如果我们在临床实际中，遇到一个高血压这样的病人，他的主要矛盾方面以热为主，我们可以开什么？羚角钩藤汤。同学们，见没有见过高脂血症呢？高脂血症在我们老家都不说高脂血症，说血脂稠。血脂稠这样的病人，在绝大多数情况下，他的面色是偏于什么？也是偏红的。在诸多情况下，血脂稠有没有头晕目眩呢？也有的。这是我们学习羚角钩藤汤，可以治疗高血压、高脂血症。

　　下面再举一个例子，在我们郑州有一个编辑部，一个女同志带着她的小孩子来看病了。她的小孩子大概就是有五岁左右。她说在两岁左右，有一次小孩子高热，热到了多少度？41℃还要多。她说出现了两个症状，一个是抽搐，一个是昏迷。她发现以后每年每个月就会发作一次。一年不低于十二次。西医认为他大脑的神经系统发育有点异常。她说每次小孩子一高热，必定住医院。怕什么？进一步加重病情。她来找我们看病的时候，是不是体温升高了？不是，是个正常人。正常人体温没有升高，也没有痉厥，也没有昏迷。我们怎样辨证呢？我们辨证小孩子脉象应该怎样？跳得应该偏快一点儿吧？摸了一下脉象。我主要看到两个要点突出了热，一个不是面色红，主要是眼睛里血丝比较多，说明是比较红；再一个，舌质红，红得发紫。她又怎样说，她的小孩子在智力方面多多少少有点儿不太正常，又引起她高度重视。根据病证表现，我们给他开方。治疗小儿的病证，在通常情况下，怎样定量呢？用的量基本上都是成人的用量，一次要少喝，次数一定要多。一般情况下可以多到十次以上。通过治疗没有发作，到了一个月，在吃药的时候，第一周一天一剂，第二周两天吃一剂，到了第三周三天吃一剂，过了一个月，她认为要发作了，没有发作。我又跟她怎样说呢？四天吃一剂，又吃了一星期，就是两剂药吃了八天左右。又让他五天吃一剂，一次量要少，最后，达到了预期治疗目的。刚才所说的羚角钩藤汤，主要针对的是什么？是肝热生风。肝热生风，相当于今天所说的病就是高血压、高脂血症等方面。

下面我们学习羚角钩藤汤方中用药与病证之间的关系，方中用的羚羊角，主要就是清肝解痉。钩藤，就是平肝息风。换一句话说，羚羊角和钩藤都是清肝平肝、息风解痉的。在我们的印象中，清肝作用明显，还是平肝作用明显呢？人们在认识羚羊角的时候是凉肝，我们说清肝，清的作用比凉要大一些，实际上是清肝。认识钩藤的时候，在多数情况下，说是平肝。这个平相当于什么字？和平的平，作用比较平稳。我认为这个平，在我们老家有一种说法，当然你们不一定劳动过，在老家劳动的时候，说地高高低低，去把地平一平。平一平，实际上就是把高的铲下去。说这意思，不要小看钩藤在临床中的平肝作用。桑叶、菊花起到的作用是什么？使风向外透达，疏风清热。因为热在里，热变而为风，风应该是用疏散外风的药，使热风透散于外。中医认识到热生风，这个热是比较重，热重会伤人的阴血，会变生手足抽搐的。生地、白芍，生地就是清热生津养阴，白芍就是补血敛阴缓急，可以治疗什么？可以治疗热伤阴津，变生手足抽搐，牙关紧闭，角弓反张。中医在认识的时候，认识到高热，热得人心烦、急躁、坐卧不安，用茯神，宁心安神。说到这里，我想到了一个问题，学中药的时候，茯神和茯苓，怎样区别开呢？茯苓安不安神？在临床中理论上说茯神、茯苓是可以区分开的，也能把它分清楚。但是在临床中很难在应用的时候区分清楚。茯苓，宁心安神。中医认识到，热伤津液，热伤津液的过程中，会出现变生为痰，痰阻经脉，出现手足抽搐。在治疗的时候，应该用上竹茹、贝母，清热化痰。甘草所起到的作用是"生则泻火，炙则温中"。生甘草可以协助羚羊角、钩藤、桑叶、菊花、生地、竹茹、贝母，清热解毒。再一个方面，甘草和芍药配合在一起，就是张仲景一个著名的方，叫作芍药甘草汤。芍药甘草汤，其中的一个主要作用，就是治疗经脉挛急出现的抽搐、牙关紧闭。甘草和芍药配合在一起，主要作用就是缓急柔筋。

用羚角钩藤汤，价格有点儿偏高。推荐一个方，叫风引汤。这个方治疗高血压、高脂血症、热极抽风，以热为主要矛盾方面，具有显著的疗效，价格非常便宜。我们治病，主要考虑的是什么？疗效要好，价格要低，这是我们为人民服务的一个崇高的宗旨。

下面看一个方，叫天麻钩藤饮，方的组成有天麻、钩藤、石决明、栀子、黄芩、牛膝、杜仲、益母草、桑寄生、夜交藤、朱茯神。这个方，同学们可以看一下，这个方和羚角钩藤汤相比，哪一个方清热的作用会明显一些？应该是羚角钩藤汤还是天麻钩藤饮呢？羚角钩藤汤吧？我们在认识的时候，还要认识到一个问题，天麻钩藤饮，用了牛膝，用了杜仲、桑寄生，我们在临床中治病的时候，如果我们用羚角钩藤汤，出现了其他方面的病证，可以在羚角钩藤汤的基础之上，加什么？加上川牛膝、杜仲、桑寄生。我们治病达到预期治疗目的就行，总的来说，我在临床中开风引汤偏多一些。

镇肝熄风汤

【歌诀】镇肝熄风牛天冬，玄参龙牡赭茵从，
　　　　麦芽芍草龟川楝，滋阴潜阳此法宗。

【组成】怀牛膝一两（30g）　生赭石轧细，一两（30g）　生龙骨捣碎，五钱（15g）　生牡蛎五钱（15g）　生龟板五钱（15g）　生杭芍五钱（15g）　玄参五钱（15g）　天冬五钱（15g）　川楝子捣碎，二钱（6g）　生麦芽二钱（6g）　茵陈二钱（6g）　甘草一钱半（5g）

【用法】水煎服。

【导读】学好用活镇肝熄风汤的第一步是辨清镇肝熄风汤由哪些药物组成。组成镇肝熄风汤有8组用药，第1组是重镇潜阳降逆药即代赭石、龙骨、牡蛎，第2组是补血潜阳药即白芍，第3组是滋阴凉血药即龟板、天冬、玄参，第4组是活血药即牛膝，第5组是行气药即川楝子，第6组是消食疏肝药即麦芽，第7组是利湿药即茵陈，第8组是益气药即甘草。从8组用药分析镇肝熄风汤具有重镇潜阳，滋阴活血，行气利湿，益气和中作用，可辨治一切阴虚阳亢生风或夹热证。

现在上课，这一堂我们学习镇肝熄风汤，这个方是《医学衷中参西录》中一个著名的方。我们学习方的组成有牛膝、天冬、玄参、龟板、白芍、龙骨、代赭石、川楝子、麦芽、茵陈、甘草。我们学习古人的方，是为了更好地运用古人的方，要想取得好的疗效，用这个方，除了药物组成之外，用量也要引起高度重视。煎煮方面，没有特殊的要求，在通常情况下，这个方

煎煮多长时间？三十分钟就行。这个方的功用是镇肝息风，滋阴潜阳。药理作用就是调节神经、抑制肌肉痉挛、降血压、降血脂、抗炎、抗病毒等。镇肝熄风汤治疗的病证，一般情况下说是类中风。类中风是比较模糊的一个概念。我们在临床中，应用镇肝熄风汤的时候，对于类中风这个概念，是无法应用的。

镇肝熄风汤所针对的中医的证，明确地说就是肝肾阴虚，肝阳化风。我们在学习中药的时候，有什么药呢？有滋阴潜阳。我们学习镇肝熄风汤，既有虚又有实。肝肾阴虚，肝阳化风，这个阳实际上就是热又生风了，阴不制阳，阳亢而为热，热上行而扰动。学习镇肝熄风汤，治疗的病证和我们上一次学习的羚角钩藤汤，都是风，这个风不完全一样。羚角钩藤汤，治疗的风是热极生风。我们学习镇肝熄风汤，是既有热生风，又有阴的不足，相当于高血压、高脂血症等西医的病。在认识的时候，西医认识高血压，就是血管的病变。中医认识的时候，认为与肝肾关系是比较密切的。肾精上奉于头，肝呢？肝肾阴虚，肝阳化风，这个肝是偏于虚还是偏于实？应该偏于实。也就是说肾阴虚，肝热化风，不说肝热化风，而说肝阳化风。风的特点是善于上行，病证表现就是在头上偏多，头晕、头痛、头胀。再一个到目，肝开窍于目，有目眩、目胀，再重的话，出现视物模糊，热上行出现脑部热痛。高血压，高到了一定程度，除了头晕、目眩之外，会不会出现手足震颤呢？会不会出现站立不稳呢？这中医都把它辨为风。在上一次学习的时候就提到，刮风，小风首先影响到哪儿？树的头，接着是树的枝，接着是树的干。人，风的病证，轻的话是头晕，再重的话，就是手足不太灵活了。再重的话，就是相当于刮风，要把这个树刮倒了，要把这个树拔根了，说明这个病怎样？演变得是要重的。

我们在前面学习某某方的时候，我曾说过一句话，高血压这样的病人找我们看病，他的血压高到200，我们可以给他开方，基本上降到正常。接着说了一句什么话呢？在220还给他开中药，到了180、160，我们没有给他开中药，而是说让他抓紧时间住医院，说过没有？这是为什么？高到了220，我们给他开方，降到了接近正常，或者说正常。为何180、160，我们不给开中药，而要让人家住医院呢？根据他的病证表现，很有可能要中风的。中风这样的病人，有什么样的先兆症状，对于我们在临床中是至关重要的。我在临床中治疗高血压、高脂血症，根据古人的用方，借鉴古人的用方，病人的血压再高，开方都能把它降下去，唯独对一种高血压，病人一吃，绝大部分是昏迷的。这说明我们开的方不行，也说明什么？这个病已经发展到，即使用中药，或者是用西药，仍然是要中风的。

举一个例子，我在门诊上班，来了一个女同志，一摸脉象，我一问她的病情，我说你要抓紧时间住医院。她说以前找你，给你打电话，高到220还没有说让住医院，这一次怎么让住医院呢？我说我建议你住医院。她不高兴，我说你一定要住医院。不过，这个人还是相当不错的，她到了一家医院去住院了。半年多她又来了，怎样来啦？是坐车而来的。到了诊室，仍然是坐车，她是偏瘫。她说住医院的时候，是走进去的，出院变成了中风后遗症。我当时还跟她怎样说呢！要抓紧时间住医院，同时吃安宫牛黄丸，她只听了我说的一半话，不想住医院勉勉强强住了医院，安宫牛黄丸没有吃。下面关键的一个问题，当时我在问她的时候，她说，头痛、头晕、血压高。对于血压高，顽固性的血压高，尤其是血压有时高，有时血压不太高，这样的病人有没有可能中风呢？我说你最近这几天有没有自己感到能闻到一种气体，是一种血腥气或者是水腥气？她说最近这一两天、两三天、三四天，能闻到这样的气体，说明她大脑里有出血先兆了。我们要求她抓紧时间住医院。如果及时吃了安宫牛黄丸，说不定能控制她的病情，昏迷的时间短一些。昏迷的短，治疗的效果会更好一些。紧接着我们在前面学习某某方的时候，还要知道这个偏瘫的人，我们一看她，就知道我们开的方有没有多大的治疗作用。病人出现脑部热痛，不一定就是中风，出现了一种特殊的气味，常常会出现中风的。我们学习镇肝熄风汤，中风了没有？还没有中风。为何还没有中风？还没有达到偏瘫呢。如果是突然昏倒了，高热了，喉中痰鸣了，谵语了，烦躁了，这才是中风。在治病的时候，有几个阶段性。一个阶段，就是高血压，重在治，重在防。第二个阶段，如果出现要中风，让病人吃安宫牛黄丸。第三个阶段，已经到中风后遗症了，就用补阳还五汤，或者是张仲景的风引汤。

下面我们要学习镇肝熄风汤方的证与药之间的辨证与应用关系。病人的主要矛盾方面是肝肾阴虚。阴虚不制阳，阳亢而为热，热变而为风，风上扰，就是突出一个滋阴，哪些药？牛膝、天冬、玄参，就属于滋阴药。凡是滋阴的药配合在一起，都有清热的作用。尤其是牛膝，这一味药是平性的药，和谁配合在一起，谁的力量大就发挥什么样的作用。牛膝作用是引血下行。所谓引血下行，实际上就是突出有一个活血的作用。牛膝、天冬、玄参，这就是滋阴的。龟板、白芍、龙骨，都有滋阴的作用，除了滋阴的作用之外，这三味药都有一个潜阳。为何要潜阳？肝肾阴虚，肝阳化风，也可以说肝热化风。在治疗的时候，用滋阴的药，仅仅是滋阴，虽然有清热，但是清热的作用是比较弱的。在这种情况下，怎样叫潜阳？潜阳的前提是什么？加大滋阴。所谓潜阳，就是滋阴的时候，一定要超过阳这一面。潜阳，潜在哪里？潜这个字一般情况下用在哪里？用在水里面。潜阳，实际上就用龟板。龟的家住在哪儿？住在水里边。龟板、白芍、龙骨，所谓潜阳，就是要把阳拉下水。所谓把阳拉下水，就是把热拉下水，把这个热一拉下水，还热不热呢？还化风不化了？不化风了，这就叫滋阴潜阳。滋阴潜阳，一方面要滋阴，另外一个方面要把阳拉下水。一方面要重在滋阴，另外一个方面要重在潜阳。代赭石属于什么药？重镇降逆。牛膝用量大，代赭石用量大还是小？也是大的。重镇降逆。还发现一个问题，肝是主疏泄条达的，是一个将军呀！一定要重视不管西医的什么病，只要中医把它辨为肝，都要用疏肝的药。川楝子，疏肝理气，顺应肝的气，也就是说，除了要针对病变证机用药之外，还要针对什么？脏腑的生理特性而用药。再一个方面，用滋阴的药、潜阳的药、重镇的药，在某种程度上，影响不影响人吃饭？选药的时候，选助消化的药，既要选有消食的作用，又要选它有疏肝的作用。另外，滋阴的药、潜阳的药，有没有可能壅滞气机？壅滞气机并不可怕，可怕的是，忘了用茵陈。古人用了茵陈，主要是泻什么？滋补的药湿浊性腻，当然茵陈也善于调和于肝，利肝。另外，甘草的作用就是益气和中。益气和中，一个方面滋阴的药，得气而化生；再一个方面，降逆的、理气的，在某种程度上也会伤气，所以要用甘草，补益中气，这样一个方，在组成方面会更加趋于合理。

大定风珠

【歌诀】大定风珠鸡子黄，白芍五麻麦地黄，

阿胶甘草牡龟甲，滋阴养血功效长。

【组成】生白芍六钱（18g） 阿胶三钱（9g） 生龟板四钱（12g） 干地黄六

钱（18g） 麻仁二钱（6g） 五味子二钱（6g） 生牡蛎四钱（12g） 麦冬连心，六
钱（18g） 炙甘草四钱（12g） 鸡子黄生，二枚（2枚） 鳖甲生，四钱（12g）

【用法】上以水八杯，煎煮三杯，去滓，入阿胶烊化，再入鸡子黄，搅
令相得，分三次服（现代用法：水煎服）。

【导读】学好用活大定风珠的第一步是辨清大定风珠由哪些药物组成。
组成大定风珠有4组用药，第1组是滋阴药即龟板、鳖甲、麻仁、麦冬、
五味子、鸡子黄，第2组是补血药即白芍、阿胶、干地黄，第3组是潜阳
药即牡蛎，第4组是益气药即甘草。从4组用药分析大定风珠具有滋阴潜
阳，补血益气作用，可辨治一切阴血虚生风或夹热证。

下面我们学一个方，叫大定风珠，这个方是《温病条辨》中的一个著
名的方。方的组成有麦冬、五味子、鳖甲、龟板、牡蛎、阿胶、白
芍、鸡子黄、干地黄、甘草。这个方的用法，鸡子黄不煎煮。这个鸡子黄用的
是生的，还是熟的，还是半生不熟的？半生不熟的。鸡子黄，生的是干什么？
熟的是干什么？半生不熟是干什么？这说明同样是一个东西，生的、熟的、半
生不熟的，作用是不完全一样的。这个方的功用是什么？滋阴息风，药理作用
和镇肝熄风汤作用差不多。中医的证是阴虚生风证，羚角钩藤汤突出的是热，
大定风珠突出的是阴虚，镇肝熄风汤是介于二者之间，既有阴虚又有热。

大定风珠治疗中医的证，就是阴虚生风证，主要症状表现是手足瘛疭。瘛
疭，即手足抽搐、手足挛急等。阴虚生风，一种情况就是手足抽搐，一种情况
就是肌肉蠕动。所谓肌肉蠕动，就是肌肉跳动。比如说，有的人说肌肉这个地
方跳了，那个地方跳了。如果就固定在某一点，跳几天就不跳了。如果是这个
地方肌肉跳跳，那个地方肌肉跳跳，又换了其他地方，很有可能是多发性神经
炎先兆，我们对此要重视，要积极地治疗，不能有丝毫的马虎。刚才已经说了，
有没有有些人说，最近某个地方的肌肉跳动，没关系，跳几天就不跳了。如果
是不断地变换部位，很有可能是多发性神经炎，引起四肢无力，肌肉萎缩，最
后失去活动力。治疗西医的病，即末梢神经炎、肌肉萎缩，以及多发性神经炎。

这个方的方与证之间的关系，相对来说是比较单一的。麦冬是什么药？滋
阴的药。五味子呢？鳖甲呢？龟板呢？牡蛎呢？都是滋阴的。阿胶、白芍、鸡

子黄、地黄，既滋阴又补血。甘草是益气的。这个方用药比较单一。我们在临床中，要想治疗效果好一些，应该重视什么？或者把甘草的量加大，或者再加补气的药，有利于滋阴的药更好地发挥治疗作用。为了提高疗效，我建议在临床中应用的时候，再加一点儿辛的药，辛有利于行散，有利于滋阴的药更好地发挥治疗作用。这是我们学习的大定风珠。

第十五章　治燥剂

现在上课，这一堂，我们学习第十五章治燥剂。治燥剂和治风剂都涉及两个大的方面。治风剂有外风、内风。治燥剂？也涉及外燥、内燥。一个方面是辛散的，一个方面是滋润的，共同点都是治疗燥的。外燥具有一定的季节性，比如说，秋天就有两个燥，一个燥是温燥，一个燥是凉燥。内燥，在某种程度上，相当于阴虚，我们在前面其中学过一章，叫补益剂，补益剂就有滋阴。燥和阴虚，它们既有共同点，又有不同点，不过它们在治疗方面，基本上是没有区别的。病证的表现是有区别的，治疗的方法是没有区别的。为何这样说？阴虚应该滋阴。燥呢？也是滋阴，没有本质区别。我们在应用治燥剂，尤其是内燥的时候，要注意酌情配伍辛开药。假如说，燥不应当有湿，如果燥兼湿，怎么办呢？应该兼顾到湿，但是在确立治疗原则的时候，有一个主次之分。

第一节　轻宣外燥

杏苏散

【歌诀】杏苏二陈用桔梗，枳壳前胡姜枣安，

凉燥伤肺与外感，重在温肺能化痰。

【组成】苏叶（9g）　杏仁（9g）　生姜　桔梗　半夏（各6g）　甘草（3g）　前胡　茯苓（各9g）　橘皮　枳壳（各6g）　大枣（2枚）（原方未注用量）

【用法】水煎服。

【导读】学好用活杏苏散的第一步是辨清杏苏散由哪些基础方和药物组

成。组成杏苏散有1个基础方和5组用药，基础方是二陈汤；第1组是辛温疏散药即苏叶、生姜，第2组是降肺药即杏仁、半夏，第3组是行气药即陈皮、枳壳，第4组是宣肺药即桔梗、前胡，第5组是益气药即茯苓、大枣、甘草。基础方二陈汤燥湿化痰，理气和中。从1个基础方和5组用药分析杏苏散具有辛温疏散，宣降肺气，燥湿化痰作用，以治为痰为主，兼以行气，以治里为主，表为次，辨治一切寒痰郁肺证。

下面我们学习第一节，轻宣外燥。轻宣外燥，第一个方就是杏苏散。杏苏散这个方，我们在学习的时候，通过学习方的组成、用量、用法、功用，会发现一个问题，第一个我们要先熟悉杏苏散方中的用药，由苏叶、生姜、前胡、半夏、陈皮、茯苓、杏仁、桔梗、枳壳、大枣、甘草所组成。这个方存在一个问题，古人在设这个方的时候没有定量。我们今天在应用的时候，要酌情调整用量。在用法方面，古人也没有提出来如何煎煮。根据药物的组成，这个方的功用是轻宣凉燥，实际上是轻散凉燥，理肺化痰。根据我们中医的认识，是轻散凉燥，理肺化痰。药理作用主要就是缓解支气管平滑肌痉挛、抗炎、抗菌、抗病毒等。

根据杏苏散方药的组成、功用，我们学习中医的证，在通常情况下是凉燥证，外感凉燥证。凉燥引起的病证表现，主要有两个方面，可理解为表里兼证，在表属于太阳伤寒证，也可以说是在表属于风寒表实证。一提到风寒表实证，在前面学过一个方，叫麻黄汤，主要病证表现就是发热、怕冷、头痛、无汗，我们学习只要提到太阳伤寒证，或者说风寒表实证，它的症状表现都是一样的。我们要知道，病人不一定把所有的症状都表现出来，但是有一个症状是必须要有的，叫无汗。如果汗出了，就不叫实证而叫虚证。这是我们学习杏苏散治疗中医证，属于表里兼证，在表属于风寒表实证，在里属于凉燥伤肺证。燥，我们怎样知道病变的部位在肺呢？咳嗽，也就是说，不管是什么病邪，只要病变部位在肺，在通常情况下有三个症状：一个症状是咳嗽，一个症状是喘，另一个症状是痰。病轻的话是咳嗽；如果重的话，喘；痰不分轻重都会吐的。里证是凉燥伤肺证，凉燥。这一章学的内容是治燥剂，思考一个问题，燥在多数情况下，应该是有痰还是无痰？应该是无痰。假如说是燥了，在多数情况下，痰应该是稠还是稀？应该是稠。我们在前面学习某某方的时候，就提到它治疗的痰，颜色是白的，质地是黏稠的，这个方叫定喘汤。现在我们学习杏苏散，治疗的病证是凉燥，痰质地应该是什么？是咳嗽、痰稀。要得出一个结论，凉燥的主要矛盾方面，应该是在凉还是在燥呢？应该是在凉。为何应该是在凉？凉燥应该是在深秋，相对来说，是偏于热还是偏于凉呢？深秋不再热了，就是凉。在深秋的时候，感到凉还是感到燥呢？穿冬天的衣服，大部分到冬天穿的还是在深秋的时候穿的？凉燥在很大程度上，突出了一个凉，不是以燥为主要矛盾方面。

现在我们在认识问题的时候，还要认识到一个什么问题呢？外感凉燥证，主要矛盾方面是表证，还是里证呢？头痛、怕冷、无汗、鼻塞、舌淡、苔白、脉浮。从古人论述的症状，到我们今天在认识的时候，表证的症状还是比较多的。事实上，杏苏散治疗的凉燥，在通常情况下，我们在学习的时候，用了一个小括号"括"凉燥伤肺证，要突出一个什么内容呢？就是要突出杏苏散治疗的表里兼证，主要矛盾方面不在表，而在里，这是我们学习要认识的一个方面。

第二个方面，在表受凉了，这个凉加燥，侵犯到肺，病在肺，它的主要矛盾方面，不是燥而是凉。凉换一句话说，就是寒，寒就是稀的，如果是以燥为主要矛盾方面，它的痰应该是什么？应该是稠的。如果是稠的，用这个方显然是不恰当的。为何这样说？我们通过学习后边的内容，是可以搞清楚的。凉燥，咳嗽，痰稀，应该是色白吧？怎样知道有燥呢？虽然燥的病证表现居次要方面，但是在辨证的时候，也要知道病人有燥。燥的特点就是咽干口燥，说明燥伤人的津液。伤人的津液，应该想喝水还是不想喝水呢？应该是想喝水。病的主要矛盾方面不是燥而是寒，病人虽然口干咽燥，但是不想喝水。如果伤了津液，病人想不想喝水？燥会伤津液，伤了津液，我们思考一个问题，这样的人应该是想喝热的还是凉的？想喝热水。同时还必须搞清楚想喝热水，喝的水一定是不多的。如果口干舌燥，喝水还非常多，就不是凉燥，就是另外的一个燥。

我们学习杏苏散，在辨证的过程中，已经搞清楚了两个问题。表里兼证，病的主要矛盾方面在里；凉燥伤肺，凉与燥是主要矛盾方面，不在燥而在凉，这个凉实际上就是寒。我们在认识的时候，要认识到杏苏散治疗西医的病，病变的部位主要在哪儿？主要在肺。

通过学习杏苏散，方中用药与病证之间的关系，我们会发现一些问题。这个方有几味药？药味还是比较多的，超过十味了没有？杏苏散解表的药，有几味？两味。其他药即便是有解表的作用，也是比较弱的。得出一个结论，杏苏散治疗的病证，主要矛盾方面不在表而在肺。现在我们再看一个问题，这里有十一味药，这十一味药，温性的药占有多少？苏叶这一味药，应该最起码有两大作用，一个大的作用是辛温解表，第二个大的作用就是宣肺理气。我们学习中药，把苏叶放在辛温解表药，"苏"这一家入药还是比较多的。苏子呢，苏叶的茎呢？叫苏梗。苏梗，解表不解呢？不明显。苏子解表不解呢？不明显。它们一家都偏于什么？宣肺降肺理气。苏叶，我们认识的时候，就是把它理解为两大作用，有寒，就是解表散寒，如果没有表证，就是宣肺散肺寒。姜这一味药，既是解表药，又是多方面作用的一个药。姜，在我们老家，比如说到了冬天咳嗽不想吃西药，也不想吃中药。就用红糖、姜在一起一炒，吃了，能起到治疗咳嗽的作用。吃点儿生姜，不用红糖，治不治咳嗽呢？也治。刚才我说了，姜这个作用是比较多的。苏叶、生姜既是解表的药，又是治肺的药，解表的作用配合在一起增强作用。治肺的作用呢？配合在一起也明显。前胡是一个什么药？是一个宣降肺气的药。前胡这味药既宣又降，比较平和的一味药，既苦又辛，宣降肺气的时候还有化痰的作用。前胡是宣降肺气的。半夏应该偏于什么呢？偏于降肺了，特点是燥湿化痰，降肺止逆。陈皮呢？理气化痰。茯苓呢？渗湿祛痰。茯苓这一味药，不仅仅是渗湿的药，作用也是比较多的，其中有一个作用就是健脾，为何要健脾？中医是这样认为，脾为生痰之源，肺为储痰之器，治痰治肺，一定要考虑到治肺治脾，治脾可以杜绝痰生之源。杏仁呢？降肺化痰。桔梗呢？宣肺利痰。枳壳呢？理气降逆，化饮化痰。

我们再看一个问题，方中用的桔梗是偏于宣肺，方中用的半夏、杏仁，偏于什么？降肺，一宣一降，杏仁是肃降肺气之要药。半夏降肺的作用，仅次于杏仁，半夏和杏仁配合在一起，降肺的作用是比较明显的。桔梗宣肺的作用是偏弱的；需要不需要把力量增强呢？苏叶、生姜，这两味药，吃过苏叶没有？这个倒不好说。吃过生姜没有？我想凡是没有吃过生姜的同学，他今天都没有来，他永远都不会来的，因为都吃过生姜。谁没有吃过生姜？姜是苦的还是酸呢？辛应该偏于什么呢？偏散。这样苏叶、生姜、桔梗配合在一起，重在什么？宣肺。半夏、杏仁配合在一起，重在降肺。前胡这一味药，是宣降肺气比较平稳的一个药，可以协同起来，宣肺、降肺。陈皮和枳壳都是理气药，陈皮理气偏于宣，枳壳理气偏于降，两个在调理气机方面，也是一宣一降，起到调理肺气的作用。现在已经发现，杏苏散这个方，一个方面解表的作用比较弱，另外一个方面，这个方化痰的作用比较强。前胡化痰，半夏化痰，陈皮化痰。茯苓不说化痰，一定要知道，有疏通下水道的作用。肺主通调水道，可以使肺中之痰从下而去，还可以杜绝痰邪变生之源。杏仁化痰，桔梗化痰，枳壳化饮化痰。这就是我们刚才所说的凉燥。凉燥，不是以燥为主，而是以凉为主，凉即寒，寒又变生为痰，寒为何会变生为痰，我们中医怎样认为呢？寒凝，肺不得通调水道，水不得下行，水留在肺中，水与寒气相结变生为痰，痰是清稀色白。还要考虑到一个问题，这个方用温热的药多不多？苏叶温，生姜温，前胡、半夏、陈皮、杏仁这些都是偏于温的。温的过程中，有没有可能或多或少伤气呢？方中用的大枣、甘草，是补气的。补气，补益肺气。当然我们还要知道大枣、甘草和茯苓配合在一起，补不补气呢？也补。

现在我们还要发现一个问题，杏苏散说是治疗凉燥的，这个方有没有直接润燥的药？是没有的，有间接次要的治燥。比如说，杏仁有润肺作用。不过我们在学习中药的时候，杏仁不是润肺的，以化痰为主，兼以润肺，它和这样多的药配合在一起，润肺的作用是非常小的。吴鞠通在设杏苏散的时候是治疗燥，实际上治疗的病证不是燥而是痰，痰还是稀的，是寒痰。吴鞠通在认识问题的时候是自相矛盾的，小青龙汤是化痰方还是治燥方？应该是化痰吧？吴鞠通把小青龙汤归为治燥剂。我们从临床角度认识问题，小青龙汤应是治疗寒痰，也可以说是寒饮重证的一个方。把杏苏散作为寒痰，或者说是寒饮轻证的一个方。我们再想一个问题，重证用小青龙汤，轻证会不会用？咳嗽比较轻，用的机会相对来说偏少一点儿。但也有的的确确咳嗽比较轻，痰是稀的，久而不愈的。相比之下，用杏苏散作用明显还是小青龙汤作用明显？这个答案交给同学们。

清燥救肺汤（百合地黄汤、百合知母汤、桑杏汤）

【歌诀】清燥救肺参草麻，石膏胶杏麦枇杷，

经霜收藏冬桑叶，干咳无痰口渴罢。

【组成】冬桑叶三钱（9g）　石膏二钱五分（7.5g）　人参七分（2g）　甘草一钱（3g）　胡麻仁炒，研，一钱（3g）　真阿胶八分（2.4g）　麦门冬去心，一钱二分（3.6g）　杏仁去皮尖，炒，七分（2g）　枇杷叶一片，刷去毛，蜜涂炙黄（3g）

【用法】水一碗，煎六分，频频二三次热服（现代用法：水煎服）。

【导读】学好用活清燥救肺汤的第一步是辨清清燥救肺汤由哪些药物组成。组成清燥救肺汤有6组用药，第1组是清热药即石膏，第2组是辛凉药即桑叶，第3组是益气药即人参、甘草，第4组是滋阴药即麦冬、麻仁，第5组是补血药即阿胶，第6组是宣降肺气药即杏仁、枇杷叶。从6组用药分析清燥救肺汤具有清热益阴，宣降肺气，补血益气作用，可辨治一切肺热伤津化燥证。

这一堂我们学习一个方，叫清燥救肺汤，这个方是《医门法律》中的一个方。方的组成有桑叶、石膏、麦冬、麻仁、阿胶、人参、杏仁、枇杷叶、甘草。这个方从临床治病来看，用量是偏小了，在临床中应用的时候，可以把用量加大两到三倍，如果重视调整用量则有效，如果忽视了用量，不够理想。这个方在煎煮方面，煎煮到二三十分钟就行。在通常情况下，矿石类煎煮的时间应长一些。我们在学习古人方的时候，在应用矿石类药的时候，大部分煎煮的时间偏长。清燥救肺汤这个方的功用，是清的还是润的？燥是靠清，还是靠润？这个方名是清燥救肺汤，我认为应该是清肺润燥汤。这样就得出一个结论，病，一个方面是热，一个方面是燥，同时根据方中的用药，还有益气养阴的作用。药理作用为解除支气管平滑肌痉挛，我们中医今天研究，还是停留在西医研究这个水平上，没有和我们中医的理论结合在一起。比如说都是抗菌，杏苏散抗的是什么菌？清燥救肺汤抗的是什么菌？又比如说，菌有阳性菌、阴性菌，有杆菌，有球菌。球菌是偏于热还是偏于凉呢？现在都没有搞清楚。

清燥救肺汤治疗中医的证是温燥伤肺证。我们思考一个问题，假如一个人受热了，一个人受凉了，受凉的人还是受热的人可能有感冒的症状？受凉了有感冒的症状，或轻或重。杏苏散就是凉燥，受了凉、燥，又有点儿感冒，感冒是比较轻的。小青龙汤，治疗的感冒相对来说，是轻还是重呢？是比较重的。由于药物的特殊作用，有感冒就治感冒，没有感冒就治肺。温燥呢，在绝大多数情况下，没有表证，就是温燥伤肺。在认识证型的时候，首先考虑到病变的部位在肺，应该有什么症状？咳、喘、痰。轻的话，咳嗽；重的话，喘。温燥，燥会不会出现痰？会的。为何会呢？燥伤津，津被燥所燥化，会变生为痰的。再想一个问题，在一般情况下，燥是不应该有痰的，也就是人们所说的干咳。在特殊的情况下，燥是会生痰的。如果燥生痰，痰是多还是少？是稀还是稠？痰少而黏。容易咯出来还是不容易呢？温燥伤肺，还有一个特点，温是伤人的气的，热伤气，加上肺本身是主气的，燥是伤津液的。这里有两个问题，燥本身就伤津，温本身也伤津，会出现口干咽燥。口干咽燥想不想喝水？想喝的水是偏多还是少呢？想喝热水还是想喝凉水呢？是偏于凉的。

我们学习清燥救肺汤，要认识到温和燥都伤津液，温还伤气，决定温燥伤肺证的病理变化是有气阴两伤证，也可以说是气阴两虚证。在通常情况下，把清燥救肺汤理解为是干咳无痰，在诸多特定的情况下，燥是会生痰的，是痰少而黏。再一个方面，温燥有一个特点，温燥伤肺，伤及脉络，痰少有时会出现咯血，带有血丝。

举一个例子，今年夏天，有一个女同志，带着她的小孩子，大概就是六七岁。她说她的小孩子，咳嗽容易带血，西医检查，小孩子很有可能是支气管扩张，但是不确定。用西药，病要复发；用中药呢，效果不够理想。刚才我说的时间是什么？夏天，不是秋天。要得出一个什么结论呢？学习古人方的时候，不要受季节的影响，主要是抓辨证要点。这个小孩子，我根据他咳嗽的特点，看了一下舌质、舌苔，摸一下脉象。当时我给他开第一个方就是清燥救肺汤，第二个方，开张仲景的一个方，叫百合地黄汤。百合地黄汤，就是百合、生地。我又给他开了一个方，叫百合知母汤，百合、知母。也就是说，开了清燥救肺汤加了三味药。我们在学习这个方用量的时候，我也说了一个问题。刚才我说，这个小孩子六七岁。我给他开方的时候，清燥救肺汤加到了三倍，就是成人的用量，开百合 10g，知母 10g，生地开了 50g。第二次她就怎样说呢？咳嗽不再咯血了，大概连续治四十天，达到预期治疗目的。同时，我们在前面学习某某方的时候，还要知道一个问题。什么问题？要用到成人的用量，服药的次数一定要多，这是我在临床中治疗小儿疾病，用方用量非常重视的一个方面。清燥救肺汤，我们在辨证的时候，一个抓病变部位在肺，一个认清痰，或者是无痰，或者是痰少而黏，再抓一个燥伤津液，再抓一个温伤气，就可以辨清楚了。清燥救肺汤治疗西医的疾病，病变部位主要在肺。我们中医认识问题的时候，主要要抓住一个病变的证型。

下面我们学习清燥救肺汤方与证之间的关系。桑叶、石膏这两味药主要是清热的。桑叶清热的特点是什么？偏于使热向外透散。石膏呢？偏于使热从内而消。我们认识桑叶与石膏，都是清肺热的，但是在发挥作用的时候，有各自的偏向性。第二个方面，我们要考虑到温热伤津，燥伤津，方中用的麦冬、麻仁，就是养阴润肺。从我们中医角度认识问题，要重视用补血的药，为何要重视用补血的药？就是血可以化阴。阿胶是什么阿胶？是真阿胶，这说明古代也有假阿胶。还要认识到，热伤气，人参呢？就是益气。我们在前面学习某某方的时候，就提到补阳的药大部分有滋阴的作用，补气的药大部分有生津的作用。桑叶、石膏、麦冬、麻仁、阿胶、人参，这些药是不是就是治肺的？不是的。其他地方，完全可以去。我们中医在配伍方面，为了提高疗效，其中一个方面就是针对脏腑生理特性用药。杏仁肃降肺气，枇杷叶宣发肺气，杏仁和枇杷叶配合在一起，起到的作用是什么？一宣一降，调理肺气，就是针对脏腑生理特性用药。枇杷果是酸的，叶也有点酸，酸本身还有生津的作用。也就是说，枇杷叶宣发肺气，还有养阴生津的作用。甘草和人参配合在一起，就是补益肺气，治疗热伤气。这是我们学习的清燥救肺汤，治疗的病证就是温燥伤肺证。病在病变过程中，出现了气阴两伤的病证表现。

下面我们看一个方，叫桑杏汤，这个方的组成有桑叶、杏仁、沙参、贝母、香豉、栀子皮、梨皮。说到这里，在座的同学们应该吃过梨吧？你们说梨皮里边的水多还是梨肉里边的水多？梨皮的作用明显还是梨肉的作用明显呢？在我老家，人们秋天咳嗽的时候，把皮一削，放到水里边一煮，把皮吃了。同学们觉得我说的有点儿奇怪，事实上呢，大部分都是把梨皮放到锅的外边，把梨放到锅的里边，再放点儿冰糖。桑杏汤，我认为书上说的是梨皮，还是建议同学们用梨肉，如果怕皮浪费的话，皮也放到里边。这个方功用就是清宣温燥，润肺止咳。治疗中医的证就是外感温燥证，实际上它就是温燥证。我们在学习清燥救肺汤的时候，就提到燥，是可以出现痰的。桑杏汤，也治疗干咳无痰，或者是痰少而黏。这两个方，在治病方面，没有本质的区别。区别是什么？清燥

384

救肺汤治疗的病证重一些，桑杏汤治疗的病证轻一些。学习认识桑杏汤，这个方中用了两味药，应该引起重视，一味药是梨皮，包括梨里边的东西。到临床中，秋天是在初秋，是感到燥还是感到热？有点儿热，有点儿燥。如果出现咳嗽了，时间比较久了，咳嗽也不是很重，在多数情况下，不需要吃药。就是用点儿梨，放点儿冰糖，在水里边一煮，比较可口，疗效也是可以的。这个要引起重视。再一个药就是贝母，贝母这个药，是既润肺又降肺还化痰，达到的目的就是润肺不助痰，化痰不伤阴，和梨皮包括整个梨一起煮。

如果在秋天，天还比较热，又有燥，病人出现咳嗽，痰少而黏，病人还不想吃中药，也不想吃西药。在煮梨的时候，可以放上冰糖，再放上贝母，效果会更好一些。到临床中治病，其中有一个追求，就是提高疗效。在治病的过程中，能不能把清燥救肺汤和桑杏汤合在一起呢？是完全可以的。桑叶是重复的，杏仁是重复的，加点儿沙参，又增强了滋阴的作用，加上了贝母，又起到了润肺化痰降逆的作用。香豉也是重要的，可以透热于外。栀子呢？泻热于内。栀子和桑叶就可以透热。栀子和石膏呢？就可以泻热。关键就是怎样配伍？比如说，肌表有热了，能不能用点儿栀子呢？感到身有热了，这个热能不能把它截然分开？就是里边热引起的肌表热，还是肌表的热引起的肌表热？容易不容易截然分开呢？只要和辛散的药配合在一起，就治表热。和清泻里热的药配合在一起，就清泻里热。栀子，清三焦之热，清哪里的热？和谁配合在一起，就和谁协同在一起。这是我们学习清燥救肺汤要达到的一个目的，在临床实际中最好是把两个方合在一起，起到明显的治疗效果。

第二节 滋阴润燥

麦门冬汤

【歌诀】麦门冬汤用人参，枣草半夏与粳米，
　　　　虚热肺痿夹咳逆，气阴两虚服之宜。

【组成】麦门冬七升（168g）　半夏一升（24g）　人参三两（9g）　甘草二两（6g）　粳米三合（9g）　大枣十二枚

【用法】上六味，以水一斗二升，煮取六升，温服一升，日三夜一服。

【导读】学好用活麦门冬汤的第一步是辨清麦门冬汤由哪些药物组成。组成麦门冬汤有3组用药，第1组是清热滋阴药即麦冬，第2组是益气药即人参、粳米、大枣、甘草，第3组是降逆燥湿药即半夏。从3组用药分析麦门冬汤具有益阴清热，补气降逆作用，可辨治一切气阴两虚或夹气逆证。

现在上课，这一堂，我们学习第二节的内容，就是滋阴润燥。滋阴润燥，在某种程度上，与我们学习滋阴的方，有点大同小异。这一堂，我们要重点学一个方，叫麦门冬汤。这个方是张仲景在《伤寒杂病论》中一个著名而有效的方。方的组成，有麦冬、半夏、人参、粳米、大枣、甘草。麦冬用量比较大。这个方，我们在学习药物组成的时候，要重视麦门冬与半夏用量的比例关系，可以这样说，这个方在很多情况下，考试会考麦冬与半夏用量的比例关系。一定要看清楚，是麦冬在前，还是半夏在前。为何考试比较多？其中一个主要原因，就是告诉人们，在临床实际中，开麦门冬汤，必须重视麦门冬与半夏用量的比例关系。如果忽视了用量的比例关系，直接影响治疗效果。不过，今天我在开的时候，也面临着一个大的问题。我听有些同学说，麦冬价格有点儿贵。这样我在临床中开方，在万不得已的情况下，我才开170g，在诸多情况下，我把麦冬的量酌情减少，再加上其他滋阴的药。在临床中我总是要问病人，我说有一味药，有点儿偏贵。如果病人说没有关系，我们把麦冬量开到170g，如果病人说，能不能不开那样贵的，我说也是可以的。我们学习麦门冬汤，要重视这个方中用量。同学们又发现一个问题，麦门冬汤这个方，在煎煮方面、服用方面，有一个特殊性。这个方，以水一斗二升，煮取六升，温服一升，日三夜一服。这里还剩多少升？两升。麦门冬汤这个方，同学们已经知道煎煮的时间，大概是多长时间？半个小时。温服一升指的是第一次服的量少一点儿，第二次、第三次、第四次吃得多一点。千万、万万要记住，并不是说今天把药煎好了，到了明天早上再吃，明天中午再吃。为何明天再吃呢？还剩了两顿呢，就相当于一剂药吃了一天半。它不是这个意思，而是告诉我们第一次吃的量偏少一点儿，然后把它吃完就行。麦门冬汤这个方的功用就是滋养肺胃，降逆下气。药理作用有镇咳、促进唾液分泌、抗组织胺、抗自由基、保护胃黏膜等。

根据麦门冬汤方的组成及用量，总结治疗中医的证，是虚热肺痿证。虚热肺痿证，这个虚应该是偏于什么虚呢？气血阴阳应该是偏于什么呢？偏于阴虚。我们要思考一个问题，阴虚这样的病人唾液多还是少？现在这个问题，我们先不说它。先说一个什么问题呢？病在肺，肺的基本症状表现，就是咳嗽、气喘、痰，肺的基本脉证就是咳、喘、痰。现在为何要说是虚热肺痿呢？中医在认识肺病的时候，尤其是张仲景在认识肺病的时候，肺病有几个？肺的基本脉证就是咳、喘、痰，张仲景在论述肺的病有几个？张仲景在认识的时候，一个叫肺痿，一个叫肺痈，一个叫肺胀，三个病。后人在研究肺病证的时候，根据肺病证的特殊性，又有一个肺病叫肺痨。咳嗽算不算肺的一个病？喘算不算？应该算肺病过程中的一个症状，可以这样说吧？我们在认识问题的时候，要认识到张仲景为何专门提出来一个肺痿？对肺痿还真下了一个定义。肺痿有一个唾涎沫，也就是说唾液有点儿偏多了。张仲景在论述肺痿的时候，主要有两个大的方面，两个代表方，一个方就是麦门冬汤，代表的是虚热；甘草干姜汤，代表的是虚寒。这个虚偏于什么虚？偏的是两个虚，一个是阴虚，一个是气虚。有没有气虚占主要矛盾方面？麦冬是滋阴的，人参呢？补气的。粳米呢？补气的。大枣呢？补气的。甘草呢？补气的。这就告诉人们，麦门冬汤，治疗虚热肺痿的病变证机是两个大的方面，一个大的方面是阴虚，一个大的方面是气虚。阴虚应该出现什么症状？口干咽燥，手足心热。它还有一个气虚。气，中医怎样认为呢？气有固摄的作用，气虚，气不得化津，气不得固摄阴津，会出现唾液多。

我再举一个例子，我在门诊上班，遇到一个男同志，将近七十岁。他说，有慢性支气管炎。我问有多长时间了，他说差不多相当于房间两个年轻人的年龄。他说年轻的时候，经常咳嗽，自己觉得年轻无所谓，重了吃点儿药，一吃药不咳了。过上一段时间，又咳了，如果咳得轻，不吃药，重了才吃药。六十岁了，觉得病不吃药根本控制不了。他说到六十一岁的时候，病发生变化了，整天感到口干。口干，喝水不解渴，怀疑有糖尿病，说明口干舌燥、喝水不解渴。不过，他又说了，他自己知道不是糖尿病。他说，口干，想喝水，喝了水还是想喝水。他说不是小便多，而是口水多。他说和别人一说话，口水流出来了。不说话，口水也流出来了。一天就是喝喝水、流流口水，流流口水、喝喝水。他自己知道是慢性支气管炎，想想年龄有点儿偏大了，不治吧，觉得一天痛苦，治吧，又觉得这个病时间太长了。根据他的表现，不断地流口水，来的时候，还拿一个杯子跟那个小暖瓶差不多。再看一下舌质、舌苔。想到了虚热肺痿，我给他开方的时候，就跟他说，有些药有点儿贵，他说只要能治病。我们给他开方，吃了一个多月，达到了预期治疗目的。我们不是说把他的慢性支气管炎彻底治愈了，而是说咳嗽、喘、口水多，得到了有效控制。病人自我满意，作为一个大夫，也是满意的。

麦门冬汤治疗的病证是什么？虚热肺痿证。虚热肺痿，一定要知道，这个虚代表的是阴虚、气虚。麦门冬汤治疗的第二个病证是胃阴虚。胃阴虚，使我想到在前面学习一个方，没有重点去学它，这个方可以治疗胃阴虚，是益胃汤。我们在学习益胃汤的时候，当时也提出了一个问题，益胃汤可以治疗胃阴虚，但是组方用药有点儿局限性。这个方在治病的时候，应该再加上什么药，疗效会更好一点儿？我们也说了治疗胃阴虚，到后边会学到一个方，效果是显著的。说到这里，再补充说明一个问题，西医有一个病，叫萎缩性胃炎，在很大程度上，有可能演变为胃癌。萎缩性胃炎，这样的病治疗的难度偏大，如果从我们中医角度去认识，通常把它分为大的方面是三个证型，一个证型以半夏泻心汤为基础方，一个证型就是以理中丸为一个基础方，最后这一个就是麦门冬汤。病证的表现是胃脘隐隐作痛，再一个表现，就是饥不想吃东西。饥，我们中医怎样认为呢？是热。热，是主动的，动是克食的。病人感到肚子饿，饿，又不想吃。究其本质是虚占主要矛盾方面。要用什么方？麦门冬汤。根据张仲景论述麦门冬汤，他既没有提到治虚热肺痿，也没有提到治疗胃阴虚，都是后人在研究的过程中，进行总结归纳，麦门冬汤可以治疗什么？虚热肺痿证、胃阴虚证。我们今天应用的时候，到目前为止，还没有说哪一个方，治疗虚热肺痿能取代麦门冬汤，治疗胃阴虚证取代麦门冬汤。这说明麦门冬汤，的的确确是治疗虚热肺痿证、胃阴虚证的重要代表方。我们在前面学习一个方的时候，也提到在后边还要学一个方，可以治疗虚热肺痿，后边这个方治疗虚热肺痿，效果是显著的，就是我们今天所说的麦门冬汤。刚才所说的话，就是说麦门冬汤治疗虚热肺痿证、胃阴虚证，具有显著的疗效。刚才我也说了，张仲景在论述的时候，没有明确提出来是治疗虚热肺痿，也没有提出来治疗胃阴虚证。张仲景当时论述麦门冬汤的时候，是治疗什么病呢？他说："大逆上气，咽喉不利，止逆下气，麦门冬汤主之。"告诉人们，麦门冬汤是治疗咽喉不舒服的一个重要代表方，治疗咽喉病证，应该是什么证型？应该是虚热咽痛证，或者说是虚热咽喉不利证。

举一个例子，今年上半年，我在门诊上班，我们中医学院有一个女同学，把她母亲带来看病了。我一问她，她母亲怎样说呢？她说她的女儿是在夏天生的，天特别热，在房间热得她受不了，她真想开空调，两个母亲不让她开，她说她真想用电扇，也不让她用。想用扇子，也不让她用，就让她热。大概到了半个月左右，出现嗓子有点儿哑，发音有点儿不太正常。她的两个母亲怎样说呢？说再过一段时间，再忍受一段时间，她想想应该忍受一下。一忍受，嗓子哑，发音受到了影响，整天感觉咽喉不舒服，一下持续到了今天，来找我们看病。她这样一说，我问了她的情况，看了一下她的咽喉，判断她是气阴两虚，热伤阴，热伤气。又根据她说的，一劳累，话就说不出来了。她又怎样说呢？一到夏天就加重了，到了冬天会缓解一些。我当时给她开了麦门冬汤，又给她开了一个方，是张仲景的桔梗汤。我给她开方的时候，既用炙甘草又用生甘草。因为张仲景所设的是桔梗汤，用的是什么？是生甘草。这个人大概吃两个多月，她觉得治疗效果是可以的。现在我们学习麦门冬汤，已经知道麦门冬汤在临床中，治疗的病应该有几大方面？三大方面。一个大的方面是虚热肺痿，一个大的方面是胃阴虚，一个大的方面是虚热咽痛证，也可以说是虚热咽喉不利证。病人咽喉痛不痛？不痛，就是嗓子哑。当然口干不干？她是口干的。我们学习麦门冬汤，如果针对的病位在肺，唾液多，如果是在胃，不一定唾液多，如果是在咽喉呢，也不一定唾液多。假如说我们在临床实际中，遇到一个病人，就是唾液多，能不能用麦门冬汤呢？也是可以的。

再举个例子，我在门诊上班，来了一个男同学，他说他有个毛病，他说话的时候带唾液，唾液比较多，他说和同事、朋友在一起吃饭的时候，人家都不愿意和他坐在一起。我一看他的舌质、舌苔，摸一下脉象，符合什么？气阴两虚证。给他开方，最后怎样？达到了预期治疗目的。麦门冬汤这个方，是我们在临床中，治西医病比较多的一个方。对于这个方，我们要高度重视。

麦门冬汤这个方，证与方之间的辨证应用关系如何？我们首先考虑到，病人应该是有两个虚，一个是阴虚，麦冬它就是滋阴的；第二个虚就是气虚，人参、粳米、大枣、甘草，就是补气的。如果这个人以阴虚为主要矛盾方面，补气的药也是不可少的，阴得气而化生。方中用半夏的量，也是偏大的。为何说也是偏大呢？张仲景在《伤寒杂病论》中，用半夏的时候，在绝大多数情况下，用的量是半升。这个方用的是一升。下面给同学们留思考题，张仲景在《伤寒杂病论》中，用半夏的量最大是多少？半夏所起到的作用是什么？滋阴的药，壅滞气机，补的药，壅滞气机。

半夏第一个作用，可以制约滋阴的药、补气的药在发挥作用的时候出现弊端；第二个主要作用就是降逆。比如说，肺气上逆了，咳喘，半夏可以降逆吧？治疗咳喘吧？如果饥不欲食，胃不通降了，半夏有什么？降逆，可以是行气和胃。如果是咽喉不舒服了，半夏是什么？其中一个作用就是利咽喉。可以这样说，半夏既是治病的药，又是纠正药物在发挥作用出现弊端的一个药。所以，在临床中用的时候，这个药的用量一定不能忽视。如果我们把这几个方面学好了，我们就能用好麦门冬汤，就能起到良好的治疗作用。

养阴清肺汤（玉液汤、增液汤）

【歌诀】养阴清肺是妙方，玄参甘芍冬地黄，
　　　　薄荷贝母丹皮入，时疫白喉服之良。

【组成】大生地二钱（6g）　麦冬一钱二分（4g）　生甘草五分（2g）　玄参一钱半（5g）　贝母去心，八分（3g）　丹皮八分（3g）　薄荷五分（2g）　白芍炒，八分（3g）

【用法】水煎服。

【导读】学好用活养阴清肺汤的第一步是辨清养阴清肺汤由哪些基础方和药物组成。组成养阴清肺汤有1个基础方和6组用药，基础方是增液汤；第1组是滋阴凉血药即麦冬、生地黄、玄参，第2组是凉血化瘀药即牡丹皮，第3组是清热化痰药即贝母，第4组是利咽药即薄荷，第5组是补血药即白芍，第6组是益气药即甘草。基础方增液汤清热滋阴，生津凉血。

从 1 个基础方和 6 组用药分析养阴清肺汤具有清热凉血，益阴化痰，益气利咽作用，可辨治一切阴虚血热夹痰证。

现在上课，这一堂我们学习一个方，叫养阴清肺汤。这个方的药物组成有生地、麦冬、玄参、白芍、贝母、丹皮、薄荷、甘草。这个方在用量方面有点偏小，我们在临床中，用这个方的时候应该酌情加大用量，可加大三到五倍。在煎煮方面没有特殊的要求，煎煮三十分钟左右。养阴清肺汤功用是养阴清肺，解毒利咽。根据这个方的名字，养阴清肺汤治疗中医证应该是在肺还是主要在咽喉呢？根据方名应该是在肺。方的名字虽然是养阴清肺汤，但是治疗的病证主要矛盾方面不在肺。回想一个问题，如果一个病人是肺阴虚，在通常情况下会开什么方？百合固金汤是肺阴虚代表方。养阴清肺汤的药理作用有增强机体免疫力、抗菌、抗炎、抗病毒等。

养阴清肺汤治疗中医的证，在咽喉。在学习功用的时候有两个大的功用，一个就是养阴清肺，一个是解毒利咽，突出是在虚热白喉证。虚热白喉证，热的症状表现是白的还是黄的呢？应该是黄，或者说是红？白喉的主要症状表现，咽喉部有白的东西，用几个字高度概括，就是"喉间其白如腐"。让病人把口一张开，咽喉部就像薄薄的一层豆腐贴在里面。舌苔也是像一层豆腐，热应该是黄或者是红，这个"喉间其白如腐"是一个假象。病人舌质是红的，咽喉部，用一个东西轻轻地把这个东西拨去，里边是红的。我们在认识问题的时候，要认识到一个物质热到一定程度，会出现白的。假如说，拿一张废纸，把它点着，在火上燃烧，燃烧到最后这个纸的颜色，是白的，是红的，还是黑的？灰白色。热在燃烧的过程中，会出现白色的。不过，我们要认识到，"喉间其白如腐"是一个假象，里边本质仍然是什么？仍然是红的，说明是热。病人其中一个症状是咽喉肿痛，这样的病人有相当一部分人有发热、咽痛。发热、咽痛很像感冒，相对而言，成年人多还是小孩子多？假如说一个小孩子一岁左右，发烧、咽喉痛。他主要是说咽喉痛，还是主要是哭？一岁左右，不会说咽喉痛，发热，就是哭。小孩子的父母一摸，身体有点热，再加上哭，很容易向哪个病想？感冒了。把小孩带到了医院或者是带到了诊所，说小孩子发烧、哭，是不是感冒了？大夫一想，发烧，小孩子哭，不是感冒是什么？在这种情况下，我们在临床中要记住，如果来了一个小孩子，发热、哭比较明显，要注意哭的声音。凡是遇到的小孩子，只要哭的声音嘶哑，我们都要看一下咽喉部，是白色的，就是白喉。不是白色的，就相当于人们所说的感冒。遇到白喉的病人，基本上都有咽喉嘶哑，似喘非喘。我们还要认识到一个问题，虚热发热误认为是感冒，很容易用治感冒的药。吃了治感冒的药，一出汗更伤人的阴津，这个白喉治疗的难度会更大。

举一个例子，在门诊上班，病人是白喉，如果没有用感冒药，用中药在通常情况下，两周，最多三周就彻底治愈了。如果是白喉，用了治感冒的药，治一个月、四十天，不一定能痊愈。遇到白喉这样的病人，一定要问用过西药没有，经过其他大夫治过没有？如果说没有治过，我们可以告诉说吃药两周，最多是三周，病就痊愈了。如果用过，要告诉他治疗的难度偏大。再一个方面，百分之九十以上的白喉病人，凡是用过解表的药，症状完全缓解了，咽喉部会出现一些特有的表现，病人没有什么很大的痛苦。一看咽喉，像小米那样大的白点，有的十几个，或一二十个。像这样的白点，是不需要治疗的，需要半年左右自行消除。这样的病人，基本上都是吃感冒药引起的一种特有表现。可以告诉病人或其家属，没有什么可怕的，半年左右就会彻底消除的，不要盲目治疗。

我们学习养阴清肺汤，要重视几个方面的内容，一个主要症状表现是咽痛，另外，它是咽喉部的假象，但是我们也能认清它的本质。再一个方面，学习养阴清肺汤要知道不能用解表药。如果用了，会出现白点，半年左右才能消除，治疗的时间会延长的。我们在辨证的时候，还要抓住是虚热，舌红少苔。

学习养阴清肺汤，我们还要重点知道方中用药与病证之间的关系。方中用的生地、麦冬、玄参，是清热凉血养阴。我们还要认识到一个问题，凡是滋阴都要用补血的药。为何要用白芍呢？白芍除了补血敛阴作用之外，还有一个缓急止痛。贝母，主要是降肺化痰。丹皮呢？凉血消肿，治疗咽喉肿痛。薄荷是不是解表药？是不能用解表药的，薄荷能不能用？同学们吃过薄荷喉片吗？吃了一个又吃了一个，吃了两个又吃了两个，是出汗，还是感到咽喉凉？出汗了没有？没有。这说明薄荷发汗的作用是非常小的，薄荷发汗必须与辛温的药配合在一起，仅仅用薄荷是根本达不到发汗效果的。用薄荷就是宣肺利咽的，是不发挥解表发汗作用的。如果不和辛温的药配合在一起，主要的作用有两个，一个就是利咽喉，一个就是疏肝，量要小点。甘草的作用就是益气解毒，为何要益气？滋阴的药得气而化生。甘草和白芍，配合在一起就是缓急止痛。

下面我们看一个方叫玉液汤，这个方组成有山药、黄芪、知母、鸡内金、葛根、五味子、天花粉。方的功用是益气生津，润燥止咳，具有降血糖、降血脂等药理作用。玉液汤治疗中医的证是气阴虚消渴症。消渴，相当于今天所说的糖尿病、尿崩症、甲状腺功能亢进症。我们思考一个问题，糖尿病在绝大多数情况下，吃饭是偏多还是偏少呢？玉液汤用了鸡内金，是不是让病人再多吃一点呢？玉液汤治疗糖尿病的一个并发症效果比较理想，糖尿病出现了消化不良，西医叫糖尿病胃瘫。从中医认识，如果病人是舌红、少苔用玉液汤；如果是舌红、苔黄腻，不用玉液汤，要用一个什么方？作为思考题。玉液汤这个方治疗的病证，就突出气虚，用山药、黄芪；阴虚，用五味子、知母、天花粉；还要适当地助消化，适当地生津，就是葛根。

下面我们再学习一个方，叫增液汤，方的组成有玄参、麦冬、生地。现在我们看看养阴清肺汤有没有生地、麦冬、玄参呢？增液汤是一个基础方。我们学习增液汤要知道它是基础方，另外一个方面，还要重视用量。功用就是增液润燥。治疗中医的证是阴津不足证。吴鞠通在《温病条辨》中说这个方治疗阳明温病，津亏便秘，有一定的局限性，把这个方局限到治疗大便干结。我们在认识的时候，把这个证型理解为阴津不足证。下面我给同学们举一个例子。秋天，干燥不干燥？到了秋天，有没有说什么电比较多？静电。有没有同学摸过静电呢？摸静电大部分是干呀还是湿呀？

我再举一个例子，事情发生在大概三年前。一次坐在公交车上，有一个人个子比我高，上到公交车，三步并作两步走，因为车的上边还有一个座位。他一坐到这个地方，前面是一个女同志，这个女同志头发有点儿偏长，这个女同志的头发飘起来了，一飘起来，这个男同志说了一句话，说要注意一下，把头发整理一下。这个女同志往后一看，赶紧用手去抓，两个手抓住了。大概有一分多，这个女同志把头发松了，一松，这个头发又飘起来了。一飘起来，这个男同志又说了一句话。这个女同志不高兴，她说我头发好好的，这个男同志说："我不坐了，我不坐了。"就起来了。这个女的也不说了。又到一个站了，上来一个男的，这个男的也是走得比较快，到了这个地方坐了，往这个地方一坐，啥事也没有。这个女的开始说话了，她把先前这个男的好好说了一番，这个男的也不能不说话呀。在说的过程中，这个男的说："我提前下车，我提前下车。"意思就是说，不和你再说了。我当时想到一个问题，它们属于干燥静电。

我们在秋天，假如说有时一摸电视机，好像是摸到电一样。假如说去开电视机之前，把手先用水冲一下，再用毛巾擦一下，根本就不会接触到静电的。这说明阴津不足，阴津不足是会生热的，热是会产生变化的。我们学习增液汤，把它作为治疗一切阴津不足证的基础方。比如说，人到了秋天会不会出现面部干燥、皮肤干燥呢？我们再思考一个问题，有没有有些人手经常脱皮呢？是水多了，还是水少了？应该是水少了吧？比如说，一棵树经常给它浇水，就长，假如说，一棵树水断绝了，会不会先脱皮，最后结束生命呢？

增液汤这个方是临床中治病非常重要的一个基础方。我们在学习麦门冬汤的时候，麦门冬汤这个方用麦门冬量比较大，就决定这个方以滋阴为主要方面。麦冬用的量大，价格有点儿偏高，我们可以把麦冬的量减少一些，可以加生地，加玄参。相对而言，在我们河南生地应该是比较多的。这是我们学习增液汤，在诸多情况下，可以和其他方合在一起。能不能和麦门冬合在一起？能不能和养阴清肺汤合在一起？当然能不能和玉液汤合在一起？也是可以的。

到目前为止，我们把治燥剂又学完了。治燥剂主要包括两大方面的内容，一个是外燥，一个是内燥。外燥的两个方，一个是温燥，清燥救肺汤；凉燥，杏苏散，实际上不是以燥为主，以痰为主。治疗的病证，可以说是小青龙汤重一些，杏苏散轻一些。临床中在绝大多数情况下，可以考虑用小青龙汤，效果应该是比我们所说的杏苏散要显著一些。内燥，重点学了几个方？一个是麦门冬汤，一个是养阴清肺汤。麦门冬汤，可以治疗三个方面。养阴清肺汤，可以治疗两个方面，重点不在肺而在咽喉，这是我们学习要达到的目的。

第十六章　祛湿剂

现在上课，这一堂我们学习第十六章祛湿剂。祛湿剂，是以祛湿药为主组成的方剂，具有祛湿的作用，治疗的病证是湿病。现在我们要认识一个问题，中医说的湿是有形之湿还是无形之湿呢？这个问题，是不容易搞清楚的。要想搞清楚，凡是病人的症状表现符合湿邪的致病特点，不管是有湿还是没有湿，我们都把它辨为湿。换一句话说，遇到病人不管是有形之湿还是无形之湿，只要具有湿邪致病引起的症状表现，我们都把它辨为湿。湿在治疗的时候，湿得气而化，这就是说，在临床中治病为了取得好的疗效，在治湿的时候，应该重视用理气的药。气能化湿，湿得气而化。

在应用祛湿剂的时候，也要辨寒热，辨虚实。再一个方面，祛湿的药，容易伤津，应该适当地照顾到阴津。如果治疗慢性病，一定要照顾到阴津。如果是治疗急性病，最好能照顾到，如果没有照顾到，急性病湿去了，津伤了，津可以自我恢复。这是我们对祛湿剂的认识。

第一节　燥湿和胃

平胃散

【歌诀】平胃散中苍术朴，陈皮甘草姜枣齐，

湿困脾胃淡无味，燥湿运脾理气宜。

【组成】苍术去黑皮，捣为细末，炒黄色，四两（120g）　厚朴去粗皮，涂生姜汁，炙令香熟，三两（90g）　陈橘皮洗令净，焙干，二两（60g）　甘草炙，黄，一两

（30g）

【用法】上为散，每服二钱（6g），水一盏，加生姜二片，大枣二枚，同煎至六分，去滓，食前温服（现代用法：水煎服）。

【导读】学好用活平胃散的第一步是辨清平胃散由哪些药物组成。组成平胃散有3组用药，第1组是芳香化湿药即苍术，第2组是行气和胃药即陈皮、厚朴，第3组是益气药即甘草。从3组用药分析平胃散具有芳香化湿，醒脾和胃，行气益气作用，辨治一切寒湿气滞证。

下面我们学习第一节燥湿和胃，第一个方叫平胃散。平胃散组成有苍术、厚朴、陈皮、甘草。这个方在用法中，还有两味药也是比较重要的，就是姜、大枣。学习这个方首先要记住药物的组成，为了强化记住药物的组成，平胃散常常会考生姜、大枣。为何要这样考？主要就是为了在临床中应用的时候，不要忽视姜、枣在方中的作用。平胃散这个方说是散，实际上是水煮散剂。平胃散功用是燥湿运脾，理气和中。药理作用主要就是调节肠胃蠕动、调节胃液分泌、保护胃黏膜，以及抗菌、抗炎等。

平胃散治疗中医的证，是湿困脾胃证。湿困脾胃证，我们学习方剂，在用方辨证的时候，背证型是非常重要的。比如说，学习平胃散，治疗中医的证是湿困脾胃。在临床中从大方面去考虑问题，一个大的方面，脾胃。脾胃的基本脉证有哪些？脾的生理功能是脾主升，胃主降，不升不降，出现脘腹胀满、恶心呕吐、嗳腐吞酸。脾不能运化水湿，湿邪下注，会出现下利。刚才我们所说的症状表现都是基本的，根据这些症状表现，仅仅是辨病变的部位在脾胃，还辨不清病变的属性。在学习祛湿概念的时候，辨湿应该辨寒热，凡是在临床实际辨证过程中，必须抓住这个湿，不是偏于寒就是偏于热。

现在我们再思考一个问题。苍术是什么性？温性。厚朴？温性。陈皮？温性。生姜、大枣、甘草？这样得出一个结论，用的药都是偏温的。温，我们在学习中医证的时候，可以把它理解为寒湿脾胃证。一提到寒湿脾胃证，我们还要补充几句话，湿邪致病的特点和临床常见症状。湿邪，在辨的时候，不管是寒湿还是湿热，都会出现肢体沉重、肢体困重。再一个方面，会出现舌苔是腻的。当然在辨舌苔的时候，就知道这个人有没有湿，湿是偏于寒还是偏于热。

舌苔很重要，寒湿，舌苔基本上都是白腻的。当然我们还要知道，舌质是淡的。有的人还怎样说呢？最近吃再香的饭，人家都说香，自己却觉得是口淡无味，抓住一个症状就是口淡无味。在临床中凡是遇到口淡无味，我们都要选用温化寒湿的方。这是我们学习的平胃散，重点抓三个方面的症状，一个脾胃的症状，脘腹胀满、恶心呕吐、下利，或者说不想吃饭，不一定都具备。也可能在临床中，有的人怎样说呢？就是最近脘腹胀满，看到什么饭，都不感兴趣的。或者他怎样说呢？最近总是嗳腐吞酸。辨湿，两个症状只要具备一个就行，有的人就是肢体沉重，有的人就是没有肢体沉重，就是舌苔腻，这里我们又抓住了一个湿。最后一个，就是要看舌苔颜色。这一下子，就把这个问题搞清楚了。辨证只抓要点，这个方治疗西医的病还是比较多的，急慢性胃炎、肠炎、胆囊炎、肝炎、肠胃型感冒等，只要具备了寒湿脾胃证，都可以用平胃散，用了能不能达到预期治疗效果呢？

我们分析一下，平胃散方药与病证之间的关系。方中用的苍术，就是燥湿运脾。现在给同学们留一个思考题，苍术和白术共同点是什么？不同点是什么？白术是通过健脾而达到燥湿的目的，而苍术是通过燥湿而达到运化脾气的目的。这说明它们两个出发点和着落点不完全相同。我们在学习的时候，湿绝大部分与哪一个脏腑的关系比较密切？脾。我们在学习基础知识的时候，也提到治湿一定要用行气的药。方中用的厚朴、陈皮都是理气的药，这两味药，作用是不完全一样的，厚朴下气，偏于降了；陈皮理气，偏于上行。厚朴和陈皮配合起到的作用是一升一降。再一个方面，胃偏于降，脾偏于升，陈皮偏于协助脾升，厚朴偏于协助胃降，这样脾胃一升一降，达到调理气机的目的，正好能消除脘腹胀满、恶心呕吐、嗳腐吞酸、下利。我们再想一个问题，姜有没有调理脾胃？燥湿运脾，厚朴、陈皮有没有化湿的作用呢？化湿的作用明显不明显呢？凡是行气都能化湿。再一个方面，理气的药在绝大多数情况下都有可能伤气。理气的药多燥，也容易伤津，方中用的甘草、大枣起到了益气补益脾胃的作用，防止理气的药伤气。当然我们还要知道，大枣和甘草在某种程度上，有没有生津的作用？正好可以纠正方药在发挥作用的时候出现弊端。

藿香正气散

【歌诀】藿香正气大腹苏，甘桔梗苓术朴具，

　　　　夏曲陈皮兼白芷，解表化湿功用著。

【组成】大腹皮　白芷　紫苏　茯苓去皮，各一两（各30g）　半夏曲　白术　陈皮去白　厚朴去粗皮，姜汁炙　苦桔梗各二两（各60g）　藿香去土，三两（90g）　甘草炙，二两半（75g）

【用法】上为细末，每服二钱（6g），水一盏，姜三片，枣一枚，同煎至七分，热服。如欲汗出，衣被盖，再煎并服（现代用法：水煎服）。

【导读】学好用活藿香正气散的第一步是辨清藿香正气散由哪些基础方和药物组成。组成藿香正气散有1个基础方、1个变化方和7组用药，基础方之一桔梗汤，变化方是平胃散；第1组是芳香化湿药即藿香，第2组是益气药即白术、甘草，第3组是行气药即陈皮、厚朴、紫苏，第4组是降逆药即半夏，第5组是宣利药即桔梗，第6组是辛温行散药即白芷，第7组是利湿药即大腹皮、茯苓。基础方桔梗汤宣利气机，变化方平胃散行气醒脾燥湿。从1个基础方、1个变化方和6组用药分析藿香正气散具有芳香化湿，醒脾和胃，行气益气作用，辨治一切寒湿气滞证。

下面我们学一个方，叫藿香正气散，这个方就是在平胃散基础之上变化而成的一个方。藿香正气散有没有厚朴？有没有陈皮？有没有甘草？有没有术？不过那个术叫苍术，这个术叫白术，调整了一下。大腹皮、白芷、紫苏、茯苓、半夏、姜、桔梗、藿香。这个方的功用是解表化湿，理气和中，对肠胃起到双向调节的作用，既可以对蠕动双向调节，也可以对胃液分泌双向调节，也有抗菌、抗炎的作用等。

藿香正气散这个方，治疗中医的证是外寒内湿证。外寒内湿证，我们简单地理解就是表里兼证。在表，病人出汗不出？没有出汗，表证就是风寒表实证。如果从学习《伤寒杂病论》这个角度，就是太阳伤寒证。里证，我们在前面学习了平胃散，它治疗的中医的证型是湿困脾胃证。凡是湿都要辨寒热，藿香正气散就是治疗寒湿脾胃证的。寒湿脾胃证的症状表现，与我们学习平胃散没有

区别，都是什么？脘腹胀满、不想吃饭、恶心呕吐、嗳腐吞酸，下利，有时中医不说是下利，而说腹泻。

我们学习藿香正气散，还要认识到一个问题，藿香正气散治疗的病证是重还是轻？根据用药来看，应该是重。寒湿重了，寒的特点是善于凝的。凝，是不通的。不通会出现在脘腹，轻的话出现胀满，重的话就是脘腹疼痛。中医在认识问题的时候，有这样一种说法，上吐、下泻、腹痛，三大症状具备的话，中医把它叫作霍乱，当然这个腹应该包括什么？应该包括胃。我们在用藿香正气水的时候，在通常情况下，可以治疗几大方面的病证。假如说一个人，昨天夜里受凉了，感冒了，出现上吐下泻，相当于西医所说的肠胃型感冒，喝藿香正气水行不行？假如说一个人，没有上吐下泻，也没有腹痛，就是受凉感冒了，喝藿香正气水行不行？也行。如果一个人没有感冒，就是出现腹痛，或者是呕吐，或者是腹泻，喝藿香正气水行不行？也行。藿香正气水从今天来看应用是非常多的。我们在应用藿香正气水的时候，一定要重视辨证。如何辨证？主要要抓他的舌质、舌苔。舌质是什么？淡。舌苔是什么？白腻。抓住这个，用藿香正气水就能取得显著治疗效果。我们在学习藿香正气水的时候，还想到我们学的方名是藿香正气散。从今天来看，在临床中有没有必要再喝藿香正气汤呢？没有必要。如果病比较轻，就喝一支；如果病比较重，可以喝两支；如果病是在重的基础上还有点儿重，可以喝三支；重、重、重，三个重，比较重，四个重，可以喝四支。在临床中，一个病非常重，最多喝四支就行了，不需要再喝五支了，就能达到预期治疗目的。

我再举一个例子，有一个男同志，他来找我，我说你哪儿不舒服？他说好好的。我说你有什么事？他说他老母亲，经常感冒，每次感冒都要输液体，输上一星期。他说不怕花钱，就怕他老母亲有病受罪。他问我能不能用我们中药来提高治疗效果？我说完全可行。他说想麻烦一下，让我去给他老母亲看一看。他老母亲八十多了，感冒了，有点儿上吐，还有点儿下泻，又一看，她的舌苔白厚腻。我跟他怎样说呢？买藿香正气水就行。他问我还需要不需要再到医院输液体？我说，如果真想输也是可以的，如果不输，喝藿香正气水也是完全可以的。在这种情况下，他让他老母亲喝藿香正气水。根据她的病情，我说要最少喝两支，喝了三次即六支，病就消除了。时间到了今年的夏天，大概早上三点左右，手机响了。他说，真不好意思，这样早给你打电话。他又说他老母亲，出现感冒了，上吐下泻，他说很长时间没有出现过这样的症状，如果出现了，一喝问题就解决了。他说这一次，越喝吐得越重，拉得越明显，体温还升得偏高。问我能不能再来看一下，我说没有问题，他说我到你楼下等你，我说你不需要到我楼下等我，你到你楼下，告诉我你在哪一个单元就行。在这种情况下，我到那个地方一看，夏天受凉了，可他老母亲的舌苔又黄又厚又腻，说明她有湿热。藿香正气水是偏于温性的，她越喝越不舒服。我说这一次需要换方了，他说病证表现差不多呀，都是吐，都是拉肚子。在这种情况下，我给她换了一个方，取得了预期治疗效果。应用藿香正气水，一定得怎样？辨证的。

下面一个名词叫山岚瘴疟。瘴疟指的是发热、无汗、头痛。山岚，就是上吐下泻、腹痛。换一句话说，山岚瘴疟实际上就是外寒内湿，也可以说，在外有太阳伤寒证，在里有寒湿脾胃证。

方的用药就是芳香化湿，散寒解表，利湿降逆，行气健脾升清，这样就达到了预期治疗目的。这是我们重点学习的平胃散，同时还要知道藿香正气散也是一个重要的方。通过学习，从今天来看，最常用的是哪个方？藿香正气水。

第二节　清热利湿

茵陈蒿汤（及其系列方）

【歌诀】茵陈蒿汤栀大黄，清热利湿退黄方，
　　　　身黄目黄小便黄，脏腑湿热服之良。

【组成】茵陈蒿六两（18g）　栀子擘，十四枚（14g）　大黄去皮，二两（6g）

【用法】上三味，以水一斗二升，先煮茵陈减六升，内二味，煮取三升，去滓。分温三服。小便当利，尿如皂荚汁状，色正赤，一宿腹减，黄从小便去也。

【导读】学好用活茵陈蒿汤的第一步是辨清茵陈蒿汤由哪些药物组成。组成茵陈蒿有3组用药，第1组是利湿清热药即茵陈，第2组是清热燥湿药即栀子，第3组是泻热燥湿药即大黄。从3组用药分析茵陈蒿汤具有利湿燥湿泻热作用，可辨治一切湿热内结证。

现在上课，这一堂我们学习第二节清热利湿，其中的一个方就是茵陈蒿汤。这个方是《伤寒杂病论》中一个著名的方。这个方药物组成有茵陈、大黄、栀子。这个方哪一个药用量比较大？茵陈。我们学习茵陈蒿汤，除了药物用量重要之外，还有一点要引起高度重视，就是煎煮的重要性。

我举一个例子，大概三年前，我在门诊上班，来了一个人，他已经退休两年了。我说你有什么事，他说没有什么事，时间大概就是九点多。到了十一点左右，我一抬头，他还在这个地方。我说你有什么事，他说没有事。大概到了将近一点左右，我说你有什么事，他说他老母亲肝癌，恶化了。他说了两个症状，觉得他老母亲太痛苦了。每当看到他老母亲，全身是黄色的，他自己从事中医工作的，老母亲的病身上是那样的黄，他感到对不起他老母亲。第二个，他觉得他老母亲肝区疼痛特别明显，完全靠吃西药止痛药。他说给她开中药，有效果，但是效果不明显，想让我给她开个方。当然在座的同学们，可能见过肝癌恶化这样的病人，也可能没有见过，这样的病人全身就像橘子皮样的颜色，黄而鲜亮。我说你是不是开茵陈蒿汤？他说是的，但没有多大作用。他说想让我开个方。我说我开方和你开的方是没有区别的，都是要用茵陈蒿汤的。他说用茵陈蒿汤是有作用的，但作用不明显。在这种情况下，我说，你用茵陈煎煮多长时间？根据张仲景的论述，以水一斗二升，先煮茵陈减六升，再加上大黄、栀子，最后煮取三升。这样我们就可以看出来，茵陈这一味药，需要煎煮多长时间？时间偏长。他说回去试一试。大概过了两个月左右，见到他了，他说按照我所说的煎煮，他老母亲的黄明显退了，疼痛明显减轻了。这里要说一个问题，黄减轻了，疼痛缓解了，是不是说这个肝癌就能治愈呢？我们仅仅说的是控制症状，减轻痛苦，说不定就能延长寿命。所举的例子，就是说明了一个问题，用茵陈蒿汤，除了用药、用量之外，对于煎煮要高度重视。

茵陈蒿汤的药物组成，决定茵陈蒿汤的功用是利湿清热退黄。具有保肝利胆，降血脂及抗炎、抗菌、抗病毒、抗突变的作用。所谓抗突变就是抗肿瘤。这是我们认识茵陈蒿汤具有的药理作用。

我们学习茵陈蒿汤，主治中医证是湿热黄疸。在通常情况下总结为三句话，身黄、目黄、小便黄，小便黄没有多大的辨证意义，目黄是辨证的核心。为何说小便黄没有太大的辨证意义？假如说，今天中午吃了两个饼，下午接着吃了两个饼，中午是忘了喝水，下午是水忘了喝，到了第二天早上吃了两个饼，水让别的人喝了。到了明天的中午，小便会不会黄？这算什么病？什么病也不算，算忘了喝水。这说明小便黄，不是辨证的要点，辨证的要点是假如说喝水还比较多，小便还要黄，这说明不是缺水而是病。中医在认识黄的时候，辨黄一定要辨寒热。根据张仲景的论述，张仲景怎样说呢，"伤寒七八日，身黄如橘子色，小便不利，腹微满者，茵陈蒿汤主之"。在临床中凡是湿热，颜色都是鲜亮的；换一句话说，凡是寒湿都是晦暗的。在临床中只要一个人出现目黄，就可以说是什么呢？黄疸。当然，我们还要辨这个人是不是先天眼白就是黄的。一般情况下，一个人眼白是黄的，就是先天黄的，没有任何病。大部分眼睛是什么颜色？是白的，黑白分明。我们在认识问题的时候，不管中医所说的黄疸还是西医所说的黄疸，病变部位在哪儿？我们在前面学习某某方的时候，说过这样一句话，从我们中医角度认识，黄疸病变的部位不在肝，在脾胃。当今在认识黄疸的时候，病变部位在肝。中医为何把黄疸的病变部位辨在脾胃？主要告诉人们两点，一个脾在五色之中属于黄，第二个告诉人们黄疸这样的病人，其中一个主要症状在脾胃。刚才我也说了，不管是中医所说的黄疸，还是西医所说的黄疸，都出现病变部位在哪儿？在脾胃，即出现脘腹胀满、脘腹疼痛、恶心呕吐。

下面给同学们介绍一点小知识。在通常情况下，湿热黄疸这样的病人是没有出汗的。在特定的情况下，会出汗的，出的汗是头汗。我在临床中发现，假如说一个人是乙肝，肝脏有损伤，是不是一定有黄疸？不一定。我在临床中发现，凡是肝炎、肝损伤或者是肝硬化等，这一类疾病，如果损伤比较重，要出现黄疸之前，会出现一个症状是头汗出。中医是怎样认为呢？湿热熏蒸于上，热与湿胶结不解，形成了身无汗，热要透，湿要胶结，热透发不出来，不能出汗吧？湿热熏蒸于上，会出现头汗出。如果我们在门诊上班，遇到病人，他说最近几天头汗出。我们的大脑中就想到，只要一做肝功能，肯定肝损伤，胆红素比较高，转氨酶比较高，身体就会出现发黄了。第二个小知识，我在临床中发现，有相当一部分肝炎病人，他说最近这一段时间，一吃饭就感到头昏头胀，过了一会儿，好一些。他这样一说，我们就判断，最近肝功能损伤比较明显，做一个肝功，会发现转氨酶升高得比原来要多。我们学习茵陈蒿汤，要有两个目的，一个目的，茵陈蒿汤可以治疗湿热黄疸。第二个目的，我们学习茵陈蒿汤，要达到治疗今天所说的病毒性肝炎的目的。病毒性肝炎包括乙肝、丙肝、甲肝等，是完全可以治疗的。可以这样说，肝炎病人，最起码有百分之五十以上，没有明显的症状，在通常情况下是病毒携带者，没有症状，只要具备了湿热，都可以用茵陈蒿汤，都可以达到我们预料的治疗效果。

下面举一个例子，在2009年的下半年，我在一个班上课，有一个男同学把他父亲带来看病了。他父亲说在外边打工，在外边吃饭，不太讲究，不知道怎样被感染成乙肝了，每次检查，都是大三阳。病人的父母亲没有，父母亲的父母亲也没有。他说想吃中药。当然找过西医的大夫，西医大夫怎样说呢？一个就是打干扰素，一个就是说没有症状不需要治疗。但是这个人想治疗，我说你有没有信心吃药？能不能坚持吃药？他说没有问题。我当时根据他的病证表现，开了三个方，一个就是茵陈蒿汤，一个是我们在前面学习的小柴胡汤，一个是张仲景的桂枝加黄芪汤，三个方的合方。一年过去了。在这一年之间，他总是问我，有没有必要检查？我说不要检查，要想检查，半年以后，或者是一年以后。多次问我，我总是这样跟他说，没必要多次检查。到了一年零两个月，一检查，就剩了一个阳，产生了抗体，其他阳都变了。他说从理论上，根本不相信这是事实，他总是觉得自己在做梦。到了几家医院验证，结果是一样的。我们在前面学习小柴胡汤的时候就说过，凡是具有家族性质的，治疗的难度都怎样？大，不容易。凡是被感染的，只要坚持治疗，在通常情况下，还是能取得良好的治疗作用的。

我们学习茵陈蒿汤，要认识到它既可以治疗黄疸，又可以治疗非黄疸。但是病变证机必须是什么？湿热。一个人就是大三阳，没有明显的症状，我们怎样知道是湿热呢？只要一摸他的脉象不虚，就行。第二个，只要舌质偏红，舌苔不管厚不厚，只要是黄，有点儿腻，都可以辨为湿热，都可以用茵陈蒿汤为基础方。当然我反复强调这个方煎煮的时间，应该偏长。

我在门诊上班，有一个女同志，三十多岁，我首先问她有没有家族性。我一问她，她说没有。一年过去了，一检查，原来是大三阳还是大三阳。我一问她怎样煎煮，她说煎煮药是在她家斜对门的一个大药房，我说要治病你必须按照我说的煎煮，她说再吃一年怎样？一年后经复查，达到治愈目的。治病用药重要吧？用量重要吧？煎煮同样重要。茵陈蒿汤煎煮的时间长与短，它的化学结构成分是会发生变化的。我估计我们班的同学们，说不定有些同学吃过花生？生花生和炒花生都是花生，吃着都是花生，结果一样不一样？吃吃生花生啥感觉？吃吃炒花生怎样？这说明生的和炒的不一样。当然有效成分可能是一样的，但是有些化学成分是变的。我所说的话就是煎煮的时间长与短，在特定的情况下，改变药物的作用。我们学习一个方有什么样的体会？我们学了几十个方有什么样的体会？我们学了上百个方是什么样的体会？就是感觉变了。怎样变了？量变导致自己会开方了。麻黄汤不会开？桂枝汤不会开？小青龙汤不会开？理中丸不会开？学习必须达到一个量的积累，煎煮也是这样的。

下面我们学习茵陈蒿汤方中用药与病证之间的关系。茵陈什么作用？利湿清热退黄。大黄、栀子，就是泄热清热、燥湿退黄。这三味药配合在一起，起到的作用就是利湿清热退黄。现在我忽然又想到一个问题，张仲景在当时见没见过肝炎、黄疸型肝炎？应该见过。再想一个问题，张仲景当时治疗肝炎病人，就用三味药吗？不可能。可能的是什么？只可意会不可言传。

我写一本书叫《经方临证答疑》，写了一个内容就是茵陈蒿汤系列方探讨与认识。我们到临床中治疗肝炎用张仲景的任何一个方，都不可能取得很好的治疗效果。下面给同学们介绍一下，张仲景治疗肝炎具有代表性的方有多少？一个方叫茵陈蒿汤，一个方叫茵陈五苓散，一个方叫栀子柏皮汤，一个叫栀子大黄汤，一个叫大黄硝石汤，一个叫硝石矾石散，一个叫桂枝加黄芪汤，一个叫小建中汤，一个叫小柴胡汤，一个叫麻黄连翘赤小豆汤，一个叫抵当汤。数一数，十一个。张仲景在辨黄疸的时候，主要有四个类型，一个类型是以热为主要矛盾方面，一个类型是以寒为主要矛盾方面，一个是以虚为主要方面，一个是以瘀血为主要方面，四大类型。可以这样说，当今乙肝病人多不多？比较多。在治疗的时候仍然要从寒、热、虚、瘀四大方面去治疗。只要按照这四大方面去辨证论治，在临床中除了家族性的难以达到治疗目的之外，其他只要坚持用药，都能达到预期治疗目的。不过这个坚持用药时间长，煎煮的时间长，很多人难以坚持。不过我们作为一个大夫，为了减除病人的痛苦，减除病人的思想负担，要多给病人做些思想工作，提高病人对治疗的信心，会取得好的疗效。这是我们学习的茵陈蒿汤，一方面要学好茵陈蒿汤，另外一方面还要重视什么？重视方的合用，当一个名副其实为人民服务的中医专家。

八正散

【歌诀】八正木通与车前，萹蓄大黄滑石研，
草梢瞿麦兼栀子，煎加灯草淋证蠲。

【组成】车前子 瞿麦 萹蓄 滑石 栀子 甘草炙 木通 大黄面裹煨，去面，切，焙，各一斤（各500g）

【用法】上为散，每服二钱（6g），水一盏，入灯心，煎至七分，去滓，温服，食后，临卧。小儿量力少少与之（现代用法：水煎服）。

【导读】学好用活八正散的第一步是辨清八正散由哪些药物组成。组成八正散有4组用药，第1组是清热利水药即车前子、滑石、瞿麦、木通、萹蓄，第2组是清热燥湿药即栀子，第3组是泻热燥湿药即大黄，第4组是益气药即甘草。从4组用药分析八正散具有清热利湿作用，可辨治一切湿热水气证。

现在上课，这一堂我们学习一个方叫八正散，这个方来源于《太平惠民和剂局方》，方的组成有车前子、瞿麦、萹蓄、滑石、木通、栀子、大黄、甘草。根据这个方的名字叫散，在用法方面，古人主张不是单一的散剂，是水煮散剂，最好再加一点儿灯心草。功用清热泻火，利水通淋。药理作用有改善肾功能，促进尿液排泄，促进肠胃蠕动，以及抗炎、抗菌、抗病毒。

八正散治疗中医的证是湿热淋证，在古代的书上又叫小肠火，当然小肠火的概念，没有湿热淋证概念大。在前面学习过一个方，我们没有重点去学它，仅仅介绍一下叫导赤散。导赤散这个方药味不多，治疗的病证涉及两大方面，一个大的方面是心热证，治疗心热证没有清营汤效果明显，可以把导赤散和清营汤合在一起。我们在认识的时候可以治疗小肠火，同时也说，没有我们后边要学的一个方效果明显。这就是我们今天要学的一个方叫八正散。八正散治疗的是湿热淋证，我们要牢牢抓住几个要点，尿频、尿急、尿痛、尿不利，同时还要抓住一个要点，小便灼热，同时还要知道湿热淋证不一定有小便灼热。怎样把病辨为湿热呢？主要认识到，舌质偏红，舌苔黄腻。我们作为大夫，对这

样的病，辨证相对来说是难还是不太难的？是不太难的，就是尿频、尿急、尿痛、小便灼热不利不一定有，但是一定要有舌红、苔黄腻。如果舌苔白腻，就不是湿热淋证。相对而言，这样的病辨证比较容易。我们在学习的时候，还要知道教材上这样一句话，"甚则癃闭不通"，在某种程度上，相当于今天所说的结石，如肾结石、输尿管结石、膀胱结石。这样的病在通常情况下，可以选用八正散，有一定的治疗作用。

我们学习八正散方证之间的关系，可以发现这个方在组方方面用的药，力量相对来说，是比较集中的。车前子、瞿麦、萹蓄、滑石、木通，都属于清热利水利湿药。病是热，用了大黄、栀子，大黄可以使热从大便而去，栀子可以使热从小便而去。灯心草，其中一个作用，就是增强利水的作用。甘草就是缓急。这是我们对八正散用药做了一个认识。因为用药相对来说比较单一，相对来说作用比较集中。现在我们要知道，治疗结石，在学中药的时候，在通常情况下，需要加什么药？加金钱草、海金沙，也需要加鸡内金。说到鸡内金，我想问同学们一个问题，有没有同学见过鸡？鸡吃不吃石头？得出一个结论，鸡解的大便里大部分都是石头。这说明鸡消化石头，靠的是什么？鸡内金。在座的同学们吃过鸡外金，鸡内金外边的东西就叫鸡外金。你们老家叫什么？能不能吃？这个东西帮助消食。鸡内金、鸡外金都有什么？消食的作用。还有什么？化石的作用。到临床实际中一定要重视用点儿什么？鸡内金。说到这里，我又想到一个问题，八正散用的药基本上都是什么药？从寒热属性上来看，八正散基本上用的都是寒性的药。治疗泌尿系的炎症，就是我们中医所说的湿热淋证，用八正散，这些药清热利湿吧？达到治疗目的吧？假如说，用八正散治疗结石吧。石头，往寒水里边一投，这个石头会不会化呢？同学们去过炼钢厂没有？没有去过。这个石头是炼钢的，进去的是石头，流出来的都是水，是红水，发热。然后一放凉，变成钢铁了。刚才所举的例子，就是说要想石头熔化，必须得热还是必须得寒？结合我在临床中治疗结石病证，都要加上温热的药。为何要加上温热的药？就是两个原因，一个原因我在临床中辨证结石属于我们中医的热证，用清热利水的药，总是达不到最好的治疗效果，应该用温热的药，最后基本上都能把结石排出来。

下面举一个例子，在门诊上班，事情发生在2009年的下半年。病人有六十多岁了。我第一句话问他哪里不舒服，病人没有直接说哪儿不舒服，他问我你见过的结石有多大？我说肾结石比我们的小拇指三分之一还要小一点儿。他从口袋里边掏出一个结石，比鸡蛋黄还大，当然不是排出来的，做手术取出来的。做完手术，大概八个月左右，又长了一个，他从口袋里又掏出来一个，比红枣还大，比鸡蛋黄要小。他接着说在肾上又有结石了，没有红枣那样大。他说四个月手术之后，又出现了这样大的结石。他说其中一个症状就是腰痛，我给他开中药，我当时给他开没有用附子，因为我要用附子，总是用生附子，可药房没有生的。炮制的我觉得力量有点儿小，用上生川乌5g。我想生川乌应该是热的，我说要坚持吃。半年过去了。当然这个痛，治疗大概一个月左右基本上被消除，仍然隐隐作痛。到了半年，他做了B超一检查，变成大枣的弟弟，大枣的弟弟叫什么？小枣。大概吃到八个月左右，结石消除了。不过这个人，到了今天，还在吃药，不吃汤药了，就是吃我们原来开的方，打成粉状。他说他的结石以后会不会再复发？我说只要坚持吃药，是不会复发的。他说就吃汤药，大概吃有几个月，把药打成粉状，一天吃三次，一次吃到6g左右。我认为治疗结石在治病求本的同时，要重视用温热的药，常常能取得显著的治疗效果。

就是今年的上半年，我们中医学院有一个男学生找我。他说也不知道什么原因，突然出现腰痛，疼痛非常明显，到医院一检查，是肾结石。大概吃药不到三个月，一检查，结石完全消除了。我们治疗肾结石得出一个结论，要用温热的药。当然，治病求本，是热证一定要用清热的药，同时一定要用温热的药。

连朴饮

【歌诀】连朴饮中香豆豉，菖蒲半夏芦栀子，

湿热霍乱有烦躁，清热化湿理气宜。

【组成】制厚朴二钱（6g） 黄连姜汁炒 石菖蒲 制半夏各一钱（各3g） 香豉炒 焦山栀各三钱（各9g） 芦根二两（60g）

【用法】水煎温服。

【导读】学好用活连朴饮的第一步是辨清连朴饮由哪些基础方和药物组成。组成连朴饮有1个基础方和5组用药，基础方是栀子豉汤；第1组是清热燥湿药即黄连、栀子，第2组是行气药即厚朴，第3组是燥湿开窍药

> 即半夏、石菖蒲，第 4 组是行散药即香豉，第 5 组是清热生津药即芦根，栀子豉汤清宣郁热。从 5 组用药分析，连朴饮具有清热燥湿，行气降逆作用，可辨治一切湿热壅滞证。

下面我们看一个方，叫连朴饮，方的组成有黄连、厚朴、菖蒲、半夏、淡豆豉（又叫香豉）、栀子、芦根。根据药物组成，功用是清热化湿，理气和中。治疗中医的证是湿热霍乱证。湿热霍乱证，使我想到一个问题，在前面学习一个方的时候，提到某某方，可以治疗寒湿脾胃证。有上吐、下泻、腹痛，又叫霍乱。用什么方？藿香正气散。藿香正气散治疗的霍乱，是上吐、下泻、腹痛。我们说寒湿，关键要看舌质、舌苔。现在我们学习连朴饮，要知道病人仍然是霍乱，仍然是三大症状，上吐、下泻、腹痛。我们在辨证的时候，只要我们看一下舌质、舌苔，就能分辨清楚是湿热还是寒湿。我总是反复强调看舌质、舌苔的重要性。为何总是这样强调呢？因为看舌质、看舌苔，一看就知道病变的属性。如果我在堂上反复强调摸脉象的重要性，同学们到临床中，摸脉象有没有难度？难度是不是偏大？容易不容易在较短的时间就掌握？我们一定要学习容易从哪儿入手，抓住问题的本质。

假如说，来了一个病人，我一问他，他说肠胃炎，我就什么话都不问了，开始摸脉象，虚不虚？如果虚，我们要辨虚证，如果不虚，就是实证。一看舌质偏红、舌苔黄腻，就用连朴饮。单用连朴饮有很大的局限性。连朴饮，从它的用药上来看，清热吧？燥湿吧？理气化湿。治疗湿热霍乱，我主张用连朴饮和张仲景的一个方叫葛根芩连汤合在一起，效果会更显著一些。比如说，连朴饮，病人有上吐下泻，下泻应该用点升的就是香豉。如果我们再用上葛根芩连汤，葛根其中一个作用就是升举，病人腹痛，再用上甘草，有缓急止痛。我们到临床中，只要见到湿热霍乱，就按照我刚才所说的，把两个方合在一起去治疗病证，屡用屡效。寒湿代表方，藿香正气散。下面留一个思考题，虚寒霍乱用什么方？我们在前面应该是学过的，是理中丸。

当归拈痛汤（二妙散）

【歌诀】当归拈痛二术参，羌活防风葛根升，

猪苓泽泻酒茵陈，黄芩知母甘草正。

【组成】白术一钱五分（5g） 人参去芦 苦参酒炒 升麻去芦 葛根 苍术各二钱（各6g） 防风去芦 知母酒洗 泽泻 黄芩酒洗 猪苓 当归身各三钱（各9g） 炙甘草 茵陈酒炒 羌活各五钱（各15g）

【用法】上哎咀，每服一两（30g），水一大盏，煮至一盏，去渣，食远服（现代用法：水煎服）。

【导读】学好用活当归拈痛汤的第一步是辨清当归拈痛汤由哪些药物组成。组成当归拈痛汤有7组用药，第1组是清热燥湿药即黄芩、苦参，第2组是益气药即人参、白术，第3组是行散药即升麻、葛根、防风、羌活，第4组是苦温燥湿药即苍术，第5组是清热药即知母，第6组是利湿药即泽泻、茵陈、猪苓，第7组是补血活血药即当归。从7组用药分析当归拈痛汤具有清热燥湿，益气活血，行散通络作用，可辨治一切湿热阻塞夹瘀证。

下面看一个方，叫当归拈痛汤，这个方的组成有白术、人参、苦参、升麻、葛根、苍术、防风、知母、泽泻、黄芩、猪苓、当归、甘草、茵陈、羌活。这个方用的药多不多？功用是利湿清热，疏风止痛。治疗中医的证是风湿热痹证。我们在前面学过一个方，叫风寒湿痹证，代表方是小活络丹。现在我要问同学们几个问题，第一个问题，相对而言，风湿性关节炎、类风湿性关节炎，以及骨质增生，这样的病人在绝大多数情况下，属于中医的寒证多还是热证多？下面还要问同学们一个问题，寒证关节疼痛重，还是热证关节疼痛轻？寒证重吧？热证轻吧？还要再问同学们一个问题，风寒湿，风湿热，哪一个做检查风湿因子抗链O是阳性的？可以这样说，在临床实际中，只要是风寒湿关节疼痛，做检查风湿因子都是阴性的，抗链O都是阴性的，血沉基本上都是正常的。得出一个结论，有的人说病是风湿，可怎么做检查风湿因子都是阴性呢？抗链O正常呢？他一问我们，我们怎样解释呢？凡是我们中医所说的风

寒湿，检查的结果都是阴性的，中医所说的风湿热才是阳性的。寒证疼痛重，热证疼痛轻。

下面又要问同学们一个问题，风寒湿危害性大，还是风湿热危害性大？风寒湿虽然疼痛非常明显，但是它对人的危害性没有风湿热危害性大。可以这样说，有一个病叫风湿性心脏病，风湿性心脏病基本上都是风湿热演变而来的，不是风寒湿演变而来的。治疗风湿热难度比风寒湿难度是大还是小？应该是这样说的，在临床中治疗风湿热，只要积极地去治疗，基本上都能把病情控制的，但是治疗的时间一定要长。用什么方？我给同学们推荐几个方的合方，屡用屡效。当归拈痛汤，虽然有作用，但是作用是比较弱的。

先举一个例子，在我们中医学院有一个女同学，关节疼痛，一化验，血沉快，风湿因子阳性，抗链O指数非常高。西医的大夫明确提出来要住院治疗，又明确告诉她，她这个病会侵犯心脏的，给她造成了很大的思想负担。她问我吃中药行不行，我说吃中药百分之百行的。花钱要少，吃药的时间比西药时间要短，控制症状也是非常明显的。开什么方？其中一个方叫麻杏薏甘汤，一个方白虎加桂枝汤，一个方是桂枝芍药知母汤。我们在临床中治疗风湿热，单用这三个方作为汤剂，还有不足。还有一个方，叫麻杏薏甘汤。用这个方在服用方面有特殊的服用方法，第一个麻杏薏甘汤、白虎加桂枝汤、桂枝芍药知母汤，作为汤剂。第二个麻杏薏甘汤，这四味药不要再做汤剂，单独作为散剂，一次吃三到五克，一天吃三次。也就是说，麻杏薏甘汤既作为一个粉剂，又和其他药配合在一起是汤剂，这样治疗效果是最理想，可以说吃两三周，风湿因子及抗链O就能基本上接近正常。单用汤剂有一定的局限性，单用散剂也有局限性，我在临床中屡用屡效。希望同学们到临床中要重视。

还有一个方，要给同学们介绍一下，叫二妙散。两味组成，黄柏、苍术。治疗的病证是湿热下注证。想一个问题，我们在前面学过一个方，还真能治疗湿热下注，叫龙胆泻肝汤。现在我要问同学们一个问题，龙胆泻肝汤和二妙散，哪一个方治疗湿热下注明显？应该是龙胆泻肝汤。二妙散仅仅是治疗湿热下注的基础方，二妙散能治疗的病证，龙胆泻肝汤都能治疗。为了提高疗效，为了缩短治疗的时间，在临床中开龙胆泻肝汤，可以和二妙散合在一起，疗效只会提高，不会减弱的。这是我们学习二妙散和龙胆泻肝汤合在一起要达到的目的。

三仁汤 ［甘露消毒丹（又名普济解毒丹）］

【歌诀】三仁爬竹叶，朴通滑夏来，

辨证有三似，用方细统揽。

【组成】杏仁五钱（15g）　飞滑石六钱（18g）　白通草二钱（6g）　白蔻仁二钱（6g）　竹叶二钱（6g）　厚朴二钱（6g）　生薏苡仁六钱（18g）　半夏五钱（15g）

【用法】甘澜水八碗，煮取三碗，每服一碗，日三服（现代用法：水煎服）。

【导读】学好用活三仁汤的第一步是辨清三仁汤由哪些药物组成。组成三仁汤有5组用药，第1组是清热利湿药即滑石、通草、薏苡仁，第2组是宣降药即杏仁、半夏，第3组是清热药即竹叶，第4组是苦温燥湿药即厚朴，第5组是芳香化湿药即白蔻仁。从5组用药分析三仁汤具有清热利湿，苦温燥湿，行气化湿作用，可辨治一切湿热夹寒证。

现在上课，这一堂我们学习一个方，叫三仁汤，这个方是古人一个比较重要的方。方的组成有杏仁、白蔻仁、薏苡仁、滑石、通草、竹叶、厚朴、半夏。这个方在煎煮的时候，古人主张用甘澜水。什么叫甘澜水？就是把水放到一个大盆子里边，用木棒敲打这个水，把水敲打得上边起水泡，这就叫甘澜水。今天用的水管里边的水，经过敲打了没有？古人怎样认为呢？认为治疗湿用水会助湿，水经过敲打以后，由阴变为了阳，用水不助阴。它的科学道理在哪儿，今天还有待于进一步深入去研究。三仁汤的功用是宣畅气机，清热利湿。药理作用有对肠胃蠕动进行双向调节、调节内分泌、增强机体免疫力、抗炎、抗菌、抗病毒。

今天我们学习三仁汤，它治疗的中医的证，叫湿温，或者是暑湿证。湿温，这个温就是热。为何没有说湿热，而是说湿温呢？一个概念，温没有热重，湿温病的主要矛盾方面在湿。这个湿夹热，我们在辨证的时候，要知道它的主要症状表现有三个类似。第一个，湿温病证表现类似感冒，感冒的主要病证表现有发热、怕冷、头痛。一个人没有学过医，出现了发热、怕冷、头痛，自己知道不知道感冒了？湿温这样的病人，他的症状表现很像感冒，但是不能从感冒去治疗。古人说不可汗之，汗之则神昏耳聋。

我在门诊上班，一个男同志，他说三年前感冒到了今天，自己感觉病在加重，听力在下降，整天是昏昏沉沉。现在我们要怎么知道病人是湿温而不是感冒呢？感冒发热有没有规律性？认识湿温的时候，要知道他的发热是在午后发热，这就告诉人们，病不是感冒而是湿温。对于这样的病，我们治疗不能盲目地用发汗的方法。刚才举了一个例子，这个病人经过治疗，病没有减轻反而症状在加重。我当时根据病人的舌质、舌苔，湿温偏于热，他的舌苔应该是偏白还是偏黄呢？应该偏黄。我开了两个方，一个是三仁汤，一个方叫桂枝甘草龙骨牡蛎汤。病人大概吃有三周左右，病证得到了完全控制。

我们学习要辨清楚病的主要矛盾方面，因为是湿温，应该选用三仁汤。为何选用桂枝甘草龙骨牡蛎汤呢？病时间久了，虽然是湿温，但摸脉象的时候，发现他的手没有我的手温度高。从舌质、舌苔上，应该属于湿热，摸他的手有点儿偏凉。我问他平时是觉得偏热，还是怕冷呢？他说在一天之中，有时感到怕冷，相当于恶寒。病人说全身怕冷，感到四肢是冰凉的，这说明他有伤阳，桂枝、甘草益气温阳，龙骨、牡蛎这两味药是寒性还是温性？应该是偏于寒性，也有清热作用，达到了预期治疗目的。刚才说，有几个类似，一个是类似感冒，第二个类似虚证，怎样知道类似虚证呢？由于湿邪阻滞气机，气机不畅通，导致气血不能滋荣于外，面色淡黄。再一个方面，由于湿邪阻滞气机，病人整天感到身体沉重，不想活动，尤其是病人在表述症状的时候，他说，最近一段时间，总是不想活动，想躺在床上，很容易跟气虚结合到一起。有的病人说，下午低烧，午后发热很容易把它理解为阴虚。湿温类似气虚阴虚，气阴两虚是要补的。古人总结说不可润之，不可补之，补之则病深不解。为何说不可润之，不可补之？湿温是湿热，湿热之邪应该清热利湿。用补会留住邪气，相当于来了一个小偷，是打他还是给他钱呢？假如说给他钱，会助长歪风邪气，越补病是越重的。

我再举一个例子，今年上半年，中医学院有一个西医的老师带着他的亲戚来找我看病，他说这个亲戚是肾虚，时间太长了，吃西药没有作用，吃中药也吃了好长时间。他听中医的大夫怎样说呢，虚的时间太长了，虚不受补，一补，腹胀，吃不下饭，夜里还睡不着，不补不行，补又加重病情。他说想让我给他开个方。我一看舌质偏红、舌苔偏黄并且还腻，当时我给他开了两个方，一个是三仁汤，一个方是张仲景的一个方，叫茵陈蒿汤。第二周，他又来找我们，他说你开的方没有补，怎么吃吃药觉得有力气呢？困、重、想睡觉。这个湿热壅滞气机，不是气阴两虚。

第三个方面，类似可下证。什么叫可下证？指的是可以用泻下的方法治疗的病证。其中一个主要症状，病人大便不畅，三四天或四五天不解大便，感到胸闷不想吃饭。遇到这样的病证，古人总结说不可下之，下之则洞泻不解。病由原来的四五天不大便，变为一天能解四五次。湿温为何会出现大便四五天一次呢？湿温这个温还是偏于热的，热还会伤津液的，会出现大便不通的。湿温虽然偏于热，病仍然是以湿为主要矛盾方面，大便虽然三四天、四五天解一次，但是热会出现不通的；以湿为主要矛盾方面，这样的病证表现有一个特殊性，虽然三四天或四五天解一次大便，但是解大便不困难。为何不困难？湿又主润。在临床实际中有两个情况：一个是湿温，以湿占主要方面。第二个方面是瘀血，瘀血引起三四天或四五天不大便，解大便是不困难的。张仲景在《伤寒杂病论》中就有明确的论述，大便干反易，此为有瘀血，要用抵当汤。

今天我们学习的三仁汤所针对的就是湿温，湿温的病证表现有三个类似：一个类似感冒，一个类似虚证，一个类似可下证。可下证，这是学习《伤寒杂病论》中一个重要的名词。可下证包括哪些？可下证包括大便不通可以下，水结可以下，瘀血可以下。比如说，我们学习过燥屎不通用大承气汤、大黄附子汤；瘀血用桃核承气汤、抵当汤；水结，十枣汤、大陷胸汤。还有没有其他相结呢？痰结等，都属于可下证的范围。我们今天所说的可下证，局限在大便不通，要用三仁汤。下面，同学们把书翻到243页，这个方的方歌是："三仁爬竹叶，朴通滑夏来，辨证有三似，用方要细审。"前两句话，流行是非常广泛的。"三仁爬竹叶，朴通滑夏来"这个顺口溜，不仅在我们国内学中医的人都会用，其中我在一个班上课，大概就是三年前，在给留学生上课的时候，一提到三仁汤，有一个留学生就说，"三仁爬竹叶，朴通滑夏来"。要特别重视后面两句话，"辨证有三似，用方要细审"。千万不能被假象所迷惑。今天在应用三仁汤的时候，可以治疗西医诸多目前难治的病。

下面我们学习三仁汤方药组成与病证之间的关系。第一个方面，杏仁、白蔻仁、薏苡仁有一个共同点是什么？都有祛湿的作用。杏仁是肃降上焦气机，一般情况下，不说杏仁祛湿，而说化痰，化痰作用明显还是祛湿明显？相对来说哪一个祛湿的作用会更明显？痰是不是湿所变生的？痰重还是湿重？杏仁偏于肃降，白蔻仁是偏于宣畅，薏苡仁是渗利，这三味药都能祛湿。在气机方面，一味药偏于上焦，一味药偏于中焦，一味药偏于下焦。可以说三焦有湿，都可以去。如果是在上焦，也是可以去的，如果是在中焦、在下焦都是可以去的。我们还要认识到，治疗湿哪一个祛湿的速度会更快一些？应该用利湿的药。滑石是不是利湿的？通草是不是利湿的？竹叶也是利湿的。当然，它们的作用不局限在利湿。方中用的滑石、通草、竹叶，主要就是祛湿。湿，要想得化，需要用理气的药。人们说："气能化湿，湿得气而化。"同时还要考虑到湿是需要干燥的，半夏是醒脾燥湿。现在我们再认识一个问题，三仁汤有几味药？八味药。温性的药有几味？有四味。寒性的药有几味？有四味。还要发现一个什么问题，病是湿温。温应该用什么药？寒的药。发现湿是向谁靠拢呢？向热靠拢的。向热靠拢，现在用温性的药，有没有助热？一温、两温，温得更明显，有没有可能助热呢？有。现在认识到一个什么问题呢？要认识到问题的本质。本质，湿是得寒而化还是得温而化？得温而化吧。不用温性的药，达不到祛湿的作用，用温性的药，在某种程度上又有助热的弊端。再看一下，温是热，寒是凉，寒热温凉，寒重于凉，热重于温。这个病，是湿温，湿一定要温，热一定要用寒，为了防止温热的药化热。温和热相比，是次要方面吧？寒和凉相比，是主要方面吧？这个方应该是偏于清，还是偏于温呢？应该是偏于清了。这个方在用药定量等方面决定这个方是以清为主。虽然用了温性的药，不是来散寒的而是化湿的。白蔻仁，是不是突出要化湿呢？厚朴，虽然有理气的作用，但是也是化湿的。那半夏呢？也是要用来燥湿的。我们学习三仁汤要认识到，方与证，药寒热温凉之间配伍的巧妙之处。

下面我们看一个方，叫甘露消毒丹，方的组成有滑石、黄芩、茵陈、菖蒲、贝母、木通、藿香、连翘、白蔻仁、薄荷、射干。这个方治疗的证是湿热疫毒证。我在临床中，发现治病用甘露消毒丹有一定的治疗作用，但是有没有用什么方效果会更好一些？在临床中，遇到湿热疫毒这样的病证，我在通常情况下开两个方，一个是张仲景的茵陈蒿汤，一个是三仁汤。我们到临床中治疗湿热疫毒的时候，开茵陈蒿汤与三仁汤常常能取得显著治疗效果。我们思考一个问题，湿热加了一个疫字，疫毒，说明湿热病的主要矛盾方面偏于什么？偏于热。湿温，是湿热偏于湿了。甘露消毒丹，清热的作用和我们刚才所说的茵陈蒿汤和三仁汤合在一起，相比，哪一个泻热的作用会更明显一些？应该是茵陈蒿汤和三仁汤合在一起作用会更明显。为何这样说呢？泻热大黄和栀子作用会更明显一些。尤其是治疗湿热，一定要考虑到用温性的药。

在前面学习茵陈蒿汤的时候，我跟同学们探讨过一个问题，治疗湿热病证，选用茵陈蒿汤能不能达到预期治疗目的？我们介绍张仲景在设茵陈蒿汤治疗湿热的时候，附带地也介绍茵陈蒿汤的系列方：茵陈五苓散、栀子柏皮汤、栀子大黄汤、大黄硝石汤、硝石矾石散，这都属于茵陈蒿汤的系列方，同时也介绍有桂枝加黄芪汤、小建中汤、小柴胡汤、抵当汤、麻黄连翘赤小豆汤。我们用古人的方，一定要尽可能完善古人的方，尤其是我们在临床中，重视方方的合用。比如说，三仁汤合茵陈蒿汤治疗湿热疫毒，作用比甘露消毒丹效果要明显。这是我们学习的三仁汤，同时对甘露消毒丹也做了一个认识。

第三节 利水渗湿

五苓散（猪苓汤）

【歌诀】五苓散治表里证，泽泻白术猪茯苓，

桂枝解表能化气，辨治杂病用药精。

【组成】猪苓去皮，十八铢（2.3g） 泽泻一两六铢（3.8g） 白术十八铢（2.3g）茯苓十八铢（2.3g） 桂枝去皮，半两（1.5g）

【用法】上五味，捣为散，以白饮和，服方寸匕，日三服。多饮暖水，汗出愈，如法将息。

【导读】学好用活五苓散的第一步是辨清五苓散由哪些基础方和药物组成。组成五苓散有1个基础方和3组用药，基础方是猪苓散；第1组是利湿药即猪苓、泽泻、茯苓，第2组是健脾益气药即白术，第3组是温通药

即桂枝。基础方猪苓汤健脾利湿。从1个基础方和3组用药分析五苓散具有利湿健脾，清热温化作用，可辨治一切水湿夹虚证。

现在上课，这一堂我们学一个方叫五苓散，这个方是张仲景在《伤寒杂病论》中一个著名而有效的方。方的组成有茯苓、猪苓、泽泻、白术、桂枝。我们学习这个方，要认识到方组成重要，也要认识到这个方用量。同学们会发现一个问题，用量有点儿偏小了。如果开汤剂，在通常情况下，用五苓散要加大三到五倍。也就是说用五苓散开汤剂要乘3或者是乘5。张仲景当时设的是散剂，从临床角度来看，用散剂没有用汤剂效果显著。五苓散这个方功用是化气利水，解肌散邪，又认为是利水渗湿，温阳化气，兼以解表。药理作用有利尿、降血脂、降血压，对肠胃平滑肌呈双向调节作用。

五苓散治疗中医的证，第一个方面就是表里兼证，在表是太阳中风证，又叫风寒表虚证，主要辨证要点是汗出。表实证呢？就是无汗。里证是水气证。水气证，概括为三焦水气证。三焦水气证，进一步说就是上焦水气证，中焦、下焦水气证。长期以来受到成无己的影响，成无己在认识五苓散的时候，认为是蓄水证，后人根据成无己的认识，沿用到今天。成无己在研究《伤寒杂病论》的时候，提出了一个名称叫蓄血。我们在学习的时候，说的是瘀热，桃核承气汤。又提出一个蓄水，蓄水呢，从广义角度理解为水气证。现在同学们再看一下，这个方用五味药。解表的药有几味？是不是量非常大？这说明五苓散治疗的病证是表里兼证，病的主要矛盾方面在里。再一个方面，桂枝的作用是不是局限就在表？也不是。桂枝，叫它走表就走表，叫它走里就走里。现在我们先说第一个方面，上焦水气证。

我在门诊上班遇到一个女同志，我问她主要是哪儿不舒服？她说她是干燥综合征。干燥综合征，这个人的症状表现是干燥，口唇上有翘起来的皮，口唇都干得翘起来了。她说口唇干、舌头干、鼻腔干、眼睛干，干到什么程度？她说睁睁眼闭闭眼，还得做个小动作，如果不做这个小动作，睁得太快，闭得太快，就感到眼是摩擦的，不舒服。干燥综合征，不说吃西药是什么药，吃中药常常开什么药？滋阴的药。我们给她开的是五苓散。为何给她开五苓散？五苓散治疗的上焦水气证，就是口干、舌燥、不欲饮水。中医认为是水停在上焦，水阻遏阳气，阳不得气化水机，水不得上承，特点是干燥不欲饮水。当然，让同学们思考一个问题，干燥综合征这样的病，治起来的难度怎样？是非常大的。一般情况下，要想控制症状，吃中药最起码需要一年以上。知道不知道干燥综合征，西医把它归在哪一类病呢？目前，都不好归类，归在结缔组织病，它侵犯到五脏六腑。

今年上半年，有一个女的，二十来岁，她在郑大某一个系学习，在郑大一附院检查，诊断为干燥综合征。吃西药，她自己觉得在加重。她来找我看病，我当时一问，又一了解这种情况，她也符合口干、舌燥、不想喝水。给她开五苓散，大概用药三个月左右，症状基本上控制得差不多。到目前，她的症状没有再出现，当然还需要继续治疗。

中焦水气证，口干、舌燥想不想喝水呢？想喝。喝，它的特点是两个，一种情况下，想喝水，喝了又吐了。张仲景在《伤寒杂病论》中第 74 条说："渴欲饮水，水入则吐。"中医认为，水停在中焦，阻遏阳气，阳不得气化水津，水津不得上承。这种情况下，想喝水，喝到胃里边，中医认为本身就有水，以水济水，两水不相容，出现喝了就吐的情况。第二种情况，我给同学们举一个例子，今年的上半年，中医学院有一个老师，带着他的母亲来找我看病了。他首先给我介绍，他母亲是慢性胃炎，只有两个症状，一个症状，腹中胃中水鸣音比较高，听到的不是气体，能听到水在里边的响声，和别人坐在一起，和别人有一米远的距离，别人总是要经常看看她。为何看她？她肚子里边总是有水声，声音还比较高。第二个，口干舌燥，不想喝水，不敢喝，她也不吐，就是胃中腹中水鸣音比较高。西医每次检查，都说她是慢性胃炎，符合我们中医的水气停于中焦。开五苓散，达到了预期治疗目的。下焦水气证，病人口还干不干？干。想不想喝水？想。吐不吐？不吐。会出现几种情况。

其中一种情况，举一个例子，我在门诊上班，来了一个女同志，她说是糖尿病，糖尿病喝水多吧？小便呢？这个糖尿病是小便少。口干舌燥，敢不敢喝？她说喝的水憋得她特别难受，憋得小肚不舒服，在痛苦之中，想喝不敢喝，这算什么病呢？目前还没有一个准确的病名。我认为她是糖尿病性膀胱瘫。跟同学们说过糖尿病胃瘫，有吧？这个人是什么？糖尿病性膀胱瘫。糖尿病血糖比较高吧？膀胱的神经受到高糖的腐蚀，神经会出现麻木不仁，括约肌该开不开，该合的时候还是合。为何这样说呢？她主要是尿不出来。我给她开五苓散，明显改善了症状，由原来的小便不通，变成了通畅。张仲景在《伤寒杂病论》中第71条明确提出来一对矛盾，他说，消渴，喝水多吧？紧接着，他说了一个小便不利。告诉人们，这个病应该怎样治疗？我们治疗糖尿病及并发症，可以说疗效基本上都是满意的。就是最近在门诊上班，有几例顽固性糖尿病病人，我给他治疗，都取得了预期治疗效果。比如说，其中一个女的，多大了？十岁左右。用胰岛素始终血糖不能降到正常。我给她开方，治过两次，她血糖已经降到了正常。还是一个女的，有六十多岁了，血糖高降不到正常。我给她开方，到了第三周，还是第二周，记得不太清楚，就知道吃我给她开的方，她降到了四点多。这说明我们中医治疗糖尿病及糖尿病并发症具有显著的疗效。五苓散，它治疗的就是并发症，这是一种情况。

第二种情况，喝水多，小便少，不是糖尿病，喝了还想喝，这是什么？就是西医所说的急性肠炎。肠炎，中医说的是水泻，喝了就拉，拉了再喝。拉下去了，小便多还是少？小便少，用我们学习的五苓散有显著的疗效。五苓散，还可以治疗一个下焦的水气病。

再举一个例子，在门诊上班，也是一个女的，大概就是三十岁左右，我问她主要是哪儿不舒服？她说肚脐下的肌肉跳动。能跳动多高呢？她说能跳动一厘米高。她说肚脐下的肌肉一跳动，紧接着流口水，紧接着摔倒，也就是头晕目眩引起摔倒。说着说着，她说病证发作了。当时我们一看，她肌肉跳动把裤子震动起来了。她赶紧把两个手往桌子上一放，头俯在双手上。她说只要是病证一发作，在一两秒之内头晕目眩，就会昏倒。多次检查，什么问题也没有。张仲景在《伤寒杂病论》中说："其人脐下悸，吐涎沫，而癫眩者，此水气，五苓散主之。"我们给她开方，最后达到了预期治疗目的。

这是我们学习的五苓散，它治疗上焦、中焦、下焦水气证，病证的表现是不完全一样的。我们在认识问题的时候，还要知道五苓散治疗上焦、中焦、下焦水气证之外，还可以治疗中焦水气、下焦水气并见。中焦水气是吐，下焦水气是泻。相当于同学们所说的上吐下泻，也相当于我们以前所学的霍乱。张仲景说："霍乱，头痛，发热，身疼痛，热多欲饮水者，五苓散主之。"也就是病人上吐是水，下泻是水，喝水比较多，用我们学习的五苓散。五苓散这个方，不学不知道，一学就知道，是我们在临床中经常要开的一个方。

下面再给同学们介绍脂肪肝，这个脂肪肝要分一个轻和重，轻度脂肪肝，在饮食方面注意一下就行，根本不需要吃药。我们现在所说的脂肪肝，应该是轻呢还是应该是重呢？应该是重。重，用什么方来治疗？五苓散。我可以告诉同学们，一个人是脂肪肝在绝大多数情况下，我们以五苓散为基础方，病人能坚持吃汤药，不到三个月，绝大部分都接近正常。花钱少，疗效显著，这是我们对五苓散学习到应用要注意的一个重要方面。

五苓散治疗表里兼证，以里证为主。没有表证，五苓散照样可以应用，并能取得显著疗效。五苓散治疗的霍乱就是中焦、下焦水气证。我们学习五苓散，的确可以治疗西医好多病。比如说一个人是肾小球肾炎，泌尿系的感染，能不能用？都可以用。我们在上一次学习的时候，就有一个方叫八正散，治疗泌尿系的感染，泌尿系的结石。五苓散能不能用？是照样可以用的。当然，我们在学习的时候也提到用八正散的时候，要加某某一味药，能够提高疗效。我在学习张仲景方的时候，也受到了很大很大很大的启发。为何连续用了几个很大的启发呢？我们今天学习的五苓散，有没有温热的药？在这个之前学习的八正散，就缺乏了什么药？温热的药。我在用方治病的时候，有时我会对古人的方进行适当地加工改进。张仲景用桂枝，可以治疗泌尿系结石，我就想用上哪一个药比桂枝热得还明显。我们学习古人的方，一定要完善古人的方。我们在前面学习某某方的时候，也是受到张仲景的启发，实证能不能固涩？我们能不能用固涩？在固涩的时候，需要不需要纠正方药的弊端？我们学习一定要重视借鉴。一定要举一反"X"，不要把它局限在某一个方面。五苓散方药与病证之间的关系。茯苓、猪苓、泽泻都是什么药？都是利水的药。白术是什么药？健脾的药，健脾使脾能够运化水津。桂枝所起到的作用，就是两个大的方面，一个大的方面，就是有表证，肩负解表的作用；如果病人没有表证，就温阳化气，气能化水。五苓散这个方，是我们在临床中应用比较多的一个方。

下面我们看一个方叫猪苓汤，认识猪苓汤的组成，首先要考虑一个问题，猪苓汤与五苓散，相重复的药有几味？有三味，茯苓、猪苓、泽泻。去了五苓散两味药，加上滑石、阿胶。这个是张仲景一个著名的方，不过张仲景用的量有点儿偏小了。在通常情况下，我们用的时候，可以加大三到五倍，才能取得显著疗效。方的用药决定它的功用是清热利水养阴，以清热利水为主，兼以养阴。治疗的病证，两种说法含义一样。一种情况说是水热互结，一种情况就是阴虚水气。在临床中，这两个方能不能合在一起呢？按张仲景的论述，治疗的是两个不完全相同的病证，而我们今天在应用的时候，在诸多情况下，可以把这两个合在一起。猪苓汤，就可以治疗西医所说的肾衰。肾衰的症状表现，除了在肾之外，还会出现恶心、心烦、失眠、腹胀，这说明肾衰，尿不能排出去，有没有毒素？毒素会侵犯到五脏六腑，引起五脏六腑的病证。我们在临床中恰当应用猪苓汤，都能取得良好的治疗效果。张仲景是这样说的："少阴病，下利六七日，咳而呕渴，心烦不得眠，猪苓汤主之。"就涉及心烦、失眠、咳嗽、呕吐等，这样的病证都是肾衰在病变过程中出现的常见病证表现。

刚才我也说了，治疗这样的病，我们在用方的时候，不要和五苓散截然分开，治疗的时候最好把两个方合在一起。泽泻、猪苓、茯苓，用药是相同的，滑石侧重通利小便，病人有阴血虚，用阿胶可以补一下。假如病人没有阴血虚，用利水的药，在某种程度上有没有可能也伤人的阴血呢？用上阿胶，可以制约药物在发挥作用的时候出现的弊端。这是我们学习五苓散及猪苓汤要达到的目的。

防己黄芪汤（五皮散）

【歌诀】风水防己黄芪汤，甘草白术枣生姜，
　　　　汗出恶风兼身重，表虚风湿病可康。

【组成】防己一两（3g）　甘草炙，半两（1.5g）　白术七钱半（12g）　黄芪去芦，一两一分（3.8g）

【用法】上锉，麻豆大，每抄五钱匕，生姜四片，大枣一枚，水盏半，煎八分，去滓。温服，良久再服。喘者，加麻黄半两；胃中不和者，加芍药三分；气上冲者，加桂枝三分；下有陈寒者，加细辛三分。服后当如虫行皮中，从腰下如冰，后坐被上，又以一被绕腰以下，温令微汗，差。

【导读】学好用活防己黄芪汤的第一步是辨清防己黄芪汤由哪些药物组成。组成防己黄芪汤有3组用药，第1组是苦辛化湿药即防己，第2组是健脾益气药即黄芪、白术、大枣、甘草，第3组是辛温行散药即生姜。从

3 组用药分析防己黄芪汤具有益气化湿，行散治水作用，可辨治一切水气夹虚寒证。

现在上课，这一堂，我们学一个方叫防己黄芪汤。这个方也是张仲景在《伤寒杂病论》中一个著名而有效的方。方的组成有防己、黄芪、白术、甘草。这个方用量大的大，小的小。在临床中根据治病的需要，有些用量是可以加大的，有些用量是不能大的。现在先给同学们留一道思考题，哪些药量可以加大，哪些药量不能加大？作为一个思考题。防己黄芪汤，方的组成并不是四味药。在用法中张仲景明确提出来，用生姜、大枣。现在再给同学们留一道思考题，张仲景在《伤寒杂病论》中用的大枣，最多是多少枚？最少是多少枚？在临床实际中治病用大枣，并不是说随便用的，而是根据病的需要而用的。再说一个问题，防己黄芪汤，这个方它是不是单一的汤剂？也不是。是什么？是水煮散剂。结合临床，用水煮散剂没有用汤剂效果明显。刚才也给同学们留了一个思考题，这个方中哪一味药量是不能变的？哪些药在临床中用量是可以变的？防己黄芪汤方中的用药，决定防己黄芪汤功用是益气祛风，健脾利水，也可以说，发表益气，散水健脾，含义都是一样的。药理作用有抗风湿、抗炎、强心利水、改善肾功能，以及调节内分泌、增强机体免疫力，涉及几个大的方面。

接着我们学习防己黄芪汤治疗的中医的证，一个就是风水表虚证，在通常情况下前面可以加两个字，叫太阳风水表虚证，也可以说是太阳表虚风水证。为何要加一个风水？我想到一个问题，在前面学习某某方的时候，我曾经给同学们说太阳病有几个基本证型？十二个。在通常情况下，人们在认识太阳病的时候，绝大部分人把它局限在太阳病就是外感病。我们在认识太阳病的时候，给同学们说过太阳病的十二个证型，六个是外感病，六个是内伤杂病。今天我们所学的太阳风水表虚证，属于内伤杂病的范畴。为何叫作风水？一提到风水，它的概念有两个，一个指的是太阳风水表虚证，一个指的是症状即眼睑水肿。眼睑水肿相当于今天所说的三个病，一个病是西医所说的肾病，肾病概念是比较大的，肾病包括肾病综合征、肾小球肾炎、紫癜性肾炎、免疫性肾炎，它们有一个共同点，都会出现眼睑水肿。这样我们想一个问题，这肾炎是内伤病还是外感病呢？应该属于内伤吧！

我再举一个例子，大概就是在四年前，有一天晚上，大概是九点到十点之间。有一个老师，他给我打了一个电话，他说他院住四个月了。到了第二天，早上不到八点我就去了，我一到，他把化验单拿出来了，从住院的第一天化验，到了昨天给我打电话，化验单全都有。他说进来的时候，尿中蛋白是四个加号，轻了轻了，又重了重了，到了昨天给我打电话的时候，又变成四个加号。他说想让我给他开个方。我说你自己开方了没有？他说自己不能给自己看，考虑的问题太多了。我给他开防己黄芪汤，我把处方一给他，他跟我开了玩笑，他说你非把我置于死地不行，我说我们是无冤无仇，即便是有冤有仇，给你治病也是全心全意的。他说看看这个本子上记录的，凡是当今研究对肾有损伤的中药，他都写到本子上了。他说防己这一味药，含有马兜铃，会损伤肾功能的。现在我要问同学们，防己有没有利水的作用？从中医这个角度，防己利水是改善肾功能还是损伤肾功能？应该是改善吧？在用防己的时候，我在临床中用张仲景的方治病，发现一个问题，凡是治疗肾病用防己都应该用3g，换一句话说，用防己治疗肾病都不能超过3g，超过3g就损伤肾功能。这说明了一个什么问题？这说明用药治病，在特定的情况下，量是非常重要的。可以看一下报道，有好多人报道防己损伤肾功能。仔细一看，不是报道没有写用量，就是用量偏大。我说如果相信我，按照我开的方，你吃。如果你怀疑，我没有办法。吃了一天，他觉得没有加重，又吃了一天，没有加重。他自己感觉良好，又给我打一个电话，他说尿中的蛋白变成了三个加号，变成了两个加号，变成了一个加号，不到一个月，一个加号也没有了。到了今天，他把我开的方做成丸药，继续吃。这样我们就知道，凡是治疗肾病，用防己量最好就开3g，量大是会出问题的。比如说，今天中午，在座的同学们都吃饭了吧？吃了多少？恰到好处。

学习防己黄芪汤，假如说这个人不是肾炎，会不会出现眼睑水肿？这叫什么？这叫内分泌失调。尤其是有相当一部分女同志内分泌失调，她总是出现眼睑水肿，这个太阳风水表虚证，它是内伤病呢还是外感病呢？这几天过于劳累，会不会出现眼睑肿呢？也会的。它与外感有没有关系呢？也没有的。在临床实际中，凡是见到眼睑水肿，我们都把它辨为太阳病。要分几个证型，太阳风水表虚证、太阳风水表实证、太阳风水夹热证，三大类型。符合哪一个证型，用哪一个方。防己黄芪汤，是虚证，应该是什么？汗出是辨证的要点。如果不汗出，就不能用防己黄芪汤。

防己黄芪汤治疗的第二个病证，就是风湿表虚证。前面可以加两个字，叫太阳风湿表虚证，也可以说是太阳表虚风湿证。风湿，它的基本概念是两个，一个指的是证型，第二个指的是症状表现。症状表现就是肌肉、关节疼痛，相当于今天所说的风湿性关节炎、类风湿性关节炎，以及腰椎增生、椎间盘突出及膨出。我们在学习的时候，它的主要症状表现是什么？辨证要点是什么？也可以这样说，风湿和风水，它的辨证要点是相同的，都是要抓住一个汗出。张仲景说："风水，脉浮，身重，汗出，恶风者，防己黄芪汤主之。"论述风湿和风水的时候，症状都是一样的。他说："风湿，脉浮，身重，汗出，恶风者，防己黄芪汤主之。"就是症状一样，都是四大症状，是吧？恶风、汗出、身重、脉浮。张仲景所说的风水一个是证型，一个是症状。症状是什么？眼睑水肿。张仲景论述的风湿，一个是证型，一个是症状。症状是什么？肌肉、关节疼痛。

举一个例子，在门诊上班，遇到一个男同志。他说，两个膝关节疼痛，经常出虚汗，我们就辨清楚了，属于太阳风湿表虚证。我们在临床中辨证，主要抓病人告诉我们的哪些是辨证要点，哪些是基本的症状表现。我们给他开什么方？防己黄芪汤。最后，达到了预期治疗目的。现在我要问同学们一个问题，风湿属于外感病的范畴还是内伤？它与外感有一定的关系。为何这样说呢？一个人在潮湿的地方居住时间久了，会不会引起关节疼痛？一个人在潮湿的地方住时间久了，会不会出现眼睑水肿，就说肾炎呢？这种可能性比较小一些。久住潮湿之地，很容易引起关节炎。我们辨证是要抓辨证的要点，当我们抓住了要点，一切问题都解决了。张仲景在辨太阳风湿的时候，有三大证型，一个是太阳风湿表虚证，一个是太阳寒湿表实证，一个是太阳湿热痹证。防己黄芪汤，可以治疗西医的病，我们已经反复强调。

现在我们要学习防己黄芪汤方药与病证之间的关系。第一个方面，防己这一味药，是归在解表药还是在哪一类呢？防己归在哪一类？很难说清楚，可以说防己有三大作用，一大作用就是解表，第二大作用是祛风湿，第三大作用就是利水。防己有没有利水的作用？如果是治疗风湿，就祛风湿。病人是虚，应该用黄芪益气固表止汗。现在要解决一个问题，我们留了一道思考题，防己黄芪汤哪一味药量是不能随便加大的？还有哪一味药用量是可以变化的？就是黄芪。举一个例子，就是去年的下半年，我们中医学院有一个男同学，是今年夏天毕业的。去年他来找我看病了，他在一家医院实习，也不知道什么原因引起了肾炎。经过住院治疗，诸多病证都消除了，唯独尿中蛋白还有两个加号，眼睑时不时水肿。一个大夫给他开方，他找这个大夫的时候，这个眼睑正好是肿的，大夫给他开黄芪大概就是20多克。20多克是量大还是小？黄芪常规用量是多少？常规用量能不能用到30g？是可以的，能不能用到20g？也是可以的。他问这个大夫这个量大不大？这个大夫说，脉象弱，出汗，体质比较弱，应该用量大。他说吃药不到一星期，眼睑肿得更明显。小便本来恢复得差不多了，小便又有点儿少。化验，蛋白又多了一个加号。他想了想我们在学习防己黄芪汤的时候，在他的印象中我对防己黄芪汤在临床中应用比较多，由于时间比较久了，他记得不是十分清楚了。我说如果眼睑正好肿的时候，防己黄芪汤中的黄芪用量一定不能大，一大就固表，一固表汗还能出去不能？汗出不去了，眼睑肿是不是更明显了？我又说如果在治病的时候，眼睑不肿了，病情趋于缓解了，黄芪用到30g也是可以的，20g也是可以的，黄芪用量超过30g也是可以的。这样我们在认识的时候，黄芪按病证表现，用量可以加大。在什么时候不应该加大？防己始终是不能加大的。白术，张仲景用白术量大不大？是七钱币，一钱币大概就是1.5g左右。白术起到什么作用？健脾益气，制水燥湿。生姜可以协助黄芪发表散水。病人由于有气虚，应该再用点大枣、甘草，协助黄芪补气固表。这里的一个大枣也是可以变化用量的。怎样变化呢？正好这个病人眼睑水肿，用量应该小一点儿。如果这个人水肿不明显，那大枣用量可以适当地大一点儿。什么问题？有些是绝对的，有些是相对的。比如说，我们学习防己黄芪汤，不是治疗肾病而是治疗关节疼痛，把黄芪的量一开始加大也是没有什么坏处的。在治病的时候，把防己的用量适当地加大，用上两三周，再把它减少，停上几天，再加大，也是完全可以的。为何这样说呢？假如说，手上某一个地方不小心，用手挠还是什么原因呀，把它搞破了。破了，有了一个小结痂。这结痂是容易碰到还是不容易碰到？一碰到又出血了。得出一个什么结论呢？如果这个地方本身有问题，用量一定要恰到好处。如果这个地方没有问题，是其他方面的问题，即使是用量大一点儿，在较短时间也不会损伤肾功能的。张仲景用防己的时候，该小就小，该大的时候不是治疗肾病，而是治疗心脏病的时候，防己可以用到 10g。治疗关节疼痛的时候可以用到 10g，但是有一点，时间不能太长。用上两三周就把它适当降一下，然后再加大，常常能取得显著疗效，这是我们学习的防己黄芪汤。

下面我们看一个方，叫五皮散，这个方用的有生姜皮、桑白皮、陈皮、大腹皮、茯苓皮，一下用了几个皮。皮主要是利水，治疗水肿。我们在前面学过一个方，也是可以治疗水肿的，作用还是比较显著的。想想我们在前面学过一个什么方，利水作用也是非常非常明显的？叫十枣汤。我认为在临床中，治疗水肿在绝大多数情况下，考虑用方，如果病比较重，应该考虑十枣汤。五皮散作用是比较平淡的，也可以说是非常平淡的。在治病的时候，要重视疗效的问题，五皮散这个方作用呢？比较平淡。当然，我们遇到水肿这样的病人，既开十枣汤又开五皮散，行不行？说到这里，我要问同学们一个问题，你们说西药利水作用快还是中药利水作用快呢？西药。在诸多情况下，可以说西药利尿的作用是快的，而我们前面学习的十枣汤作用应该也是相当快的。为何这样说呢？西药利尿药，大部分病人吃吃药，是大便干结。而我们中医在治疗水肿的时候，选用了十枣汤，是既小便多又大便多，在去路方面，比西药还多一条大道可走。这说明中药十枣汤在治疗水肿方面具有显著的疗效。用量可以适当地加大，为了避免药出现弊端，我的建议，最好加点儿什么药？有解毒的作用，应该加甘草。不要受"藻戟遂芫俱战草"的限制，开上甘草，作用会更好一些。

第四节　温化水湿

真武汤（栝楼瞿麦丸、实脾散）

【歌诀】真武汤温阳利水，茯苓芍术附子姜，
心肾阳虚水气证，重视加减效非常。

【组成】茯苓三两（9g）　芍药三两（9g）　生姜切，三两（9g）　白术二两（6g）
附子炮，去皮，破八片，一枚（5g）

【用法】上五味，以水八升，煮取三升，去滓。温服七合，日三服。若

咳者，加五味子半升，细辛、干姜各一两；若小便利者，去茯苓；若下利者，去芍药，加干姜二两；若呕者，去附子，加生姜足前成半斤。

【导读】学好用活真武汤的第一步是辨清真武汤由哪些药物组成。组成真武汤有5组用药，第1组是温阳药即附子，第2组是行散药即生姜，第3组是利水药即茯苓，第4组是敛阴药即芍药，第5组是健脾药即白术。从5组用药分析真武汤具有温阳健脾，利水益阴作用，可辨治一切阳虚水气或伤阴证。

上课，这一堂我们学习第四节温化水湿，其中一个代表方是真武汤，这个方也是张仲景在《伤寒杂病论》中一个著名而有效的方。方的组成有附子、生姜、白术、茯苓、芍药。这个方在用法方面，煎煮的时间长还是不太长呢？应该是不太长。按传统的认识，附子煎煮的时间应该长一点儿。事实上，张仲景在《伤寒杂病论》中用附子的时候，煎煮的时间都是不太长的。这是为什么？其中一个原因，就是今天人们在用附子的时候，盲目用量，把量用得非常大，煎煮的时间非常长。实际上相当于浪费药材，浪费能源，浪费钱。我认为张仲景在《伤寒杂病论》中用附子，在通常情况下用的量是在三枚到一枚，就是15g到5g左右，煎煮的时间没有必要太长。真武汤功用是温阳利水，中医是温阳利水，药理研究主要作用是增强心肌收缩力、改善心功能、改善微循环、降血脂、改善肾功能、提高机体免疫力、抗自由基、抗炎。

根据它的功用，根据药理作用，我们认识真武汤治疗中医的证是阳虚水泛证。我们在辨证的时候，水泛，其中要抓住其中一个症状表现就是水肿，这是一个要点。第二个，我们要抓住阳虚辨证的要点是什么？就是气虚的症状加上寒证的症状。第三个方面，我们在认识的时候，凡是水肿，在绝大多数情况下，小便是利还是不利？水肿会不会出现小便利？是会的。如果水肿出现小便利，一种可能性就是病在加重，出现了反常的现象。我们辨阳虚水泛证，可以在阳虚之前加一个心字，就是心阳虚水泛证，心阳虚水泛证的病症表现，比如说，寒证怕冷吧？有水肿吧？有气虚，脉象弱吧？心在一定程度上常常会出现什么症状呢？出现心悸。张仲景在《伤寒杂病论》第82条中说："太阳病，发汗，其人仍发热，心下悸，头眩，身动，振振欲擗地者，真武汤主之。"现在我们思考一个问题，见没见过心脏病这样的病人？从我们学习理论知识知道，西医所说的心脏病多不多？风湿性心脏病、冠心病、高心病（高原性心脏病），以及心律失常、心瓣膜病、心内膜病等。思考一个问题，心脏病这样的病人容易不容易感冒？一感冒，心的病证就加重。张仲景说："太阳病，发汗，其人仍发热，心下悸，头眩，身动，振振欲僻地者。"我是这样理解的，病是表里兼证。病人感冒了比较重，原有心脏病，确立治疗的时候，应该怎样治疗？根据张仲景的发汗，实际上在临床中，单用发汗的方法，百分之九十的人都会加重病证的。我们对于这样的病，应该怎样开方？我们应该是既治太阳病又兼顾心脏病，常常能取得非常好的治疗效果。

我再举个例子，我在门诊上班，遇到一个女同志，有六十多岁了，西医诊断是心衰。西医每次都让她住医院，她每次出现心衰的时候，她都没有住医院，都是找我们开中药的。怎样叫心衰？一个方面有气虚，一个方面有怕冷，一个有水肿，一个还有什么？新的病证。中医不管是不是心衰，只要具备这样的病证，在通常情况下，我们要辨证一下。假如说，这个心脏病人感冒了，病加重了吧？很快面部肿了，很快四肢肿了，很快气喘，说不定还伴有呼吸困难。在临床中辨证，心脏病受凉了，又有感冒，不管是以表证为主，还是以里证为主，我首先问他一句话，出汗不出？如果是不出汗，给他开真武汤合什么方？麻黄汤，常常能取得显著疗效。如果这个人是心脏病，辨证是阳虚水泛，一问他出汗，真武汤合什么方？合桂枝汤。我们如果有时间的话，可以把张仲景在《伤寒杂病论》中的论述好好地研究一下，辨表里兼证，以表证为主，先解其表；以里证为主，先治其里。再一个，表里兼证，不分孰轻孰重，当表里兼顾。一般情况下，可以把张仲景的著作归纳一下，凡是张仲景在论述的时候，先治表病都没有痊愈；凡是张仲景所说的先治里都没有痊愈；凡是张仲景在论述的时候，既治表又治里，病情控制都向好的方面发展。得出一个结论，在临床实际中，凡是治疗表里兼证，以表证为主，你怎样确立治疗方药？以治表为主，兼顾里证；如果是以里证为主，兼顾于表。只有这样才能取得显著疗效。

第二个方面，把心字去掉，加上一个肾字。肾阴阳俱虚用什么方？前面学过没有？是肾气丸。心阴阳俱虚，前面学的是什么方？炙甘草汤。现在我们学的真武汤局限在哪儿？阳虚。心阳虚水泛证用真武汤。把心字去掉，变成肾字，就是肾阳虚水泛证。肾阳虚水泛证，张仲景在《伤寒杂病论》第 316 条中说："少阴病，二三日不已至四五日，腹痛，小便不利，四肢沉重疼痛，此为有水气。"肾阳虚水泛证，相当于今天所说的肾脏病水肿，以腹痛为主，还是以腰痛为主？应该是以腰痛为主。张仲景说是腹痛，我认为张仲景在论述的时候，在很大程度上，他是想说腰痛，最后他没有说，把它说是腹痛，就告诉人们肾病是会出现腹痛的，但是我们在辨证的时候，要抓住是以腰痛为主的。

下面举一个例子，就是在去年的上半年，我们中医学院有一个男同学，把他叔叔带来看病了。什么病？西医诊断是肾衰，病是比较重的。西医说他的病在不太长的时间之内是要换肾的。听到这样的话，一个知道他的病是比较重的，第二个要知道这个病是危及生命的。他说他叔叔家里经济条件是不允许的，换肾这种可能性是非常小的，他说现在还没有达到这个程度，想吃我们的中药。当时我根据病证表现，一摸脉象弱，怕冷，水肿，当然尿中有蛋白，还有什么？腰酸、腰痛。我当时给他开了两个方，一个方是我们的真武汤，一个是张仲景的一个方，叫栝楼瞿麦丸。由于他的病比较重，当时还给他加了两个药，附子仍然用，又加生川乌、生草乌各 6g。张仲景用的栝楼瞿麦丸，栝楼根就是天花粉，张仲景用天花粉是 2 两，给他开是 6g。他们把处方拿到他们老家去了，猜猜给他取药不取呢？到哪个医院都不取。有这样一句话"半蒌贝蔹及攻乌"，为何不取？其中一个主要原因就是他的病比较重，再加上我们开的药，谁都不愿意给他取。他给我打了一个电话，他说人家都不取，我说我也没有办法，我说你可以给医院的大夫说说，把方抄一下。他说给哪一个大夫说，人家都不抄。我说可以给药店的人说说好话，说说好话也不听。又过一天，他叔叔给我打了一个电话。他说他的爱人，到了一家药店，跟人家说了好话。人家说给病人打一个电话，要把这个声音录下来，就可以取药。如果人家说不行，那还是不取的。大概吃到第二周，水肿明显缓解。他给我打过多次电话，药仍然在吃，病情控制得像正常人一样。他问我需要吃多长时间？我说两年，然后可以把方打成粉状，也可以做成丸药，继续巩固治疗。张仲景的栝楼瞿麦丸本身就有附子，本身就有栝楼，只不过我们又给它加了乌头即川乌、草乌，最后取得了预期治疗目的。这样的病，是不是一吃我们的中药就痊愈了？这种病治疗难度大不大？是非常非常大的。

中医可以改善症状表现，可以减轻病人的痛苦，可以使病人在很长很长一个时间段，像正常人一样。这是我们学习的真武汤。心脏病算不算大病？肾脏病算不算大病？都算大病。真武汤就是解决大问题的。

这是我们要知道真武汤，治疗西医疾病符合我们中医的阳虚水泛。在临床实际中，可以说心脏病重到一定程度，会影响到肾；肾脏病重到一定程度，会影响到心。也可以这样理解，我们学习真武汤，可以治疗心阳虚水泛证，可以治疗肾阳虚水泛证，还可以治疗心肾阳虚水泛证。凡是说到肾衰的病证表现，都会影响到其他脏腑的。张仲景在论述的时候，就论述或咳，或呕，或小便利等方面。阳虚水泛在绝大多数情况下，小便是不利的。如果出现小便利，病情没有好转，这说明阳虚一定不想再管水了，不想再固涩了，病情是加重的。

接着，我们学习真武汤方药与病证之间的关系。附子是不是一个主要的温阳药？附子可以温哪里的阳？哪里需要哪里去。附子偏于温哪里的阳？第一句话说的是可以温哪里的阳？是哪里需要哪里去。偏于温哪里的阳？相对而言偏于温肾阳。肾主水，也就是说附子温肾阳，使肾能够主水。白术的一个作用，就是偏于健脾，使脾能够运化水津，达到制水的目的。怎样叫主水？怎样叫制水？比如说，水在河中流，水从源头这个地方流进去，这叫什么水？就是肾主水，水能够运行于水道之中。怎样叫制水？制水就是说，水运行于水道之中，不溢于水道之外，主要靠的是脾的制约。脾制水，水不得向外；肾主水，水不得流于外。这就是附子温肾阳，是肾主水，流于水道之中；白术健脾，脾制水，使水流于水道之中。

现在我们还要考虑到一个问题，假如说，水已经流到肌肤之中，这个水应该怎么办？生姜，算不算温阳的药？应该向哪儿靠拢？应该向温阳这个角度靠拢。所谓温阳，就是散寒。生姜有散水，也就是水不能流于经脉水道之中而溢于肌肤，要用生姜协助附子，温阳助阳，使在表之水从汗而泄。我们在学习基础知识的时候，张仲景说过这样一句话，"腰以上肿，当发其汗；腰以下肿，当利其小便。"我们在学习的时候，腰以上肿，当发其汗，兼利小便；腰以下肿，当利其小便，兼发其汗。古人又总结了这样一句话，"实证可以用发汗的药，虚证不能用发汗的药。"事实上，虚证能不能用发汗的药？是完全可行的。为何是完全可行的呢？阳虚水泛证有生姜。生姜是什么药？其中有解表吧？在学习的时候要认识到，今天给同学们介绍其中的一个例子，就是心脏病水肿用不用发汗的药？麻黄汤、桂枝汤。不能在治病的时候，把药与病证总是给它绝对化，应该相对，应该兼顾，应该重视提高疗效。这水肿是不是就是侵犯到肌表，会不会侵犯到脏腑呢？病人会出现咳嗽吧？心慌吧？恶心吧？腹泻吧？这说明，水走到哪儿了？脏腑之中了。在表应该发汗，在里呢？应该利水。茯苓就是益气协助白术健脾，同时可以利水，也就是水不再走经脉之中，水不再走水道，水溢于肌肤，要发汗，水侵犯于脏腑，应该利小便。芍药这一味药，有利小便的作用。现在我们想一个问题，芍药是淡还是酸？利小便应该是淡还是酸？应该是淡。为何《神农本草经》在认识芍药的时候说它利小便呢？我是这样认为的，一个人水肿就吃芍药，小便就不会利。芍药实际上有没有利小便的作用呢？是有的。不是直接利小便，而是间接利小便。病人本身是有水气内停，附子、生姜、白术、茯苓都是治水的，很容易与水发生格拒，芍药起到个什么作用？可以使治水的药入于阴中，在某种程度上跟引经药差不多，起到了利水的作用。当然我们在认识芍药的时候，还要认识到除了引治水的药入于水中发挥治水作用外，还要知道治水的药在某种程度上，既发汗利小便，会不会伤人的阴？芍药既可以把治水的药引入水中，又防止治水的药伤人的阴津。再一个方面，芍药还有一个作用，缓急止痛，治心慌。这是我们学习真武汤要达到的目的，可以治疗心阳虚水泛证、肾阳虚水泛证、心肾阳虚水泛证。

下面看一个方叫实脾散。方中有没有附子？有没有白术？有没有生姜？有没有茯苓？这说明实脾散就是在真武汤基础之上，少了一味药，加了几味药。从临床角度来看，我认为应该是用张仲景的真武汤原方再加药，效果会更好。为何这样说呢？去了芍药有没有弊端？芍药在方中本身既可以起到这样的作用，又可以起到那样的作用。也可以说，既可以使药物更好地发挥治疗作用，又可以制约药物在发挥作用的时候出现弊端。实脾散就是针对病人脾的症状比较明显，如腹胀等，所以用点儿行气利水的药、祛湿的药。今天只要把真武汤学好了，只要我们在真武汤的基础之上进行适当地变化，加加减减，就能达到预期治疗目的。

我们学习的时候，也可以有这样一种认识，把真武汤作为一个阳虚水泛证代表方，猪苓汤作为一个阴虚水泛证代表方。凡是以热为主，都可以用猪苓汤为基础方；凡是以阳虚为主，都可以用真武汤为基础方。这是我们学习真武汤，通过学习要达到的目的所在。

苓桂术甘汤（葵子茯苓散、萆薢分清饮、鸡鸣散、苦参矾石汤）

【歌诀】苓桂术甘水气方，温阳利水又健脾，
心下逆满气冲胸，胸胁支满眩晕止。

【组成】茯苓四两（12g）　桂枝去皮，三两（9g）　白术　甘草各二两（各6g）

【用法】上四味，以水六升，煮取三升，去滓。分温三服。

【导读】学好用活苓桂术甘汤的第一步是辨清苓桂术甘汤由哪些基础方和药物组成。组成苓桂术甘汤有3组用药，基础方是桂枝甘草汤；第1组是温化药即桂枝，第2组是益气药即白术、甘草，第3组是利水药即茯苓。从3组用药分析苓桂术甘汤具有温化健脾，益气利湿作用，可辨治一切寒湿夹虚证。

现在上课，这一堂我们学一个方叫苓桂术甘汤。这个方是张仲景的一个著名的方。药物组成有茯苓、桂枝、白术、甘草。根据药物的组成，煎煮的时间长不长？煎煮的时间也是比较偏短的。在特殊情况下，张仲景的煎药方法，最短几秒钟，最长三个小时。我们学习到应用，一定要因人而决定，当然这里还得因药而决定的。苓桂术甘汤煎煮大概就是十五分钟左右。当然我们说的煎煮，大火这个时间算不算数？不算数的。是从水开以后，小火计算的。苓桂术甘汤的功用是什么呢？温阳化饮，健脾利湿。药理作用主要就是保护胃黏膜，抗心肌缺血、缺氧，抗心律失常，以及抑制平滑肌自发性收缩等。

苓桂术甘汤治疗中医的证，是中虚痰饮证。中，指的是脾胃，也可以说脾胃虚弱痰饮证，也可以说是脾虚痰饮证。中医所说的脾，在绝大多数情况应该包括胃。脾虚痰饮证的主要病证表现是什么？

举一个例子，我在门诊上班，来了一个女同志，我问她哪儿不舒服？她拿了一个胃镜报告单，是慢性浅表性胃炎。她说她的慢性胃炎胃历来不痛，她又说历来不恶心，历来不吐，历来不腹泻，当然大便也不干。她说她的浅表性胃炎，主要症状是自己感觉胃里不柔和，有个东西一会儿跑到了左边，一会儿

跑到了右边，这个东西在胃里转来转去，大概转不到半个小时，忽然间她感到胃中有个东西进到了胸中，一到胸中，感到胸中满闷、不舒服，胃中舒服了。她接着又说胸中不舒服，比胃中不舒服还难受。她总是怀疑胸中不舒服有问题，多次检查没有问题。大概持续二三十分钟左右，忽然间出现头晕目眩，胃中舒服了，胸中舒服了，这种情况下，站不能站，只能躺在地上。如果胃中不舒服，胸中不舒服，紧接着就是眼前一片漆黑，头晕，要睡觉。睡上二三十分钟、三四十分钟，起来好好的。一天多次发作。张仲景在《伤寒杂病论》第 67 条中说："心下逆满，气上冲胸，起则头眩。"我们给她开方，吃了大概有二十多天，病证基本解除。又坚持吃药有两周左右，最后病得到了解除。

有一句话叫作"起则头眩"，我忽然想到在门诊上班，遇到一个病人，一个男同志，有将近七十岁。他问我，睡在床上血压正常，站起来血压有点儿高，走路的时候血压比较高，这叫不叫高血压？他又怎样说呢？走路的时候，头晕，眼前又发黑，感到头重脚轻，随时都有可能摔倒，躺在床上一切正常。他说不能吃降压的药，一吃降压的药，睡在床上也头晕目眩。当然，这个血压是高还是低？他又说吃什么药都不行。我在思考一个问题，思考的过程中，一看舌质偏淡、舌苔偏腻，摸了脉象偏弱。忽然想到张仲景所说的"起则头眩"。这个"起"字，如果是胃的病证，就是从下往上起了，这个人站起来头晕目眩了。应该给他开苓桂术甘汤。忽然又想到张仲景说了一句话，"起即头眩"，一个字差别。用什么方？张仲景用的是葵子茯苓丸。葵子茯苓丸两味药，一味药还是重复的。张仲景用葵子的时候，用的量比较大，用了 50g。到了第二周来找我看病的时候，他说走路的时候，头晕明显减轻了，最后达到了预期治疗目的。西医说是什么病呢？直立性高血压。我们中医就是要辨证的，只要符合这个证型，我们就可以用苓桂术甘汤，就能取得良好治疗效果。

下面我们学习苓桂术甘汤方药与病证之间的关系。茯苓，什么作用？健脾利湿。桂枝什么作用？温阳化湿。白术呢？益气健脾燥湿。甘草，协助白术健脾益气。这是我们学习的苓桂术甘汤。

现在我们再思考一个问题，苓桂术甘汤治疗的脾虚痰饮证，应该是偏于寒，在临床中单用这个方，如果是治疗慢性胃炎有一定的局限性，可以和我们前边学习的理中丸配合在一起，疗效会更好一些。在认识苓桂术甘汤的时候，对于桂枝，专门引用了张仲景的一句话："病痰饮者，当以温药和之。"这一句话告诉人们，凡是治疗痰饮都要用点儿什么药？温化的药。也可以说，温可以化湿，湿得温而化。简单一个例子，房间比较潮湿，天的温度偏高，会出现一个什么样的结局？天的温度偏低，会出现一种什么样的结局？哪一种情况可以使湿化得快一些？就是温。这是我们学习的苓桂术甘汤。

下面再看一个方，叫萆薢分清饮，这个方组成有益智仁、川萆薢、石菖蒲、乌药。根据药物的组成看，就是温肾利湿，分清化浊，具有抗炎、抗菌等药理作用。治疗的中医的证是虚寒膏淋证。虚寒膏淋证的症状表现是什么？

下面给同学们举一个例子，我在门诊上班，来了一个女同志。我问她主要是哪儿不舒服？她说平时不爱吃油性大的食物，不过总是觉得尿中含有油。实际上，就是尿完之后，尿中漂了一层油状物。这是什么病？妇科慢性炎症会出现这样的病证。再一个方面淋巴回流受阻，再一个就是乳糜尿，西医是淋巴回流受阻，淋巴液渗到尿路了。对于这样的病证，我们要看一下舌质、舌苔，如果舌苔白，就用萆薢分清饮。再一种情况，我在门诊上班，遇到一个女同志，她说最近一年多，她解的小便像淘米的水，当然不是小米水，是大米水。她这样一说，我们一看她的舌质、舌苔，用萆薢分清饮。用萆薢分清饮有没有好的治疗效果？我认为有很大的局限性。不过，我们要知道，萆薢分清饮作为治疗虚寒膏淋的基础方。膏，就是比较稠吧？油状物，白如米泔。单用这个方，很难达到预期治疗目的。要想达到预期治疗目的，在通常情况下，我在临床中开的是三个方，一个是萆薢分清饮，一个苓桂术甘汤，一个真武汤。三个方合在一起，药味多不多？重复的药有几味？并不太多，疗效是显著的。

下面我们看一个方，叫鸡鸣散，这个方药物组成有槟榔、陈皮、木瓜、吴茱萸、苏叶、桔梗、生姜加上皮。治疗寒湿脚气证，这个脚气和肾气丸治疗的脚气差距是比较大的。肾气丸治疗的脚气，有两个，一个在哪儿？在胸中；一个在哪儿？在小腿。今天我们学的鸡鸣散脚气在哪儿？在脚上。脚气容易不容易治？治疗的难度是偏大的。我治疗脚气，治一个应该是好一个。在治疗的时候，应该分两个方面去治疗。一个方面用鸡鸣散，内服。附了一个方，叫苦参矾石汤，这个方作为一个外洗方。也就是说，在临床中要想使脚气达到预期治疗目的，单用外洗的有作用，不够理想。单用内服的，有作用，但也不够理想，要想理想，就是我刚才所说的。

　　举一个例子，今年的上半年，有一个女同志脚气来找我们看病。这个女同志有多大？三十多岁。进来的时候，不是走进来的而是坐车进来的。坐什么车？和自行车的轮子差不多，叫轮椅。脚肿脚烂，脚趾头肿烂溃烂了。她说她在五年前，出现过这样的症状，我们给她治疗，达到了预期治疗目的。她说她出国了，就是去年的上半年，又复发了。复发了，她是在美国，在美国就是主要用西药。最后又找中医，没有控制病情。她又恢复到原来坐轮椅这个程度了。她找我，她说你还给我开两个方。我给她开两个方，一星期。第二次来的时候，她是走着进来的。到了第三周，完全恢复得像正常人一样。她走之前，她又来找我，她说她还要到美国去，这一次走，要带上药了。她说一旦又发作了，不再回来了。我们所说的方疗效是显著的，单用一个方，是不够理想的。苦参矾石汤，这个方是我在临床中治病，根据疗效而总结的一个小小的经验方。

第五节　祛风胜湿

独活寄生汤（乌头汤、桂枝芍药知母汤）

【歌诀】独活寄生艽防辛，芎归地芍桂苓均，
　　　　杜仲牛膝人参草，风寒湿痹屈能伸。

【组成】独活三两（90g）　桑寄生　杜仲　牛膝　细辛　秦艽　茯苓　桂心　防风　川芎　人参　甘草　当归　芍药　干地黄各二两（各60g）

【用法】上药㕮咀，以水一斗，煮取三升，温身勿冷也（现代用法：水煎服）。

【导读】学好用活独活寄生汤的第一步是辨清独活寄生汤由哪些变化方和药物组成。组成独活寄生汤有1个变化方和6组用药，变化方是八珍汤；第1组是补肾强筋骨药即桑寄生、杜仲、牛膝，第2组是行散通透药即独活、细辛、桂心、防风，第3组是益气药即人参、茯苓、甘草，第4组是活血药即川芎，第5组是补血药即当归、白芍，第6组是通络药即秦艽。

变化方即八珍汤补益气血。从 1 个变化方和 6 组用药分析独活寄生汤具有补肝肾，强筋骨，补气血，通经络作用，可辨治一切筋骨寒湿证。

面我们学习第五节，祛风胜湿的一个方，叫独活寄生汤。这个方药物多不多？多。独活、细辛、桂心、防风、当归、川芎、芍药、地黄、人参、茯苓、桑寄生、杜仲、牛膝、秦艽、甘草。其中人参、茯苓、甘草、当归、川芎、芍药、地黄相当于什么方？八珍汤，少了一个白术。白术能不能治疗风湿？张仲景其中一个方治疗风湿，就是麻黄加术汤，可以用的。这个方药物组成比较多，是不是单一的汤剂？不是，是水煮散剂。这个方功用是祛风湿，止痹痛，益肝肾，补气血。治疗的病证是痹证日久，肝肾两虚，气血不足。实际上就是风寒湿痹证夹有正气不足。这个方用了八珍汤，又加了桑寄生、杜仲、牛膝，又加了祛风胜湿的药。从理论上说这个方效果应该是显著的，事实上说，这个方疗效是非常平淡的。我在临床中用这个方，总是发现疗效不够理想。我想问同学们一下，如果我们遇到风寒湿这个痹证日久，用我们以前所学的知识，应该用个什么方？小活络丹。事实上，用小活络丹，效果也是不够理想的。我们在学习小活络丹的时候，说这个方是个好方，到了今天，又说它不够理想。今天，我们要做一个总结，治疗风寒湿痹证，最好用两个方，效果是显著的，用小活络丹与乌头汤配合在一起，屡用屡效的。

我们班在座的同学，有的同学给我说过，他父亲，有的说是他母亲，有的说的是他父母亲的父母亲，出现了关节疼痛，三年了，五年了，三的后边加零了。我只要问他关节疼痛与天气变化有没有关系。他一说冬天加重，天冷加重，与天气变化阴雨潮湿有关系。我基本上是开小活络丹与乌头汤的合方。这里再强调一下，小活络丹开汤剂，我给同学们说，把"炮"字去掉，改成"生"字，用量也做了调整。如果有的同学，我开的方你还保存着，可以看看我开的量和我今天和你们所说的量，都是一模一样的。我在临床中是怎样治病的，我在课堂上会告诉同学们的。尤其是对于一些特殊的方，用量我会反复强调的。只要同学们按照我所说的应用，都能取得良好的治疗作用。我们学习独活寄生汤，要知道这个方，是一个什么方呢？是一个比较平稳，疗效平淡，作用一般的一个方。我们治病能不能就满足这些呢？我们治病必须重视提高疗效，以解除病人的痛苦为目的。我们认识独活寄生汤的时候，重点还是希望同学们在临床中，开什么方？不用不知道，一用还想用的方。

还有一个方，是张仲景的一个著名方，叫桂枝芍药知母汤，方的组成有桂枝、芍药、甘草、麻黄、生姜、白术、知母、防风、附子。治疗的病证是阳虚热郁痹证。病证的表现既有寒又有热。关节疼痛、风湿性关节炎、类风湿性关节炎、坐骨神经痛、骨质增生，这样的病是一个寒证，应该用什么药？用温热的药。我们再想一个问题，一个人关节疼痛，吃一个月的药，有没有可能达到治疗目的？可能性还是偏小的，吃药的时间比较长。如果在定量方面没有恰到好处，很有可能化热。由原来的寒又夹有什么？关节一遇凉疼痛加重，但是病人还容易上火，口腔溃疡，咽喉疼痛，对于这样的病，我们可以用桂枝芍药知母汤。病人本身有寒，本身又有内热，用桂枝芍药知母汤。我们在前面学习一个方的时候说，风湿热痹证，建议同学们用什么方？用麻杏薏甘汤、白虎加桂枝汤，再用上桂枝芍药知母汤。说到这里，就是要告诉同学们，在临床中治疗风寒湿，用温热的药，没有一点点问题。如果治疗风湿热，单用寒凉的药，会出现什么弊端？寒凉的药，是不是能清热呢？肯定能吧？它的弊端是什么？就是寒凝。一凝很容易引起关节疼痛，很难达到预期治疗目的。

换一句话说，治疗风寒湿痹证，不一定要用寒凉的药，当然稍用点儿寒凉的药，效果会更好一些。为何这样说？现在我们再回过头来说，治疗风寒湿痹证，用小活络丹加上乌头汤，有没有寒凉的药？肯定是有的，可以制约它的弊端。如果是风湿热，在用寒凉药的时候，必须要用温热的药，温热的药量还不能偏小，药味还不能偏少。为何这样说？还要通，通则不痛，这是治病要重视的一个重要方面，不能忽视。对于中药治病是这样理解的，凡是寒凉的药，我都把它理解为批评，凡是温热的药，我都把它理解为表扬。批评之后，一定要重视表扬。当然，用表扬不太恰当，批评之后一定要鼓励，不能让它对社会失去信心。表扬之后，是不是一定要批评？一个人办了好事，首先表扬他，见义勇为，不怕牺牲，接着说了一句这样的话，以后不要办得太多，影响别人办好事。这个人最后高兴还是不高兴？表扬之后，不一定就是要批评，但是可以这样说，不要太骄傲。表扬之后，不一定要批评，批评之后，一定要鼓励。让这个人关节不痛，气机畅通，这是我们对桂枝芍药知母汤的理解，这个方治疗的是寒夹郁。同时我们也说了，治疗湿热痹证，三个方的合方；寒湿痹证，两个方的合方。这都是在临床中比较常见的。当然，在临床中有没有瘀血呢？有没有痰呢？能不能再适当加其他药呢？都是可以的。我们学习关键在于什么？灵活。关键在于提高疗效，关键在于掌握知识，关键在于应用知识，最后把知识应用的得心应手，这是我们学习的目的。

第十七章　祛痰剂

　　现在上课，这一堂，我们学习第十七章祛痰剂。祛痰剂，指的是以祛痰药为主组成的方剂，具有化痰的作用，主要治疗各种痰的病证。现在我们要思考一个问题，痰，主要分有形之痰和无形之痰，相对而言，有形之痰多，还是无形之痰多呢？中医在认识痰的时候，在绝大多数情况下，认识的痰是无形之痰。痰是无处不到，无处不有的，可以在任何部位。痰与湿有一个共同点，湿和痰在不同的病变部位命名不同，但它们诸多辨证要点是相同的。再一个方面，在治疗的时候，也有相同之处。比如说，我们在学习祛湿剂的时候，应该重视配伍什么药？行气的药。祛痰剂呢，配伍行气的药也是非常重要的。古人总结了这样一句话，"善治痰者，不治痰而治气，气顺则一身之津液亦随气而顺矣。"这里的一句话，"不治痰而治气"，并不是说在治痰的过程中不治痰仅仅治气，而是强调治痰的同时，治气也是非常重要的。对这一句话，我们可以这样理解，"善治痰者，既治痰又治气，气顺则一身之津液亦随气而顺矣。"

　　治痰应该重视辨痰的病变属性，治痰还要考虑到哪一个脏腑是痰生之源？治痰还要考虑到化痰药会不会伤人的阴津，还要考虑到痰在多数情况下，是得温容易化还是得寒容易化呢？得出一个结论，应该酌情配伍温性的药。古人总结了一句话，"病痰饮者，当以温药和之。"

第一节 燥湿化痰

二陈汤（温胆汤、茯苓丸）

【歌诀】二陈橘半茯苓草，生姜乌梅不可少，

治心治肺又治胃，随证加减记心牢，

风加南星白附子，热加芩连寒桂姜，

气和四七郁香附，重视变化效最好。

【组成】半夏汤洗七次　橘红各五两（各150g）　白茯苓三两（90g）　甘草炙，一两半（45g）

【用法】上药㕮咀，每服四钱（12g），用水一盏，生姜七片，乌梅一个，同煎六分，去滓，热服，不拘时候（现代用法：水煎服）。

【导读】学好用活二陈汤的第一步是辨清二陈汤由哪些基础方和药物组成。组成二陈汤有1个基础方和5组用药，基础方定小半夏加茯苓汤；第1组是燥湿化痰药即半夏，第2组是理气药即陈皮，第3组是益气利湿药即茯苓、甘草，第4组是收敛药即乌梅，第5组是调理气机升降药即半夏、生姜，基础方小半夏加茯苓汤降逆燥湿，益气和中。从1个基础方和5组用药分析二陈汤具有温化痰湿，行气和中作用，可辨治一切痰湿或夹气滞证。

下面我们学习第一节燥湿化痰的第一个方叫二陈汤。二陈汤是《太平惠民和剂局方》中一个著名而有效的常用方。方的组成有半夏、陈皮、茯苓、甘草。在应用二陈汤的时候，二陈汤是不是就这四味药呢？在用法中，还有两味药，一个是生姜，一个是乌梅。生姜的用量偏大，乌梅的用量偏小。同时，还发现一个问题，二陈汤是不是单一的汤剂？是水煮散剂。这个方的功用是燥湿化痰，理气和中。药理作用一是对肠胃平滑肌呈双向蠕动调节作用；第二个方面是抑制支气管平滑肌痉挛；第三个方面是调节内分泌。

我们学习二陈汤，治疗中医的证，是痰湿证。二陈汤治疗的痰湿证，在理解的时候，仍然是从两个大的方面去认识，一个大的方面是有形之痰，一个大

的方面是无形之痰。首先，我们从第一大的方面就是有形之痰谈起。有形之痰，在哪一个脏腑最容易出现有形之痰？痰湿在肺，肺的基本脉证有三大方面，咳、痰、喘。我们在辨痰湿在肺的时候，其中有一个字叫痰，可以辨病变的属性，要重视辨痰的颜色。痰湿蕴肺，辨痰的颜色，意味着辨痰应该是辨寒证、热证。二陈汤治疗的痰偏于寒证，这样就得出一个结论，二陈汤治疗的痰颜色是白的，量是多的，质地应该偏于稀还是稠呢？这是我们认识的共同点。只要是稀，咯痰都是比较容易的。这个病，相对而言是容易辨证的，也就是说我们在临床实际中，见到西医所说的慢性支气管炎，以及支气管哮喘这样的病证，在通常情况下，要问病人一句什么话？吐痰的颜色。病人紧接着就告诉我们，痰多，色白，就可以辨为痰湿，痰湿证加一个字，寒湿痰证，也可以说痰湿寒证。不管怎样说，我们要把它辨为寒。

第二个大的方面，就是无形之痰。无形之痰，我们在认识的时候，可以从两个方面去认识，其中一个方面，病变部位在心。痰在心，在绝大多数情况下，是有形之痰还是无形之痰呢？绝大多数它是无形之痰。

下面给同学们介绍一个例子，我在门诊上班，来了一个病人，我问他主要是哪儿不舒服。他没有明确说哪儿不舒服，给我一个检查报告单，上面写的是室上性心动过速，当然还有这几个字"阵发性"，就是"室上性阵发性心动过速"。为何还要补充这三个字？也就是说，心动过速，并不是说连续的心跳得非常快，有时快，有时慢，在通常情况下，每分钟心跳多少呢？每分钟在120次左右。假如说，见到一个病人，心跳120次，这个病人在绝大多数情况下，所表现的病证是虚证还是实证？现在思考一个问题，心跳了120次，会不会出现心慌，会不会出现头晕？心跳得快了，是不是这个人就感到精力旺盛了？不是的。而是全身困倦，不想活动。对这样的病，在绝大多数情况下，很容易把它辨为痰还是辨为虚？很容易辨为虚，心慌、头晕、困倦、不想活动。在辨证的时候，要抓几个方面的要点。第一个，摸一下脉象，脉象是不是以虚为主。第二个，看舌苔，这个人的舌苔是厚还是不厚，是腻还是不腻呢？我一看他的舌苔是腻厚。他说整天想睡觉，我仔细一问他，他说感到肢体是沉重的，不是无力而是重。我看了一下，他拿的病例最少有五本，基本上给他治疗的时候，以补为主。我给他开方的时候，开二陈汤和张仲景的一个方，叫半夏厚朴汤，当然我也调整了一下用量，相当于张仲景的小半夏加茯苓汤，实际上就是半夏、生姜、茯苓，二陈汤本身也有吧？我刚才也说调整了一下用量。病人吃了我给他开的方，取得了明显效果。第二次来诊的时候，病人说他体质虚弱，以前总是要吃人参的，都没有补上来，发现我开的方，没有补，但明显感觉到体力增强了。我们在认识的时候，要抓住二陈汤治疗的痰湿在心，是无形之痰。

第二个方面，是在胃，也可以这样理解，我们学习二陈汤，病变的部位一个是在哪儿？一个是在肺，一个是在心，一个是在胃。在胃，是有形之痰还是无形之痰？在临床实际中，绝大多数情况下属于无形之痰。

下面举一个例子，我在门诊上班，遇到一个病人。我一问他哪儿不舒服，他告诉我，红斑性胃炎，主要的病症状表现是恶心、呕吐。这样的病人胃脘部舒服不舒服？有没有可能出现疼痛啊？有没有可能出现胀满啊？有没有可能出现不想吃饭？都有可能的。红斑性胃炎，同学们见过还是没见过这样的报告单呢？我告诉同学们，从西医胃镜检查的结果上看，看到这个胃是红的，有的地方是黑红的。一看，红的颜色，有的地方是黑红的，很容易把它辨为中医的热证，血热，瘀血。很容易用什么药？清热的药，凉血的药，活血化瘀的药。

我在临床中发现，红斑性胃炎这样的病人，有百分之五十偏于热证，有百分之五十偏于寒证。换一句话说，红斑性胃炎这样的病人，从我们中医辨证既有寒又有热。我们怎样知道病人不是热证而是寒证呢？关键看一下舌质，看一下舌苔，基本上就定性了。我一看，舌质偏淡，舌苔白厚腻。根据病人的症状表现，给他开了两个方，一个方是二陈汤，一个方是理中丸。病人吃了一段时间，病证完全消除了。病人又做了一个胃镜，一检查，基本上恢复到像正常人一样。我们学习二陈汤，可以从四个方面去理解。第一个方面，病变的部位在肺；第二个方面，病变的部位在心；第三个方面，病变的部位在胃；第四个方面，我们在理解的时候，是心、肺、胃，不要把它们截然分开。

举一个例子，假如说，一个人是慢性阻塞性肺疾病，病变的部位在哪儿？在肺吧？病人会不会出现心慌、头晕？会不会出现恶心、呕吐、不想吃饭？会吧！也就是说，我们在认识的时候，可以把它认识到是某一个具体病，也可以不把它截然分开。

再举一个例子，在临床中遇到一个病人，是风湿性心脏病。风湿性心脏病，会不会出现肺的呼吸困难症状表现？会吧？风湿性心脏病会不会影响到胃呢？也会的。同时出现了第三方面的病证。胃的病证，会不会出现心慌？会不会出现肺的病证？都有可能。在一般情况下，我们把它截然分开，在肺就是肺，没有出现心的病证，没有出现胃的病证，这是一种情况。第二种情况，就是它们之间有相互的联系。我们在临床实际中，都可以用什么方？二陈汤。二陈汤治疗西医的疾病，我们刚才已经说了。

下面我们要学习二陈汤方中用药与病证之间的关系。二陈汤这个方，用的半夏主要作用就是燥湿化痰。我们在学习的时候，就提到这样一句话，"善治痰者，既治痰又治气。"要用什么药？陈皮理气化湿，半夏燥湿化痰。肺痰能不能燥？心痰能不能燥？胃痰能不能燥？在学习半夏的时候，半夏入不入心？目前教材上面还没有说，事实上能不能治疗心的病证？张仲景有一个方，叫瓜蒌薤白半夏汤，还有一个方，叫半夏麻黄丸，都是治疗心的。半夏能不能治肺？肯定能。半夏能不能治脾胃？肯定能。陈皮能不能治疗肺？能不能治疗心？张仲景有一个方，叫橘枳姜汤，就是治疗冠心病的。陈皮能不能治疗脾胃呢？茯苓是渗湿利湿，能不能治疗心？宁心安神。能不能治疗肺？通调水道。能不能治疗脾胃？健脾益气。姜呢？调理脾胃吧？有没有宣降肺气呢？有没有调理行气呢？现在我们要看一下，姜化不化痰？半夏化痰，陈皮化痰，茯苓也可以说是祛痰的，姜是化痰的。在某种程度上，我们思考一个问题，化痰的药在某种程度上有没有可能或多或少伤人的阴津？治病一方面要考虑到针对病变的证机用药，再一个方面，还要考虑到针对方药弊端而选用方药。这就是乌梅，在某种程度上主要就是防止化痰的药伤人的阴津。甘草所起到的作用，主要是益气和中。理气在某种程度上是伤气的，伤气需要不需要酌情地适当地补气呢？也是需要的。

我们学习二陈汤，把二陈汤作为治疗痰湿寒证的一个重要基础方。学习二陈汤，有这样几句话，希望同学们要认真地仔细地去体会、去理解。二陈汤的方歌是这样的："二陈橘半茯苓草，生姜乌梅不可少，治心治肺又治胃，随证加减记心牢，风加南星白附子，热加芩连寒桂姜，气和四七郁香附，重视变化效最好。"这里有一个药，叫四七。学中药的时候，好像没有学过。四七不是药名而是一个方名，叫四七汤。四七汤，指的就是半夏厚朴汤。有的人把半夏厚朴汤起了一个名字叫四七汤；有的人在半夏厚朴汤基础之上加了一个大枣，叫四七汤。这样我们就知道，"气合四七郁香附"，这个四七就是指半夏厚朴汤。我们学习二陈汤，把它作为一个重要的基础方。

现在看一个方，叫温胆汤。有半夏吧？有陈皮吧？有茯苓吧？有甘草吧？加了两味药，竹茹、枳实。这个方理气化痰，清胆和胃。治疗中医的证就是胆胃不和，痰热内扰。这里我们要认识到一个问题，痰热在胆，脾胃仍然是寒湿痰。在临床中遇到的病人有几个特点，一个特点，有些慢性胃炎的人胆小，所谓胆小就是容易受惊。中医说胆大胆小，胆小了容易怎样？容易受惊。怎样知道病人是胃有寒，胆有热呢？在临床实际中，病是比较复杂的。

比如说，我在门诊上班，遇到一个病人，我问他平时想吃热的还是想吃凉的？他说多少年都没有吃过凉东西，是胃寒证。我们一看舌苔是黄厚腻，又有湿热。这样的人胆小容易受惊，我们就把他辨为什么？胆胃不和，寒痰在胃，痰热在胆，用温胆汤为基础方。用温胆汤还力量不足，热加黄芩、黄连，效果会更好一些 。当然我们还要辨，如果这个人不想喝水，说明是以寒为主，如果这个人想喝水，比较多，说明热也是比较明显的，可以加减变化。

下面我们再看一个方，叫茯苓丸，有没有半夏、茯苓？没有用陈皮，变成了什么？枳壳。用了芒硝 ，这个方功用是燥湿行气，软坚化痰。治疗中医的证是痰阻经络，两臂疼痛，活动不便，我们在辨证的时候，要抓住是偏于寒的。为何这样说呢？半夏用量有多大？是偏大吧？芒硝是什么性？是寒性。用的量非常小，所起到的作用是什么？主要就是一个软坚。更重要的是什么？防止半夏燥化。我们学习一定要知道，二陈汤是一个什么方？重要的基础方。刚才给同学们说了一下方歌，"风加南星白附子，热加芩连寒桂姜，气合四七郁香附，重视变化效最好"，告诉大家在二陈汤基础之上，可以治疗寒痰，可以治疗热痰，可以治疗风痰，可以治疗气郁。关键是什么？随证加减，变化用药。同学们都知道，随证变化用药，是我们在临床中提高疗效一个重中之重。当我们把二陈汤学好了，可以说，对于痰，我们基本上都有了一个基础的方，在基础的方上进行变化，取得良好的治疗效果。

第二节　清热化痰

清气化痰丸

【歌诀】清气化痰星夏芩，橘杏枳苓瓜蒌仁，

　　　　姜汁为丸治痰热，顺气化痰效果缜。

【组成】陈皮去白　杏仁去皮尖　枳实麸炒　黄芩酒炒　瓜蒌仁去油　茯苓各一两（各30g）　胆南星　制半夏各一两半（各45g）

【用法】姜汁为小丸，每服二至三钱（6~9g），温水送下（现代用法：水煎服）。

【导读】学好用活清气化痰丸的第一步是辨清清气化痰丸由哪些变化方和药物组成。组成清气化痰丸有1个变化方和6组用药，变化方是二陈汤；第1组是清热燥湿药即黄芩，第2组是理气药即陈皮、枳实，第3组是清热化痰药即瓜蒌仁、胆南星，第4组是益气利湿药即茯苓，第5组是温化燥湿药即半夏，第6组是润肺化痰药即杏仁。变化方二陈汤降逆燥湿化痰。从1个变化方和6组用药分析清气化痰具有清化痰热，行气降逆作用，可辨治一切痰热或夹阴伤证。

现在上课，这一堂我们学习第二节清热化痰的一个方，叫清气化痰丸，方的组成主要有胆南星、黄芩、瓜蒌仁、枳实、茯苓、杏仁、半夏。这个方在用法方面以姜汁为丸。今天主要还是应用的是汤剂。方的功用是清热化痰，理气止咳。药理作用主要是增加支气管分泌、抑制支气管平滑肌痉挛、抗菌、抗炎、抗过敏等。

治疗中医的证是痰热蕴肺证，我们再回想一下，二陈汤主要的药是四味药，当然用法中还有两味。二陈汤即半夏、陈皮、茯苓、甘草。现在我们再看一下，清气化痰丸有没有半夏？有没有陈皮？有没有茯苓？有没有甘草？现在我要再问同学们一个问题，清气化痰丸这个方中，能不能用甘草？甘草本身有没有化痰的作用？应该有。我们在认识问题的时候，一定要重视什么？抓问题的本质。

还要再补充一句话，清气化痰丸在某种程度上，就是以二陈汤为基础方，

又加了一些清热化痰的药。治疗中医的证就是痰热蕴肺证。肺有三大基本脉证，即咳、痰、喘。痰热蕴肺证，相对而言，辨证是难还是容易呢？应该是容易的，一句话基本上就搞清楚了。问一下病人吐的痰，黄痰。现在思考一个问题，热，黄痰，在绝大多数情况下，是容易咯出来还是不容易咯出来？是黏稠还是稀的？是痰稠、色黄、难以咯出。现在我们还要补充一句话，凡是痰在肺，阻塞不阻塞气机？阻塞气机，常常会出现胸膈满闷，不管是寒痰还是热痰，都会出现这样的病证。我们在辨痰热蕴肺证的时候，要重视一个问痰的颜色；第二个要重视看舌质、舌苔。这样的病人舌质是什么颜色？舌苔呢？黄腻的。这样的病是容易辨还是不容易辨呢？还是容易辨的。在临床中，不管是西医所说的肺炎、气管炎，只要具备了咳、喘、痰黄、舌苔腻就可以。

下一步我们的工作是开方了，开方的时候，要发现方药与病证之间的关系是不是一致的。痰热，我们怎样组方？应该是考虑到针对痰热而用药吧？胆南星、黄芩、瓜蒌仁，这三味药的共同点是什么？就是清热燥湿化痰。这里有一味药叫瓜蒌仁，既是化痰药又是润肺药，以化痰为主，润肺为次；胆南星、黄芩在化痰的时候，很有可能伤人的津液，而瓜蒌仁在某种程度上润肺，可以避免化痰的药伤人的阴津。治疗痰，用茯苓是非常重要的，茯苓健脾益气，渗湿化痰，可以杜绝痰变生之源。杏仁、半夏，这两味药都是降肺的药，降肺起到的作用是止咳平喘，半夏降肺是偏于燥，杏仁降肺是偏于润，都化痰。这样我们又知道，半夏化痰很容易伤人阴津，杏仁化痰在某种程度上不伤人的阴津。

我们中医在治疗痰的时候，还应该重视一个什么问题呢？痰得气而化，陈皮、枳实起到的作用是理气，气顺则痰消。当然，这个方中如果加上甘草，疗效会怎样呢？会更好。也可以这样说，清热的药，会伤胃气，燥湿化痰的药，会伤人的阴津。在这种情况下，酌情用上甘草，既可以补气兼顾脾胃之气，同时可以协助其他药，化痰不伤人的阴津，再加上甘草是甜的，喝起这个药会更好喝一些，这是我们学习的清气化痰丸。

小陷胸汤（滚痰丸）

【歌诀】小陷胸汤夏连楼，清热涤痰能开结，
辨治病变痰热证，临证加减病可解。

【组成】黄连一两（3g）　半夏洗，半升（12g）　栝楼实大者一枚（40）

【用法】上三味，以水六升，先煮栝楼，取三升，去滓。内诸药，煮取二升，去滓。分温三服。

【导读】学好用活小陷胸汤的第一步是辨清小陷胸汤由哪些药物组成。组成小陷胸汤有 1 个基础方和 3 组用药，基础方是黄连粉方；第 1 组是清热燥湿药即黄连，第 2 组是理气清化痰热药即栝楼实，第 3 组是温化燥湿化痰药即半夏。基础方黄连粉方清热燥湿。从 1 个基础方和 3 组用药分析小陷胸汤具有清化痰热，行气开结作用，可辨治一切痰热或夹寒或阴伤证。

下面我们学习一个方叫小陷胸汤，这个方的组成有黄连、半夏、瓜蒌实。这个方功用是清热涤痰开结，具有保肝利胆，保护胃黏膜以及抗炎、抗菌等作用。治疗中医的证是胸脘痰热证。张仲景在《伤寒杂病论》第138 条中说："小结胸病，正在心下，按之则痛，脉浮滑者，小陷胸汤主之。"现在让同学们再回想以前所学习的内容，胸包括几大方面？小结胸病，结胸病变部位应该在哪儿？应该在胸。根据我们以前所学习的知识，应该包括几个胸？三个胸，心、肺、胸膜。肺是一个胸吧？心是一个胸吧？胸膜呢？也是一个胸。张仲景说的小结胸病，告诉人们病在肺可以用，病在心可以用，病在胸膜可以用，恰当用都能达到预期治疗效果。

张仲景又明确提出来"正在心下"，一个大的方面，心下应该是在胃脘。"正在心下，按之则痛"，我们怎样理解"按之则痛"？可以从两个大的方面去理解，一个大的方面本身不痛，就是胃脘满闷，用手按的时候疼痛；第二个大的方面，本身就有疼痛，按的时候疼痛加重，这也叫"按之则痛"。我们学习到应用小陷胸汤，要知道小陷胸汤治疗的是胸脘痰热证。胸包括了几个方面？现在我们再想一个问题，方中用的半夏，可以化哪里的痰？是不是哪里需要哪里去？瓜蒌可以化哪里的痰？也可以说是哪里需要哪里去。黄连清热，可以清哪里的热呢？哪里需要哪里去。一般情况下，人们说黄连偏于清心火，清胃火；假如说，一个人眼结膜发炎了，用点儿黄连，能不能起到清热的作用呢？中医说是上火了，用黄连同样可以达到预期治疗目的。小陷胸汤在学习到应用的过程中，不要把小陷胸汤局限在某一病变部位。而应该是这样的，我在临床中凡是痰热，不管病变的部位在哪儿，都把小陷胸汤作为治疗的一个基础方。

举一个例子，我在门诊上班，大概就是一个月左右，有一个女同志来看病。她说整天感到头脑里边一个东西，好像头脑里有一个石头在堵塞不通。她说也不是沉，也不是闷，也不是晕，也不是痛，好像是一个石头放在大脑里在堵塞气机的畅通，她说不知道白天是什么感觉，夜里是什么感觉。大脑清醒不清醒啊？不清醒。昏昏沉沉，不是痛，不是胀，不是闷，不是沉，也不是紧。我在辨证的时候，她说的是石头，肯定不是石头，但是有一点，就是堵塞在里边不通。什么堵塞？瘀血能不能堵？痰能不能堵？其他能不能堵？都有可能。我一看舌质偏红，舌苔黄厚腻。我给她开小陷胸汤，吃了一星期，病证基本上消除了，又吃了一周，达到了预期治疗目的。这就是我刚才所说的，我们学习、应用小陷胸汤，不要把它局限在某一个方面，只要它具备了痰热。这个方是一个基础方，在这个方的基础之上，可以适当地变化，从而可以取得良好治疗效果。

下面我们看一个方，叫滚痰丸，方的组成有大黄、黄芩、礞石、沉香。这个方是泻火逐痰，治疗的病证是痰热顽证。这个方也可以把它作为一个基础方，它是哪里的痰不能治？还是哪里需要它都去。癫狂、怔忡，这个病变部位在哪儿？在心。咳嗽、喘，在肺；眩晕、耳鸣在肝在肾；口眼蠕动，在肝；失眠多梦，应该在心；骨节酸楚，应该在肾。也就是说，滚痰丸这个方是治疗痰热重证的一个代表方。这个方有一个弊端，就是用的大黄、黄芩攻下的作用有点强了，我们在临床中，可以把它作为治疗痰热顽证的一个代表方，在应用的时候，可以和其他方合在一起，从而提高疗效，达到预期治疗目的。

第三节　润燥化痰

贝母瓜蒌散

【歌诀】贝母瓜蒌花粉研，橘红桔梗茯苓添，
燥痰咽干涩难出，润燥化痰病自安。

【**组成**】贝母一钱五分（4.5g） 瓜蒌一钱（3g） 天花粉 茯苓 橘红 桔梗各八分（各2.4g）

【**用法**】水煎服。

【**导读**】学好用活贝母瓜蒌散的第一步是辨清贝母瓜蒌散由哪些药物组成。组成贝母瓜蒌散有4组用药，第1组是降肺益阴化痰药即贝母、瓜蒌、天花粉，第2组是理气化痰药即橘红，第3组是益气利湿药即茯苓，第4组是宣肺化痰药即桔梗。从4组用药分析贝母瓜蒌散具有宣降肺气，益阴化痰作用，可辨治一切燥痰或气滞证。

下面我们学习第三节的内容是润燥化痰，其中一个方叫贝母瓜蒌散，方的组成有贝母、瓜蒌、橘红、花粉、茯苓、桔梗。方的用法主要就是水煎服。学习贝母瓜蒌散方的功用是润肺清热，理气化痰。药理作用主要就是抑制支气管平滑肌痉挛、调节支气管分泌，以及抗炎、抗菌等。贝母瓜蒌散治疗的中医证是燥痰证，我们要思考一个问题，燥本身应该不应该有痰？燥，一般是不应该有痰的。痰，一般情况下应该不应该燥呢？不应该。但是我们要知道在特定的情况下，燥是会生痰的。

举一个例子，秋天是比较干燥的。燥，用了一碗水，一个月过去了，天气比较干燥，一个月有点儿时间长了，半个月吧，一碗水，半个月过去了，天气比较干燥，碗里的水还多不多了？没有了。剩的有东西没有？里边剩的是什么？叫痰。痰不好听，叫水锈。这个水锈洗起来容易不容易？燥痰，中医认为燥是伤人的津液的，津液被伤，再加上燥，会变生为痰。现在让同学们思考一个问题，这个痰容易不容易咯出来？这个痰是多还是少？痰少而黏，咯痰不爽，涩而难出。现在再思考一个问题，这个痰的颜色应该是偏于什么颜色？应该是偏于黄。舌苔呢？是黄还是白呢？应该偏于黄。苔黄而干，脉浮，凡是辨肺的病证，都要重视辨三个字，咳、喘、痰。痰，尤其是燥痰，要抓住几个字：痰少而黏，涩而难出，咯痰是不爽的。

辨清楚了，下一步我们的工作就是知道方的配伍，方与证之间的关系。方中用的贝母起到什么作用呢？贝母起到两大作用，其中一个作用就是既清热又润肺。清热、润肺、燥痰，这个燥是偏于什么呢？偏于热了。应该清热吧？润肺，就是润燥。这里边其中用了两味药，一味药叫瓜蒌，一味叫花粉，瓜蒌叫瓜蒌仁，花粉叫天花粉。这贝母和瓜蒌、天花粉有没有共同点？应该有吧？都是润，都是化。起到的作用是什么？润肺化痰，不伤人的津液，润肺生津不助痰，达到的目的是既治燥又治痰。这里还有两味药具有特殊性，一个药是瓜蒌仁，一个药是天花粉，瓜蒌和天花粉这两味药，它们是不是一家人？它们的作用有没有不同的？瓜蒌是化痰的，花粉是偏于养阴生津的，瓜蒌偏于化痰，天花粉偏于养阴，它们实际上是大的不同，一个是化痰，一个是养阴，就意味着化痰不伤人的阴津，生津不助痰，达到的目的是既化痰又不伤阴。这样，我们就知道药物之间是会出现矛盾的，它们在矛盾之中会出现一种什么情况呢？求异存同，还是求同存异？达到的目的就是化痰润燥，生津化痰，起到这样的作用。方中用的茯苓，起到什么作用？健脾益气，杜绝生痰之源。橘红呢，理气化痰，起到的作用是什么？痰得气而化。方中用的桔梗和贝母配合到一起，起到的是什么作用？贝母偏于降，桔梗偏于宣，这样达到的目的就是一宣一降，起到调理肺气的作用。我们学习要认识到不管痰病变的证机是什么，在治疗的时候，只要有痰，都要重视用茯苓。换一句话说，茯苓在某种程度上是利水药，不会伤人的阴津的。再换一个角度说，凡是痰都是由于水不得下行而生的，得出一个结论，治疗肺的病证，尤其是有痰，最好都用上茯苓，虽然是燥痰，也要用上茯苓，起到的作用，能够使整个方发挥更好的疗效。

下面给同学们留一个思考题，痰热伤不伤津液？伤。燥痰，燥伤津液。燥痰和痰热，它们在很大程度上相同的多还是不相同的多？在治疗的时候，用相同的药多还是用不同的药多？它们的病变本质上有没有区别？在本质上是没有区别的。但是在症状表现方面，是有区别的。痰热，痰多还是少？痰是多的，痰质地是黏稠的。如果是燥痰，它是什么？痰少而黏，症状表现有本质的区别，在治疗方面没有明显的大的区别。思考一个问题，清气化痰丸用不用瓜蒌？一个主要药吧？治疗燥痰，贝母瓜蒌散用不用瓜蒌？它们在治疗方面没有大的本质的区别，它们的症状表现有不同。所以我们在临床中治病用方的时候，不要把它截然分开。

第四节　温化寒痰

苓甘五味姜辛汤（射干麻黄汤、止嗽散）

【歌诀】苓甘五味姜辛汤，寒饮郁肺有气逆，

冲气即低咳胸满，温肺化饮能降逆。

【组成】茯苓四两（12g）　甘草三两（9g）　干姜三两（9g）　细辛三两（9g）

五味子半升（12g）

【用法】上五味，以水八升，煮取三升，温服半升，日三。

【导读】学好用活苓甘五味姜辛汤的第一步是辨清苓甘五味姜辛汤由哪些基础方和药物组成。组成苓甘五味姜辛汤有1个基础方和4组用药，基础方是甘草干姜汤；第1组是温肺散寒药即干姜、细辛，第2组是益气化痰药即茯苓，第3组是益气敛肺药即五味子，第4组是益气药即甘草。从1个基础方和4组用药分析苓甘五味姜辛汤具有温肺化痰，补益肺气作用，可辨治一切寒痰或夹气虚证。

现在上课，这一堂我们学习第四节温化寒痰。温化寒痰的一个著名方，叫苓甘五味姜辛汤，方的组成有干姜、细辛、五味子、甘草、茯苓。我们想一想学过一个方叫小青龙汤。小青龙汤有没有干姜、细辛、五味子、甘草？有这四味药。少了四味药，加了茯苓。组成我们已经知道了，就是小青龙汤，少了四味药，加了一味药。这个方在煎煮方面，是偏长还是不太长？不太长，二十五分钟左右就行。这个方功用是温肺化饮。学习小青龙汤，有没有温肺化饮的作用？药理作用有抑制气管平滑肌痉挛、抗过敏、抗炎、抗菌、增强机体免疫力等，小青龙汤，有没有这些作用？应该有。

我们学习苓甘五味姜辛汤，治疗中医的证是寒饮郁肺证。在前面学习小青龙汤的时候，它治疗的病证有几个方面？三个方面。一个表里兼证，也可以说是外寒内饮证；第二个方面就是寒饮郁肺证；第三个方面就是溢饮寒证。今天学习苓甘五味姜辛汤，治疗的中医的证是寒饮郁肺证。在学习苓甘五味姜辛汤药物组成的时候就提到小青龙汤。现在我们思考一个问题，相对而言，在临

床中治病用苓甘五味姜辛汤与小青龙汤,这两个方哪一个方治疗效果会更好一些?应该是小青龙汤。

当一个大夫,是容易的事还是不容易的事?世上无难事,只要肯学习,胜利一定属于我们的。用方一定要重视用什么方?小青龙汤。如果我们对于一个病人,痰多、清稀、色白,在用小青龙汤的时候,再加上茯苓,治疗效果会更好。苓甘五味姜辛汤治疗西医的病与小青龙汤应该是差不多的。相对而言,在认识苓甘五味姜辛汤方的组成,药与证之间的关系时,不需要说过多的话。只需要强调治疗痰,应该加上什么药?茯苓,渗湿祛饮祛痰。

下面我们看一个方,叫射干麻黄汤。方的组成有射干、麻黄、生姜、细辛、紫菀、款冬花、五味子、大枣、半夏。方功用是温肺化饮,下气祛痰,药理作用有抗组胺、增强腺体分泌、抗过敏,以及抗病毒等。治疗中医的证是寒痰郁肺结喉证,突出了一个病变的部位,其中一个方面是咽喉,相当于今天所说的支气管哮喘、慢性阻塞性肺疾病,以及肺源性心脏病。我们在学习的时候,已经知道小青龙汤能不能治疗支气管哮喘?能不能治疗慢性阻塞性肺疾病?其中一个症状表现张仲景是这样说的——"喉中有水鸡声"。张仲景所说的"喉中有水鸡声",用我们今天的话说,就是有一种哮鸣音。我们在认识哮鸣音的时候,要认识到两种可能性,一种可能性哮鸣音在咽喉部,一种可能性哮鸣音是在肺中。

我们学习射干麻黄汤,要知道方中用的麻黄与射干它们的作用。麻黄偏于宣,射干偏于降。一宣一降,起到调理肺气的作用。细辛是温肺宣肺。款冬花与紫菀,款冬花偏于宣,紫菀偏于降。生姜和半夏,生姜偏于宣,半夏偏于降。这样,麻黄、款冬花、生姜偏于宣肺,射干、紫菀、半夏偏于降肺。宣降肺气,还应该重视收敛肺气,就是五味子,同时还要考虑到宣降肺气,在某种程度上伤肺气,要用大枣补益肺气。结合我在临床中治疗慢性阻塞性肺疾病,以及治疗支气管哮喘的经验,用小青龙汤治疗有一定的局限性,用射干麻黄汤也有一定的局限性,在临床中治疗西医所说的慢性顽固性肺疾病,把它辨为寒痰证,或者说寒饮证,病证的表现是咳、喘、痰,加上哮鸣音,在临床中就开两个方,一个小青龙汤,一个射干麻黄汤,屡用屡效,不用没有效,只要用都能达到预期治疗目的,单用任何一个方,都有它的局限性。

下面我们看一个方，叫止嗽散，这个方组成有桔梗、荆芥、紫菀、百部、白前、甘草、陈皮。功用是疏散风寒，宣利肺气。治疗中医的证是风寒犯肺证。药理作用有促进汗腺分泌、抗过敏、解除气管平滑肌痉挛。我们在认识的时候，主要抓住两点，一个是咯痰不爽，一个是咽痒咳嗽，也就是咽喉痒了咳嗽，咽喉不痒不咳嗽。属于什么？肺寒证的轻证。也可以这样理解，小青龙汤、射干麻黄汤，治疗肺寒证属于重证，止嗽散属于轻证。轻证效果还有一定的局限性，要想加强治疗效果，可以和麻黄汤合在一起，以增强疗效。止嗽散作用比较平淡，我们做一个了解就行。

第五节　化痰息风

半夏白术天麻汤（泽泻汤、定痫丸）

【歌诀】半夏白术天麻汤，苓草橘红大枣姜，
　　　　眩晕头痛夹呕逆，风痰夹寒效非常。

【组成】半夏一钱五分（4.5g）　天麻　茯苓　橘红各一钱（各3g）　白术三钱（9g）　甘草五分（1.5g）

【用法】生姜一片，大枣二枚，水煎服（现代用法：水煎服）。

【导读】学好用活半夏白术天麻汤的第一步是辨清半夏白术天麻汤由哪些基础方和药物组成。组成半夏白术天麻汤有1个基础方和4组用药，基础方是二陈汤；第1组是温化寒痰药即半夏，第2组是益气化痰药即茯苓，第3组是行气化痰药即橘红，第4组是益气药即白术、甘草，第5组是息风化痰药即天麻。从1个基础方和4组用药分析半夏白术天麻汤具有息风化痰，益气行气作用，可辨治一切风痰或夹虚证。

下面我们学习第五节的内容，就是化痰息风。化痰息风有一个著名的方叫半夏白术天麻汤。方的组成有半夏、天麻、茯苓、橘红、白术、甘草。方的用法中又加了哪些药？生姜、大枣，就是水煎服。方的功用是化痰息风，健脾祛湿，也可以这样说，燥湿化痰，平肝息风。药理作用有改善微循

环、降血压、降血脂，以及抗病毒等。

半夏白术天麻汤，治疗中医的证是风痰上扰证。我们在认识的时候，在一般情况下，要确定病变的部位。风，在绝大多数情况下，与哪一个脏腑的关系最密切？肝。"诸风掉眩，皆属于肝。"痰，从生痰这个角度，与哪一个脏腑的关系最密切？是脾。现在我们认识到，应用半夏白术天麻汤治疗中医证的时候，要认识到风痰病变的部位在肝脾，症状表现有两个字"上扰"。风痰上扰，哪个地方是最高？头。我们在前面学习的时候，也提到风最容易上行，上扰，头最高，它的主要病证表现就是头晕目眩，有时会出现头痛。

半夏白术天麻汤治疗西医的病，主要有几个方面：一个是高血压，它会出现头晕、目眩、头痛；再一个方面，可以治疗耳源性眩晕，有的说的是美尼尔氏综合征，不过这个病名目前不再用了，目前主要用的是梅尼埃病，就是耳源性眩晕；再一个颈椎基底动脉供血不足，它的一个主要症状表现就是头晕目眩。有没有同学坐过一个车叫过山车？当坐过山车，头向下的时候，是把眼睛睁开了还是闭上了？把眼睛闭上了，这一次坐的过山车是不成功的。坐过山车，就是为了体会头向下的时候，睁开眼睛看看地球是什么样的感觉。比如说，下课了，就站在我们教室，一个脚抬起来，一个脚放在地上，一秒钟转上五圈，和坐过山车的体会差不多。一秒钟转了五圈，头是啥感觉？头晕目眩。有没有可能出现恶心想吐？风痰上扰，它的主要症状表现是头晕、目眩、恶心、呕吐、胸膈满闷，在辨证的时候，关键要抓住舌苔是不是腻。

现在我们再看一个问题，这个方治疗的病证，是偏寒还是偏热？应该是偏寒。舌苔应该是什么？是白的。再举一个例子，我在门诊上班，遇到一个男同志，七十多岁了，他说整整两年没有敢把眼睛睁开，睁开眼睛天旋地转，恶心呕吐。他来看病的时候，是走进来的，还是别人扶着他进来的？他和我说话的时候，是睁着眼睛还是时不时悄悄地睁开一下眼睛？他说尤其是吃饭，就不敢睁开眼睛，如果一睁开眼睛，就恶心想吐，饭就吃不下去了。在我们郑州几家省级医院住院治疗、门诊治疗，在两年前治疗都有效果，近两年到了今天，吃什么药效果都不明显。我给他开了一个方，就是半夏白术天麻汤，加了一个，前面有一个方，叫苓桂术甘汤，又加了一个方叫泽泻汤，三个方的合方，我用泽泻汤的量是比较大的，用泽泻 80g。病人到了第二周，来找我们看病的时候，眼睛能睁开了。对于风痰上扰在治疗的时候，仅仅用一个半夏白术天麻汤，我觉得作用有一定的局限性。

我在临床中，通常情况下用的是三个方的合方，常常取得显著治疗效果。就是这一学期，大概两个月左右，我们中医学院有一个男同学，把他父亲带来看病。他父亲直接说是梅尼埃综合征，他说最近一年多，病证加重，疗效不够理想。我给他开方，达到了预期治疗目的。这样我们就知道半夏白术天麻汤可以治疗西医的哪些疾病。半夏白术天麻汤治疗西医的疾病，其中一个病是高血压，高血压在绝大多数情况下，面色是红的还是白的？应该是红的。但是我们在临床实际中，的确有些高血压，面不是红的而是偏暗的，舌质是偏淡的，舌苔是白腻的，不想喝水。在通常情况下，要开半夏白术天麻汤，常常能取得预期治疗效果。

下面举一个例子，郑州一个高校的老师，他是高血压。他说他输液体，吃西药降压的药，以及吃中医的药，他的血压高压总是在 160~180（mmHg）左右。用西药没有降下去，吃中药也没有降下去，有时症状改善明显，有时症状改善不明显。我们在辨证的时候，认为他属于中医风痰上扰。我们要开半夏白术天麻汤、苓桂枝甘汤、泽泻汤。病人一吃，大概吃两周左右，血压基本上接近正常，也就是在正常值偏高这个水平，调理半年左右，血压维持在正常范围之内。最后他把我们所开的方，打成粉状，做成丸药，巩固治疗，病人没有任何痛苦。

下面我们学习半夏白术天麻汤方药组成与病证之间的关系。在前面学习二陈汤的时候，说二陈汤是一个重要的基础方。半夏白术天麻汤实际上就是二陈汤加了两味药，一个是天麻，一个是白术。方中用的半夏就是燥湿化痰，天麻就是平肝息风。我们在前面学习二陈汤的时候，有这样一句说"风加南星白附子"。如果风比较明显，也可以加天南星、白附子。二陈汤即半夏、茯苓、陈皮、甘草，就是燥湿化痰，理气和中的。天麻、白术这两味药，白术健脾燥湿，杜绝痰邪变生之源，天麻平肝息风，治疗头晕、头痛。

下面我们看一个方，叫定痫丸。方的组成有天麻、贝母、半夏、茯苓、茯神、胆南星、菖蒲、全蝎、甘草、僵蚕、琥珀、陈皮、远志、甘草、丹参、麦冬、朱砂。这个方的功用清热涤痰，息风止痉，治疗痰热痫证。痰热痫证就相当于今天人们所说的癫痫。癫痫这样的病，是容易辨证还是不容易辨证？相对来说还是比较容易的，它的症状表现有突然昏倒、不省人事、口吐白沫、手足抽搐，苏醒之后一切恢复正常。我们见到癫痫这样的病人，在绝大多数情况下，见到的是发作还是缓解呢？见到的大部分都是缓解的。在临床中，定痫丸主要用于发作，治病关键在于缓解。

下面我给同学们推荐治癫痫缓解期的一个方，我在临床中通常情况下用张仲景的一个方，叫柴胡加龙骨牡蛎汤，再和小陷胸汤合在一起，能够取得显著治疗效果。

举一个例子，我在门诊上班，目前最少有四个病人是癫痫，不过，这样的病人大部分都是一个月、二十天左右来找我一次。其中有姊妹两个都是癫痫，她们两个的症状基本上是差不多的。给她们开什么方？开柴胡加龙骨牡蛎汤为基础方，在一般情况下，吃一个月、两个月、三个月、四个月，很有可能再次发作，如果治疗能在一年左右，这样的病就能控制不发作。刚才说的那姊妹两个，吃我给她们开的方，不到半年，症状都完全控制，到了今天病证没有发作过。我们治疗癫痫，有时病人说能不能彻底治愈？我认为难度偏大，我们在临床中治疗癫痫病人，能不能一年、两年、三年、五年，不复发，这是完全可行的。定痫丸主要是治疗什么？控制病证的发作，重在治病求标。而我们在临床中治病，应该重在什么？治病求本。当然，病在发作的时候，我们应该标本同治。

第十八章 消食剂

现在上课，这一堂我们学习第十八章消食剂。消食剂指的是以消食药为主组成的方剂。主要是消食和胃，健脾化积，治疗的病证是饮食积滞证。现在我们要思考一个问题，饮食积滞这样的病，在通常情况下，容易不容易辨证？相对而言，饮食积滞，治疗难度偏小。

第一节 消食和胃

保和丸（枳实导滞丸）

【歌诀】保和神曲与山楂，半夏茯苓莱菔子，
　　　　陈皮连翘清和胃，饮食积滞服之宜。

【组成】山楂六两（180g）　神曲二两（60g）　半夏　茯苓各三两（各90g）　陈皮　连翘　莱菔子各一两（各30g）

【用法】上为末，炊饼丸如梧桐子大，每服七八十丸（9g），食远白汤下（现代用法：水煎服）。

【导读】学好用活保和丸的第一步是辨清保和丸由哪些变化方和药物组成。组成保和丸有1个变化方和5组用药，变化方是二陈汤；第1组是温化寒痰药即半夏，第2组是益气化痰药即茯苓，第3组是行气化痰药即陈皮，第4组是消食药即山楂、神曲，第5组是清热药即连翘。变化方二陈汤行气燥湿化痰。从1个变化方和5组用药分析保和丸具有行气化痰，消食和胃作用，可辨治一切饮食积滞或夹痰证。

下面我们学习第一节的内容，消食和胃的一个方，叫保和丸。方的组成有山楂、神曲、半夏、茯苓、陈皮、连翘、莱菔子。如果我们用汤剂，用古人量后边去一个零。今天在应用的时候，绝大多数情况有两种可能性，一种可能性就是保和丸成药，一种可能性就是汤剂。相对而言，在临床中用保和丸，如果是治疗病比较重用汤剂，如果病比较轻用丸剂。用保和丸，首先要知道药物的组成，接着就应该知道保和丸具有哪些功用，就是消食和胃，清热祛湿。药理作用主要有增强肠胃蠕动、促进胃液分泌、促进胆汁分泌，以及抗动脉硬化、抗炎、降血脂等。

保和丸治疗中医的证，简单地理解就是食积证，也可以说是饮食积滞证。食积证，首先要想一个问题，食积证在某种程度上，就是饮食积滞。从实际来看，人们大吃大喝，吃饱了再吃，这种可能性大还是小？是非常小的。饮食积滞在临床中怎样去辨证？从我的认识，在临床实际中辨证的时候，食积证病变的部位在哪儿？应该是在胃，会出现胃脘胀闷、疼痛。在临床实际中的确有这种现象，病人没有胃痛，也没有胃胀。我们怎样把病人辨为饮食积滞证呢？只要具备两点中的一点，我们都可以把它辨为饮食积滞证。我在门诊上班，遇到一些病人，他说最近两个月来，看到什么饭都不想吃，换句话说，看到饭就饱了，用我们中医的话就是厌食。不管有没有吃得多，有没有饮食积滞，我们只要听他一说，就可以考虑用保和丸。第二个特点，不管这个人有没有饮食太多，有没有饮食积滞，只要他说最近半年、一年了总是从胃里上来一股气，这个气就是不消化食物的气味，有的病人说胃也是好好的，饭也是正常吃的，各方面都是正常的，就是一天时不时从胃里上来一股气，尤其是和一些人正在交谈的时候，上来一股气，自己觉得不好闻，赶紧往后退，害怕对方闻到了。吃饭正常，历来不胃痛，也不胃胀，就是胃里上来的气味特别难闻，用我们中医的话，叫什么？嗳腐。怎样治疗呢？也是从食积证角度治疗的。我们学习保和丸要认识到，在临床实际中，两个要点，一个是厌食，一个是嗳腐。相对而言，这样的人舌苔大部分都是腻的、偏黄的。中医认为食积郁而化热。不管有没有吃得偏多，只要具备这样的特点，我们都可以把它辨为食积证。

下面我们学习保和丸方药组成与病证之间的关系。第一个方面，我们要认识山楂是消一切饮食积滞，偏于消肉食的。神曲是消一切饮食积滞，偏于消陈腐油腻的。莱菔子偏于消什么？菜食，也是消一切饮食积滞的。山楂、神曲、莱菔子这三味药，消一切饮食积滞，各有各的偏向性。方中用的半夏、陈皮、茯苓，半夏降逆，茯苓和胃渗湿，陈皮理气和中。这三味药在某种程度上，就是和哪个方差不多？二陈汤。有的人认为保和丸就是二陈汤加味变化而成的一个方。现在我要问同学们一个问题，饮食积滞这样的病人，舌苔大部分是薄还是腻呢？大部分都是腻。一提到腻，中医都与哪一个病邪有关系？湿、痰。在治疗的时候，应该重视燥湿化痰，理气和中。再一个凡是饮食积滞，在绝大多数情况下，很容易生热。热，应该用点儿什么？应该用点儿清热和中的药，就是连翘。这个方是治疗食积证的一个重要基础方。

下面我们看一个方，叫枳实导滞丸。方的组成有大黄、枳实、神曲、茯苓、黄芩、黄连、白术、泽泻。这个方的组成，相对而言与保和丸相比，哪一个作用会峻猛一些？枳实导滞丸，它不仅仅具有消的作用，它还有化、导、泻的作用，治疗的病证是湿热积滞证。所谓湿热积滞证，就是病人素体有湿热内蕴，加上饮食不当，形成的湿热积滞证。再换一句话说，只要病人出现厌食、嗳腐、舌苔黄腻厚，我们都可以辨为饮食积滞证。黄厚腻突出了一个什么？湿热。保和丸相对来说作用平稳，治疗的病证，相对来说比较轻。枳实导滞丸治疗的病证比较重，作用比较峻猛，这样的病辨证是比较容易的，治疗也是比较容易的。

第二节　健脾消食

健脾丸（枳实消痞丸、枳术丸）

【歌诀】健脾参术苓草陈，神曲山楂与麦芽，
　　　　黄连木香肉豆蔻，砂仁山药效果佳。

【组成】白术炒，二两（60g）　木香另研　黄连酒炒　甘草各七钱半（各22.5g）　白茯苓去皮，二两（60g）　人参一两五钱（45g）　神曲炒　陈皮　砂仁　麦芽炒　山楂取肉　山药　肉豆蔻面裹纸包槌去油，以上各一两（各30g）

【用法】共为细末，蒸饼为丸，如绿豆大，每服五十丸（9g），空心服，

一日二次，陈米汤送下（现代用法：水煎服）。

【导读】学好用活健脾丸的第一步是辨清健脾丸由哪些变化方和药物组成。组成健脾丸有2个变化方和5组用药，变化方之一是焦三仙饮，变化方之二是香砂六君子汤；第1组是益气药即人参、白术、山药、茯苓、甘草，第2组是理气药即木香、陈皮、砂仁，第3组是清热药即黄连，第4组是消食药即山楂、神曲、麦芽，第5组是固涩药即肉豆蔻。变化方焦三仙饮消食和胃，变化方香砂六君子汤益气和中，行气化痰。从2个变化方和5组用药分析健脾丸具有益气和中，行气化痰，消食和胃作用，可辨治一切脾胃气虚，饮食积滞或夹痰证。

下面我们要学一个方叫健脾丸，方的组成有人参、山药、白术、茯苓、陈皮、砂仁、木香、山楂、神曲、麦芽、黄连、肉豆蔻、甘草。今天的市场上有没有这样的成药？是有的。不过，我们要知道，今天的健脾丸有好几种健脾丸，不一定是我们学的这个健脾丸。不过，它们用的药大同小异，作用基本上差不多。健脾丸功用是健脾和胃，消食止泻。保和丸的作用和健脾丸有没有本质不同呢？不是完全的不同，有其中的不同，有没有其中的相同呢？药理作用应该和保和丸是差不多的，但是突出了增强机体免疫力、提高机体的抗病能力。

我们学习健脾丸，治疗中医的证是脾虚食积证。脾虚食积证，思考一个问题，我们所说的保和丸、枳实导滞丸治疗的病证，病人素体有没有虚？以实为主。现在我们学习健脾丸出现了一个重要的问题，就是说健脾丸治疗的病证，在绝大多数情况下，病人有慢性胃病。比如说一个人有慢性胃炎、胃溃疡，或者是胃有肿瘤手术之后出现的综合征，慢性胃炎一类的病证，时间都是比较长，就意味着这样的病人有一个正气虚弱。脾胃之气虚弱这样的病人吃的是偏多还是偏少？应该是偏少吧？吃得少，消化力比较差。人们通常用四个字来概括，食少难消。慢性胃炎这样的病人，吃得少，会不会出现饮食积滞呢？饮食积滞应该是吃得多还是应该吃得少呢？饮食积滞应该是什么？在辨证的时候，仍然要抓我们在学习保和丸的时候两个要点只要具备一个就行，一个是厌食。一个是嗳腐。这样我们在认识的时候，一定要记住，病人不一定吃得多，只要具备了厌食，或者是嗳腐，我们都可以把他辨为饮食积滞。

我们学习健脾丸治疗的病证，一方面我们要抓住病人有饮食积滞的症状表现，第二个方面我们还要抓住一个很重要的方面，就是脾胃虚弱，重中之重，摸脉象最重要即脉虚弱。再举个例子，就是昨天下午，我们中医学院有一个老师三十多岁。他说慢性胃炎，上小学的时候就有。时不时胃痛，时不时腹胀，吃饭还可以。其中就有一个特点，吃饭还可以，就不存在厌食了，就是胃中的气体多，不消化食物的气味，他说精力也可以，很像实证吧？但是我一摸他的脉象是虚弱的。我说你摸不摸你的脉象呢？他说从小就有慢性胃炎，最后学了我们中医，经常摸脉象，他自己觉得不虚。我们应该给他开个什么方？应该既补气又消食。他昨天找我的时候是第二次找我。他自己觉得他的病好了很多。我刚才说了是昨天给我打电话，前一星期他也给我打了电话。有时我们强调摸脉象的重要性。我认为摸脉象辨什么最重要？辨虚实。

下面我们要学习健脾丸方药组成与病证之间的关系。健脾丸这个方用药比较多吧？现在我们思考一个问题，在前面曾经学过一个方，人参、白术、茯苓、甘草，叫什么方？叫四君子汤。四君子汤加陈皮叫异功散，加半夏叫六君子汤，加砂仁、木香叫香砂六君子汤，健脾丸就是香砂六君子汤少了半夏。现在我要问同学们一个问题，假如说我们遇到了一个病人，我们要开健脾丸，能不能用半夏？再思考一个问题，半夏其中一个作用是降逆，饮食积滞的主要症状表现有两个，厌食需要不需要降？嗳腐需要不需要降？按我的认识，在临床中开汤剂的时候，是完全可以用的，只不过是古人在组方的时候他没有用。再看一个问题，山楂、麦芽、神曲，这三味药，在通常情况下，又叫一个什么名字？叫焦三仙。焦三仙起到的作用就是消食的。山楂消一切饮食积滞，偏于消肉食；神曲消一切饮食积滞，偏于消油腻陈腐；麦芽消一切饮食积滞，偏于消面食积滞。这样我们就知道，香砂六君子汤重在补，次在行气降逆和胃；焦三仙重在消食和胃。我们在认识的时候，还要知道脾虚时间久了，虚得比较明显，健脾丸又用了一个山药。山药有补益脾胃，增强香砂六君子汤补益的作用。当然，我们在认识健脾丸的时候，一定要知道这个方本身没有半夏，开方的时候可以开。假如说，考试的时候把半夏写上了，对不对？那是不对的。在某种程度上，我们认识问题，要认识到学习的时候，它和临床中是有差距的。古人没有这味药，就是没有这味药，我们开方具有灵活性。饮食积滞很容易化热，化热应该酌情清热，黄连是清热的。脾胃虚弱很容易出现大便溏泻，肉豆蔻就是固涩温中。这就是我们学习的健脾丸，一个就是补，一个就是消，一个就是行，适当地要固涩，适当地要清热。

下面看一个方，叫枳实消痞丸。现在我们先考虑一个问题，人参、白术、茯苓、甘草是什么方？四君子汤。再考虑一个问题，人参、白术、干姜、甘草是什么方？理中丸。枳实消痞丸，既有四君子汤又有理中丸。我们再想一个问题，当然这个方我们没有学过，白术、枳实，张仲景的一个方叫枳术汤。现在我们再思考一个问题，黄连、黄芩、半夏、干姜、人参、大枣、甘草，同学们说是半夏泻心汤。半夏泻心汤中黄连、黄芩，枳实消痞丸少了一个黄芩。半夏有，干姜有，人参有，甘草有，少了一个大枣。半夏泻心汤是干什么的？枳实消痞丸就是在古人方的基础之上，几个方的合方加加减减，加了什么？麦芽、厚朴，减了一些药。功用就是健脾和胃，行气消痞。治疗的病证，比如说，几个方治疗的病证，相对而言复杂还是简单？就是脾虚气滞，寒热夹杂，病变的部位在脾胃。摸脉象如果以虚为主，是虚；如果是气滞了就是弦。寒热夹杂，这样的病证，舌苔是黄腻的，腹部是怕冷的，这个方既散寒又清热，既补益又行气消食，在某种程度上，健脾丸是不是也是既有寒又有热呢？香砂六君子汤，也是偏于散寒吧？用了黄连，就是清热的，也是寒热错杂的。健脾丸是不是虚实并见呢？木香、砂仁、山楂，这都是治实的。我们在认识问题的时候，要把健脾丸和枳实消痞丸这两个方作用截然分开，不是那么容易的。我们再看一个问题，健脾丸用了行气的药，是砂仁、木香，而枳实消痞丸用的行气的药是枳实、厚朴，在临床中很难截然分开。作用在很大程度上，应该是差不多，相对而言今天用哪一个方偏多？用健脾丸偏多。

我们学习消食剂重点是两个方，一个方是保和丸，一个方是健脾丸。保和丸针对的病证是什么病证？是实证。健脾丸针对的病证是什么证？既有虚又有实，以虚为主要矛盾方面。也可以这样说，健脾丸在绝大多数情况下，针对的病证是素体有慢性脾胃之病，再加上饮食不当而引起的病证表现，是既消又补。这样我们到临床中，就能更好地运用保和丸与健脾丸。

第十九章　驱虫剂

乌梅丸

【歌诀】乌梅丸中细辛桂，人参附子椒姜随，

　　　　黄连黄柏及当归，寒热夹虚最有为。

【组成】乌梅三百枚（500g）　黄连十六两（48g）　细辛六两（18g）　干姜十两（30g）　当归四两（12g）　黄柏六两（18g）　桂枝去皮，六两（18g）　人参六两（18g）　附子炮，去皮，六两（18g）　蜀椒出汗，四两（12g）

【用法】上十味，异捣筛，合治之，以苦酒渍乌梅一宿，去核，蒸之五斗米下，饭熟捣成泥，和药令相得，内臼中，与蜜，杵二千下。丸如梧桐子大。先食饮，服十丸，日三服。稍加至二十丸，禁生冷、滑物、食臭等。

【导读】学好用活乌梅丸的第一步是辨清乌梅丸由哪些基础方、变化方和药物组成。组成乌梅丸有 2 个基础方、1 个变化方和 5 组用药，基础方之一是黄连粉方，基础方之二是头风摩散，变化方是四逆加人参汤；第 1 组是温阳药即附子、干姜、细辛、花椒、细辛，第 2 组是清热药即黄连、黄柏，第 3 组是补血药即当归，第 4 组是益气药即人参，第 5 组是固涩药即乌梅。基础方黄连粉方清热燥湿，基础方头风摩散温壮阳气，变化方四逆加人参汤温阳益气。从 2 个基础方、1 个变化方和 5 组用药分析乌梅丸具有温阳散寒，清热燥湿，益气补血，收敛固涩作用，可辨治一切寒热夹虚或蛔厥证。

现在上课，这一堂我们学习第十九章驱虫剂。首先我要问同学们一个问题，从当今治病实际情况来看，肠道寄生虫有没有必要吃中药来驱虫？我们在学习中药的时候，对于驱虫药是重点地学还是一般地学呢？一般

地学。我们学习驱虫剂要达到两个目的，一方面，学习驱虫剂不一定就是治疗肠道寄生虫，很有可能治疗其他方面的虫；再一个方面学习驱虫剂，这里的方在很大程度上，治病不是治疗肠道寄生虫的。

下面我们学习一个方叫乌梅丸，药物组成有乌梅、黄连、细辛、干姜、当归、黄柏、桂枝、人参、附子、蜀椒。在学习中药的时候，这里哪一个药属于驱虫药呢？乌梅是不是驱虫药呢？学中药的时候乌梅归在哪一类？固涩药。乌梅有没有驱虫的作用？它是直接驱虫还是间接驱虫？在临床实际中是可以开汤剂的，在通常情况下，要调整一下用量。如果不调整用量，此方是一个治疗虫证的代表方；调整用量可以治疗内科诸多疑难杂病。怎样调整用量呢？开汤剂的时候，除了乌梅之外，其他药加一个小数点乘以 2 或 3。乌梅怎样定量？乌梅加一个小数点除以 2，这是我开汤剂的用量。丸剂按照古人的制作方法就行。乌梅丸有两大功用，一个大的功用就是安蛔驱蛔，第二个大功用是清上温下。药理作用有麻醉蛔虫，促进胆汁分泌、抗缺氧、抗自由基、增强机体免疫力、对肠胃蠕动呈双向调节等。

乌梅丸治疗中医的证，第一方面就是蛔厥证，这个病与蛔虫有关系。肠道寄生虫有没有必要用我们学习的乌梅丸？是没有必要的。为何没有必要呢？因为今天用西药，治疗效果应该是理想的。治疗肠道寄生虫用中药不一定能达到很好的治疗作用。我们学习乌梅丸治疗的蛔厥，蛔在哪个地方？张仲景说："蛔上入其膈。"膈在哪儿？说到这里，蛔虫家住在哪儿？在肠道吧？蛔虫在肠道生存，它想不想出国呢？到了哪一个国家？到了胆国。它一到胆国，它的头往胆囊里边一伸，发现这个国家的水还比较多。一喝怎样？这个国家苦不苦？它认为还不如在它本国生存。来到这个国家的确是太苦了，进去的时候是慢慢地进去，喝的是苦水，又是摇头，又是摆尾，抓紧时间离开这个国家。胆管看到蛔虫动静这样大，在这种情况下，蛔虫要走，胆管要收缩，胆管产生剧烈性收缩，会不会出现剧烈性腹痛？胆管收缩，蛔虫挣扎还是不挣扎呢？要挣扎。我们再想一个问题，蛔虫的力气大，还是胆管的力气大？应该是胆管吧！越收缩越挣扎，病人腹痛是剧烈的。胆的力气大，在这种情况下，胆管收缩，蛔虫休克。蛔虫一休克，还挣扎不挣扎？腹还痛不痛？缓解了；一个小时、两个小时甚至三个小时，蛔虫又苏醒过来了，又要挣扎，胆又出现收缩。中医说是正与邪的斗争，出现剧烈性腹痛，腹痛特点是时发时止。正邪斗争，邪气阻遏阳气不能外达，病人出现手足厥冷。这样的病证，在绝大多数情况下，是不能用西药驱虫的。如果用了西药驱虫，蛔虫死到胆管里就麻烦了。对于胆道蛔虫症，从目前来看只有选用我们学习的乌梅丸，才是最佳的治疗方法。不过，我们又要知道，从今天临床治病实际情况来看，胆道蛔虫症多还是少呢？是偏少的。

我们学习乌梅丸重点治疗上热下寒证，张仲景在《伤寒杂病论》中提出来"又主久利"。"久利"相当于今天所说的两个病，其中一个病是慢性溃疡性结肠炎，一个相当于今天所说的慢性痢疾。慢性痢疾、慢性溃疡性结肠炎，这样的病人在绝大多数情况下有一个共同点，就是病人不能吃凉东西，一吃凉东西，会出现大便次数增加，同时我们还要知道，这样的病人常常会出现口腔溃疡。当然我们在座的同学们还没有学习西医内科学，当我们学习西医内科学的时候，其中学慢性溃疡性结肠炎的时候，除了肠道症状之外，还专门提到口腔症状。所谓口腔症状，就是病人上有热，口腔溃疡，咽喉干燥，舌质红、苔黄。刚才我们也说了乌梅丸，这个方没有用直接驱虫杀虫的药，这个方能不能治疗胆道蛔虫症呢？张仲景没有说是胆道蛔虫症，说的是"蛔上入其膈"。从我的认识，结合临床就相当于今天所说的胆道蛔虫症。

刚才我们也说了，从乌梅丸的组成来看，没有直接驱虫杀虫的药，怎样达到预期治疗目的呢？古人总结了几句话，蛔得酸则静。方中用的乌梅，酸的吧？苦酒酸的，苦酒就是醋，张仲景主张乌梅在苦酒里要泡上一夜，这说明乌梅本来酸，经过在苦酒里浸泡更酸。第二个方面就是蛔得苦则下，黄连、黄柏就是苦寒的药。中医又认为，蛔得辛则伏，辛味药有附子、干姜、细辛、桂枝、花椒、蜀椒。中医又认为，蛔得甘则动，同学们有没有吃过西药驱虫药呢？绝大多数是甜的还是苦的？人想吃甜的，蛔虫呢？蛔也想吃甜的。蛔得甘则动，就是说以甘而诱蛔吃药，达到驱蛔的目的。

我们学习乌梅丸方药与证之间的关系，不是杀虫，而是把蛔安定下来，驱蛔，这是我们学习乌梅丸要达到的其中的一个目的。第二个方面，理解乌梅丸中清上温下的黄连、黄柏是不是寒性药？具有什么作用？清热的作用。附子、桂枝、细辛、蜀椒、干姜是什么药？温热的药。黄连、黄柏重点是清热，附子、桂枝、细辛、蜀椒、干姜重点是散寒，人参、当归益气补血，乌梅与苦酒重点就是收敛止泻。

举一个例子，我在门诊上班，遇到一个女同志，有七十多岁，她说她在二十岁的时候，由于吃凉的东西引起腹泻，当时没有引起重视，一天腹泻两三次。随着年龄的变化，一天腹泻四五次。开始治疗，断断续续地治疗，始终没有达到预期治疗目的。这个人腹泻大概有多长时间？不说五十年，最起码应该也有四十多年。腹泻、腹痛、口腔溃疡。她说吃中药，一吃治腹泻的药，很容易上火；一吃泻火的药，就腹泻。她是一个什么病证？上热下寒。病时间久了，有没有必要适当地补一下呢？气血要补，用人参、当归。病时间久了，要用乌梅、醋收敛止泻。我们学习的时候，还要认识到一个问题，腹泻从我们中医角度认识应该是有湿的。我在临床中，用乌梅丸在绝大多数情况下，加半夏能够明显提高疗效。我们学习乌梅丸可以治疗什么病证？可以治疗上热下寒腹泻，换一句话说，就相当于什么？慢性腹泻。说到慢性腹泻，这是中医的病名还是算西医的病名呢？当然，我们现在还没有学习西医内科学，西医内科学就有两个以我们中医症状命名的病，其中一个叫慢性腹泻，另外一个，西医内科学上叫慢性便秘。为何西医在认识的时候，会出现这样的认识呢？搞不清楚是什么原因引起的，病人就是有这样的症状。从我们中医辨证，比西医治疗效果要显著。

可以这样说，在临床实际中，有相当一部分慢性痢疾、慢性肠炎，绝大多数病证表现，都是下寒上热。说到这里，我想到了在今年的上半年，在一个班上课的时候，我说乌梅丸是治疗妇科一个重要的方，可以治疗妇科病证即痛经。有些女同志，痛经，怕凉，痛经时手足发凉；不过她们有一个特点，在月经来临之前，面上出现红色的痘痘，我们中医看属于下寒上热，用我们学习的乌梅丸常常有良好的治疗作用。在临床中治疗这样的病，效果是相当可以的。下课的时候，有一个女同学，她说，每个月在来月经之前，面部痘痘增多、发红，腹痛，痛经比较明显，月经过后，脸上的红痘痘有点儿好转，每个月前前后后面部的红痘痘加重有十天左右，痛经有一两天。她问我能不能用乌梅丸，我说应该可以。她说你给我开个方，我说不需要我开。她说怎样定量？我给她说，乌梅用20~25g，其他的药加一个小数点，再乘以3。很快就放假了，因为我们学习乌梅丸，大部分是在快接近考试的时候才学习的。开学了，她见到我，她说自己开方，达到了预期治疗目的，既把她的痛经解决了，又把面部痘痘解决了。在临床实际中只要见到上热下寒，都可以用乌梅丸。

我们学习乌梅丸，还要认识到一个问题，它可以治疗糖尿病，张仲景在《伤寒杂病论》第326条中说："厥阴之为病，消渴，气上撞心，心中疼热，饥而不欲食。"消渴相当于今天所说的糖尿病；饥而不欲食，相当于今天所说的糖尿病性胃瘫，也就是血糖过高；长期刺激胃神经，导致交感和副交感神经紊乱，出现肚子饿，不能吃东西，一吃东西就腹胀、恶心、想吐，西医把它叫糖尿病性胃瘫。这样的病人，在大多数情况下症状表现是既有寒又有热，用我们学习的乌梅丸，常常能取得显著疗效。乌梅丸这个方，虽然归为驱虫剂，但是我们在临床中应用的时候，千万不能把它局限在蛔厥证。一定要知道，乌梅丸这个方治疗的病证是比较多的，合理地应用，取得的疗效是显著的，这是我们学习乌梅丸要达到的目的所在。

第二十章　涌吐剂

瓜蒂散

【歌诀】瓜蒂散中赤小豆，豆豉和调涌吐方，

痰食有毒诸般证，调配用量效非常。

【组成】瓜蒂熬黄，一分（3g）　赤小豆一分（3g）

【用法】上二味，各别捣筛，为散已，合治之，取一钱匕，以香豉一合，用热汤七合，煮作稀粥，去滓。取汁和散，温，顿服之，不吐者，少少加，得快吐，乃止。诸亡血虚家，不可与瓜蒂散。

【导读】学好用活瓜蒂散的第一步是辨清瓜蒂散由哪些药物组成。组成瓜蒂散有3组用药，第1组是涌吐化痰药即瓜蒂，第2组是行气药即香豉，第3组是降泄药即赤小豆。从3组用药分析瓜蒂散具有涌吐痰浊，降泄浊逆作用，可辨治一切痰食积滞或夹毒证。

现在上课，这一堂我们学习第二十章涌吐剂。我们学习涌吐剂，首先考虑一个问题，涌吐剂今天在应用的时候，偏多还是偏少呢？从今天临床治病实际情况来看，应用的相对来说是偏少的。在临床中该用的时候一定要用，合理地应用常常能取得显著治疗效果。我们学习涌吐剂，同学们都知道涌吐剂针对的病变部位主要有几个方面，一个是在咽喉，一个是在胸膈，一个是在胃脘。涌吐剂针对的病邪主要有几个方面？一个是痰饮，一个是毒物，一个是饮食积滞。涌吐剂在临床中，虽然用得偏少，但是我们也要重视。不过，我们在使用涌吐剂的时候，要考虑到涌吐的药，相对而言作用是一般还是比较峻猛呢？所以我们在应用的时候，第一个要辨清病变属性，如果是实证，可以用常规的治疗方法；如果是虚证呢，应该兼顾到用补益的药。

再一个方面，我们在用涌吐剂的时候，达到治疗目的应该停止用药，不要巩固疗效，否则易损伤脾胃之气。当然，这里还要补充一句话，在临床实际中，有没有必要巩固治疗效果？涌吐药损伤脾胃之气怎么办？应该把剂量减小，用小量缓缓地巩固治疗效果，不要损伤脾胃之气。这里说明一个问题，不管是急重病还是慢性病，要知道哪些病不需要巩固治疗，哪些病需要，哪些病用的药需要量大一些，哪些病需用的量小一些。再一个方面，对于老年人、孕妇都要慎用。我们在应用的时候，既要掌握适应证，又要重视注意事项。

下面我们学习一个方，叫瓜蒂散，治疗的病证有几个方面呢？第一个方面，我们先学习方中的用药。有哪些药呢？有瓜蒂、赤小豆。由几味药组成？应该还有一味药，叫香豉。香豉的另外一个名字叫什么？淡豆豉。方名叫瓜蒂散，是散剂还是水煮汤剂呢？应该是水煮散剂。这个方用的是三味药，瓜蒂、赤小豆、香豉。从目前来看用汤剂没有用散剂效果明显。这个方的功用是涌吐痰食。当然我们还要补充一下，就是涌吐痰湿和积滞的食物、毒物。主要具有刺激胃黏膜、兴奋呕吐神经、抗炎等作用。

瓜蒂散治疗中医的证是痰阻胸膈证，也可以说是饮食积滞、毒物引起的病证表现。先从第一个方面考虑问题，中毒了，从当今治疗情况来看，首先选用的是中药还是西药？首先选用的是西药。中医是涌吐的，西医首先是什么？洗胃的。中医没有西医采取的方法立竿见影。因为中医还要把药打成粉状，还要再用水煮散，这个过程有没有可能半个小时就过去了？中毒时间重要不重要？有没有可能毒物随时在体内被吸收呢？按我的认识，如果是治疗中毒，没有必要用我们学习的瓜蒂散。假如说，现在发现一个人中毒了，用中药觉得速度慢，用西药觉得也有点儿慢。有什么最快的方法？把手放到病人口腔里，刺激咽喉就能吐。这个方法主要是针对两个病证的，其中一个就是毒物中毒，当然这个毒物是被体内吸收了没有？刚中毒还没有被吸收，这样的一种方法是最快、最显著的。这样也可以治疗饮食积滞。

今天学习瓜蒂散，主要针对的就是痰阻胸膈证，它的其中一个症状表现就相当于我们今天所说的焦虑症、抑郁症、癔症。举一个例子，今年上半年，遇到一个男同志，四十岁左右，他说抑郁症十多年了。主要有两个症状，其中一个症状是钻牛角，他说对一个鸡毛蒜皮的事情，考虑得非常仔细、非常认真。

第二个他总是觉得胸中有一团气体往上冲，冲到哪里？冲到了咽喉部出不来，这一口气要把他憋死了。他抬抬胸，仰仰头，甩甩两个手，会好一些。这样的病证，结合张仲景说的"气上冲喉咽不得息者"，应该用我们学习的瓜蒂散。遇到这样的病证，西医怎样治疗呢？抗抑郁药，有没有治疗效果？病人一吃，是有作用的，但是作用是不明显的。当时我把瓜蒂散做了一个变化，因为我们的药房没有瓜蒂。我说你回去自己找瓜蒂，是苦瓜的蒂还是甜瓜的蒂呢？甜瓜蒂。张仲景在论述瓜蒂的时候，他说熬黄，不是在水里熬黄的，而是放在火上把它焙黄的，即在火上边放上一个瓦，把瓜蒂放到瓦的上边，火不能太大，把这个瓜蒂焙成黄色。手一捏或者是一敲就成粉状，一次吃到两个。喝什么水？用面头或者说是渣头，放到水里，大概放到一星期左右，吃瓜蒂的时候，把这个水烧开，再放成温的，然后把瓜蒂吃了。过了三周，他说心情好多了，对于原来要思考的问题都能控制了，不再去思考了。抑郁症病变证机是痰阻胸膈，我们中医说是痰迷心窍，痰阻心神。

从今天来看，涌吐剂应用得比较少，但是能治疗一些特殊的病证。治疗精神方面如抑郁症、狂躁症，尤其是狂躁症，具有良好的治疗效果。第一步用什么方？（大承气汤）第二步用什么方？（十枣汤）。第三步用什么方？（小柴胡汤）为了巩固疗效，第四步，可以长期吃瓜蒂散。当然用量一定要怎样？用到1g左右就行。也就是一个胶囊里边装多少？装1g左右。长期服用，效果显著。它起到一个什么作用？说是涌吐痰涎，实际上就是开窍醒神，调节神经的作用。

再举一个例子，我在门诊上班，遇到一个病人，说话声音嘶哑。多长时间？最起码有二十多年。西医诊断是咽喉上有一个小结节，这个结节直接影响发音。做手术，不愿意做，就是说话声音嘶哑。当时我一看他的舌苔是腻的、厚的，一看咽喉的结节颜色是暗的，我让他吃瓜蒂。喝什么水？就是酸浆水。最后达到了理想的治疗效果。病人说话的声音基本上和正常人一样。

举了两个例子，提到病人吐了没有？都没有吐的。涌吐剂应该是涌吐的，量应该是怎样？用量大会吐的，用量小是不会吐的。

再举一个例子，就是今年的上半年，我们中医学院有一个女同学，带来一个病人是食道癌。西医把他定为晚期，他其中一个症状就是呕吐痰涎，吐的痰涎非常多非常黏。对于这样的病，是有形之痰还是无形之痰？应该属于有形之痰。前面举的两个例子都是无形之痰。我给他开方，让他吃瓜蒂，也没有让他喝酸浆水，就是一天吃三个瓜蒂，一次吃一个。食道癌的主要症状是什么？吞咽困难，饮食不下，通过吃我给他开的瓜蒂，他现在吃饭比原来要好得多呢。

当然，有些同学说，说不定瓜蒂还有可能抗肿瘤呢！抗不抗？是值得我们探讨的一个问题。我们所说的瓜蒂主要有什么作用？主要就是涤痰祛痰，治疗痰阻清窍。我们学习瓜蒂散这个方治疗的病证是痰阻胸膈证，病证表现主要在哪儿？在胸膈，在咽喉。如果是在胃，用瓜蒂散效果都不够理想。假如说是中毒了，饮食积滞了，就用一个瓜蒂效果是不够理想的。我们所说的针对的都是一些怪病。

下面学习瓜蒂散方的用药与病证之间的关系。瓜蒂起的一个主要作用就是什么？瓜蒂涌吐痰湿、积食、毒物，作用是比较峻猛的。不过，我们要认识到，在用的时候，与用量是直接相关的。用量小，涌吐的作用是比较小的。张仲景设瓜蒂散，主张人吐还是不吐？不主张吐的，主张祛除病邪。我们思考一个问题，张仲景说一分赤小豆。用量的问题是值得我们探讨的。我是这样认为的，张仲景的一两是多少克？3g。张仲景的一两是几分？是四分。现在看一看，张仲景用量是多少？是一分，一分大概有没有1g？连1g都没有，就是0.7g多，或0.8g都不到，量是非常小的。我在临床中应用的时候，结合治病的体会，把它用到了3g。3g是一次的量还是一天的量呢？我跟同学们说过，一次要吃多少？巩固疗效一次吃多少？1g就行，不要用量太大。如果量大病人一吃会呕吐，尤其是治疗抑郁症，痰是有形之痰还是无形之痰？无形之痰。在门诊上班的时候，还有一个病人就是发音困难，我一看舌质舌苔厚腻，我让他吃一个，他吃了一个觉得不行，吃了两个觉得不行，吃了三个觉得不行，一下子吃了五个瓜蒂，他喝酸浆水一碗。一喝，他觉得有一股气憋到咽喉部，他说要把他憋死了。这就是我们教材上290页介绍的病人。他就觉得要把他憋死了，在这种情况下，他跑到院子里，张开口往天上看着，不知不觉喊了一声，会说话了。这说明我们学习瓜蒂散这个方是非常重要的一个方，赤小豆是一个涌吐药还是一个降泻药呢？学习赤小豆的时候是祛湿除满降泻。张仲景在设方的时候，既用瓜蒂向上，又用赤小豆下行。瓜蒂作用峻猛还是赤小豆呢？谁的作用会显著一些？应该是瓜蒂吧。为什么要用赤小豆？赤小豆在方中的作用就是制约瓜蒂涌吐而不太过，涌吐的是无形之痰。千万不能把它理解为涌吐的是有形之痰，涌吐的是无形之痰，不能伤人的正气，应该适当地降泻一下，用量是相等的。赤小豆在某种程度上会不会影响瓜蒂的作用呢？还有一个药叫香豉。香豉作用偏于向上还是偏于向下？应该是偏于向上的。向上有利于协助瓜蒂驱除邪气，有利于邪气从上而散。香豉可以轻清宣泄，畅达胸膈，清理胃脘之痰、毒物、饮食积滞。

这个方在临床中虽然用得不多，但是我们要会用，知道它能治疗一些怪病，主要就是西医所说的某些病，到目前不容易搞清楚，病变的部位在咽喉、在胸膈。方中用药的特点就是涌吐药与通利药共用，达到的目的是涌吐之中有降泻，涌吐而不太过。辨证要点有三大方面，从今天来看，我们主要应用的是哪一个方面？是中毒吧，饮食积滞，痰饮阻咽喉或胸膈。重点是哪一个？重点治疗的是痰饮。本方对于咽喉的怪症、胸膈怪症、抑郁症，都有一定的疗效，这是我们学习瓜蒂散要达到的目的所在。

第二十一章 治痈疽疮疡剂

现在上课，这一堂，我们学习第二十一章治痈疽疮疡剂。我们学习痈疽疮疡，想一个问题，这算是外科的病还是内科的病？中医的痈疽疮疡概念和西医的痈疽疮疡是不一样的。中医在认识的时候，有外痈，还有内痈，病是比较复杂的。

第一节 治外痈疽疮疡

仙方活命饮

【歌诀】仙方活命金银花，防芷陈皮草山甲，
　　　　贝母花粉归乳没，赤芍皂刺酒煎佳。

【组成】金银花三钱（9g）[编者注：根据病情可用至30g] 防风　白芷　当归尾　赤芍药　甘草节　皂角刺炒　穿山甲炙　贝母　天花粉　乳香　没药各一钱（各3g）[编者注：根据病情可用至10g]　陈皮三钱（9g）

【用法】用酒一大碗，煎五六沸服（现代用法：水煎服）。

【导读】学好用活仙方活命饮的第一步是辨清仙方活命饮由哪些药物组成。组成仙方活命饮有8组用药，第1组是清热解毒药即金银花，第2组是辛温行散药即防风、白芷，第3组是活血药即乳香、没药、赤芍、穿山甲，第4组是活血补血药即当归，第5组是清热化痰药天花粉、贝母，第6组是通络药即皂刺，第7组是益气药即甘草，第8组是行气药即陈皮。从8组用药分析仙方活命饮具有清热透散，活血消肿，化痰通络作用，可辨治一切瘀热毒结证。

下面我们要学习第一节治外痈疽疮疡，其中一个方叫仙方活命饮，方药组成有二花（金银花）、防风、白芷、赤芍、当归、乳香、没药、皂刺、穿山甲、贝母、花粉、陈皮、甘草。这个方在用量方面，古人的用量是偏小了还是偏大呢？我们今天在应用的时候一定要在古人用量的基础之上进行适当地加大。这个方的用法，煎药的时候用酒一大碗。这个酒是不是我们今天喝的酒？煎药的时候能不能用酒一大碗？这个酒应该是半成熟品的酒，也就是说，相当于今天正在酿酒的过程中的半成熟品。

仙方活命饮功用是清热解毒，消肿溃坚，活血止痛。药理作用主要有改善微循环、抗炎、抗菌、抗病毒、增强机体免疫力等。仙方活命饮治疗中医的证是阳痈证，主要症状表现是红肿焮痛。我们在临床实际中，应重视辨几个字，红，主要抓一个界限清楚。比如说，在门诊上班，遇到一些病人，皮肤上出现了痈，像鸡蛋大，大还是小？只要界限清楚，在通常情况下，一星期就能把肿消得差不多。如果我们见到一个痈，界限不清楚，吃两周的药都不一定能达到消肿的目的。

第二个辨肿痈有没有一个中心点呢？如果有中心点，治疗效果就会好一些。举一个例子，痤疮，从西医讲是什么病？从中医讲是什么病？从中医来说大部分说是有火了、有热了，从西医来说是内分泌失调了。这样的病治起来难度是非常大的，今天要告诉同学们，如果见到一个痤疮，这个痤疮具备两个要点，一个是界限清楚，也就是痤疮颜色是红的，与正常的皮肤界限是清楚的。第二个问题，我们要认识到痤疮有一个中心点即顶头，对于这样的病证，我们在治疗的时候，效果都比较理想。如果我们见到的痤疮，界限不清楚，没有中心点，吃一个月都不一定有作用，有时吃两个月也不一定能取得显著疗效。

辨红肿焮，焮就是热，热不一定有，如果见到一个痈，可能会出现局部发热，也可能出现全身发热。尤其是痤疮在绝大多数情况下，病人会不会出现全身发热呢？不一定吧？会不会出现局部发热呢？也不一定。

痛，痤疮痛不痛呢？不一定。有没有一个人皮肤上出现一个痈，没有疼痛呢？也有。我们重点抓的是两个字，红、肿。在通常情况下，红肿焮痛。当然我们在认识的时候，还要重视看舌质、看舌苔，这样我们辨证有很强的针对性。治疗西医的病，主要有蜂窝组织炎、化脓性扁桃体炎、中耳炎等方面。

下面我们学习仙方活命饮方中用药与病证之间的关系。方中用金银花起到的作用是什么？清热解毒。古人把金银花作为"疮家之圣药"，清热解毒的作用还是比较明显的，金银花用量有点儿偏小了，应该把用量酌情加大，通常情况下可加大到30g左右。不过，今天又面临一个问题，金银花的价格有点儿贵了。用量怎样呢？我在通常情况下，又用上蒲公英、紫花地丁，有时就没用金银花，用蒲公英、紫花地丁可以各用30g。我们治疗痈，应该用清热解毒药。痈的病变部位在皮肤，用清热解毒药用量大之后，邪气能不能出去？会出现寒凝。在这种情况下，要用两味药，防风、白芷是辛温解表药。

辛温解表药于方中重点起到两个作用，一个是使毒邪向外而散，第二个作用就是要制约金银花寒凉太过，凝滞气机，壅滞脉络。中医在认识问题的时候，一方面考虑到热，另外一个方面还要考虑这个痈，颜色是红的，肿了没有？肿了。中医认为是热与血相搏结而形成瘀，应该用当归、赤芍，活血凉血，达到的目的是要消肿的。赤芍和当归，赤芍是什么性？凉性。当归是什么性？温性。一凉一温，就取活血消肿散瘀，不用凉的药达不到清，不用温的药血脉不能畅通，这是赤芍与当归所起到的作用。中医认识到热与血相结形成不通，不通会出现疼痛，方中用的乳香、没药活血消肿止痛。方中用的皂刺、穿山甲主要就是通络散结消肿。肿有中心，这个中心点的颜色是什么？是黄的。热与血相结，热煎熬津液变生为脓，颜色是黄红还是黄白？黄白，是痰热，应该重视用清热化痰的药。贝母、天花粉既是化痰药又是清热药。中医主张气机畅通，应该用上陈皮。中医还主张益气和中，就是甘草，甘草益气和中，当然用甘草是生的还是炙的？生的，协助金银花清热解毒。少用一点儿酒有利于血脉畅通。这是我们学习的仙方活命饮，要知道它治疗的病证是阳痈，主要的病证表现是红肿焮痛，为了进一步辨证准确，根据舌红、苔黄两方面的结合就可以选方，就能达到预期治疗目的。

阳和汤

【歌诀】阳和汤法解寒凝，熟地鹿角炮姜桂，
　　　麻黄白芥草相乘，温阳补血功效魁。

【组成】熟地黄一两（30g）　肉桂去皮，研粉，一钱（3g）　麻黄五分

（1.5g） 鹿角胶三钱（9g） 白芥子二钱（6g） 姜炭五分（1.5g） 生甘草一钱（3g）

【用法】水煎服。

【导读】学好用活阳和汤的第一步是辨清阳和汤由哪些基础方和药物组成。组成阳和汤有 1 个基础方和 6 组用药，基础方是甘草麻黄汤；第 1 组是补阳通络药即鹿角胶，第 2 组是温阳药即肉桂、炮姜，第 3 组是行散药即麻黄，第 4 组是化痰通络药即白芥子，第 5 组是补血药即熟地黄，第 6 组是益气药即甘草。基础方甘草麻黄汤宣透益气。从 1 个基础方和 6 组用药分析阳和汤具有温补阳气，宣散透达，益气化痰作用，可辨治一切寒痰毒结证。

下面我们要学一个方叫阳和汤，这个方是《外科证治全生集》中的一个著名方。方的组成有熟地、鹿胶、干姜、肉桂、白芥子、麻黄、甘草。我们学习这个方一定要注意用量，该量大一定要量大，哪一个药用量大？有些药用量是偏小的。在用法方面古人没有明确指出煎煮的方法，从今天来看，就是煎煮三十分钟左右。阳和汤作用是温阳补血，散寒通滞。药理研究主要是改善微循环、抗肿瘤、抗突变、抗炎、抗菌及增强机体免疫力。

阳和汤治疗中医的证，其中一个方面是阴疽证。阴疽证能不能说是阴痈证呢？人们不这样说。说痈的时候是阳痈，说疽的时候是阴疽。我们前面学习仙方活命饮主要突出的是四个字，红肿焮痛。阴疽还红不红？不红的。还肿不肿？是肿的。肿的特点是什么？漫肿无头。在学习仙方活命饮的时候，肿有中心，肿有顶头。凡是肿有中心，这样的病治疗都比较容易。如果我们见到一个外科的病证，不红，肿是漫肿无头，治疗的难度要大得多。阴疽热不热？不热。痛不痛？可能痛，也可能不痛。中医阳痈是热与血相结，阴疽是寒与血相结，是不红，肿，不热的。相当于今天所说的什么病？皮下囊肿、脂肪瘤。

下面我给同学们介绍一个例子，在门诊上班，有一个男同志，二十多岁，他说在三年前，发现皮下脂肪瘤，有多大？像红枣那样大，有几个？身上有五六个。有的人主张切除，有的人主张吃药，他采用了手术切除，见效非常快，但大概做完手术不到半年，全身出现脂肪瘤。有多少？他自己摸摸数都数不清，腹部、背部、腿部、面部，大大小小很多很多，还做不做手术呢？不做了，要吃中药。不红，肿，也不热，也不痛。我给他开阳和汤，又开了一个方叫桂枝茯苓丸，又加了一味药即海藻，大概吃到半年左右，小得像小枣，大的基本上消除，像红枣大的变得像小枣一样大，最后达到了预期治疗目的。

我们中医在治疗脂肪瘤、皮下囊肿时，有显著的治疗效果。举一个例子，我在门诊上班，有一个女同志，她是甲状腺肿。红不红？不红。肿不肿？肿的。肿是漫肿无头，也不热，也不疼痛。我给她开方，将近三个月过去了，做了一个B超，一比较，比原来的小了，我们中医在治疗方面是具有一定优势的。

再一个方面，可以治疗结核一类的病。结核病，其中有一个病我们老家不叫结核，而叫老鼠疮，也就是淋巴结核，出现了溃烂，溃烂的地方不是一个地方，像老鼠打的洞一样。我在门诊上班，来了一个女同志，她说淋巴结已经溃烂了，我说你怎么没有积极治疗呢？她说积极治疗了呀。我说你怎样治疗？她说吃过中药，用过西药，总是觉得病在加重。我说你最近怎样治疗？她说最近主要是自己治疗，她既不吃中药了也不吃西药，她在吃猫肉。我问怎么吃猫肉呢？她说猫吃老鼠。我给她开阳和汤，又开一个方十枣汤，当然我还加了一个海藻。海藻是软坚散结比较重要的一个药，她连续吃药有四周，溃疡基本上就愈合了。这是我们学习的阳和汤治疗的病证，对西医结核类的病等方面有显著的疗效。

下面我们要学习阳和汤方中用药与病证之间的关系。中医认为是寒与血相结，素体有阳虚，素体有血虚，所以在用药的时候，应该重视用熟地大补阴血，还要用鹿胶，鹿胶是大补阳气，鹿胶比鹿茸好在哪一点？鹿茸就是补阳的，鹿胶虽然没有鹿茸补阳作用峻猛，但是我们要知道鹿胶还可通阳散结，这样鹿胶和熟地配合在一起，滋补阴阳。中医还要认识到是寒，应该用温阳散寒的药，干姜、肉桂。还考虑到病变的部位在肌表，凡是病变部位在肌表，都要用辛温的药，辛温的药有利于邪从外散，辛能透邪，辛能溃散。方中用的麻黄、白芥子，辛散的，尤其是麻黄通散的力量比较强，白芥子除了有辛散的作用之外还能化痰消肿。方中用的甘草是生的还是炙的？生的。为何要用生的？其中一个方面就是避免用温性的药，温的过程中出现燥化，甘草用量要因人而适当地调整，如果吃药化热，我们用甘草的时候，量要适当地加大；如果用甘草，病人吃药没有化热，用量偏小一点儿。注意因人调整用量，这是我们学习阳和汤要达到的目的所在。

第二节 治内痈

大黄牡丹汤（薏苡附子败酱散、苇茎汤）

【歌诀】仲景大黄牡丹汤，桃仁瓜子芒硝囊，

辨治热痈痛拒按，审明病变病可康。

【组成】大黄四两（12g） 牡丹皮一两（3g） 桃仁五十个（8.5g） 瓜子半升（12g） 芒硝三合（9g）

【用法】上五味，以水六升，煮取一升，去滓。内芒硝，再煎沸。顿服之。有脓当下，如无脓，当下血。

【导读】学好用活大黄牡丹汤的第一步是辨清大黄牡丹汤由哪些药物组成。组成大黄牡丹汤有3组用药，第1组是泻热祛瘀药即大黄、芒硝，第2组是活血化瘀药即桃仁、牡丹皮，第3组是清热排脓药即冬瓜子。从3组用药分析大黄牡丹汤具有泻热化瘀排脓作用，可辨治一切瘀热证。

现在上课，我们学习第二节的内容治内痈。内痈一个方叫大黄牡丹汤，这个方是《伤寒杂病论》中一个著名的方。方药组成有大黄、芒硝、桃仁、牡丹皮、瓜子，这个瓜子应该是冬瓜子。这个方煎煮的时间，大概有多长时间？张仲景凡是用芒硝，都主张煎煮的时间偏短一些。大黄牡丹汤功用是泻热破瘀，散结消肿。药理作用主要有增强肠胃蠕动、改善微循环、抗炎、抗菌、抗病毒、抗缺氧、增强机体免疫力等。

大黄牡丹汤治疗的中医的证是肠痈瘀热证。中医认识痈，一个是在皮肤，一个是在脏腑。在脏腑，一个就是肠痈，肠痈相当于今天所说的阑尾炎。同学们都知道阑尾在哪个地方？在右下。西医说是什么点？麦氏点。大黄牡丹汤治疗的中医的证，是肠痈瘀热证，治疗的西医的病，同学们说是阑尾炎。阑尾炎百分之六十以上，都是我们中医的热证，百分之三十以上，属于我们中医的寒证。阑尾炎在右少腹，疼痛能不能把腿伸直？一伸直，把腹肌拉紧了，压迫疼痛是剧烈的。阑尾炎这样的病人，基本上都是能屈不能伸。要抓住舌质是什么颜色，舌苔是什么颜色，这样治疗就有很强的针对性了。西医遇到这样的病，

主张做手术，而我们中医主张用大黄牡丹汤。

举个例子，我在门诊治疗，应该合用张仲景的另外一个方，叫大承气汤。为何要用大承气汤？病人是剧烈性的疼痛，通则不痛，痛则不通。不通，是气的壅滞，当然我们中医认识到，热与血相结而为瘀，热瘀相结而为痈。阻塞不通，除了瘀阻不通之外，更有气机不通，所以要用上枳实和厚朴，两个方的合方，也可以说是大黄牡丹汤加上两味药。

下面学习大黄牡丹汤方药与病证之间的关系。大黄起到的作用就是泻热祛瘀，芒硝有没有祛瘀的作用呢？泻热软坚，软坚在某种程度上，可以理解为祛瘀。方中用的桃仁活血化瘀，丹皮凉血散瘀。冬瓜子在方中起到的作用，一个清热，一个排脓，更重要的是瘀热从小便而去，瓜子是治痈排脓之要药，这是我们学习的大黄牡丹汤，要知道它治疗的病证是肠痈瘀热证，还附了一个方叫薏苡附子败酱散，就是治疗肠痈寒证的。怎样知道病是寒证、热证？关键是要看病人的舌质、舌苔，这是我们用方辨证准确而取得良好治疗效果且不可忽视的一个重要方面。

下面我们看一个方，叫苇茎汤，组成有苇茎、薏苡仁、瓜子、桃仁。这个瓜子是什么瓜子？冬瓜子。根据方的组成可知它的功用是清肺化痰，逐瘀排脓，治疗的中医的证是肺痈热证。肺痈热证的主要症状表现是咳、喘、痰。肺痈热证，痰的颜色在绝大多数情况下，应该是什么颜色？黄的。为何没有说是肺热证？为何是肺痈？肺痈相当于西医所说的化脓性肺脓疡。辨证的关键就是咳吐腥臭脓血。

举一个例子，今年上半年，有一个四十多岁的人，西医诊断为肺脓疡，在省一家医院住院治疗，住了一个月，病人仍然高热不退，病情没有明显好转。一个人介绍，来找我看病，我对于肺痈热证通常情况下开三个方，一个方是苇茎汤，一个方是张仲景的桔梗汤，一个方是张仲景的葶苈大枣泻肺汤。张仲景在《伤寒杂病论》中明确提出来桔梗汤与葶苈大枣泻肺汤是治疗肺痈的。对桔梗汤的用量要做一个调整，最起码应该加到三倍到五倍，张仲景用的量有点儿偏小了。我结合临床中的应用，还加了一味泽漆，用多大的量？50g。根据我们学习中药，这个量是偏大的，再根据张仲景的用量，张仲景用了三个50g。有一个方叫泽漆汤，病人吃到第三周发热完全解除，又吃了一段时间，达到了预期治疗目的。这是我们学习的苇茎汤，要知道苇茎汤主要就是清热排脓，治疗肺热的。

在临床实际中，见到肺脓疡，有的确实不是热证而是寒证，病人的主要症状是咳、喘、痰，痰不是黄的，也是咳吐腥臭脓血的，痰是白色的，舌质是淡的，舌苔是白腻的。给同学们推荐一个方，叫三物白散。三物白散就是治疗肺寒证的，准确地说就是治疗肺痈寒证的。它有哪些药？有巴豆、桔梗、贝母。如果遇到这样的病证，就知道如何辨证，怎样用方。

第三节　透脓愈疡

透脓散

【歌诀】透脓散益气透脓，山甲归芪芎皂刺，

痈疡肿毒久不愈，活血通络服之宜。

【组成】生黄芪四钱（12g）　当归二钱（6g）　穿山甲炒，一钱（3g）　皂角刺一钱半（5g）　川芎三钱（9g）

【用法】水二盅，煎一半，随病前后，临服入酒一杯亦可（现代用法：水煎服）。

【导读】学好用活透脓散的第一步是辨清透脓散由哪些药物组成。组成透脓散有4组用药，第1组是益气药即黄芪，第2组是活血补血药即当归，第3组是活血通络药即穿山甲，第4组是通络溃坚药即皂角刺。从4组用药分析透脓散具有益气补血，活血溃坚作用，可辨治一切气血虚夹痈脓证。

下面我们学习第三节的内容透脓愈疡。有一个方叫透脓散，方的组成有黄芪、当归、穿山甲、皂刺、川芎。这个方的用法，一方面要用上一点儿酒，另外一个方面，再看一下，这个方是散剂还是汤剂呢？属于水煮散，多少加一点儿酒，能够提高治疗效果。根据药物组成，它的功用是益气活血，托毒排脓。药理作用有促进改善微循环、抗炎、抗菌，以及增强机体免疫力等。

透脓散治疗中医的证是痈疽虚证，主要有两个要点，一个要点就是痈疽久不溃脓，也可以说痈疽久不溃散；第二个就是溃后久不愈合。一个是不溃，一个是溃了不愈。我们在认识的时候，抓住舌质是偏淡的，脉象是偏虚的。我是这样认为的，到临床中治疗痈疽虚证，脓久而不溃，或者是溃久而不愈合，单用透脓散有一定的局限性。在通常情况下，善于用张仲景的一个方叫王不留行散，在前面学习时说过没有？如果我们为了取得好的疗效，可以把王不留行散和透脓散两个方合在一起，再加上发汗的药，效果是非常理想的。这样的病容易不容易辨证？还是比较容易辨证的。不需要我们辨证，病人就能跟我们说个差不多，溃烂很长时间了，久而不愈。

下面我们要学习透脓散方中用药与病证之间的关系。第一个方面，我们要抓住病人是虚，虚应该补，补选哪一个药比较理想？应该是黄芪。黄芪，我们在前面学习的时候，曾经提到黄芪与人参都是补气的药，黄芪补气的作用偏于肌表，益气固表，托毒愈疮。久而不愈病人不仅有气虚，还有血虚，应该用上当归，当归不仅仅能补血还能活血，活血就是通畅经脉，疏通血脉，有利于疮疡的愈合。

我们再想一个问题，黄芪和当归配合在一起，在某种程度上，就是一个小方叫当归补血汤。当归补血汤两味药，当归和黄芪。我们中医在认识的时候要重视通络活血，其中穿山甲和皂刺，穿山甲作用就是通络，皂刺作用就是溃坚，我们在前面学过一个方，也是用穿山甲、皂刺。什么方？叫仙方活命饮。从另外一个角度考虑问题，我们要认识到穿山甲、皂刺可以通达经脉，溃坚消肿，可以治疗脓久而不溃，也可以通过活血溃坚，使久而不愈之处得以愈合。川芎可以行气活血。酒呢，也是行气活血的药，有利于所补之气、所补之血，能够运行于经脉之中，达到愈疮溃脓的目的。

总　结

到目前为止，我们学了二十一大类方。我们在学习方之前，还学了上篇的内容。上篇的内容，我们学习第一个是方剂的发展史，要知道在发展的过程中，一个是由单味用药到配伍用药，一个是由经验认识到理论总结，辨证用方到用方辨证。

我们学习方剂的治法，主要突出了八个字，汗吐下和清温消补。在临床实际中仅仅用一个法不行，最起码是两个或者是两个以上结合在一起。古人总结了一句话"一法之中，八法备焉"，又说"八法之中，百法备焉"，就是告诉人们任何一种法，与另外的一种法都可以结合在一起。方剂的分类，告诉人们怎样查找方便。

方剂的配伍，主要涉及五个方面的内容，一个是配伍的原则要搞清楚，在临床实际中，针对病变的证机，针对脏腑的生理特性，针对方药的弊端用药。方剂的配伍方法，相使，相须，相畏，相杀，相反。相反的概念有两个。相须配伍属于配伍原则，还是属于配伍方法，还是属于配伍目的，还是属于配伍结构，还是属于配伍变化？属于哪一个？准确地说有一定的针对性。方，煎煮重要不重要？变化重要不重要？剂型重要不重要？用量重要不重要？同学们都要有一个足够的认识。

我们学习解表的方，不能把它局限就是治疗表证；我们学习泻下的方，不能把它局限就是通大便，它可以治疗众多复杂的病证。比如说，我们学习了麻子仁丸是治疗脾约证的，在举例的时候，妇科可以治，皮肤病也可以治，但是辨证的要点是什么？大便硬、小便数，这是我们认识问题要抓住问题的本质。和解剂，小柴胡汤重要不重要？非常重要。药重要，量重要，煎煮呢？同样重要。半夏泻心汤也是非常重要的，可以调整用量治疗脾胃的病证，寒可以用，热可以用，虚还可以用，几个方面同时出现也可以用。我们学习清热的方多不多？也是非常多的。祛暑，实际上属于哪一类？就是属于清热。温里剂方，针对的病证主要是脾、胃、肝、心、肾、经脉。补益的方多不多？也是非常多的。使用的范围有气、血、阴、阳等方面。固涩剂呢？属于补益剂的一个特殊类型，针对的病证既有虚又有某一个症状为主要矛盾方面。开窍剂，温开、凉开，一个重要方就是安宫牛黄丸，最起码应该知道安宫牛黄丸属于哪一类的方剂。安神剂主要学了几个方？朱砂安神丸、天王补心丹、酸枣仁汤，实际上黄连阿胶汤也是非常重要的一个方。又学习理气，理气有气郁在心，气郁在肝，气郁在脾胃，气郁在咽喉。降气呢？有降肺气，降胃气。理血有瘀热，寒瘀，郁瘀，虚瘀，水血，痰血。止血呢，有血热、阴虚、气虚、阳虚、血虚、瘀血。相对来说应该清热滋阴，益气温阳，化瘀补血。

我们又学习治风，风又分外风、内风。外风，川芎茶调散是非常重要的；内风，羚角钩藤汤、镇肝熄风汤。燥，外燥、内燥。尤其是内燥，麦门冬汤、养阴清肺汤是非常常用的方。祛湿的方也是比较多的，有平胃散、藿香正气散、茵陈蒿汤、三仁汤、八正散、五苓散、防己黄芪汤、真武汤，这些方我们都要认真复习。祛痰，二陈汤是化痰的基础方，非常重要，要牢牢记在心中。清气化痰丸、贝母瓜蒌散、半夏白术天麻汤，这样的方是同样重要的。保和丸、健脾丸，重要不重要？有没有可能吃得偏多呢？有没有可能没有吃得偏多，最近不想吃饭，厌食呢？这样的方也是非常重要的。乌梅丸重要不重要？重中之重，要引起高度重视，不是为了考试，而是为了临床中的应用，既可以治疗蛔厥，更可以治疗非蛔厥的上热下寒。瓜蒂散，涌吐，治疗一些怪病。痈疡，仙方活命饮、阳和汤、大黄牡丹汤，透脓散。这些方我们都要进一步认识。我们又简要地把我们学的方做了一个认识和总结。

附：方剂索引